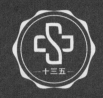

全国高等卫生职业教育临床医学专业
（3+2）"十三五"规划教材

供临床医学、康复治疗学、中医学、针灸推拿学、护理等专业使用

附数字资源增值服务

康复医学

主　编　龚正寿

副主编　李海峰　王晓伟　张海娜

编　委　（按姓氏笔画排序）

王晓伟　平顶山学院

刘洪波　海南医学院

李文惠　邢台医学高等专科学校

李海峰　太和医院

邹玮庚　太和医院

张海娜　吉林大学第二医院

龚正寿　重庆三峡医药高等专科学校

梁　艳　重庆三峡医药高等专科学校

华中科技大学出版社
http://www.hustp.com
中国·武汉

内 容 简 介

本教材是全国高等卫生职业教育临床医学专业(3+2)"十三五"规划教材。

本教材共六章,包括总论、康复基础理论、康复医学评定、康复治疗技术、临床常见疾病的康复、临床常见症状及问题的康复。本教材是为基层医院培养高素质应用型、技术技能型专科层次人才编写,更加注重临床应用能力的培养。

本教材可供临床医学、康复治疗学、中医学、针灸推拿学、护理等专业使用。

图书在版编目(CIP)数据

康复医学/龚正寿主编. 一武汉:华中科技大学出版社,2019.8(2024.7 重印)
全国高等卫生职业教育临床医学专业(3+2)"十三五"规划教材
ISBN 978-7-5680-5610-6

Ⅰ.①康… Ⅱ.①龚… Ⅲ.①康复医学-高等职业教育-教材 Ⅳ.①R49

中国版本图书馆 CIP 数据核字(2019)第 175721 号

康复医学　　　　　　　　　　　　　　　　　　　　　　　　　龚正寿　主编
Kangfu Yixue

策划编辑:余　雯
责任编辑:张　琴　张　帆
封面设计:原色设计
责任校对:曾　婷
责任监印:周治超
出版发行:华中科技大学出版社(中国·武汉)　　　电话:(027)81321913
　　　　　武汉市东湖新技术开发区华工科技园　　　邮编:430223
录　　排:华中科技大学惠友文印中心
印　　刷:武汉邮科印务有限公司
开　　本:889mm×1194mm　1/16
印　　张:18.75
字　　数:528 千字
版　　次:2024 年 7 月第 1 版第 2 次印刷
定　　价:59.80 元

全国高等卫生职业教育
临床医学专业(3+2)"十三五"规划教材

编委会

丛书学术顾问　文历阳

委员（按姓氏笔画排序）

马宁生	金华职业技术学院	王进文	内蒙古医科大学
白志峰	邢台医学高等专科学校	汤之明	肇庆医学高等专科学校
李海峰	太和医院	李朝鹏	邢台医学高等专科学校
杨立明	湖北职业技术学院	杨美玲	宁夏医科大学
肖文冲	铜仁职业技术学院	吴一玲	金华职业技术学院
张少华	肇庆医学高等专科学校	邵广宇	首都医科大学燕京医学院
武玉清	青海卫生职业技术学院	周建军	重庆三峡医药高等专科学校
周建林	泉州医学高等专科学校	秦啸龙	上海健康医学院
袁　宁	青海卫生职业技术学院	桑艳军	阜阳职业技术学院
黄　涛	黄河科技学院	谭　工	重庆三峡医药高等专科学校
黎逢保	岳阳职业技术学院	潘　翠	湘潭医卫职业技术学院

编写秘书　蔡秀芳　陆修文

网络增值服务使用说明

欢迎使用华中科技大学出版社医学资源网 yixue.hustp.com

1.教师使用流程

（1）登录网址：http://yixue.hustp.com（注册时请选择教师用户）

（2）审核通过后，您可以在网站使用以下功能：

管理学生

建立课程　　　　　　　布置作业

下载教学　　　　　　　查询学生学习
资源　　　　　教师　　记录等

2.学员使用流程

建议学员在PC端完成注册、登录、完善个人信息的操作。

（1）PC端学员操作步骤

①登录网址：http://yixue.hustp.com（注册时请选择普通用户）

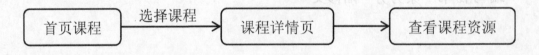

②查看课程资源

如有学习码，请在个人中心-学习码验证中先验证，再进行操作。

首页课程 ——选择课程→ 课程详情页 ——→ 查看课程资源

（2）手机端扫码操作步骤

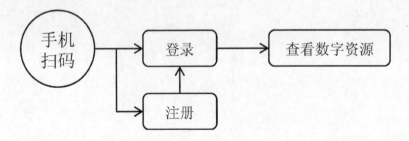

总　序

　　2017 年国务院办公厅印发《关于深化医教协同进一步推进医学教育改革与发展的意见》,就推动医学教育改革发展做出部署,明确了以"5+3"为主体、"3+2"(3 年临床医学专科教育+2 年助理全科医生培训)为补充的临床医学人才培养体系,对医学教育改革与发展提出了新的要求,提供了新的机遇。

　　为了进一步贯彻落实文件精神,适应临床医学高职教育改革发展的需要,服务"健康中国"对高素质创新技能型人才培养的需求,促进教育教学内容与临床技术技能同步更新,充分发挥教材建设在提高人才培养质量中的基础性作用,华中科技大学出版社经调研后,在教育部高职高专医学类专业教学指导委员会专家和部分高职高专示范院校领导的指导下,组织了全国近 40 所高职高专医药院校的近 200 位老师编写了这套全国高等卫生职业教育临床医学专业(3+2)"十三五"规划教材。

　　本套教材积极贯彻教育部《教育信息化"十三五"规划》要求,推进教材的信息化建设水平,打造具有时代特色的"融合教材",服务并推动教育信息化。此外,本套教材充分反映了各院校的教学改革成果和研究成果,教材编写体系和内容均有所创新,在编写过程中重点突出以下特点:

　　(1) 紧跟医学教育改革的发展趋势和"十三五"教材建设工作,具有鲜明的高等卫生职业教育特色。

　　(2) 紧密联系最新的教学大纲、助理医师执业资格考试的要求,整合和优化课程体系和内容,贴近岗位的实际需要。

　　(3) 突出体现"医教协同"的人才培养体系,以及医学教育教学改革的最新成果。

　　(4) 教材融传授知识、培养能力、提高技能、提高素质为一体,注重职业教育人才德能并重、知行合一和崇高职业精神的培养。

　　(5) 大量应用案例导入、探究教学等编写理念,以提高学生的学习兴趣和学习效果。

　　本套教材得到了专家和领导的大力支持与高度关注,我们衷心希望这套教材能在相关课程的教学中发挥积极作用,并得到读者的青睐。我们也相信这套教材在使用过程中,通过教学实践的检验和实际问题的解决,能不断得到改进、完善和提高。

全国高等卫生职业教育临床医学专业(3+2)
"十三五"规划教材编写委员会

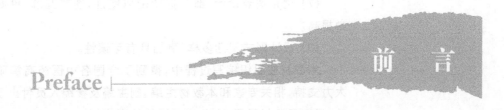

前　言

Preface

　　康复医学作为一门新兴的学科,在 20 世纪中期才出现并正式确立,与预防医学、保健医学、临床医学并称为"四大医学",是一门以消除和减轻机体的功能障碍、弥补和重建机体的功能缺失、设法改善和提高机体的各方面功能为目的的医学学科。

　　本教材为全国高等卫生职业教育临床医学专业(3+2)"十三五"规划教材,由"政府指导、学会主办、院校联办、出版社协办"。本教材的编写通过广泛调研,在全国范围遴选主编,又先后经过主编会议、编委会议、定稿会议等研究论证,结合国家助理医师资格考试大纲要求,突出临床医学、康复治疗学类专业的基本知识、基本理论和基本技能的学习。为适应医药类高职高专院校教育的快速发展和教材建设的需要,依据华中科技大学出版社关于临床医学教材编写工作的要求进行编写。主要供全国医学高等专科学校临床医学、康复治疗学、中医学、针灸推拿学、护理等专业使用。

　　本教材内容包括总论、康复基础理论、康复医学评定、康复治疗技术、临床常见疾病的康复等几个部分。

　　本教材是为基层医院培养高素质应用型、技术技能型专科层次人才而编写,更加注重临床应用能力的培养,其主要特点如下。

　　(1) 遵循"以服务为宗旨,以就业为导向"的原则,做到基础内容以"必需、够用"为度,专业内容突出"实用性"和"针对性",重点强调能力培养,强化基本实践技能的训练,注意吸收康复医学的新成果、新技术,贴近临床实际。

　　(2) 强化职业能力培养,强调知识的应用实效,力求体现康复医学专业知识的社会需求价值。

　　(3) 建立与纸质教材重点、难点问题相一致的、较为完善的配套数字化教学资源体系,运用网络技术充分实现信息化教学,便于教师教学和学生掌握。

　　(4) 更加贴近临床实践,充分满足实践教学需要。

　　(5) 内容上坚持做到简明精要、重点突出、联系紧密,淡化学科概念,达到整体优化,符合学生的认知水平。

（6）注重中西医知识的融合，具有较强的普适性。

（7）优化图表设计，部分插图配以图注，图文互解，更便于学生自学提高。

（8）设计形式灵活多样，更加具有可读性。

本教材在组织编写过程中，得到了全国各中医药高等职业院校的大力支持，相关专家和本教材主编、副主编及参编人员付出了辛勤的劳动，保证了教材质量，在此表示诚挚的谢意！

我们衷心希望本教材能在相关专业的教学中发挥积极的作用，通过实践的检验不断改进和完善。敬请各教学单位、教学人员及广大学生提出宝贵的修改意见。

编　者

目 录
MULU

1

第六章　临床常见症状及问题的康复

第一章　总　　论

第一节　康复医学的发展

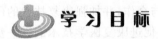

了解:康复与康复医学的形成、发展及相关的政策法令。

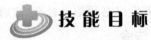

通过本节学习,具有对康复及康复医学的形成、发展及政策法令的初步了解。

案例引导 1-1

　　患者,男,77 岁,诊断为"脑卒中",左侧上肢肌力 3 级,下肢肌力 4 级,现病情稳定,一般情况良好。目前患者于康复理疗中心行运动训练、物理因子及针灸、按摩等治疗。

　　根据以上情况,思考:

　　康复、康复医学的形成过程中的中西医康复的区别。

一、康复与康复医学的形成

　　古代早已存在朴素的康复治疗,如我国很早就应用针灸、导引、按摩、吐纳(气功)、五禽戏等进行治疗和功能的康复。在西方,古罗马和古希腊就将电疗、光疗、水疗、体疗等方法用于治疗身心疾病并逐渐形成物理疗法。现代康复医学是在物理医学的基础上发展起来的。特别是在第二次世界大战期间,通过美国医学家 Howard A. Rusk 等的努力,比较完整地形成了康复疗法。Rusk 认为康复治疗应针对整个人,包括身体、精神、职业与社会的全面康复,他提倡术后早期离床活动。康复治疗除采用医疗体操、功能训练等物理疗法外,还应用作业治疗、心理治疗、言语治疗及假肢、矫形支具装配等综合措施,这均可明显提高康复的效果。英国的骨科专家 Watson Jones 当时在英国空军中也设立了康复中心,经过治疗,77% 的伤员得以重返战斗岗位。第二次世界大战后,美、英等国把战时的康复经验运用到和平时期,建立了许多康复中心,并将康复经验逐渐传播到西欧和北欧。1947 年美国成立了"美国物理医学与康复委员会",确立了现代康复医学的学科地位。此后,许多国家相继建立康复医学(或物理医学与康复)专科。1950 年成立了国际物理医学与康复学会(ISPMR),1969 年国际医学康复学会

(IRMA)成立,WHO也设有康复处。1981年被定为"国际残疾年",1983—1992年被定为"联合国残疾者10年",这些都推动了国际康复工作的开展。康复医学不断向深度和广度发展,并出现专科化趋势,形成骨科、神经科、心脏病、老年病、癌症等康复分支,大力倡导和推广社区康复。

二、康复与康复医学的发展

近100年来,康复医学得到了快速发展。从1910年开始,"康复"一词正式应用于残疾人,康复机构纷纷建立,为残疾人制定了法律,保障残疾人的福利和就业。1917年美国陆军成立了身体功能重建部和康复部,这成为世界上最早的康复机构,同年,美国在纽约成立了"国际残疾人中心"。

近年来,康复医学在医疗、教育和科研方面都有了较快发展。在医疗方面,一些发达国家的康复病床、康复医师和康复治疗专业人员的数量都已具有一定的规模,不少康复中心和康复科已闻名于世,有的已成为康复专业人才的培训基地。在康复治疗技术人员培养方面,各相关治疗师学会提出了相应的专业人员培训制度和培训标准,一些国家和非政府性的国际专业学术组织大力推行康复医学的交流与合作,并加强康复技术的研究和开发。随着计算机、工程学技术和新材料的广泛应用,也必将促进康复医学技术的进一步发展。

三、有关康复的政策法令

康复涉及许多社会学的内容,其发展必须依靠社会、政府和国际合作。

（一）国际有关康复的政策法令

1. 联合国颁布的政策法令　1971年联合国第26次大会通过2856号决议《精神发育迟滞者权利宣言》;1975年第30次大会通过3447号决议《残疾人权利宣言》;1982年第37次大会通过3752号决议,确定1983年至1992年为联合国残疾人十年,制定了《关于残疾人机会均等标准规则》;1994年国际劳工组织、联合国教科文组织、世界卫生组织发表了联合意见书《社区康复-残疾人参与、残疾人受益》;2006年12月联合国大会通过了《残疾人权利国际公约》。该公约更具有法律与行政的责任,具有约束力。

2. WHO颁布的政策法令　20世纪70年代WHO估计全球残疾率约为10%。1980年WHO制定了《国际残疾分类》;1981年发表了《残疾的预防与康复》;2001年世界卫生组织又修订通过了《国际功能、残疾和健康分类》（ICF）;2004年发表了新的CBR联合意见书;2005年第58次世界卫生大会通过了《残疾,包括预防、管理和康复》;2011年6月9日发布了《世界残疾报告》。

3. 关心和支持康复事业的国际组织　包括联合国儿童基金会（United Nations International Children's Emergency Fund,UNICEF）、联合国粮食及农业组织（Food and Agriculture Organization of the United Nations,FAO）、联合国开发计划署（United Nations Development Programme,UNDP）、联合国经济及社会理事会（United Nations Economic and Social Council,UNESC）等。一些非政府的国际组织也对康复事业的发展起着指导和推动作用,如康复国际（RI）、残疾人国际（DPI）、国际物理医学与康复医学学会（ISPRM）、世界物理治疗师联盟（WCPT）及世界作业治疗师联盟（WFOT）等。

（二）国内有关康复的政策法令

新中国成立后,我国建立了一些荣军养老院、荣军医院,制定了革命残疾军人的定级、抚恤和优待政策;开办了盲、聋、哑学校及残疾人工厂、福利院;综合医院开展理疗或体疗、针灸、按摩等治疗;许多医学院开设了理疗学课程。改革开放后,现代康复医学于20世纪80年代初被引进我国,并在政府和社会的重视下,得到迅速发展。1989年卫生部（现改为卫计委）规定医院要提供预防、医疗、保健、康复服务,二、三级综合医院要设立康复医学科,并将其归属于临床科室。各地建立了一些康复中心或康复医院,许多医学院校开设了康复医学课程,培养研究生,并开办本科的康复治疗师专业。其后颁布了《中华人民共和国残疾人保障法》《康复医学事业"八五"规划要点》《综合医院康复医学科管理规范》等。近年来,我国在卫生改革与发展中将康复列为社会卫生服务机构六大功能之一,并将"发展康复医疗"纳入国家的"十五"计划纲要中,2002 年 8 月我国又提出:到 2015 年实现残疾人"人人享有康复服务"的总体目标。上述政策法令对规范和促进我国康复医学事业的发展起着重要的作用。

第二节 康复医学

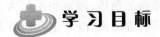 **学习目标**

掌握:康复、康复医学及医学康复的概念。
熟悉:康复医学的组成及工作方式。
了解:康复医学的发展、地位、残疾问题。

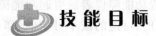 **技能目标**

通过本节学习,对康复、康复医学及医学康复的定义及领域有基本的认识,对社区康复管理的原则及任务有初步的了解。

案例引导 1-2

患者,女,73 岁,脑梗死后半年,神清,言语障碍,家属反映患者有时饮水呛咳,右侧肢体偏瘫,有上肢肌力 2 级,右下肢肌力 3 级。目前患者诊断为"脑梗死后遗症",在行康复治疗期间,患者因跌倒导致双股骨颈骨折,后于外科行股骨颈置换术,术后于康复中心行运动训练、物理因子治疗等。全身未出现其他不适。

请根据以上情况,思考:

(1) 患者应继续接受哪一种康复治疗?

(2) 康复治疗过程中临床管理的内容有哪些?

案例引导
1-2 答案

一、康复与康复医学

(一) 康复

1. 概念 康复是指综合、协调地应用各种措施,消除或减轻病、伤、残者身心、社会功能障碍,达到或保持最佳功能水平,增强自立能力,使其达到个体最佳生存状态并重返社会,提高生存质量。因此,康复是一种健康策略,使存在或可能存在健康问题的患者,通过"康复"能够获得或维持最佳的功能。

2. 康复的目的与手段 康复以整体的人为对象,针对病、伤、残者的功能障碍,以提高局部与整体功能水平为主线,或许局部或系统功能无法恢复,但仍可带着某些功能障碍而有意

Note

义、有成效性地生活。康复以提高病、伤、残者的生存质量,并最终融入社会为目标。

康复所采用的各种措施包括医学、工程、教育、社会、职业等手段,分别称之为医疗康复、康复工程、教育康复、社会康复和职业康复。这几个方面共同构成了全面康复。

3. 康复服务方式 世界卫生组织(WHO)提出的康复服务方式主要包括以下几种。

(1) 机构康复(institute-based rehabilitation,IBR)。包括综合医院的各临床相关学科、康复医学科、康复医院(中心)以及特殊的康复机构等。

(2) 社区康复(community-based rehabilitation,CBR)。依靠社区资源(人、财、物、技术)为本社区的病、伤、残者提供康复服务。

(3) 上门康复服务(out-reaching rehabilitation service,ORS)。具有一定水平的康复人员,走出康复机构,到社区或家庭,给病、伤、残者进行上门康复服务。

(二) 康复医学

1. 概念 康复医学(rehabilitation medical)源自医学康复,是临床医学的一个重要分支,以研究各年龄组病、伤、残者功能障碍的预防、评定和治疗为主要任务,以改善功能,降低功能障碍,预防和处理并发症、提高生活自理能力、改善生存质量并促使其重返社会为目的的一个医学专科。因此,康复医学是一门具有独立的理论基础、功能评定方法、治疗技能和治疗规范的医学应用学科。

2. 服务对象

(1) 各种原因引起的功能障碍者。功能障碍是指不能正常发挥身体、心理和社会功能的人群,具有躯体、器官、精神、心理等功能障碍者。引起功能障碍的原因是多方面的,可以是潜在的或现存的、先天性的或后天性的、可逆的或不可逆的、部分的或完全的,可以与疾病并存,也可以是疾病的后遗症,只要是存在功能障碍的人就是康复医学的服务对象。

(2) 老年人群。人口老龄化是国际性问题,我国 60 岁以上的老年人已占全国人口的 10%,老龄导致的功能障碍逐年增加。身体障碍与年龄老化一般成正比,年龄越大,各种疾病或功能障碍的发生率就越高。因此,老年人群将成为康复医学的主要对象之一。

3. 康复医学的核心思想 康复医学的核心思想是全面康复、整体康复,即不仅在身体上而且在身心上使病、伤、残者得到全面康复。不仅要保全生命,而且要尽量恢复其功能,不仅要提高生活质量,使其在生活上自理,而且要使其重返社会,获得职业,并在经济上独立,成为自食其力、对社会有贡献的劳动者。

二、康复医学的组成

康复医学包括康复预防、康复评定和康复治疗。

(一) 康复预防

康复预防是指通过下列有效手段预防各类残疾的发生,延缓残疾的发展。

1. 一级预防 预防各类疾病、伤残造成的损伤的发生,是最为有效的预防,可降低 70% 的残疾发生率。可采取的措施很多,包括宣传优生优育,加强遗传咨询、产前检查、孕期及围生期保健;预防接种,积极防治老年病、慢性病;合理饮食,合理用药;防止意外事故;加强卫生宣教,注意精神卫生。

2. 二级预防 限制或逆转由身体结构造成的活动受限或残疾,可降低 10%~20% 的残疾发生率。措施包括早期发现病、伤、残,早期治疗。

3. 三级预防 防治活动受限或残疾转化为参与受限或残障。减少残疾、残障给个人、家庭、社会造成的影响。措施包括康复医疗如运动治疗,作业治疗,心理治疗,言语治疗以及应用假肢、支具,教育康复,职业康复,社会康复,教育康复等。

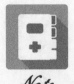

（二）康复评定

康复医师的主要任务是进行总体的康复评定。康复评定，也称康复医学评定，是用客观的方法有效和准确地评定残疾者功能障碍的种类、性质、部位、范围、严重程度、预后和转归的方法。

由于康复医学的对象是暂时性或永久性的残疾者，目的是最大限度地恢复其功能，所以，康复评定不能只着眼于寻找导致疾病发生的原因和诊断，而应是客观地、准确地评定功能障碍的性质、部位、范围、严重程度、发展趋势、预后与转归，为制订康复治疗计划和评估康复治疗效果打下基础。康复评定可以用仪器，也可以不用，可在治疗前期、中期、后期各进行一次。

康复评定主要评定患者的躯体、精神、言语和社会功能。

（三）康复治疗

1. 物理治疗（physical therapy，PT） 康复治疗的主体，它使用包括声、光、冷、热、电、力（运动和压力）等物理因子进行治疗，针对人体局部或全身性的功能障碍或病变，采用非侵入性、非药物性的治疗来恢复身体原有的生理功能。物理治疗是现代与传统医学中的非常重要的组成部分。物理治疗可以分为两大类：一类是以功能训练和手法治疗为主要手段，又称为运动治疗或运动疗法；另一类是以各种物理因子（声、光、冷、热、电、力等）为主要手段，又称为理疗。

2. 作业治疗（occupational therapy，OT） 应用有目的的、经过选择的作业活动，对由于身体上、精神上、发育上有功能障碍或残疾，以致不同程度地丧失生活自理和劳动能力的患者，进行评价、治疗和训练的过程，是一种康复治疗方法。目的是使患者最大限度地恢复或提高独立生活的能力和劳动能力，以使其能作为家庭和社会的一员过着有意义的生活。这种疗法对功能障碍患者的康复有重要意义，可帮助患者的功能障碍恢复，改变异常运动模式，提高生活自理能力，缩短其回归家庭和社会的时间。

3. 言语治疗（speech therapy，ST） 由言语治疗专业人员对各类言语障碍者进行治疗或矫治的一门专业学科。其内容包括对各种言语障碍进行评定、诊断、治疗和研究，其治疗对象是存在各类言语障碍的成人和儿童。言语障碍包括失语症、构音障碍、儿童语言发育迟缓、发声障碍和口吃等。直接从事言语治疗工作的人称为言语治疗师或语言治疗师。

4. 心理治疗（psychology therapy，Psy） 应用心理学的原则和方法，通过治疗者与被治疗者的相互作用，解决患者心理、情绪、认知和行为等方面的问题的方法。

心理治疗一般由心理学家（psychologist）承担，但各类康复人员都应该对心理问题高度重视，并有所了解。

5. 文体治疗（recreating therapy，RT） 采用体育运动项目和娱乐项目等手段对患者进行治疗的一种方法，文体疗法在康复治疗中起着PT、OT的补充和延伸的作用。

6. 中国传统医学治疗（traditional Chinese medicine，TCM） 借助中药、针灸、中医手法、传统锻炼方法（如太极拳、八段锦）等，达到改善功能的目的。

7. 康复工程（rehabilitation engineering，RE） 康复工程是工程技术人员在全面康复和有关工程理论指导下，与各个康复领域的康复工作者、残疾人、残疾人家属密切合作，以各种工艺技术为手段，帮助残疾人最大限度地开发潜能，恢复其独立生活、学习、工作、回归社会、参与社会的能力的科学。

8. 康复护理（rehabilitation nursing，RN） 主要是预防各种并发症和进行健康教育，包括床上良肢位，肺部护理，预防压疮和下肢深静脉血栓，患者及其家属的健康教育等。

9. 社会服务（social service，SS） 主要是对病、伤、残者提供社会康复方面的指导，如职业培训、指导再就业等。

三、康复医学的地位

(一) 存活与康复

由于医学科学技术的进步,抢救存活率显著提高,有后遗症和功能障碍的患者亦随之增多。由于疾病慢性化,需要长期治疗的患者也急剧增多。如果有康复的早期干预,是完全可以避免的。

(二) 康复医学与临床医学

康复医学不仅是医疗的延续,而且应与临床医学同时进行,应该从医疗的第一阶段就开始进行。临床医学以疾病为主导,主要使用药物和手术进行治疗。康复医学以功能障碍为主导,除应用一般的医疗技术外,还要实施综合的治疗,运用一些辅助医疗技术,构成整体治疗方案,协调有机地进行。康复医学与临床医学的关联不仅在于康复治疗过程经常需要同时进行临床治疗,而且临床治疗过程也需要康复治疗积极地介入,例如,心肌梗死、脑卒中、脑外伤、脊髓损伤等的患者均需进行早期活动和功能锻炼,以缩短住院时间,提高功能恢复的程度。综合医院康复医学科的生命力就在于积极渗透到疾病早期治疗中,使其成为医院工作的基本组成。临床医学与康复医学在疾病急性期和亚急性期总是相互交织的。

(三) 临床医师与康复

在患者的全面康复中,临床医师起着非常重要的作用。临床医师应充分掌握康复医学理论和实践,为患者提供全面的康复服务。

1. 观念更新 作为拥有现代医学科学理论与技术的医师,应该逐步具备以下几个要求。

(1) 有完整的医学体系概念。

(2) 康复不仅是康复医学专科医师的事,而且也应该是每个临床医师的事。

(3) 临床医师的工作是处在一个最有利、最有效的康复阶段。

(4) 临床医师是二级预防组织者和执行者。

(5) 合格的临床医师不仅应对住院、门诊患者负责,还应对出院后的患者负责。

2. 临床医师的康复职责 临床医师既是临床专科医师,也应是该专科的康复医师,因为康复是所有医师的责任。临床阶段又是康复的最佳时期。在医疗单位必须要有一批受过训练的医师专门从事康复医学工作,但是许多临床医师在经过学习后,也可以成为该专科的康复医师。

四、临床管理

1. 患者管理 住院患者急性期除积极的临床治疗、预防和控制残疾的发生外,特别要预防继发性残疾,如预防肌肉关节挛缩、肌萎缩、压疮、骨质疏松、情绪障碍等。可由病区医护人员或康复科派人到社区施行;恢复期患者如果存在功能障碍,应在出院前对患者进行短期的康复治疗。

2. 住院康复治疗 尤其是脑卒中、颅脑损伤、脊髓损伤、截肢后等需要进行较长时间的积极康复治疗者,应住院康复。此时,患者可由临床病区转康复病区或有关康复机构进行住院康复治疗。

3. 门诊康复治疗 有功能障碍或残疾、不需住院治疗者可在门诊康复治疗。

五、康复医学管理

(一) 康复医学工作方式

1. 康复治疗团队 康复医学需要多种专业服务,采用多专业联合作战方式,共同组成康复团队（team work），领队是康复医师（physiatrician），成员包括物理治疗师（physio therapist）、作业治疗师（occupational therapist）、言语治疗师（speech therapist）、心理治疗师（psychological therapist）、假肢与矫形器师（prosthetics and orthotics therapist，P&O）、文体治疗师（recreation therapist，RT）、社会工作者（social worker，SW）等。

2. 康复医学工作流程 当患者需要实施康复或进入康复阶段时，首选由医师接诊，并组织各种专业人员对患者进行检查评定，在治疗中各抒己见，讨论患者的功能障碍的性质、部位、严重程度、发展趋势、预后、转归，提出各自对策（包括近期、中期、远期），然后由康复医师归纳总结为一个完整的、分阶段性的治疗计划，由各专业分头付诸实施。治疗中期，再召开治疗组会，对计划的执行结果进行评价、修改、补充。治疗结束时，再召开治疗组会对康复效果进行总结，并为下阶段治疗或出院后的康复提出意见。

（二）康复医学的早期介入和全程服务

1. 康复医学的早期介入 康复医学工作必须在伤病的早期进行，直至患者回归社会或家庭。急性期的康复一般为1~2周，其后需要经过相对长时间的康复治疗，时间可能为数周至数月，使患者达到生活、行动自理，继而回归家庭或社区，最终恢复工作的目的。而在回归家庭或社区之前，往往还需要一个过渡阶段。

2. 康复医学的全程服务 有些病、伤、残者可能只经历某一阶段，即可恢复工作，而有些病、伤、残者虽然经过努力，仍不能生活自理，终生需要他人帮助。所以各种机构在整个流程中，均应设置良好的康复服务设施，以满足病、伤、残者的需要。医疗机构需要有急性病医院（综合医院）、慢性病医院（康复医院）、日间医院或护理中心、社区医疗站等，形成对康复对象提供分阶段康复、全程服务及各级医院之间双向转诊的网络体系，对患者、家庭、社会都十分有利。

（三）康复的成效

1. 康复的目标 康复的终极目标是使功能障碍者最大限度地恢复功能，并重返社会。但是在康复医疗过程中，各个阶段有不同的目标设定。康复不仅仅是训练患者提高其功能，还需要环境和社会的参与，以利于他们重返社会。康复服务计划的制订和实施，要求患者本人、家庭及其所在社会参与。

2. 康复价值 新的《世界残疾报告》提出：康复是一项有益的投资。因为它能够培养人类的能力。"康复医疗不是消耗社会资源，而是对社会的投资"。从国家层面，减少了功能障碍人群的社会负担，此外很多有功能障碍的人通过康复可以恢复工作能力，这不仅仅减少了后续医疗资源的消耗，而且可以为社会创造财富。从医院层面，康复医疗的发展能够提升临床其他相关学科乃至医院整体医疗服务水平和能力。对个人来说，投资健康和功能以及改善生存质量和重返工作、重返生活、重返社会，实现人生价值。这种投资毫无疑问是有益的。

第三节　残疾的发生与预防

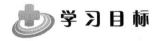 **学习目标**

掌握：残疾的概念、分类及康复的方法。
熟悉：ICIDH 和 ICF 的基本框架。

了解:国内外残疾的分类及预防。

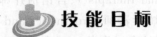

技能目标

通过本节学习,能对残疾的病因进行分析,并能对残疾进行熟练的分类。

案例引导 1-3

患者,男,67 岁,蛛网膜下腔出血术后 2 个月,现一般情况尚可,左侧肢体肌力正常,右侧上肢肌力 0 级,下肢肌力 2 级,不能行走。

请根据以上情况,思考:

(1) 根据 ICIDH 分类法进行分类,目前患者属于哪一类?

(2) 引起残疾的病因有哪些?

一、概述

(一) 概念

1. 残疾(disability) 因外伤、疾病、发育缺陷、精神因素等各种原因造成身体上和(或)精神上的功能障碍,以致不同程度地丧失正常人的生活、工作、学习能力的一种状态。广义的残疾包括病损、残障,是人体身心功能障碍的总称。

2. 功能障碍者(people with disability) 又名为"残疾人"(disabled person),是指在心理、生理、人体结构上,某种组织功能丧失或者不正常,全部或者部分丧失以正常方式从事某种活动能力的人。因国际上感到"disabled person"带有一定的贬义,从 20 世纪 90 年代中期开始,联合国相关文件就改用"people with disability"强调"people"。

(二) 导致功能障碍的原因

2011 年世界卫生组织在《世界残疾报告》中指出,全世界带有各类功能障碍的残疾人数占总人口的 15% 左右,其中 80% 在发展中国家。常见致残原因有以下几个方面。

1. 疾病 几乎所有疾病都可以导致障碍的发生,最常见的有以下几种疾病。

(1) 遗传病:可导致畸形、精神发育迟滞、精神病等;

(2) 传染病:如脊髓灰质炎、乙型脑炎、脊髓结核等;

(3) 慢性病和老年病:如心血管疾病、慢性阻塞性肺疾病、类风湿关节炎、肿瘤等;

(4) 孕期疾病:如风疹、宫内感染、妊娠高血压综合征等;

(5) 骨关节疾病:如骨性关节炎、类风湿关节炎、骨质疏松等。

2. 营养不良 维生素 A 严重缺乏可引起角膜软化而致盲,维生素 D 严重缺乏可引起骨骼畸形,蛋白质严重缺乏可引起智力发育迟缓等。

3. 理化因素 如噪声、烧伤、链霉素或庆大霉素中毒、酒精中毒等。

4. 社会、心理因素 可导致精神疾病等。

5. 意外事故 如交通事故、工伤事故、运动损伤、产伤等,可导致颅脑损伤、脊髓损伤、骨骼肌肉系统损伤等。

二、分类

(一) 国家残疾分类

1. 传统模式 20 世纪 80 年代以前的疾病模式是病因-病理-表现。1980 年 WHO 有关专家对大量疾病的过程做了大量的调查研究后将其延伸为疾病-残疾,说明疾病的结局在治愈与死亡之外,还有相当一部分遗留或伴随残疾而存活。

2. ICIDH 模式 1980 年 WHO 制订并公布第一版《国际残损、残疾和残障分类》(International Classification of Impairment, Disability and Handicap, 简称 ICIDH),该分类系统主要用于有关残疾及其相关事物的分类,它作为 WHO 制订的 ICD 的重要补充,在有关康复及残疾人事物中得到了广泛的应用。根据残疾的性质、程度和影响将其分为残损、残疾、残障三类,将人们从"病理-病因-表现"的生物模式中引导出来,是国际上通用的残疾分类方法。

(1)残损(impairment):又名病损、病伤,现改称为身体结构损伤,是指心理、生理及解剖结构或功能上的任何异常或丧失,是生物器官水平上的残疾。残损是残疾发生、发展过程中的第一步。它既可能进一步发展为残疾或直接导致残障,也有可能是永久性的或暂时性的,即日趋严重或好转的可能性是并存的。残损可分为智力残损、心理残损、语言残损、听力残损、视力残损、内脏(心肺、消化、生殖器官)残损、骨骼(姿势、体格、运动)残损、畸形及多种综合残损等九大类残损。在每一类残损中又有许多细分的项目。

(2)残疾(disability):又称为失能,现称之为活动受限,是由于残损或其他因素导致人体某些功能减弱或丧失,影响个人生活、工作自理能力。残疾是个体水平上的残疾,是残疾发生、发展的第二步,它可能会发展为残障。但如果能够得到及时有效的干预与治疗,也可能得到康复。残疾可分为行为残疾、交流残疾、生活自理残疾、运动残疾、身体姿势和活动残疾、技能活动残疾、环境适应残疾、特殊技能残疾及其他活动方面的残疾。每一类残疾又分列多个项目。

(3)残障(handicap):现称为参与障碍,是指由于残损或残疾导致个人参与正常社会生活活动的障碍,生活不能自理,不能正常参与社会生活、学习和工作。残障是文化、社会、经济和环境形成的不良后果,是社会水平的残疾,是残疾发生、发展的不良结局。残障可分为定向识别(时、地、人)残障、身体自主残障(生活不能自理)、行动残障、就业残障、社会活动残障、经济自立残障及其他残障。前六类残障可分为九个等级,第七类可分为四类残障。

(二)国际功能、残疾和健康分类

WHO 在 2001 年通过和颁布了《国际功能、残疾和健康分类》(International Classification of Functioning, Disability and Health, ICF)。ICF 是建立在一种残疾性的社会模式基础上的,从残疾人融入社会的角度出发,将残疾性作为一种社会性问题,并强调社会集体行动,要求改善环境以使残疾人充分参与社会生活的各个方面,是基于功能、残疾和健康于一体的生物-心理-社会模式。基于这一模式,它所包含的身体功能、身体结构及活动与参与,被视为健康状况、个人与环境因素之间相互影响的结果(图 1-1)。

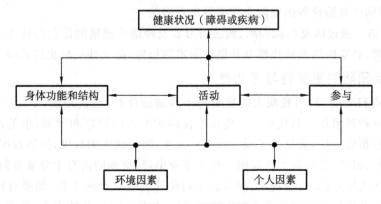

图 1-1 ICF 结构框架

1. ICF 结构 ICF 包含了 1400 多项类目,这使 ICF 成为了一个综合性的分类。这些类目

Note

被分级组织,每个等级都会加入唯一的 ICF 类目。字母数码表示 ICF 分类,表示组成部分与等级。一个 ICF 的代码包括所谓的 ICF 限定值,在 ICF 分类中对问题的严重程度进行量化。

(1) 0 指没有损伤(无、缺乏、微不足道等,0%~4%)。

(2) 1 指轻度损伤(轻、低等,5%~24%)。

(3) 2 指中度损伤(中等程度、一般等,25%~49%)。

(4) 3 指重度损伤(很高、非常等,50%~95%)。

(5) 4 指完全损伤(全部等,96%~100%)。

(6) 8 指未特指。

(7) 9 指不适用。

ICF 分类法不同于以往将残疾人作为一个特殊群体加以分离的分类法,而是可以应用于所有人群。ICD 和 ICF 是相互补充的。如有必要,可以同时使用这两种国际性分类方法。

2. ICF 的内容　ICF 分类从功能、残疾和健康的角度,对身体结构(body structure)、身体功能(body function)、活动与参与(activity and participation)、环境因素与个人因素(environment factor and personal factor)等四项进行评估,并用字母数字编码系统对每一项进行编码,字母 b、s、d、e 分别代表身体功能、身体结构、活动和参与、环境因素与个人因素。字母 d 代表"活动和参与",根据使用者的情况,也可以用字母 a、p 代替字母 d,分别表示活动、参与。

(三) 我国使用的分类法

中国首部《残疾人残疾分类和分级》(国家标准)于 2011 年 5 月 1 日正式实施,标准将残疾分为视力残疾、听力残疾、言语残疾、智力残疾、精神残疾、肢体残疾、多重残疾。各类残疾按残疾程度分为四级:残疾一级(极重度)、残疾二级(重度)、残疾三级(中度)、残疾四级(轻度)。

三、预防

残疾预防是指在了解致残原因的基础上,积极采取各种有效措施、途径,防止、控制或延迟残疾的发生。

(一) 残疾预防的内容

残疾预防主要包括以下内容。

1. 一级预防　通过免疫接种、预防性咨询及指导、预防性保健、避免引发伤病的危险因素或危险源、实行健康的生活方式、提倡合理行为及精神卫生、安全防护照顾等措施,预防致残性伤害和残疾的发生。

2. 二级预防　通过残疾早期筛查、定期健康检查、控制危险因素、改变不良生活方式、早期医疗干预、早期康复治疗等措施防止伤害后出现残疾。

3. 三级预防　通过康复功能训练、假肢矫形器及辅助功能辅助器具的使用、康复咨询、支持性医疗及护理、必要的矫形替代性及补偿性手术等措施,防止残疾后出现残障。

(二) 残疾预防的重要性与必要性

有关统计资料表明:我国残疾人的数量每年增加近百万,也就是说,平均每天增加 2 000 名残疾人,每 40 秒就出现 1 名残疾人。残疾不仅影响个人的健康和幸福,也关系到社会的文明和进步。残疾预防工作,就是为了减少残疾的发生,减轻残疾的程度,控制残疾的发展,所采取的一系列方针、策略、措施等。在我国残疾人事业中,残疾预防占有十分重要的地位。《中华人民共和国残疾人保障法》明确规定:国家有计划地开展残疾预防工作,加强对残疾预防工作的领导,宣传、普及优生优育和预防残疾的知识,针对遗传、疾病、药物中毒、事故、灾害、环境污染和其他致残因素,制定法律、法规,组织和动员社会力量,采取措施,预防残疾的发生和发展。实践证明,开展残疾预防工作,比起未开展这项工作,社会所付出的代价要小得多。做好残疾预防工作,具有以下重要意义。

1. 保护人民健康,改善生活质量 健康是指在生理上、心理上和社会生活中都处于功能良好的状态。只有有效地预防残疾,才能保护人民群众得到真正的健康,不致有身心功能障碍。要保证人民有良好的生活质量,就应当使他们在个人生活上、家庭关系上、社交活动上、经济能力上、职业工作上、精神和心理状态上、业余文体活动上都处于应有的水平,而其基础就是要有良好的身心功能状态。因此,保证生活质量,就要积极地预防残疾。

2. 保护人力资源,促进经济发展 残疾不仅损害劳动生产力,而且还要国家和社会投入大笔资金用于残疾人的医疗康复和福利工作。积极开展残疾预防,直接关系到人力资源的保护和经济的发展。

3. 推动社会进步,建设精神文明 残疾预防是人类与自然界做斗争,不断改造社会、改进自身,使其免受致残因素影响的过程。在这个过程中,人类变得更健康,社会变得更加文明和进步。残疾预防成为推动社会发展,促进人类精神文明建设的重要组成部分。正如世界卫生组织专家委员会指出的:没有任何别的单项因素,在减轻残疾的冲击上,可以和一级预防相提并论。

能力检测

一、选择题

1. 康复一词正式应用于残疾人的时间是( )。

A. 1910 年　　B. 1920 年　　C. 1930 年　　D. 1940 年　　E. 1950 年

2. 世界上最早的康复机构是( )。

A. 身体功能重建部和康复部　　　　　B. 国际残疾人中心

C. 联合国儿童基金会　　　　　　　　D. 联合国开发计划署

E. 国际物理医学与康复医学学会

3. 康复医学的主要对象是( )。

A. 功能障碍者　　　　　B. 心理疾病患者　　　　　C. 伤病患者

D. 所有人　　　　　　　E. 年老、幼小、体弱者

4. 康复医学的组成包括( )。

A. 康复预防、康复评定、康复治疗　　　　B. 康复预防、康复评定、临床康复

C. 康复预防、康复治疗、临床康复　　　　D. 康复评定、康复治疗、临床康复

E. 康复预防、康复评定、康复治疗、临床康复

5. 康复治疗的原则不包括下列哪个选项?( )

A. 早期介入　　B. 后期参与　　C. 综合实施　　D. 循序渐进　　E. 主动参与

6. 开始康复治疗的最佳场所是( )。

A. 综合医院　　B. 社区医院　　C. 就近医院　　D. 患者家里　　E. 卫生站

7. 下列属于常用的康复治疗手段的是( )。

A. 物理治疗　　B. 心理咨询　　C. 康复护理　　D. 社区康复　　E. 以上均是

8. 急性期的康复一般是指疾病的( )。

A. 1~2 周　　B. 2~3 周　　C. 3~4 周　　D. 4~5 周　　E. 5~6 周

9. 康复的一级预防不包括下列哪个选项?( )

A. 预防接种　　　　　　B. 积极治疗疾病　　　　　C. 积极预防老年病

D. 加强遗传咨询　　　　E. 合理用药

10. 关于康复的阐述,下列不正确的是( )。

Note

A. 康复是一种理念、指导思想

B. 康复以提高生存质量,最终融入社会为目标

C. 康复要求患者本人、其家庭及所在的社区均参与康复服务计划的制订和实施

D. 康复工作在疾病后期进行

E. 康复需要将环境和社会作为一个整体来参考

11. 全面康复的构成不包括(　　)。

A. 康复工程　　B. 教育康复　　C. 社区康复　　D. 社会康复　　E. 职业康复

12. 通过唱歌、书法等改善躯体功能的方式,属于康复治疗中的(　　)。

A. 文体治疗　　B. 心理治疗　　C. 言语治疗　　D. 物理治疗　　E. 社会服务

13. 行走训练属于康复治疗中的(　　)。

A. 作业治疗　　B. 心理治疗　　C. 言语治疗　　D. 物理治疗　　E. 社会服务

14. ICIDH 将伤残类别分为(　　)。

A. 残损、残疾、残障　　　　B. 残损、残疾、瘫痪　　　　C. 残疾、残障、瘫痪

D. 残损、残障、瘫痪　　　　E. 残损、残疾、残障、瘫痪

15. 下列关于残障说法正确的是(　　)。

A. 身体结构受损　　　　B. 活动受限　　　　C. 生理功能障碍

D. 参与限制　　　　E. 机体功能障碍

16. 下列哪些是 ICF 结构中的环境因素?(　　)

A. 社会活动　　B. 年龄　　C. 社会背景　　D. 生活方式　　E. 职业

17. 下列哪项是 ICF 结构中的个人因素?(　　)

A. 工作场所　　B. 习惯　　C. 学校　　D. 同行　　E. 社区活动

18. 按照 ICIDH 分类法,患者身体结构和功能缺损较严重,不能以正常的行为、方式和范围进行日常生活活动的是(　　)。

A. 残疾　　B. 残损　　C. 残障　　D. 结构缺损　　E. 社区能力障碍

19. 患者,女,65 岁,确诊"阿尔茨海默病"3 年,现病情较重,忘记家属名字,常找不到回家的路。按照 ICIDH 分类法,此患者属于(　　)。

A. 残障　　B. 残损　　C. 残疾　　D. 结构缺损　　E. 社会能力障碍

20. 患者,女,38 岁,曾患"麻风病"导致毁容,现一般情况良好,个人能力未受影响,根据 ICF 理论模式,该患者处于(　　)。

A. 社会模式　　　　B. 医学模式　　　　C. 功能与残疾模式

D. 活动受限　　　　E. 参与局限或障碍

二、简答题

1. 康复的目的是什么?

2. 康复治疗常用的治疗方法有哪些?

3. 残疾预防主要包括哪些内容?

4. 残损、残疾及残障的定义分别是什么?

(龚正寿　梁　艳)

第二章　康复基础理论

第一节　人体运动学

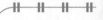

教学PPT

学习目标

掌握:人体运动学、人体生物力学的基本概念;肌力、肌张力、肌耐力的基本概念;运动对心血管系统、肌肉、骨关节的影响;长期制动对机体的主要影响;神经卡压理论的机理及分级。

熟悉:关节的基本运动形式;关节面的基本运动形式。

了解:骨的生物学特征,骨的功能性适应,应力对骨的影响,神经损伤的反应,中枢神经损伤后的可塑性。骨、关节的运动基础;人体杠杆的分类;肌肉分型、收缩形式;肌腱韧带的生物学基础及影响肌腱韧带力学的因素;脊髓损伤后轴突出芽的主要形式;脑老化的概念。

技能目标

能正确运用人体运动学、人体生物力学、神经学基础知识解释康复中出现的一些现象,掌握运动和长期制动对机体的影响,并在康复治疗中加以引导应用。

案例引导 2-1

　　患者,男,28岁,因颞下颌关节习惯性脱位就诊。自诉2年前与朋友聚餐,用牙咬开啤酒瓶时导致颞下颌关节脱位,经医院复位成功。后来,由于没有注意,不久又咬食硬物,导致颞下颌关节再次脱位,由于工作忙,只去医院进行了复位,未做其他治疗,后咬食硬物导致的脱位形成习惯性脱位,甚至打哈欠、大笑时均会发生,不胜其扰,最近因工作稍清闲,故来医院,要求做康复。

　　请根据上述情况,思考:

　　(1) 颞下颌关节的组成及运动特点是什么?

　　(2) 利用本节内容,试解释为何咬食硬物会导致颞下颌关节脱位? 应该如何预防与治疗?

案例引导
2-1答案

运动是生命活动的基本标志,物体的物理性位移及生物体内部结构的动态变化都是其表现形式。运动是人类最常见的生理性刺激,具有对多个系统和器官的功能调节作用,能够调节DNA的转录、蛋白质的翻译、酶和激素诱导因子的形成,从而使机体适应运动的需要,调整和

Note

13

重塑组织功能。

一、定义

运动学（kinematics）研究的是物体的位置、速度、加速度及其相互关系,描述的是运动的几何规律。人体运动学是研究机体活动时各系统生理效应变化的科学,如通过在外力作用下,位置、速度、加速度等物理量的变化来描述人体运动变化规律。人体运动学注重人体结构和功能之间的关系,在研究人体运动时,不仅要注意人体的形态学特点、生理特点、生物学特征,还要注意心理的改变等。其内容主要包括运动生理学和生物力学。前者是研究运动中人体各系统生理效应的科学,后者是研究生物体内力学问题的科学。人体运动学是力学、生理学、生物学和医学相互渗透的学科,主要用于分析运动功能障碍形成的原因,指导康复实践治疗,是康复治疗学重要的理论基础。

二、骨骼运动学

（一）骨的形状、结构与代谢

1. 形状　正常成人有 206 块骨,根据其分布部位可分为躯干骨、头颅内、四肢骨;根据其外部形状可分为长骨、短骨、扁骨和不规则骨。

长骨的中空管状结构使其在矢状面和额状面上能够有效抗弯曲,长轴能有效抗扭曲。骨两端的膨大部分称为骨骺,骨骺与骨干相连处称为干骺端,能够参与骨的生长。

短骨的结构特点决定了其多分布于承受压力较大、运动形式比较复杂且又需要较大灵活运动的部位,如腕部、踝部。

2. 结构骨的结构　主要包括骨膜、骨质、骨髓、关节面软骨及血管、神经等。

骨膜分为骨外膜和骨内膜,参与骨的生成。骨质分为骨密质和骨松质。骨密质结构致密,具有抗压、抗拉力较强的特点,常分布于骨的表面和长骨的骨干。骨松质呈网状结构,形成骨小梁,既能直接减轻骨的重量,又能承担较大的力学性能。骨髓分红骨髓和黄骨髓,红骨髓有造血功能,长骨中的红骨髓在人 5 岁左右便转化为黄骨髓,黄骨髓不具有造血功能,但应激状态下可转化为红骨髓,进而再次具有造血功能。关节面软骨由透明软骨组成,主要有减少摩擦和缓冲震动等作用。

3. 代谢　骨的代谢是通过成骨细胞和破骨细胞参与的骨形成和骨吸收来实现的,是一种动态平衡的过程。在发育期,骨形成大于骨吸收,进而骨量呈线性增长,骨的特点表现为骨皮质增厚、骨松质更密集,这一过程称为骨构建或骨塑形;在成人期,骨生长停止,但骨形成和骨吸收仍在继续,只是处于一种动态的相对平衡状态,可称为骨重建。

（二）骨的血管、淋巴与神经

新鲜骨拥有丰富的血管、淋巴和神经,从而对骨的正常功能的发挥起着重要作用。

（三）骨的功能

1. 力学功能　主要包括支撑、杠杆和保护等功能。一方面,骨有一定的强度和刚度,进而能够较好地完成支持和保护功能;另一方面,骨又具有一定的弹性和韧性,进而能很好地完成运动中的力学功能。

2. 生理功能　包括钙、磷等多种物质的代谢功能,造血功能和免疫功能等。

三、关节运动学

关节是由两块或更多的骨或肢体节段连接而成,是人体运动的重要枢纽,是连接各部位并使人体完成正常运动的重要组织。关节运动学是指关节表面的活动,大多数关节表面都有一些弯曲,即一面相对凸起,另一面相对凹陷,这种凹凸的连接可以增加关节面积,增强吻合度,进而起稳定关节的作用。

（一）关节的基本运动形式

在康复医学中,人体的基本姿势是开始运动时的始发姿态:身体直立,面向前方,双目平视,双足开立,足尖向前,双上肢下垂置于体侧,掌心贴于躯干两侧(区别于解剖学基本姿势中的掌心向前)。

人的身体运动是三维的,在三维直角坐标中,人体的运动有三个基本平面,即水平面、冠状面和矢状面,每两个面相交的线称为轴,分别是冠状轴(左右横轴)、垂直轴(上下纵轴)和矢状轴(前后横轴)(图 2-1)。尽管三个相对的轴线是固定的,但实际在关节活动范围内,每个轴线都会有微小的移动。人体关节运动的基本形式是骨骼以关节为轴心,在矢状面、水平面和冠状面三个主要平面上的运动。

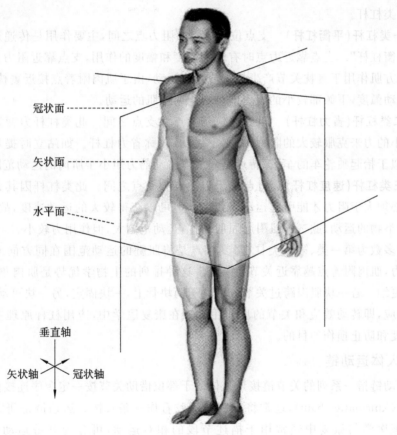

冠状面
矢状面
水平面

垂直轴
矢状轴　冠状轴

图 2-1　人体的轴与面

此外,前臂和小腿还有旋前(pronation)和旋后(supination)运动;足踝部还有内翻(inversion)和外翻(eversion)运动等。

（二）关节面的基本运动形式

关节面形态变化的范围是由扁平到弯曲,大多数关节表面都有一些弯曲,即其中一面相对凸起,另一面相对凹陷,这种凹凸的结合,不仅可以增加关节面积,增强吻合度,起稳定关节的作用,而且能辅助引导骨与骨之间的运动轨迹。关节面的基本运动形式主要有三种。

1. 滚动(roll)　一个旋转关节面上的多点与另一关节面上的多点相接触,构成关节的两骨接触面发生接触点不断变化的成角运动。无论关节表面凹凸程度如何,滚动方向总是和成角运动方向一致。滚动往往不单独发生,多伴随着关节的滑动和旋转。

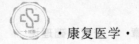

2. 滑动(slide) 一个关节面上的单个点与另一关节面上的多个点相接触,构成关节的两骨面发生的一侧骨表面的同一个点接触对侧骨表面不同点的成角运动。关节表面形状越接近,一块骨在另一块骨表面的滑动就越多;形状越不一致,滚动就越多。

3. 旋转(spin) 一个关节面上的单个点在另一关节面上的单个点上的旋转,移动骨在静止骨表面绕旋转轴转动,滑动和滚动常同时发生,很少单独发生,不同关节旋转轴的位置也不同。

(三)人体的力学杠杆

肌肉、骨骼和关节的运动都存在着杠杆原理。任何杠杆都包括三个点:力点、支点和阻力点。在人体,力点是肌肉在骨上的附着点,支点是运动的关节中心,阻力点是骨杠杆的阻力,与其运动方向相反。支点到力点的垂直距离称力臂,支点到阻力点的垂直距离称阻力臂。用杠杆原理对运动进行分析,是运动力学分析的重要手段。根据力点、支点及阻力点的不同位置关系可分为三类杠杆。

1. 第一类杠杆(平衡杠杆) 支点位于力点与阻力点之间,主要作用是传递运动和保持平衡,故称"平衡杠杆"。支点靠近力点时有增大速度和幅度的作用,支点靠近阻力点时有省力的作用。如斜方肌作用于寰枕关节产生抬头或点头运动,由于肌肉附着点接近寰枕关节,故头部有很大的运动弧度,下颌部较小的阻力即可阻止斜方肌的运动。

2. 第二类杠杆(省力杠杆) 阻力点位于力点和支点之间。此类杠杆力臂始终长于阻力臂,可用较小的力来克服较大的阻力,有利于做功,故称省力杠杆。如站立时提足跟使身体升高,原理类似于抬起独轮车的车把,特点是阻力点移动的力矩小于肌肉的运动范围。

3. 第三类杠杆(速度杠杆) 力点位于阻力点和支点之间。此类杠杆因其力臂始终小于阻力臂,力必须大于阻力才能引起运动,不省力,但可以获得较大的运动速度,故称速度杠杆。如屈曲前臂举物的运动,肱二头肌引起屈肘动作,运动范围大,但作用力较小。

人体中多数为第一类、第三类杠杆,其特点是将肌腱的运动范围在同方向或反方向上放大,比较费力,肌肉附着点越靠近关节越明显。这种排列的生物学优势是肌肉集中排列,能使四肢更轻、更细。若一块肌肉跨过关节分别止于两块骨上,一块固定,另一块可动,肌肉收缩可产生两个效应,即转动效应和关节的反作用力。在康复医学中,应用杠杆原理主要可达到省力、获得速度和防止损伤的目的。

(四)人体运动链

人体运动链指一系列的关节链接。人体若干部位借助关节按一定顺序连接而成的复合链称为运动链(kinematic chain),通常将一侧上下肢看作一条长链。运动链是研究人体运动的基础,在物理医学与康复中经常用于描述节段的相对运动,可分为开链运动(open kinetic chain,OKC)和闭链运动(closed kinetic chain,CKC)。

1. 开链运动 运动链的近端固定,远端可以自由活动的运动,如挥球拍时的上肢运动。开链运动的特点是各关节链有其特定的运动范围,在强化肌力训练中,肌肉爆发力的训练应该选择开链运动进行训练。

2. 闭链运动 运动链的远端固定而近端活动的运动,如蹲站、双上肢撑地俯卧撑、蹬力训练都属于闭链运动。闭链运动更接近功能性恢复。

四、动力学

动力学是研究人体运动与受力关系的学科。物质的机械运动,包括平动、转动和变形等,都服从力学规律。

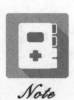

（一）动力学基础

力学运动规律的核心是牛顿运动定律。在康复中，常利用牛顿运动定律、动量定律、动量守恒定律研究各种运动技术，提高训练效果。

人体受力分为动力和制动力。如果力的方向与人体运动（速度）方向相同，则称为人体动力；反之，称为人体制动力。力是物体之间相互作用的表现，人体所受到的力可分为内力和外力。

1. 内力 人体内部各种组织器官相互作用的力，其中最重要的是肌肉收缩产生的主动拉力，这是维持人体姿势和产生运动的动力，其次是各种组织器官间的被动阻力和各内脏器官的摩擦力等。

2. 外力 外界环境作用于人体的力，常见的有重力、机械阻力、支撑反作用力、摩擦力、液体作用力等。内力和外力常共同发生作用。各种外力经常被用来作为康复训练（治疗）的负荷，负荷选择要与肢体中的肌群及其收缩强度相适应，以获得理想的训练效果，这是增强肌力训练的方法学基础。

（二）转动力学

1. 基本概念

（1）刚体（rigid body）：任何情况下形状大小都不发生变化的力学研究对象。刚体最基本的运动形式是平动和绕固定轴转动。

（2）角速度（angular velocity）：人体或肢体在单位时间内转过的角度，是描述人体或器械转动快慢的物理量。

（3）角加速度（angular acceleration）：单位时间内角速度的变化量，是描述刚体转动角速度变化快慢的物理量。

（4）转动惯量（rotary inertia）：描述物体转动时保持原来转动状态能力的物理量。

2. 转动定律 刚体绕固定轴转动时，转动惯量与角加速度的乘积等于作用在刚体上的合外力矩。具体运动：为增加肢体的转动角加速度、训练关节的活动度和灵活程度，可通过增强肌力、增大肌力矩来实现，或者肌力矩一定时，以减小转动惯量来实现，如跑步时采用屈肘摆臂的方式减少上肢的转动惯量以提高角加速度。

第二节 人体生物力学

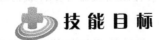 学习目标

掌握：人体生物力学的基本概念；肌力、肌张力、肌耐力的基本概念；肌肉的收缩形式；神经卡压理论的机理及分级。

熟悉：骨的生物学特征；骨的功能性适应；应力对骨的影响；肌肉的分型。

了解：骨痂的生物力学基础；肌腱韧带的生物学基础及影响肌腱韧带力学的因素。

技能目标

能正确运用人体生物力学的基础知识解释康复过程中出现的一些现象，并能通过生物力

教学PPT

Note

学的分析,针对性的在康复治疗中加以引导应用。

案例引导
2-2答案

案例引导 2-2

　　患者,男,69 岁,因砸伤后右前臂肿痛 1 天入院。患者入院前,右前臂被树干砸伤后,自觉剧痛,无明显手指麻木,来医院就诊,X 线片:右桡骨干中段骨折,移位,予长臂石膏管型固定,拟以右桡骨干骨折收治入院。
　　请根据以上情况,思考:
　　(1)前臂骨折移位常见的并发神经损伤是什么? 为什么会出现神经损伤?
　　(2)结合该病例,利用本节内容,试分析该患者在各期康复过程中的运动指导及注意事项。

　　人体生物力学是利用力学的原理和方法来研究人体各组织器官的机械运动规律的学科,它是力学、生物学、医学等学科相互渗透的学科,其从力学的角度来研究人体解剖结构、生物功能和病理现象,并指导临床治疗,主要研究人体骨、软骨、韧带、半月板、肌腱等组织的力、力矩以及组织运动和变形之间的关系,是运动系统康复的重要理论基础。

一、骨骼的生物力学

　　骨、关节和骨骼肌共同组成了运动系统,在运动系统中骨骼肌是运动的动力,骨发挥着杠杆和支撑作用,关节则为骨的杠杆作用提供支点。三者的协调活动使人体能够完成各种动作。因此,研究骨与关节的生物力学特征,对提高人体运动能力、预防关节损伤有重要意义。

　　(一)骨的生物力学特征

　　骨生物力学是以骨骼为主要对象,研究骨的机械运动规律的科学。研究目的在于剖析骨关节系统的力学性质和力的传导,揭示骨骼生长、发育、退化、病变及死亡与力作用的关系。为预防和治疗骨疾病、骨矫形、骨移植、促进骨愈合及假肢的研制与应用等提供理论依据。

　　1. 骨的承载能力　　骨骼是身体运动的轴柱和身体的坚强支柱。在日常生活、劳动和运动中要求骨有足够的承载能力。对骨承载能力的衡量主要有以下三个方面:①骨的强度:骨在承载负荷的情况下抵抗破坏的能力。②骨的刚性:骨在外力作用下抵抗变形的能力。③骨的稳定性:骨保持原有平衡形态的能力。

　　2. 骨的载荷和变形　　载荷即为外力。人体在运动时,骨要承受不同方式的载荷。当力和力矩以不同方式作用于骨时,骨主要受到以下载荷的作用。①拉伸载荷:在骨的两端受到一对沿轴线方向相反、大小相等的力的作用。骨受力后,能够使骨伸长并同时变细,如在进行吊环运动时上肢骨被拉伸。②压缩载荷:自骨表面向骨内施加沿轴线方向相反、大小相等的力的作用,如举重时,身体各部分都要承受压缩载荷。当压缩载荷超过骨的生理承载极限时,骨会缩短变粗,甚至导致压缩性骨折。③弯曲载荷:使骨沿其轴线发生弯曲形变的载荷,如脊柱前屈或后伸时脊柱的弯曲。④剪切载荷:在骨的表面受到一对相距很近、大小相等、方向相反的力的作用,如车床剪切断肢体时。⑤扭转载荷:加于骨上使骨沿轴线发生扭转的载荷,如体操运动员做各种转动时骨所承受的载荷。⑥复合载荷:人体运动时,由于骨的几何结构不规则,一般很少只受到一种载荷的作用,通常会受到多种载荷的作用,即为复合载荷。如跌倒后发生的桡骨远端骨折,就是既有剪切载荷又有压缩载荷等多种载荷综合作用的结果。

　　(二)骨的功能适应性

　　1. 骨形态结构的功能适应性　　骨结构不仅与其载荷有关,而且还能适应载荷变化,并遵循 Wolff 定律改变自身结构。每块骨的潜在大小、形状是由基因决定的,但在骨发育的某些关

Note

键时刻,决定骨骼精细形状的则是运动和机械力学的作用,如果缺乏这些作用,可导致骨骼畸形的发生。长期、系统、科学地运动训练对骨的形态结构可产生良好的影响,表现为骨形态学的适应性变化,如频繁的肌活动,可使骨径增粗、骨面肌附着处凸出明显等。

2. 骨组织结构的功能适应性 骨组织为了适应各种应用的需要,不仅在形态结构上做了最佳搭配,而且对自身的组织结构也进行了优化组合。体内组织的形成、发育方式与其所受的应力有关,应力大的部位骨密度大,应力小的部位骨密度小。

二、应力对骨生长的影响

应力刺激对骨的强度和功能的维持具有积极意义。骨是能再生和修复的生物活性材料,有机体内的骨处于增殖和再吸收两种相反过程中,这个过程受多种因素的影响,如年龄、性别、某些激素水平及应力,但应力是比较重要的影响因素。研究表明,骨骼都有其最适宜的应力范围,应力过高或过低都会使其吸收加快。如瘫痪患者,骨长期缺乏肌肉运动的应力刺激,使骨吸收加快而产生骨质疏松;相反,骨如果反复受到正常生理范围内的应力作用,则会刺激骨的生长,使骨密度增加。

三、骨痂的生物力学

骨折愈合后的机械力学特性取决于骨痂的物理特性(强度和模量)和断面几何特性(断面面积和惯性运动)。

在骨折修复的过程中,一定程度的力学刺激对骨痂的形成是很有必要的。由于不同组织可承受的形变量不同,因此,不同骨折愈合时期对力学环境的要求亦不同。例如,骨折愈合早期,骨折处形成的肉芽组织能很好地耐受骨折块间的应力变化,纵向应力有利于骨折愈合;愈合中、后期,各种应力均有一定的骨痂改建作用。

四、关节软骨的生物力学

(一)关节软骨的组成与结构

关节软骨主要由大量的细胞外基质和散在分布的高度特异细胞(软骨细胞)组成,是组成关节面的有弹性的负重组织,可减少关节面在反复滑动中的摩擦,具有润滑和耐磨的特性,并有吸收机械振荡、传导负荷至软骨下骨的作用。大多数滑膜关节的关节软骨能够提供80年内必要的生物力学功能。

(二)关节软骨的代谢

一般认为关节软骨的代谢活动较弱,是因为关节软骨中虽然存在明显的糖酵解过程,但氧的利用率较低,使关节软骨细胞的能量主要靠无氧代谢来提供。

(三)关节软骨的生物力学特性

活动关节的软骨要承载人一生中几十年的静态或动态的高负荷,其结构中的胶原、蛋白多糖与其他成分组成一种强大的、耐疲劳的、坚韧的固体基质,以承担关节活动时产生的压力和张力。关节软骨有独特的生物力学特性。

关节的负重和运动对维持正常关节软骨的组成、结构和机械特性非常重要。关节软骨的功能直接受负荷的类型、强度和频率的影响,负重的强度和频率过低或过高都会使关节软骨的合成和降解的平衡被打破,软骨的组成与超微结构发生变化。单一的冲击或反复的损伤都可增加软骨的分解代谢,成为进行性退变的始动因素。而适量的跑步运动可增加关节软骨的蛋

Note

白多糖含量与压缩硬度,减少负重时的液体流量,增加骨骼未成熟者关节软骨的厚度。

五、肌肉的生物力学

(一) 肌肉的分型

根据肌细胞分化情况将肌肉组织分为骨骼肌、心肌和平滑肌。骨骼肌按其在运动中的作用不同又分为以下几种肌。

1. 原动肌(agonist) 在运动的发动和维持中一直起主动作用的肌肉。

2. 拮抗肌(antagonist) 与运动方向完全相反或发动和维持相反运动的肌肉。原动肌与拮抗肌在运动中相互协调,以保持关节活动的稳定性和增加动作的精确性。如在屈肘运动中,原动肌肱二头肌收缩时,拮抗肌肱三头肌会协调地放松或做适当的离心收缩来完成屈肘运动。

3. 固定肌(fixator) 为了发挥原动肌对肢体的动力作用,将肌肉近端附着的骨骼做充分固定的肌肉。如臂下垂时,冈上肌作为固定肌起固定作用。

4. 协同肌(synergist) 一块原动肌跨过多轴或多关节就能产生复杂的运动,辅助完成这些活动的肌肉,称为协同肌。

在不同运动中,某块肌肉可担当不同的角色,可担当原动肌、拮抗肌、固定肌或协同肌。即使在同一运动中,因抵抗力或重力的协助不同,同一块肌肉的作用也会发生改变。

(二) 肌肉的收缩形式

骨骼肌在中枢神经的控制下,在骨和关节的配合下,通过骨骼肌的收缩和舒张完成人体各种形式的运动。

1. 等长收缩(isometric contraction) 肌肉收缩时整个肌纤维的长度基本不变,只有张力的增加,不产生肉眼可见的关节运动。它的作用主要是维持人体的位置和姿势。

2. 等张收缩(isotonic contraction) 肌肉收缩时整个肌纤维的长度发生改变而无张力的改变,产生肉眼可见的关节运动。人体四肢特别是上肢的运动主要是等张收缩。一般情况下,人体骨骼肌的收缩大多是混合式收缩,也就是说既有张力的增加又有长度的缩短,而且总是张力增加在前,当肌张力增加到超过负荷时,肌肉收缩才会出现长度的缩短,一旦出现长度的缩短,肌张力就不再增加。

3. 等速收缩(isokinetic contraction) 肌肉收缩时产生的张力可变,但是关节运动的速度不变。等速收缩产生的运动称为等速运动。

(三) 肌肉的功能状态

运动是通过不同肌群有序地延长与缩短来实现的。良好的肌肉功能状态是运动的基础。反映肌肉功能或状态的指标有肌力、肌张力、肌肉耐力等。

1. 肌力(muscle strength) 肌肉在收缩时所表现出的能力,以肌肉最大兴奋时所能负荷的重量来表示。肌力体现肌肉主动收缩或对抗阻力的能力,反映肌肉最大收缩水平。肌力异常主要表现为肌力减退。

2. 肌张力(muscle tone) 肌肉安静时所保持的紧张度。肌张力与脊髓牵张反射有关,受中枢神经系统的调控。肌张力检查是通过被动运动感知处于放松状态肌的阻力程度,以判断主动肌和拮抗肌肌群的收缩与舒张活动有无失衡,或是否协调。

3. 肌肉耐力(muscle endurance) 肌肉在一定负荷条件下保持收缩或持续重复收缩的能力,是肌肉持续工作能力的反映,体现肌肉对抗疲劳的水平。

六、肌腱与韧带的生物力学

（一）肌腱和韧带的生物学特性

肌腱是机体组织中具有最高拉伸强度的组织之一，因肌腱由胶原组成，而胶原是最强的纤维蛋白，同时这些蛋白纤维沿张力作用方向平行排列。胶原的力学性质主要由胶原纤维的结构、胶原与细胞外间质、蛋白多糖之间的相互作用决定。骨-肌腱-肌肉的结构性质依赖肌腱本身、肌腱与骨附着处、肌腱肌肉交界处三者的力学性质。肌腱和韧带与许多组织一样，具有与时间和过程相关的弹性特性，即肌腱和韧带的伸长不仅与受力的大小相关，也与力的作用时间及过程相关，也就是通常所说的黏弹性。这种肌腱和韧带与时间的关系可以用蠕变-应力松弛曲线来表示。组织因持续受到特定载荷而随时间延长发生的拉伸过程，称为蠕变；组织因受到持续拉伸而随时间延长发生应力减小的过程，称应力松弛。肌腱和韧带随拉伸过程发生的变化，是指载荷-拉长曲线的形状随关节载荷的变化而变化。

肌肉在等张收缩中，肌肉-肌腱的单位长度虽然保持不变，可在蠕变下，肌腱韧带处于拉伸状态，肌肉缩短。从生理学角度说，肌肉的长度缩短了肌肉的疲劳程度，所以肌腱和韧带的蠕变在等张收缩中可增加肌肉的工作能力。此外，肌腱、韧带的黏弹性与其载荷有关，所以，在卸载荷之后，软组织的载荷-拉长曲线具有最大的可重复性。肌腱和韧带的性质还与应变的速率有关，拉长的速度越快，肌腱的强度越大。

（二）影响肌腱和韧带力学的因素

影响肌腱和韧带力学性质的因素除黏弹性外，还包括解剖部位、运动水平、年龄等。

1. 解剖部位 不同解剖部位的肌腱和韧带所处的生化环境不同，其生物力学性质也不同。

2. 运动水平 锻炼对肌腱和韧带的结构和力学性质有长期的正面效应。长期训练可以使屈肌肌腱的弹性模量、极限载荷有所增加。锻炼对胶原纤维的弯曲角度和弯曲长度也有显著的影响，还能增加胶原的合成，增加肌腱中大直径胶原纤维的百分比，从而使肌腱能够承受更大的张力。

3. 年龄 年龄是影响肌腱和韧带力学性质的重要因素，随着年龄的增长，肌腱胶原纤维波浪弯曲角度减小。青壮年人和老年人的肌腱极限拉伸强度显著高于未成年人，青壮年人肌腱的模量高于未成年人和老年人。蛋白多糖的丝状排列结构在其中起着重要作用，直接决定着肌腱所能承受的张力大小。在低拉伸强度下，未成年人的肌腱比成年人更容易撕裂，说明胶原纤维之间的蛋白多糖桥联在肌腱传递张力时起重要作用，其可以增强肌腱的强度。

七、周围神经损伤的生物力学

周围神经损伤在临床上较为常见，最常见的原因是机械性损伤，如切割伤、骨折脱位所致的神经压迫伤和牵拉性损伤等。

（一）神经卡压的生物力学

神经与坚硬的表面直接接触、通过或容纳于坚硬内壁的腔隙中、与神经密切相邻的某个结构体积过大均是引起神经卡压的高危因素。神经卡压损伤主要分为即刻发生的急性损伤和延迟发生或逐渐进展的慢性损伤两大类。在神经卡压损伤中，机械因素和缺血因素是神经功能减退的主要原因。神经卡压损伤的范围和程度由作用力大小和频率、作用力的持续时间和作用方式决定。

严重的急性损伤中，神经纤维的机械形变是引起神经病理改变的病因；慢性损伤中，缺血则是损伤发生的主要因素。迟发的效应包括水肿、出血、神经纤维变性以及可减少神经滑动的粘连。卡压引起的缺血将导致神经内毛细血管内皮细胞的缺氧及机械性损伤,致使对水分、各种离子和蛋白质的通透性升高,故缺血后血液供应恢复,往往可致神经内水肿。水肿的程度与卡压的强度和持续时间有关。

（二）神经牵拉生物力学

牵拉和牵张导致的神经损伤通常有两大主要类别:具有相当大小的外力突然导致的急性损伤和慢性的牵拉长期作用于神经引起的慢性损伤。牵拉引起的神经损伤可以分五度。最初牵拉时,由于神经干的松弛,神经拉长速度较快并且比较容易,神经束被拉伸,振动消失。当牵拉继续时,神经纤维内部张力增加,神经束膜亦一起被牵拉。当神经束被牵拉时,其横截面积减少,神经束内压力升高,导致卡压神经的形变和缺血（Ⅰ度损伤）,当神经拉长接近弹性限度时,神经束内纤维开始断裂（Ⅱ度损伤）,牵拉增加时,神经束内的神经内管断裂（Ⅲ度损伤）,然后是神经束膜的撕裂（Ⅳ度损伤）,更大的牵拉则引起神经外膜撕脱和连续性丧失（Ⅴ度损伤）。在神经束内的大部分均可能发生神经纤维和神经束的撕裂。这些损伤和神经束内广泛损伤与纤维变性有关,后者能阻碍神经再生。损伤的程度和严重性与外力的大小及形变比率有关。若数月或数年之久的牵拉某一神经时,可使其牵拉至超过其正常限度并产生明显的形变,但可无功能损伤的症状。如果快速牵拉同一神经超过毫秒或秒,则可在瞬间破坏神经的传导和结构。

第三节　运动对机体的影响

教学PPT

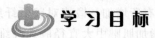

掌握:运动对心血管系统、肌肉、骨关节的影响;长期制动对机体的主要影响。

熟悉:长期制动对肌肉系统,骨、关节系统,心血管系统的影响。

了解:运动对关节代谢、骨代谢、肌腱、脂代谢、中枢神经系统的影响;制动对呼吸系统、中枢神经系统、消化系统、泌尿系统、皮肤系统、代谢和内分泌系统的影响。

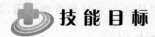

能正确运用人体运动学、人体生物力学、神经学基础知识解释康复中出现的一些现象,掌握运动和长期制动对机体的影响,并在康复治疗中加以引导应用。

案例引导 2-3

患者,男,45岁,以左上肢及双下肢活动障碍4个月为主诉来就诊。

患者自诉4个月前被车撞伤,入院检查:多处肋骨骨折,左侧血气胸,左下肺叶局部肺不张,胸5椎体骨折,相应节段脊髓受压,左侧肱骨远端粉碎性骨折,多处皮肤挫裂伤。予以胸5椎体骨折后路双侧椎板开窗减压复位植骨融合内固定术,左侧肱骨远端骨折切开复位内固定术,术后在家卧床3个月余,1个月前在医院拆除左上肢石膏。现患者双下肢感觉消失,活动不能,左侧肘关节无法活动。近1个月来出现间断

Note

发热,查胸片提示双下肺感染,使用抗生素、化痰等治疗后好转。病程中,患者神志清,精神萎靡,情绪低落,主动交流少;床上轻微活动则感心慌,坐起后头晕、曾有黑矇史;纳差,睡眠差,易醒多梦;长期留置导尿管,内可见大量絮状物,曾有左下腹绞痛伴血尿的病史;大便 3～4 天一次,排便困难,需要使用开塞露。

查体:体温 38.6 ℃,脉搏 112 次/分,呼吸 23 次/分,血压 88/49 mmHg,SpO_2 93%,身高 172 cm,体重 54 kg,BMI 18.25 kg/m²。骶尾部一 3 cm×4 cm Ⅲ度压疮,双下肺可闻及少量湿啰音。左上肢及双下肢肌肉明显萎缩,双上肢诸肌群肌力 4 级,双下肢肌力均为 0 级,下肢诸肌群肌张力 1～2 级;左侧肘关节 PROM 屈曲 0°～20°。

请根据上述情况,思考:

(1) 伤病早期制动为什么是必要的?

(2) 结合该病例,除了原发疾病所致的功能障碍,患者由于长期制动后导致的临床问题有哪些?如何预防和治疗?

案例引导
2-3 答案

知识链接

运动锻炼的降压效果

运动锻炼可以使大部分高血压患者的血压下降,而且能减缓有高血压倾向的高危人群随时间推移而发生的血压上升。耐力运动可使大部分低中度原发性高血压患者的收缩压和舒张压平均下降 10 mmHg,中低强度的运动即可起到较好的降压效果,运动 3 周到 3 个月即可出现血压的明显下降,但只有坚持运动才能保证稳定的降压效果。

一、运动的生理效应

运动是生命的标志,只要生命存在,运动就不会停止。运动时身体的各个系统都将产生适应性变化,继而引起功能的改变。康复治疗时进行有针对性的运动训练,可以调节各系统功能,对改善患者的身心功能障碍有着积极的意义。

(一) 运动对心血管系统的影响

1. 循环调节 心血管系统会随着躯体的运动产生特异性变化,并且随着运动强度的增加,骨骼肌对有氧代谢系统的要求增强,心血管系统必须产生相应的适应性变化来满足肌肉工作时的能量供应。运动形式不同,产生的生理反应也不同。等张运动主要表现为心率加快,回心血量增多,外周阻力下降,舒张压不变,收缩压升高,心肌摄氧量增加;等长抗阻运动主要表现为心率加快,每搏输出量和外周阻力变化不大,心输出量中度增加,血压升高,心肌摄氧量增加。

2. 心率调节 运动时心血管系统的第一个可测的反应是心率增加。在心脏每分钟排出的血量中,心率因素占 60%～70%,因此,心率增加是心输出量增加的主要原因。运动时心脏做功负荷、心率与氧摄入量呈线性增加关系,在低强度运动和恒定的做功负荷中,心率将在数分钟内达到一个稳定的状态;而在高负荷运动状态下,心率需较长时间才能达到更高的平台。随着年龄的增加,心脏功能减退,最大心率将会下降。具有良好心血管适应能力的人,随着年龄的增长,最大心率的下降逐渐缓慢。此外,心率的变化还与肌肉运动的方式有关。动态运动比恒定运动所增加的心率要多;轻度或中度运动,心率的改变与运动强度一致。

3. 血压调节 运动时,心输出量增多和血管阻力改变可引起相应的血压升高。但在运动

Note

中,由于骨骼肌血管床的扩张,总外周血管阻力明显下降,这样有利于增加心输出量。收缩压通常与所达到的最大运动水平有关,极限运动后,收缩压往往下降,一般在 6 分钟内能恢复到基础水平,然后在数小时内保持比运动前稍低的水平。一般情况下,运动时收缩压升高,舒张压不变。在无氧、等长收缩及仅有小肌群参与的高强度运动时,虽然可明显增加心输出量,但由于此时局部血管扩张的作用较少,总外周血管阻力没有相应下降,舒张压明显升高。

4. 心血管功能调节 运动可通过自主神经和血管内皮细胞衍生的舒缓因子的双重调节使冠状动脉扩张。运动时可使心脏舒张期延长而使冠状动脉得到更充分灌注,改善冠状动脉的血液供应。另外,运动能增加纤溶系统的活性,降低血小板的黏滞性,防止血栓的形成。由此可见,运动时机体会产生一系列复杂的心血管调节反应,既能为运动的肌肉提供足够的血液供应和热量,又能保证重要脏器(如心、脑)的血液供应。

（二）运动对呼吸系统的影响

运动可增加呼吸容量,改善 O_2 的吸入和 CO_2 的排出。主动运动可改善肺组织的弹性和顺应性。正确的膈肌运动训练有利于肺容量的增加,随着肺容量的增加,摄氧量也随之增加。运动时,消耗的能量随着运动强度的增强而增加,以中等强度的负荷运动时,在达到稳定状态后持续运动期间的每分摄氧量即反映该运动的能量消耗和强度水平。在运动中,一般每分摄氧量随功率的加大逐渐增加,但当功率达到一定值时,每分摄氧量达到最大而不再增加,此值称为最大氧耗量（$VO_2 max$）。

（三）运动对骨骼肌的影响

1. 力量训练 力量大和重复次数少的训练可增加肌肉力量,这是肌肉横截面积增加的结果。神经系统的参与也是力量训练获得效果的重要因素。肌肉力量的增加与运动单位的募集有密切关系。力量训练可改变中枢神经系统对运动单位的作用,使更多的运动单位同步收缩并产生更大的收缩力量。

抗阻训练通常是在阻力负荷条件下完成 1~15 次动作。其原则是重复练习至不能再继续。大负荷和重复次数少的练习主要是增加肌肉的力量和体积,而对耐力无明显影响。

2. 耐力训练 力量训练的结果使肌肉变得更强壮和体积增大,而耐力训练的结果使肌肉产生适应性变化,这种变化主要是肌肉能量供应的改变。对耐力训练而言,选择的阻力负荷应以 20 次以上动作为宜。

3. 爆发力训练 又称无氧训练,是指主要依赖无氧代谢途径供能,持续数秒至 2 分钟的高强度训练。其能量供应主要来源于储存的磷酸肌酸分解为 ATP 及葡萄糖的酵解。无氧训练所产生的人体适应性变化主要表现为磷酸肌酸储存量的增加。

（四）运动对关节代谢的影响

关节骨的代谢主要依赖于日常活动时的加压和牵伸,站立位时重力使关节骨受压,肌腱对骨的牵伸,这两种作用直接影响关节骨的形态和密度。关节置换术后及关节附近骨折后,应及时正确地进行运动治疗,以刺激软骨细胞,增加胶原和氨基己糖的合成,防止滑膜的粘连和血管翳的形成,增加关节活动范围,以恢复关节功能。运动提供的应力使胶原纤维按功能需要有规律地排列,能促进关节骨折的愈合。

（五）运动对骨代谢的影响

骨骼的密度与形态取决于施加在骨上的力,运动可增加骨的受力,刺激骨生长,增加骨量;反之,骨受力减少,可抑制骨生长,减少骨量。所以,体力劳动者的骨密度高于脑力劳动者;卧床的患者,腰椎骨矿物质平均每周可减少 0.9%,并且卧床时间越长骨质疏松越严重。

冲击运动对髋部骨骼具有良好的刺激作用。观察表明,体操与排球运动员的骨密度明显高于游泳运动员和正常人。承重训练有利于腰椎骨密度的增加。中等强度的承重训练(如慢跑、爬楼梯)能保持骨的弹性和维持骨重量。进行等长抗阻训练时不产生骨关节的运动,可实现靶骨骼受力的最大化和疼痛的最小化,该训练对合并有骨性关节病的骨质疏松症患者较为适合。

（六）运动对肌腱的影响

运动训练对肌腱的结构和力学性质有长期的正面效应。如经长期训练的猪,其趾屈肌腱的弹性模量和极限载荷都有所增加。训练还能增加胶原的合成,增加肌腱中大直径胶原纤维的百分比。成年人肌腱中蛋白多糖呈丝状结构重叠垂直排列,而在未成年人肌腱中,蛋白多糖的丝状结构排列方向不一。所以,未成年人肌腱在低拉伸强度下比成年人肌腱更容易撕裂。

（七）运动对脂代谢的影响

高脂血症是指血浆中甘油三酯和(或)胆固醇水平升高,可引起动脉粥样硬化、冠心病、胰腺炎等,严重危害人体健康。研究发现,进行耐力运动的中老年人血浆甘油三酯浓度只有体力活动少的中老年人的一半左右,说明耐力运动可以使因年老出现的血浆甘油三酯浓度上升的趋势明显减缓。耐力运动对血浆甘油三酯浓度的影响程度也受运动量大小的影响。高血脂的人参加运动量较大的有氧运动,降低血浆甘油三酯的效应最为明显。

（八）运动对中枢神经系统的影响

中枢神经对全身器官的功能起调控作用,同时又需要周围器官不断传入信息以保持其紧张度和兴奋性。运动是中枢神经系统最有效的刺激形式,所有的运动都可向中枢神经系统提供感觉、运动和反射性传入。多次重复训练是条件反射的综合,随着运动复杂性的增加,大脑皮层将建立暂时性的联系和条件反射,使神经活动的兴奋性、灵活性和反应性都得以提高。运动可调节人的精神和情绪,锻炼人的意志,增强自信心。

二、制动对机体的影响

制动是临床最常用的保护性治疗措施,对于有严重疾病和损伤的患者,卧床是保证度过伤病危重期的必要措施。制动的形式有固定、卧床和瘫痪,长期制动可引起废用综合征,甚至累及多系统的功能。因此,对制动患者要提倡合理运动。

（一）肌肉系统

长期制动后,由于肌肉局部血流量的减少及其运氧能力的降低,造成肌肉相对缺血、缺氧,直接影响糖代谢过程,使有氧活动减弱,无氧酵解活动加强。肌肉蛋白质合成减少且分解增加,导致蛋白质总量下降。在制动早期,肌浆网对 Ca^{2+} 的摄取和释放增加,将直接影响骨骼肌的收缩功能。

健康人用石膏固定肘关节 4 周后,前臂周径减少 5％。制动后的前 5～7 天肌肉重量下降最明显。制动对骨骼肌肌力和耐力均有明显影响,肌肉体积减小,肌纤维间的结缔组织增生,非收缩成分增加,导致肌肉单位的张力下降,肌力下降。另外,肌力的下降还与制动引起的肌肉运动神经兴奋下降有关。

肌肉的各种变化与固定时肌肉的长度有关。若肌肉是在被拉长的情况下固定的,其萎缩程度和肌肉收缩力的下降要轻一些。如在膝关节伸直位固定时,股四头肌产生的萎缩要比腘绳肌明显,因为在此体位下,腘绳肌处于拉伸状态而股四头肌处于缩短状态。肌肉处于拉伸状态被固定使其横截面积和收缩力下降较多,然而肌肉体积的变化却较小,这是由于肌肉处于拉伸状态时,肌纤维内合成了新的收缩蛋白,同时也有新的肌节增加,因此,肌纤维面积的缩小被增加的肌节数量所抵消。另外,对于肌纤维的改变而言,如果以肌肉横截面积为单位衡量被拉

25

伸固定的肌肉收缩力,其收缩力仍处于较好的状态。

(二) 骨、关节系统

长期制动使骨骼发生以下变化:骨吸收加快,特别是骨小梁的吸收增加,骨皮质吸收也很显著;稍后则吸收减慢,但持续时间很长。常规 X 线片不能观察到早期的骨质疏松,骨密度下降 40% 时方有阳性发现。而骨扫描则较敏感,由于骨骺端的血流增加而使该部位骨质疏松的检出率明显增加。

骨骼与肌肉损伤后常采用固定的方式以使患处组织在愈合过程中受到保护,然而,固定也存在一定的副作用,长期固定可发生严重的关节退变。关节周围韧带的刚度降低,强度下降,能量吸收减少,弹性模量下降,肌腱附着点处变得脆弱,韧带易于断裂。关节囊壁的血管、滑膜增生,纤维结缔组织和软骨面之间发生粘连,出现疼痛。随着关节囊收缩,关节挛缩,活动范围减小。

临床上,通过制动和应用支具可减少关节的负荷和运动,但可导致关节软骨的萎缩和退变。应用外固定后缺乏正常活动的关节,如两个相对的关节面,可出现接触面的软骨退变和损伤。应用支具或绷带固定时,关节运动部分受限,与强制固定相比关节软骨的损害比较轻。除了关节软骨组成的改变外,制动时关节软骨的机械性能也会受到损害。

(三) 心血管系统

严格卧床者,基础心率增加。基础心率对保持一定水平的冠状动脉血流极为重要,因为冠状动脉的灌注在心搏的舒张期。基础心率加快,舒张期缩短,将减少冠状动脉血流灌注,所以,长期卧床者,即使从事轻微的体力活动也可能导致心动过速而引起冠状动脉血流灌注减少。

直立位时血液流向下肢,这是血管内血液静水压的结果,卧位时血管内血液静水压解除,这些“多余”的血液流向肺和右心,使中心血容量增加,导致右心负荷增加,压力感受器刺激增强,利尿激素释放增加,尿量增加,导致血浆容积减少。卧床 1~2 小时,血容量减少明显,卧床 24 小时,血容量减少 5%,卧床 14 天,血容量减少 20%。长期卧床者的心脏对于体液的重新分布的反应在早期和后期有所不同。长期卧床者血小板聚集、动脉血流速度降低、下肢血流阻力增加、血液的黏滞度增高,增加了静脉血栓形成的危险性。

(四) 呼吸系统

卧床数周后,患者全身肌力减退,呼吸肌肌力也下降,加之卧位时胸廓外部阻力加大,弹性阻力增加,不利于胸部扩张,使肺的顺应性降低和肺活量明显下降,卧床使气管纤毛的功能下降,分泌物黏附于支气管壁,排出困难。另外,卧位时,膈肌的运动部分受阻,使呼吸运动减弱。由于咳嗽无力和卧位不便咳嗽,分泌物沉积于受压侧支气管中,容易诱发呼吸道感染。

(五) 中枢神经系统

长期制动以后,由于感觉输入减少,患者可以产生感觉异常和痛阈下降。与社会隔离,感觉输入减少,加之原发疾病的痛苦,患者会产生焦虑、抑郁、情绪不稳和神经质,或出现感情淡漠、退缩、易怒、攻击行为,严重者有异样触觉、运动觉、幻视与幻听。患者认知能力下降,判断力、解决问题能力、学习能力、记忆力、协调力、精神运动能力、警觉性等均可出现障碍。

(六) 消化系统

长期卧床及病痛可减少胃液的分泌,使胃排空时间延长,食欲下降,造成蛋白质和碳水化合物吸收减少,产生一定程度的低蛋白血症。长期卧床使胃肠蠕动减弱,食物残渣由于在肠道内停留时间过长,水分吸收过多而变得干结,引起排便困难,造成便秘。

(七) 泌尿系统

卧床时抗利尿激素的分泌减少,排尿增加,随尿排出的钾、钠、氮均增加。由于钙自骨组织

中转移至血,产生高钙血症。血中多余的钙又经肾排出,产生高钙尿症。卧床后1~2天尿钙即开始增高,5~10天内增高显著,尿排出的钙磷增加是尿石症形成的主要原因之一。卧位时腹压减小,不利于膀胱排空;腹肌无力、膈肌活动受限、盆底肌松弛、神经支配异常导致括约肌与逼尿肌活动不协调,这种不协调是导致尿潴留的因素。瘫痪患者导尿次数越多,尿路感染的概率就越高。

(八)皮肤系统

制动可使皮肤及其附属器发生萎缩和压疮,皮下组织和皮肤的坚固性下降,食欲不佳和营养不良加速了皮下脂肪的减少和皮肤的角化;皮肤卫生不良导致细菌和真菌感染。大面积压疮使血清蛋白质尤其是清蛋白减少,血浆渗透压下降,引起下肢水肿。

(九)代谢和内分泌系统

长期卧床往往伴有代谢和内分泌系统功能障碍,其较肌肉、骨骼和心血管系统并发症出现得晚,恢复也较迟。往往在心血管功能开始恢复时,代谢和内分泌变化才表现出来。

制动期间抗利尿激素的分泌减少,导致多尿,尿氮排出明显增加,加上制动引起的食欲减退造成的蛋白质摄入减少,可出现低蛋白血症、水肿和体重下降。制动后高钙血症是常见却又容易被忽视的电解质异常。在因骨折固定或牵引而长期卧床的儿童中,高钙血症的发生率可达50%。

第四节　神经学基础

教学PPT

🏥 学习目标

掌握:脊髓水平反射、脑干水平反射、大脑水平反射的概念和常见类别。
理解:神经损伤的反应;大脑及突触损伤后的可塑性;康复训练对大脑可塑性的影响。
了解:脊髓损伤后轴突的出芽主要形式;脑老化的概念。

🏥 技能目标

能正确运用中枢神经发育机制、神经反射、中枢神经损伤反应、中枢神经的可塑性等基础知识解释康复过程中出现的一些现象,并在康复治疗中加以引导应用。

👤 案例引导 2-4

患者,男,62岁,因突发右侧肢体活动不利伴麻木1个月余入院,患者于入院前1个月,晚间在家中活动时,无明显诱因下出现右侧肢体乏力,站立不能,口齿不清,无意识障碍,无二便失禁,被急送至我院,头颅CT提示左侧丘脑出血,遂入住医院神经科,予以脱水降颅压、保护脑功能、止血等内科综合治疗后,患者病情趋于平稳并出院,遗留右侧肢体活动不利,伴右侧肢体麻木,目前可在辅助下室内短距离步行,为进一步康复治疗来医院就诊,拟脑出血收治入院。

经查:患者右侧鼻唇沟变浅,伸舌右偏,咽反射存在。Brunnstrom分级:右手5

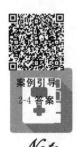

案例引导
2-4答案

Note

级,右下肢 5 级,右侧浅感觉较左侧减退,右侧位置觉消失;四肢肌张力无异常,双侧腱反射存在且基本对称,右侧巴氏征(＋)。坐位平衡 2 级,Barthel 指数:进食 10＋,洗澡 0＋,修饰 0＋,穿衣 5＋,大便 10＋,小便 10＋,如厕 5＋,转移 10＋,行动 10＋,楼梯 0＝60 分。

请根据上述情况,思考:

(1)中枢神经系统损伤所致的感觉障碍有哪些类型?

(2)结合该病例,利用本节内容,试分析应该如何促进此案例的好转?

一、中枢神经发育机制

中枢神经系统发育源于外胚层的髓板。在发育过程中,髓板先演变为神经沟,神经沟逐渐闭合,形成神经管。神经管的前端扩大成几个脑泡,最靠头端的脑泡以后发育成前脑(再以后发育成端脑和间脑),靠后方的几个脑泡发育成脑干;神经管的后部逐渐闭合,以后形成脊髓。中枢神经的不同部位是在不同时期逐渐发育成熟的,这个过程是神经诱导的作用。神经诱导包括形成神经板的原发诱导和早期脑和脊髓的次发诱导。原发诱导的关键是中胚层向外胚层释放神经化因子,使神经组织具有特异性,次发诱导是中胚层向外胚层释放中胚层化因子,中胚层化因子在神经外胚层各部的浓度差决定着脑的区域分化差别。最后,中胚层的前部和外胚层相互作用诱导出前脑,中胚层中部和外胚层相互作用诱导出中脑和后脑,中胚层的后部与外胚层相互作用诱导出脊髓。

在中枢神经系统的发育过程中,虽然由受精卵发育到卵裂球时已确定了神经谱系,但环境因素亦可在神经细胞分化过程中的不同阶段起作用。神经生长因子对神经系统的分化发育起重要作用。

神经细胞在神经发育过程中需要不断的迁移,迁移过程受多种化学因子局部浓度梯度的影响。在细胞分化、迁徙的同时也发生大量的细胞死亡,发育中出现的这种由细胞内特定基因程序表达介导的细胞死亡称为程序性细胞死亡或称为凋亡。程序性细胞死亡是多细胞动物生命活动中必不可少的过程,与细胞增殖同样重要。这种生与死的动态平衡保证了正常生理功能的进行。程序性细胞死亡还与胚胎发育缺陷、组织分化错乱、肿瘤等有密切关系。神经系统发育同样也面临神经损伤,神经损伤的因素有物理性创伤、化学物质中毒、感染、遗传性疾病,以及老化,营养代谢障碍引起的神经退行性变。神经系统对损伤的反应取决于损伤的性质、部位和损伤因素作用时间的长短。

二、神经反射

(一)脊髓水平的反射

脊髓反射是指脊髓固有的反射,其反射弧并不经过脑,但在正常情况下,其反射活动是在脑的控制下进行的。完成反射的结构是脊髓的固有装置,即脊髓灰质、固有束神经根。脊髓反射分为躯体反射和内脏反射。

1. 躯体反射(somatic reflex) 骨骼肌的反射活动,包括以下反射。

(1)牵张反射(stretch reflex):当骨骼肌被拉长时,可反射性地引起收缩,这种反射称为牵张反射。膝反射和跟腱反射都是牵张反射。肌张力也是牵张反射的一种,可使肌肉保持一定的紧张度,抵抗地心引力,从而保持身体直立。

(2)浅反射(superficial reflex):刺激皮肤、黏膜引起相应肌肉反射性地收缩。常见的有角膜反射、腹壁反射等。

(3)病理反射(pathological reflex):一种原始的屈肌反射,正常时因受大脑皮质传导束的抑制而表现不出来,但当锥体束受损时,这些受抑制的反射就释放出来,如 Babinski 征等。两岁以下儿童由于锥体束尚未发育完善,也可出现病理反射。

(4) 节间反射(intersegmental reflex):脊髓一个节段神经元发出的轴突与邻近神经元发生联系,通过上、下节段之间的神经元的协同活动所诱发的反射活动,如牵拉近端关节屈肌可引起同侧肢体的反射性屈曲。脑瘫患儿、脑卒中偏瘫患者特有的联合反应和协同运动也与节间反射有关。

2. 内脏反射(visceral reflex) 包括躯体-内脏反射,内脏-内脏反射和内脏-躯体反射。如竖毛肌反射、皮肤血管反射、瞳孔对光反射、直肠排便反射和性反射。

(二) 脑干水平的反射

为了维持姿势,必须对来自四肢、躯干的本体感觉,前庭及视觉系统的信息进行中枢性整合,这种整合主要在脊髓和脑干,并且受小脑与大脑皮质控制。人类一般在出生 8 个月后脑干水平的反射消失,脑瘫患儿的这种反射往往持续很长时间不消失。

1. 阳性支持反应(positive supporting reaction) 去大脑动物的一只足底及跖趾关节接触地面时,刺激了本体感受器而引起下肢呈强直状态为阳性支持反应。正常人出生后第 3~8 个月可有此反应,中枢性神经病损者亦可出现。

2. 颈紧张反射(tonic neck reflex) 颈部扭曲时,脊椎关节和肌肉、韧带的本体感受器传入冲动对四肢肌肉紧张性的反射性调节,其反射中枢位于颈部脊髓。当头向一侧转动时,下颌所指一侧的伸肌紧张性增强,表现为上下肢伸展;而枕骨所指一侧屈肌张力增强,表现为上下肢屈曲,称为非对称性紧张性颈反射。头后仰时,上肢伸展下肢屈曲;头前屈时,则上肢屈曲下肢伸展,称为对称性紧张性颈反射。这类反射可在幼儿期一过性短期出现,成人脑卒中偏瘫时也可出现。

3. 紧张性迷路反射(tonic labyrinthine reflex) 内耳迷路的椭圆囊和球囊的传入冲动对躯体伸肌紧张性的反射性调节,该反射中枢主要在前庭核。去大脑动物仰卧位时伸肌张力最高,俯卧位时伸肌张力最低。

4. 抓握反射(grasp reflex) 压迫刺激手掌或手指腹侧,引起手指屈曲内收活动,称为抓握反射,可见于 1~4 个月大的婴幼儿。脑瘫患儿、脑卒中偏瘫患者也会出现该反射。

5. 翻正反射(righting reflex) 正常动物可以保持站立姿势,如将其推倒则可翻正过来的反射称为翻正反射。翻正反射可分为视觉、迷路、颈和躯干翻正反射四种。

(三) 大脑水平的反射

人体在维持各种姿势及要完成各种动作时,需要感知自身姿势,将在中枢神经系统中整合处理运动的本体感觉、视觉及触觉的信息,再对全身肌张力进行不断调整。不管是静态姿势,还是随意运动时的姿势,都需要抵抗重力进行相关肌群自动性活动,以保持平衡。出生后 6~18 个月内大脑开始出现水平反射活动.并且保持终生。

大脑水平的平衡反应有以下几种。

1. 降落伞反应(parachute reaction) 人在垂直位置急剧下落时,四肢外展,足趾展开,呈现与地面扩大接触的准备状态,称为降落伞反应。

2. 防御反应(defence reaction) 人在水平方向急速运动时产生的平衡反应,包括坐位反应、立位反应等。

3. 倾斜反应(tilting reaction) 患者在支持面上取某种姿势,当改变支持面的倾斜角时诱发出躯体的姿势反应称为倾斜反应。

三、中枢神经损伤反应

神经损伤的因素有物理性创伤、化学物质中毒、感染、遗传性疾病以及老化、营养代谢障碍等。神经系统对损伤的反应取决于损伤的性质、部位和损伤因素作用的时间。中枢神经损伤时，除损伤区域的神经组织直接受损外，由此继发的动力性损伤也很重要，如脑卒中引起的缺血、缺氧继发的神经元细胞膜的改变，细胞膜内外的离子交换，大量 Ca^{2+} 进入细胞内，随后发生的细胞内级联反应，加重了大脑损伤，继而引起脑功能缺失。脊髓损伤早期主要是局部水肿和神经元变性，胶质细胞浸润。由于轴突离断出现的逆行性溃变，灰质神经元的核周体变性，胞体内细胞器减少；白质的上、下行纤维由于与胞体离断，出现典型的 Waller 变性、轴突变形、髓鞘崩解。晚期的变化有瘢痕增生、囊肿、硬膜粘连、溶血性硬脊膜炎、神经胶质化。周围神经损伤后，远段轴突脱离了神经元胞体的代谢中心，发生 Waller 变性，轴突肿胀，外形呈不规则串珠状，随后出现断裂和溶解。损伤后数小时，郎氏结两端的髓鞘收缩，髓鞘的板层裂开。轴突终末溃变，可见施万细胞（Schwann cell）吞噬轴突终末的现象。损伤近侧段的神经纤维也发生溃变。轴索损伤后，神经元胞体肿胀、核偏位、尼氏体消失，出现明显变性或坏死。

四、神经系统的可塑性

为了主动适应和反映外界环境的各种变化，神经系统能发生结构和功能的改变，并维持一定时间，这种变化就是可塑性（plasticity），或可修饰性（modifiability）。神经系统的可塑性决定了机体对内外环境刺激发生行为改变的反应能力，这包括后天的差异、损伤、环境及经验对神经系统的影响。

（一）中枢神经系统的可塑性

神经系统结构和功能的可塑性是神经系统的重要特性，各种可塑性变化既可在神经发育期出现，也可在成年期和老年期出现。具体而言，神经系统可塑性突出地表现为以下几个方面：胚胎发育阶段，神经网络形成的诸多变化；后天发育过程中，功能依赖性神经回路的突触形成、神经损伤与再生（包括脑移植）以及脑老化过程中神经元和突触的各种代偿性改变等。

1. 发育期可塑性　中枢神经系统在发育阶段，如受到外来干预，相关部位的神经联系会发生明显异常改变。中枢神经系统的损伤若发生在发育期或幼年，功能恢复情况比同样的损伤发生在成年时要好。研究表明，中枢神经系统可塑性有一个关键期，在这一关键时期以前，神经对各种因素敏感，在这一时期之后，神经组织可变化的程度则大大降低。各种动物神经发育和可塑性的关键期出现的时间不同，持续时间长短也有差异。

2. 成年损伤后可塑性　在发育成熟的神经系统内，神经回路和突触结构都能发生适应性变化，如突触更新和突触重排。突触更新和突触重排的许多实验证据来自神经切除或损伤诱发的可塑性变化。在神经损伤反应中，既有现存突触的脱失现象，又有神经发芽（sprouting）形成新的突触连接。神经损伤反应还可以跨突触地出现在远离损伤的部位，例如，外周感觉或运动神经损伤可以引起中枢感觉运动皮层内突触结构的变化和神经回路的改造，一侧神经损伤也可以引起对侧相应部位突触的重排或增减。

（1）结构的可塑性：脑结构的可塑性包括轴突和树突发芽、突触数量增多，这些变化可提高大脑对信息的处理能力。实验观察表明：康复训练能使脑梗死灶周围的星形胶质细胞、血管内皮细胞、巨噬细胞增殖，侧支循环改善，促进病灶修复及正常组织的代偿，从而促进其运动功能的恢复。

（2）功能的可塑性：脑功能的可塑性主要表现为脑功能的重组、潜伏神经通路的启用、神经联系效率增强等。部分神经元损伤后，其功能可通过邻近完好神经元的功能重组，或通过较低级的中枢神经来部分代偿。

（二）突触的可塑性

成年动物的神经系统尽管通常不具备增殖和分裂能力，即不能再产生新的神经元，但神经元却持续拥有修饰其显微形态和形成新的突触连接的能力。这种能力是中枢神经系统可塑性的基础。神经元受损后,突触在形态和功能上的改变称为突触可塑性(synaptic plasticity),中枢神经的可塑性大多数情况下是由突触可塑性完成的。神经元受损后,形态的可塑性是指突触形态的改变及新的突触联系的形成和传递功能的建立,这种可塑性持续时间较长;功能的可塑性指突触的反复活动引起突触传递效率的增加(易化)或降低(抑制)。

生活环境的改变可以引发神经系统结构和功能的不同变化,在不断变化环境下生长的动物,由于接受较多的环境信息的刺激,其神经系统发育程度、突触数量、树突的长度和分支以及胶质细胞数量等,远远超过在贫乏环境下生长的动物。从这些微结构的变化,可推测神经元之间的相互联系增强,有可能建立某些新的联系。这些观察结果表明,后天经验和学习等非病理因素能够影响和改变神经元和突触的组织结构和生理效能。

(三) 康复训练对大脑可塑性的影响

迄今为止,不论是生物学还是临床医学研究,都没有证据表明高度分化的神经细胞具有再生能力。然而,不管是实验动物还是在临床医学当中,都会发现大脑损伤后丧失的脑功能可以有某种程度的恢复。这说明在大脑损伤的恢复过程中,存在着不同于再生的其他恢复机制。通常认为,大脑损伤后的可塑性可能与下列因素有关:①兴奋和抑制平衡打破,抑制解除;②神经元的联系远大于大脑的实际功能联系;③原有的功能联系加强或减弱;④神经元的兴奋性改变,新的轴突末梢发芽和新突触的形成。但总的来说,可分为结构的可塑性和功能的可塑性。

大脑损伤后,大脑可塑性的发生和功能的重组是一个动态变化的过程,脑卒中后功能重组可以分成四个阶段:①脑卒中后的即刻改变,整个神经网络都处于抑制状态,这与远隔功能抑制的理论一致;②主要是未受损半球的增量调节和过度活动;③双侧半球运动相关区域的激活降低,在这一阶段,残存神经网络建立新的平衡;④脑卒中后恢复的慢性阶段。大脑损伤后功能重组的动态变化提示,在脑卒中恢复的不同时期,应采用不同的康复措施以促进脑功能的重组和运动功能的恢复。

(四) 脊髓的可塑性

脊髓是中枢神经的低级部位,与大脑一样也具有可塑性。如切除猫后肢的大部分背根,发现保留完好的背根神经纤维在脊髓的投射密度增大,说明保留的背根与附近被切除的背根之间发生了可塑性变化。经电镜定量技术证实,未受损伤的神经纤维的侧枝出芽参与了新突触的形成,使因伤而减少的突触数量产生恢复性增加。

脊髓可塑性变化的表现形式主要为附近未受伤神经元轴突的侧枝先出芽,以增加其在传入靶区的投射密度,随后与靶细胞建立突触性联系。在这一过程中,突触性终末除了发生数量变化外,还出现终末增大、突触后致密区扩大的结构变化和一般生理生化改变。脊髓损伤后轴突的出芽主要包括三种形式:①再生性出芽(regenerating sprouting):在受伤轴突的神经元仍存活时,该轴突近侧端以长出新芽的方式进行再生。②侧枝出芽(lateral sprouting):在损伤累及神经元胞体或近端轴突进而造成整个神经元死亡时,附近未受伤神经元从其自身的侧枝上生出新的枝芽。③代偿性出芽(compensatory sprouting):在发育过程中神经元轴突的部分侧枝受伤时,其正常的侧枝发出新芽以代偿因受伤而丢失的侧枝。研究表明,脊髓损伤后的可塑性变化与大脑一样,具有发育阶段差异和区域差异的特征。

五、脑老化

脑老化(aging of the brain)是指脑生长、发育、成熟到衰亡过程中的最后阶段,包括一系统生理的、心理的、形态结构和功能的变化。其表现主要以脑功能的降低、减弱和消失为特征。在老年脑中,轻中度的脑萎缩和脑沟变宽为常见形态学改变,与年轻脑相比,脑膜外表上呈不透明的乳白色,并可粘连到下面的皮质,在近大脑半球顶部发现有部分钙沉积。虽然神经元的丧失在脑老化过程中不是主要的,但大量的细胞似乎要经历胞体、树突和轴突的变化,许多神经元跟外周轴突的分支有进行性的限制和萎缩,还有不规则的树突棘的丢失和沿着残余树突分支出现的串珠肿胀。这些变化引起的原因有不同的观点,一部分专家认为可能与进行性蛋白合成能力有关,还有一部分专家认为可能是由于脂褐素的沉积和神经原纤维缠结增加侵入细胞质空间的结果。然而,也有一些研究发现,脑老化时,神经元生长的能力并不丧失,伴随着某些树突系统的进行性破坏,其他神经元长出进一步的树突延伸部分,从而增加了它们的有效突触面积来代偿。

脑的老化过程,一方面是随着生长-发育-退化的自然规律,向结构和功能减退的方向发展变化。另一方面,在一定时期内包括在老年时期,还包含着脑功能的积累、丰富回忆和加工,即脑所具有的可塑性,有着向脑功能增强、补偿、提高的发展趋势。这种变化在很大程度上补偿了脑老化过程中某些结构功能的退化。

能力检测

一、选择题

1. 下列关于等长收缩叙述不正确的是(　　)。

A. 等长收缩时只有张力的增加而长度基本不变

B. 等长收缩时肌肉承受的负荷可等于肌肉收缩力

C. 等长收缩时肌肉承受的负荷可小于肌肉收缩力

D. 等长收缩时未对物体做功

E. 等长收缩的作用主要是维持人体的位置和姿势

2. 按运动作用分类,下列哪项不属于肌肉的类型?(　　)

A. 原动肌　　　B. 被动肌　　　C. 固定肌　　　D. 拮抗肌　　　E. 协同肌

3. 长期制动患者骨关节肌肉系统所受的影响不包括(　　)。

A. 肌纤维变细　　　　　　B. 骨质疏松　　　　　　C. 关节挛缩

D. 关节周围韧带刚度增强　　E. 关节软骨变薄

4. 成人骨折后,骨的修复主要依靠(　　)。

A. 骺软骨　　　B. 骨密质　　　C. 骨髓　　　D. 骨膜　　　E. 骨松质

5. 骨骼都有最适宜的应力范围,下列哪项不会导致骨钙吸收加快?(　　)

A. 应力过高　　　B. 应力过低　　　C. 慢跑　　　D. 长期卧床　　　E. 失重

6. 长期制动对人体骨髓最主要的影响是(　　)。

A. 骨折　　　　　　　　B. 骨皮质变厚　　　　　　C. 骨质疏松

D. 骨痂形成　　　　　　E. 骨骺端血液供应减少

7. 神经被拉长接近弹性限度,神经束内纤维开始断裂,此程度的神经损伤应该属于(　　)。

A. Ⅰ度损伤　　B. Ⅱ度损伤　　C. Ⅲ度损伤　　D. Ⅳ度损伤　　E. Ⅴ度损伤

二、简答题

1. 简述人体运动的面与轴。

2. 简述运动对心血管系统的作用。

3. 简述神经系统可塑性的突出表现。

第二章
能力检测答案

Note

(王晓伟)

第三章 康复医学评定

第一节 运动功能评定

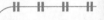
教学PPT

学习目标

掌握:肌张力评定、肌力评定、关节活动度测量、步态分析、平衡及协调功能评定、感觉功能评定、心肺功能评定的常用量表、评定方法。

熟悉:肌张力评定、肌力评定、关节活动度测量、步态分析、平衡及协调功能评定、感觉评定、心肺功能评定的基本理论及注意事项。

了解:心肺功能评定的基本原理。

技能目标

能对患者的运动功能障碍进行康复评定,并能熟练分析评定的结果。能为患者康复训练方案的制订以及患者的预后提供指导。

案例引导 3-1

　　患者,男,50岁,因外伤后双下肢运动感觉障碍伴尿便障碍15天入院。查体:神清语明。双下肢肌张力低下,双侧肢体屈髋肌力2级,伸膝、足背屈、跖屈仅能看到肌肉收缩,双下肢L_1以下痛觉减退,坐位平衡1级,立位平衡不能维持。不能步行。胸椎CT示:T_{10}、T_{11}椎体爆裂性骨折。

　　请根据上述情况,思考:

　　(1) 该患者存在哪些功能障碍?

　　(2) 该患者分别进行了哪些评定?

　　(3) 该患者还需要进行哪些方面的评定?

案例引导
3-1 答案

一、康复评定概述

　　康复评定是康复医学工作程序中一项重要的内容,并且贯穿于康复的全过程,是康复医学区别于其他学科的主要特征之一。各专业人员应根据本专业的需要,通过评定,详细、正确地掌握患者的功能障碍现状、残存功能和潜在能力,准确地设计患者的康复目标,制订行之有效

Note

的康复计划,从而指导康复工作的顺利进行。

（一）康复评定的定义

康复评定也称康复评价或评估(rehabilitation evaluation or rehabilitation assessment),即对病、伤、残者的功能状况(包括残疾的性质、程度及其影响等)及潜在能力做出评估和分析,也是对患者各方面情况的收集、量化、分析及与正常标准进行比较的全过程。康复评定贯穿在整个康复医疗的始终,也就是说以康复评定开始,又以康复评定结束。

（二）康复评定的目的

康复评定的目的在于通过采用各种功能评价量表对患者身体功能及残存能力进行评价,找出患者障碍程度与正常标准的差别,从而确定患者的问题所在,为拟定治疗目标,制订康复治疗方案提供依据。经过一段时间的康复治疗,应对其效果予以客观定量的评定,以确定继续原治疗方案或对原方案予以修改,甚而重新制订新的治疗方案。患者的情况千差万别,而不同医院的同一时期或同一医院的不同时期治疗方案也不尽相同,通过统一的衡量标准,则可比较出不同治疗方案的优劣。另外,通过评价可以对患者的预后进行评估,预后的评估可给患者及家属以心理准备,也可为患者制订社区康复治疗计划提供依据。

（三）评定的内容

康复评定的内容很多,总体上可分为三个方面的评定。

1. 单项评定　对患者的某一项功能进行评价,如感觉、步态、肌力、手功能、心理或语言等功能评定。

2. 个体评定　主要是对患者的日常生活活动(ADL)能力评定,如临床上较常用的Barthel(巴氏)指数、PULSES、ADL能力评定量表等。

3. 全面评定　主要是从生物-心理-社会的角度对患者进行评价。包括单项、个体和社会功能状态的综合评定,如功能独立性(FIM)评定和生活质量(QOL)评定等。

（四）评定的过程

评定的过程可分为收集资料、分析研究、拟定目标和制订治疗方案四个阶段。

1. 收集资料　收集资料是全面了解和掌握患者功能障碍水平的过程。其具体内容包括一般情况,如姓名、性别、年龄、婚姻、职业、临床诊断和主管医师等;功能障碍有关的临床资料;日常生活动作;贡献性活动,如有偿与无偿的活动;消遣性活动,如各种使自己感觉愉快的活动;患者现有功能和残存的功能;精神状态,包括认知、情绪与情感、行为、感知、思维能力、对于障碍的适应及反应、思维与行为中所表现的意志、决断等;环境,包括文化环境如个人信仰及价值观、对于疾病和残疾的态度、对于工作及家庭中领导地位的期望等,社会环境如人与人的关系类型、亲戚朋友或给予支持和帮助的人及交通状况,物质环境如所处的自然环境与人为环境、住房条件、工作单位情况等。

2. 分析研究　分析研究是将收集到的资料进行分析整理,找出患者存在的主要问题及其产生的原因,并逐项分析、研究其改善的可能性。

3. 拟定目标　通过对患者存在的问题进行分析,提出康复实施的有利条件(残存能力)、不利条件(功能障碍情况),从而对今后可能发生的功能变化和康复程度进行预测。

康复目标分为短期和长期两种。短期目标是根据患者的实际情况来定的,拟定在治疗1～3个月内可能解决的问题或可能达到的目标,它可以根据康复治疗的不同阶段进行调整。长期目标是指康复治疗结束时所达到的效果或者患者重返社会所要达到的目标。

4. 制订治疗方案　各专业人员根据评估的结果拟定治疗计划并在初期评估会上讨论确定后方可实施。此方案可根据康复治疗的不同阶段做进一步调整。

（五）评定的时期

康复评定可分为初期评定、中期评定、末期评定三种。

1. 初期评定 初期评定即康复治疗前评定，是由各个不同专业的人员根据自己的需要而进行的评价过程。主要确定患者存在的问题和拟定治疗计划、目标。对于康复患者，首先要确定有哪些功能障碍，残存哪些功能，损伤程度如何，需要何种治疗，达到何种目标等。

2. 中期评定 中期评定即在康复治疗中评定，是指康复治疗到一定阶段而进行的评定。一般患者在住院期间可以进行评定，也可以根据患者病情变化的需要进行多次评定。其目的在于判定治疗效果、更改目标、进一步拟定新的治疗方案以及比较康复治疗方案的优劣。

3. 末期评定 末期评定是指康复治疗结束后对患者的一次全面评定。当患者遇到意外伤害后，经过治疗、评定判断患者是否能参加原来的工作，是否需要改变其原来的环境及职业。同时，可为患者进行预后的预测，让患者及家属做好心理准备。

康复工作是以初期评定开始，又以末期评定结束，评定贯穿康复的全过程。康复医师和专业人员必须将评定与治疗相结合，使评定与治疗一体化。

（六）康复评定的方法

康复评定的方法大体可分为面谈、观察和检查测定三种。

1. 面谈 面谈又称接洽，是康复工作程序中重要的环节之一，相当于临床的问诊，通过与患者及家属的接触、交谈，不仅可以获得与康复相关的病史资料，同时还可以向患者及家属介绍康复的特点，与其建立彼此信赖的关系，取得患者及家属的密切合作，为长期的治疗及训练打下良好基础。

2. 观察

（1）内心观察：根据患者的言谈举止，观察患者的心理、精神方面，了解患者的性格、情绪、智力等情况。

（2）外表观察：可以分为局部观察、整体观察、静态观察和动态观察。

①局部观察：一般以身体局部障碍部位为中心，观察患部有无关节畸形、肌肉萎缩、皮肤瘢痕等。

②整体观察：主要观察患者由于局部的障碍而引起的全身状况的改变。

③静态观察：主要是对患者在静止状态下的观察，如患者在坐位时上肢、下肢、躯干的姿势，坐位或站立位的静态平衡等。

④动态观察：主要是对患者在运动状态下的观察，如患者的运动功能观察、步态的观察、完成日常生活活动的观察等。

3. 检查测定 检查测定是指对患者身体形态、残存功能、潜在能力的量化。如偏瘫患者上、下肢的功能、能力的级别检查，截肢患者残端的长度、周径、肌力的测定等。

（七）评定方法的基本要求及注意事项

1. 评定方法的基本要求 任何评定方法都必须满足下列要求。

（1）可信性（信度）：评定结果是否可信，是否有参考价值，取决于选用的指标是否适当，测量方法是否正确，评估的分级是否合理和正确。对于同一对象，同一评定者在1周或1个月内连续评定多次，每次结果必然不同，但相差不能过大，要求相关系数达0.9，定量资料有90%的重复性。将受评对象的活动摄成录像片，重放后让多人评分，要求相关系数在0.8以上，若在0.6以下则不可信。总之，要做到可信，必须尽量选用有权威性、可靠性和有效性的标准和方法。

（2）有效性（效度）：评定以后的记分应能有效地区分患者的功能有无障碍及障碍的轻重程度。如为智力发育迟缓患者设计的一套适应行为量表，可以区分能在正常人群中生活者与需住院者。为了保证评定有效,必须对大量的群体资料进行统计分析,确定正常范围、正常与异常的界限、评定的假阳性率和假阴性率等。

(3)灵敏度:评定方法要能充分反映病情的进展,增强患者战胜疾病的信心,使康复计划取得患者及家属的配合。如把偏瘫患者的功能恢复的 Brunnstrom 六阶段细分为上田敏十二阶段,让患者和家属能看到微小的进步。

(4)统一性:原则上每个康复中心都可以设立自己的功能评定项目和量表,但为了经验的推广和交流,要尽量使用经科研证实、可靠性较高的指数、量表与分类法。所以任何量表均要经过信度、效度、灵敏度的检验后方能推广。

2. 评定的注意事项 评定时,一般应注意以下事项。

(1)正确地选择评定方法。

(2)评定前要向患者说明目的和方法,以取得患者的配合。

(3)评定的时间要尽量缩短,动作迅速,尽量不引起患者的疲劳感。

(4)对患者的评定要由一人自始至终地进行,以保证评定的准确性。

(5)当患者提出疼痛、疲劳时,要变换体位,休息或改日再进行。

(6)一般检查与测定需做三次,然后求出平均值。

(7)一般评定时要健侧与患侧对照。

二、肌张力的评定

(一)肌张力的概述

1. 肌张力的定义 肌张力(muscle tone)是指肌肉组织在松弛状态下的紧张度,这种紧张度来自肌肉组织静息状态下非随意、持续、微小的收缩。肌张力是维持身体各种姿势以及正常运动的基础。

2. 肌张力的分类 根据身体所处的不同状态,肌张力可分为以下几种。

(1)静止性肌张力:肌肉处于不活动状态下具有的紧张度。

(2)姿势性肌张力:人体维持一定姿势(如站立或坐位)时,躯体前后肌肉所具有的紧张度。

(3)运动性肌张力:肌肉在运动过程中的张力,是保证肌肉运动连续、平滑(无颤抖、抽搐、痉挛)的重要因素。

3. 肌张力异常的类型

(1)肌张力过高(hypertonia):肌张力高于正常静息水平。

①痉挛(spasm):由牵张反射高兴奋性所致的。表现为速度依赖性的牵张反射亢进,检查者在被动活动患者肢体时,起始感觉阻力较大,但会在运动过程中突然感到阻力减小,此现象又称折刀现象(clasp-knife phenomenon),多见于锥体束病变。

②强直(rigidity):表现为在肢体被动运动过程中,主动肌和拮抗肌同时收缩,各方向上的阻力均匀一致,与弯曲铅管的感觉类似,因此称为铅管样强直(lead-pipe rigidity),多见于锥体外系病变。若同时伴有震颤则出现规律而断续的阻力降低或消失,称齿轮现象(cogwheel phenomenon),常见于帕金森病。

(2)肌张力低下(hypomyotonia)是指肌张力低于正常静息水平。表现为肌肉松弛软弱,牵张反射减弱,触诊见肌腹柔软,弹性减小,被动活动时肌肉的抵抗减弱甚至消失,活动范围增大。肢体的整体运动功能受损,伴有肢体肌力减弱或瘫痪,腱反射减弱或消失。见于下运动神经元病、小脑病变、脑卒中软瘫期、脊髓损伤的休克期、原发性肌病等。

(3)肌张力障碍(dysmyotonia)是一种以肌张力损害、持续和扭曲的不自主运动为特征的运动功能亢进性障碍。表现为肌肉收缩快或慢,且表现为重复、模式化,肌张力以不可预料的形式由低到高变动。姿态为持续扭曲畸形,可持续数分钟或更久。临床常见类型有扭转痉挛、痉挛性斜颈及手足徐动症等。

4. 影响肌张力的因素

(1) 体位和肢体位置:不良的姿势和肢体放置位置可导致肌张力增高。

(2) 中枢神经系统的状态:中枢抑制系统和中枢易化系统失衡,可使肌张力发生变化。

(3) 不良心理因素:紧张和焦虑等情绪以及不良的心理状态都可以使肌张力增高。

(4) 合并问题的存在:合并有疼痛、便秘等问题时,可使肌张力增高。

(5) 其他:如骨折、外伤、外界温度的变化、药物等均可使肌张力发生变化。

(二) 肌张力的检查方法

1. 肌张力的手法检查

(1) 病史:了解异常肌张力对受试者功能的影响。包括受累肌肉及数目、引发痉挛的原因、痉挛发生的频度、现在痉挛发作或严重的程度与以往的比较等。

(2) 视诊:观察肢体或躯体的异常姿态。

(3) 触诊:肌张力高,触之较硬;肌张力低,触之较软。

(4) 反射:检查受试者是否存在腱反射亢进等现象。

(5) 被动运动:通过检查者的手来感觉肌肉的抵抗,体会其活动度和抵抗时的肌张力变化。

(6) 摆动检查:以关节为中心,主动肌和拮抗肌交互快速收缩,快速摆动,观察其摆动幅度的大小。如肌张力低,活动度大,振幅大。肌张力增高,拮抗肌运动受限,关节活动度小,振幅也小。

(7) 肌肉僵硬的检查:头下落试验。体位:仰卧,去枕,手支撑头,另一手放置在下。检查法:撒手。结果:头落下的冲击感。正常:下落速度快,检查者的手有冲击感;僵硬:下落速度慢,检查者的手的冲击感轻,重度时,不能下落。

(8) 伸展性检查:检查肢体双侧肌肉的伸展度,如果患侧肢体伸展与健侧相同部位肢体伸展相比出现过伸展,提示肌张力下降。反之,提示肌张力升高。

(9) 姿势性肌张力检查:正常姿势性肌张力表现为无肌张力变化,关节过伸展。痉挛或肌僵硬则表现为过度抵抗,姿势调整迟缓。

2. 肌张力的器械检查

(1) 钟摆试验:受试者仰卧,尽量放松肌肉,患侧小腿在床外下垂,当小腿伸直位自由落下时,通过电子量角器记录摆动情况。正常摆动所产生的角度运动呈典型的正弦曲线模式,而痉挛的肢体则摆动运动受限,并很快回到起始位置。

(2) 屈曲维持试验:受试者取坐位,患肩屈曲 $20°\sim30°$,外展 $60°\sim70°$,肘关节置于支架上,前臂旋前固定,用一被动活动装置使肘关节在水平面上活动,用电位计、转速计记录肘关节位置角度和速度,用力矩记录。

(3) 电生理评定方法:可用于评定痉挛和张力过强。一般认为,上运动神经元损伤后,脊髓因失去上位中枢的控制而导致节段内运动神经元和中间神经元的活性改变,以致相应的电生理改变。临床上常用肌电图通过检查 H 反射等电生理指标来反映脊髓节段内运动神经元及其他中间神经元的活性。

(三) 异常肌张力的评定标准

1. 痉挛的评定标准 常用的评定方法有神经科分级法、Ashworth 分级法、Penn 分级法和 Clonus 分级法(表 3-1)。

表 3-1　肌张力的分级评价

分级	神经科分级法	Ashworth 分级法	Penn 分级法	Clonus 分级法
0 级	肌张力降低	无肌张力增高	无肌张力增高	无踝阵挛
1 级	肌张力正常	轻度增高,被动活动时有一过性停顿	肢体受刺激时,出现轻度肌张力增高	踝阵挛持续 1~4 秒
2 级	肌张力稍高,但肢体活动未受限	增高较明显,活动未受限	偶有痉挛,每小时小于 1 次	踝阵挛持续 5~9 秒
3 级	肌张力高,肢体活动受限	增高明显,被动活动困难	痉挛经常发作,每小时大于 1 次	踝阵挛持续 10~14 秒
4 级	肌肉僵硬,肢体被动活动困难或不能	肢体僵硬,被动活动不能	痉挛频繁发作,每小时大于 10 次	踝阵挛持续大于或等于 15 秒

肌张力评定时,多采用改良 Ashworth 量表,被检者处于舒适体位,一般采用仰卧位,分别对双侧上下肢体进行被动关节活动。评定标准见表 3-2。

表 3-2　改良 Ashworth 量表

级别	评定标准
0 级	无肌张力的增加
1 级	肌张力略微增加:受累部分被动屈伸时,在关节活动范围之末时呈现最小的阻力或突然出现卡住和释放
1+级	肌张力轻度增加:在关节活动范围后 50% 范围内突然出现卡住,然后在关节活动范围的后 50% 均呈最小的阻力
2 级	肌张力较明显地增加:通过关节活动范围的大部分时,肌张力均较明显地增加,但受累部分仍能较容易地被移动
3 级	肌张力严重增高:被动运动困难
4 级	僵直:受累部分被动屈伸时呈僵直状态,不能活动

2. 弛缓性肌张力的评定标准　如表 3-3 所示。

表 3-3　弛缓性肌张力分级

级别	评 定 标 准
轻度	肌张力降低,肌力下降,肢体放在可下垂的位置并放下,肢体只有短暂抗重力的能力,随即落下,能完成一定的功能性动作
中度	肌张力显著降低,若把肢体放于可下垂的位置上,检查者松手时,肢体立即下垂,同时有肌力显著下降(或 1 级),不能产生有功能的活动
重度	肌张力消失,若把肢体放于可下垂的位置上,检查者松手时,肢体立即下垂,同时有肌力的丧失(或 0 级),不能产生有功能的活动

(四) 注意事项

(1) 测定前向患者说明检查目的、方法和感受,使患者了解测试全过程,消除紧张。

(2) 体位摆放正确、舒适,充分暴露受检部位,先检健侧同名肌,再检患侧,以便比较。

(3) 检查环境要求安静、温暖舒适。避免在运动后、疲劳时及情绪激动时进行检查。

三、肌力的评定

(一) 肌力的概述

1. 肌力定义 肌力(muscle strength)是指肌肉收缩时产生的最大力量,又称绝对肌力。肌力评定是肢体运动功能检查的最基本内容之一,是肌肉、骨骼、神经系统疾病的诊断与康复评定的最基本内容之一。

2. 肌力评定目的

(1)判断肌力有无减弱及其部位与程度。

(2)分析发现肌力减弱的可能原因。

(3)预防肌力失衡引起的损伤和畸形。

(4)为制订康复治疗、训练计划提供依据。

(5)评价康复治疗、训练的效果。

(二) 肌力评定的工具和方法

常用的肌力评定方法有徒手肌力评定(manual muscle testing,MMT)、器械肌力评定等。低于3级的肌力一般很难用仪器检测,主要依靠徒手肌力评定。当所测肌力超过3级时,为了进一步做更细致的定量评定,可用专门器械做肌力测试。

1. 徒手肌力评定 徒手肌力评定(MMT)是指通过被检者自身重力和检查者用手施加阻力而产生的主动运动来评定肌肉或肌群的力量和功能的方法。在评定过程中,要求评定对象分别处于减重力、抗重力和抗阻力等特定体位下,然后评定者通过触摸所测肌肉肌腹、肌腱收缩的感觉,观察所测肌肉在特定体位下完成运动的能力以及关节活动范围来判断肌力的大小和等级。该方法只能表明肌力的大小,不能说明肌肉收缩的耐力。

(1)评级标准:主要的评级标准有Lovett分级法(表3-4)、肌力百分数分级法(Kendall分级)、MRC分级法三种。肌力百分数分级法和MRC分级法均是在Lovett分级法基础上以对抗外力的运动幅度及施加外力的程度为依据进一步细分,弥补Lovett分级法评分标准的不足。三者之间存在良好的相关性,具体见表3-5。

表 3-4 Lovett 分级法评定标准

级别	名称	评定标准
0	零(Zero,0)	无可见或可感觉到的肌肉收缩
1	微缩(Trace,T)	可扪及肌肉轻微收缩,但不能引起关节活动
2	差(Poor,P)	在减重状态下能完成关节全范围活动
3	可(Fair,F)	能抗重力完成关节全范围活动,但不能抗阻力
4	良好(Good,G)	能抗重力及抗一定阻力运动
5	正常(Normal,N)	能抗重力及抗充分阻力运动

表 3-5 各种肌力评定标准的关系

测试结果	Lovett 分级	Kendall 分级/(%)	MRC 分级
能对抗与正常相应肌肉相同的阻力,且能完成全范围的活动	N	100	5
能对抗与5级相同的阻力,但活动范围为50%～100%	N⁻	95	5⁻
在活动的初、中期能对抗的阻力与4级相同,但在末期能对抗5级阻力	G⁺	90	4⁺
能对抗阻力,且能完成全范围的活动,但阻力达不到5级水平	G	80	4

续表

测试结果	Lovett 分级	Kendall 分级/(%)	MRC 分级
能对抗的阻力与4级同,但活动范围为50%~100%	G⁻	70	4⁻
能对抗重力,但活动范围为50%~100%	F⁺	60	3⁺
能对抗重力,且能完成全范围的活动,但不能对抗任何阻力	F	50	3
情况与3级相仿,但在运动终末能对抗轻微的阻力	F⁻	40	3⁻
能对抗重力,但活动范围小于50%	P⁺	30	2⁺
不能对抗重力,但在消除重力影响后能做全范围运动	P	20	2
消除肢体重力影响时能活动,但活动范围为50%~100%	P⁻	10	2⁻
可触及肌肉收缩,但无关节运动	T	5	1
无可测知的肌肉收缩	Z	0	0

(2) 肌力评级依据。

①外加阻力的大小:对肌力在3级以上的肌肉(或肌群)施加阻力。②重力作用:根据肌肉(或肌群)对抗重力与否来评定2级和3级。③有无肌肉或肌腱的收缩:对肌力在0级及1级的肌肉(或肌群)主要根据是否触及或观察到肌肉或肌腱的收缩来进行评定。④运动幅度:当运动幅度达不到1/2全关节活动范围时,则评定为低1级标准加"+"的水平;运动幅度达到1/2全关节活动范围以上、但尚在全关节活动范围以内时,则评定为高一级标准加"一"的水平。

(3) 肌力评定的适应证和禁忌证。

①适应证:下运动神经元损伤、脊髓损伤、骨关节疾病等。

②禁忌证:严重疼痛、关节活动度极度受限、严重的关节积液或滑膜炎、软组织损伤后刚刚愈合、骨关节不稳定、关节急性扭伤或拉伤等为绝对禁忌证;疼痛、关节活动受限、亚急性和慢性扭伤或拉伤、心血管系统疾病为相对禁忌证。

(4) 徒手肌力评定注意事项如下。手法肌力评定一般要求:①把握好肌力评定的适应证和禁忌证;②测试前评定者必须做好动员,使评定对象理解并主动参与和配合;③选择舒适的检查室,不宜在评定对象容易被干扰的环境中进行测试;④采取正确的测试姿势,注意防止某些肌肉对受试的无力肌肉的代偿;⑤选择适当的测试时机,疲劳时、运动后或饱餐后不宜进行;⑥测试时应左右比较,尤其在4级和5级肌力难以鉴别时,更应进行健侧的对比观察;⑦当肌力达4级以上时,须连续施加抗阻,并保持与运动相反的方向;⑧中枢神经系统病损所致痉挛性瘫痪患者不宜做MMT;⑨避免检查过程中的假性运动影响评定结果。

知识链接

假性运动

假性运动是已麻痹丧失功能的肌肉出现的一种似乎尚有功能的现象。有以下几种情况:反跳运动(由于拮抗肌的收缩及弛缓,而像是主动肌的动作者);能动性腱性固定效果(如手指有屈曲短缩、粘连时,腕掌关节背伸而像是手指屈曲);副抵止并存(如因拇短展肌的抵止纤维混入拇长伸肌腱中,前者的收缩似乎是后者的活动);代偿运动等。

2. 器械肌力测定 当肌力超过 3 级时,为了进一步进行较准确的定量评定,可用专门的器械进行测试。根据肌肉的不同收缩方式有不同的测试方法,包括等长肌力检查、等张肌力检查、等速肌力检查等。常用方法如下。

1) 等长肌力检查

在标准姿势下用测力器测定一个肌肉或肌群的等长收缩(isometric contraction)肌力。常用检查项目如下。

(1) 握力测定:用握力计测试手握力大小,反映屈指肌肌力。握力大小以握力指数评定,握力指数=手握力(kg)/体重(kg)×100%,握力指数正常值大于 50%。测试时,将把手调至适当宽度,立位或坐位,上肢置于体侧自然下垂,屈肘 90°,前臂和腕处于中立位,用力握 2～3 次,取最大值。

(2) 捏力测定:用握力计或捏力计测试,拇指与其他手指相对捏压握力计或捏力计,该测试反映拇对掌肌肌力及屈曲肌肌力,正常值约为握力的 30%。

(3) 背拉力测定:测试时两膝伸直,将把手调至膝盖高度,两手抓住把手,然后伸腰用力上拉把手。进行背拉力测定时,腰椎应力大幅度增加,易引起腰痛发作,故不适用于腰痛患者及老年人。用拉力计测试,以拉力指数评定。拉力指数=拉力(kg)/体重(kg)×100%,一般男性的正常拉力指数为体重的 1.5～2 倍(150%～200%),女性的正常拉力指数为体重的 1～1.5倍(100%～150%)。

(4) 四肢各组肌群的肌力测定:在标准姿势下通过钢丝绳与滑车装置牵拉固定的测力计(如腕、肩、踝的屈伸肌群及肩外展肌群)的肌力,可测试四肢各组肌群。

2) 等张肌力检查

即测定肌肉进行等张收缩(isotonic contraction)使关节做全幅度运动时所能克服的最大阻力。做 1 次运动的最大阻力称 1 次最大阻力(1 repetition maximum,1 RM),完成 10 次连续运动时能克服的最大阻力为 10 RM,测定时对适宜负荷及每次测试负荷的增加量应有所估计,避免多次反复测试引起肌肉疲劳,影响测试结果。运动负荷可用哑铃、沙袋、砝码等可定量的负重练习器进行。

3) 等速肌力测试

等速肌力测试需等速测试仪,该仪器是为等速运动(isokinetic exercise)训练和测定设计的。等速运动是在整个运动过程中运动速度(角速度)保持不变的一种肌肉收缩的运动方式。等速仪器内部有特制的机构使运动的角速度保持恒定。如确定角速度为 60 rad/s 以后,运动时受试者用力越大,仪器提供的阻力也越大,反之亦然,这样使运动时的角速度保持不变。测试的方法是用带电脑的 Cybex 型等速测力器进行。测试时肢体带动仪器的杠杆做大幅度往复运动,运动速度用仪器预先设定,肌肉用力不能使运动加速,只能使肌张力增高,力矩输出增加。此力矩的变化由仪器记录,并同步记录关节角度的改变,绘成双导曲线,并自动进行数据记录。这种等速测试法精确合理,能提供肌力、肌肉做功量和功率输出、肌肉爆发力和耐力等多种数据;可同时完成一组拮抗肌的测试,还可以分别测定向心收缩、离心收缩及等长收缩等数据;测试参数全面、精确、客观。等速肌力测试已被认为是肌肉功能评价及肌肉力学特性研究的最佳方法。目前市场上已有 Cybex、Biodex、Lido 等多种型号可供选择。

(三) 人体主要肌肉的徒手肌力评定

1. 上肢主要肌肉(或肌群)的徒手肌力评定 如表 3-6 所示。

Note

表 3-6 上肢主要肌肉(或肌群)的徒手肌力评定

部位	运动	主动肌	神经支配	检查方法与评定
肩胸	内收	斜方肌中部、菱形肌	副神经、C₃~C₄ 肩胛背神经、C₅	5、4级:俯卧,两臂后伸,做肩胛骨内收动作,阻力将肩胛骨向外推; 3级:体位同上,两臂后伸可做全范围肩胛骨内收动作; 2、1级:体位同上,可见肩胛骨活动或可触及肌肉收缩
	内收、下降	斜方肌下部	副神经、C₂~C₄	5、4级:俯卧,头转向对侧,两臂前伸位做下拉动作,阻力将肩胛下角向上向外推; 3级:体位同上,两臂前伸位可做全范围下拉动作; 2、1级:体位同上,可见肩胛骨活动或可触及肌肉收缩
	上提	斜方肌上部、肩胛提肌	副神经、C₂~C₄ 肩胛背神经、C₃~C₅	5、4级:端坐,做耸肩动作,阻力加于肩峰部并向下压; 3级:体位同上,可做全范围耸肩动作; 2、1级:体位同上,能耸肩或可触及肌肉收缩
	外展、外旋	前锯肌	胸长神经、C₅~C₇	5、4级:端坐,上臂前平举,屈肘,上臂做向前移动作,阻力将肘部后推; 3级:体位同上,上臂可做全范围向前移动作; 2、1级:体位同上,托住上臂可见肩胛骨活动或可触及肌肉收缩
肩肱	前屈	三角肌前部、喙肱肌	腋神经、C₅~C₇ 肌皮神经、C₇	5、4级:端坐,上肢做前平屈动作,阻力加于肘部向下压; 3级:体位同上,上肢能抗重力做全范围前平屈; 2、1级:对侧卧位,悬起上肢可主动前屈或可触及肌肉收缩
	后伸	背阔肌、大圆肌、三角肌后部	胸背神经、C₆~C₈ 肩胛下神经、C₆ 腋神经、C₅	5、4级:俯卧,上肢做后伸动作,阻力加于肘部向下压; 3级:体位同上,上肢能抗重力做全范围后伸; 2、1级:对侧卧位,悬起上肢可主动后伸或可触及肌肉收缩
	外展	三角肌中部、冈上肌	腋神经、C₅ 肩胛上神经、C₅	5、4级:端坐,稍屈肘,上臂外展,阻力加于肘部向下压; 3级:体位同上,上臂能抗重力做全范围外展; 2、1级:仰卧,悬起上肢能主动外展或可触及肌肉收缩

续表

部位	运动	主动肌	神经支配	检查方法与评定
肩肱	水平后伸	三角肌后部	腋神经、C_5	5、4级:俯卧,肩外展90°,屈肘,上臂做后伸动作,阻力加于肘后向下压; 3级:体位同上,上臂能抗重力做全范围的水平后伸; 2、1级:端坐,悬起上肢可后伸或可触及肌肉收缩
	水平前屈	胸大肌	胸内、外神经,$C_5 \sim T_1$	5、4级:仰卧,肩外展90°,做水平前屈动作,阻力加于肘部向外拉; 3级:体位同上,上臂能抗重力做全范围的水平前屈; 2、1级:端坐,悬起上肢能主动水平前屈或可触及肌肉收缩
	外旋	冈下肌、小圆肌	肩胛上神经、C_5 腋神经、$C_5 \sim C_7$	5、4级:俯卧,肩外展90°,前臂在桌外下垂,做肩内、外旋动作,阻力加于腕部;
	内旋	肩胛下肌、胸大肌、背阔肌、大圆肌	肩胛下神经,$C_5 \sim C_6$ 胸内、外神经,$C_5 \sim T_1$ 胸背神经,$C_6 \sim C_8$ 肩胛下神经,$C_5 \sim C_6$	3级:体位同上,上臂不抗阻力能做全范围的内、外旋动作; 2、1级:体位同上,肩可内、外旋或可触及肌肉收缩
肘	屈曲	肱二头肌、肱肌	肌皮神经,$C_5 \sim C_7$ 肌皮神经,$C_5 \sim C_7$	5、4级:端坐,测肱二头肌时前臂旋后,测肱肌时旋前,测肱桡肌时中立,做屈肘动作,阻力加于腕部; 3级:体位同上,上臂下垂可抗重力做全范围屈肘; 2、1级:端坐,肩外展90°,悬起前臂时可屈肘或可触及肌肉收缩
	伸展	肱三头肌、肘肌	桡神经,$C_5 \sim T_1$ 桡神经,$C_7 \sim C_8$	5、4级:仰卧,肩前屈90°,肘关节屈曲,做伸肘动作,阻力加于腕部; 3级:体位同上,可抗重力做全范围伸肘; 2、1级:端坐,肩外展90°,悬起前臂时可伸肘或可触及肌肉收缩
前臂	旋后	肱二头肌、旋后肌	肌皮神经,$C_5 \sim C_7$ 桡神经、C_6	5、4级:端坐,上臂下垂,屈肘90°,做前臂旋后、旋前动作,阻力加于腕部;
	旋前	旋前圆肌、旋前方肌	正中神经、C_6 骨间神经、C_8、T_1	3级:体位同上,在无阻力情况下前臂可做全范围旋后、旋前动作; 2、1级:体位同上,可做部分范围的旋转动作或可触及肌肉收缩

Note

部位	运动	主动肌	神经支配	检查方法与评定
腕	掌屈	尺侧腕屈肌、桡侧腕屈肌	尺神经、$C_8 \sim T_1$ 正中神经、C_6	5、4级:端坐,上臂下垂,屈肘90°,前臂旋后,手放松,固定前臂做屈腕动作,阻力加于手掌; 3级:体位同上,无阻力时能做全范围的屈腕动作; 2、1级:体位同上,前臂中立位,固定前臂,可屈腕或可触及肌肉收缩
	背伸	尺侧腕伸肌、桡侧腕伸肌	桡神经、C_7 桡神经、$C_6 \sim C_7$	5、4级:端坐,上臂下垂,屈肘90°,前臂旋前,手放松,固定前臂做伸腕动作,阻力加于手背; 3级:体位同上,无阻力时能做全范围的伸腕动作; 2、1级:体位同上,前臂中立位,固定前臂,可伸腕或可触及肌肉收缩
掌指关节	屈曲	蚓状肌、骨间掌侧肌、骨间背侧肌	正中、尺神经,$C_7 \sim T_1$ 尺神经、C_8、T_1 尺神经、C_8、T_1	5、4级:前臂旋后,掌心向上,伸直指间关节,屈掌指关节,阻力加于近节指腹; 3级:体位同上,无阻力时可做全范围的掌指关节屈曲动作; 2、1级:前臂中立位,可屈曲部分掌指关节或可触及掌心肌肉收缩
	伸展	指总伸肌、示指伸肌、小指伸肌	桡神经、C_6 桡神经、C_7 桡神经、C_7	5、4级:前臂旋前,掌心向下,指间关节屈曲,伸掌指关节,阻力加于近节指背; 3级:无阻力时可做全范围掌指关节伸直动作; 2、1级:前臂中立位,可部分伸直掌指关节或可触及掌背肌腱活动
	内收	骨间掌侧肌	尺神经、C_8、T_1	5、4级:前臂旋前,手置于桌面,做指内收动作,阻力加于示、环、小指内侧; 3级:体位同上,无阻力时能做全范围的指内收动作; 2、1级:体位同上,可部分内收手指或可触及指基部的肌腱活动
	外展	骨间背侧肌、小指展肌	尺神经、C_8、T_1 尺神经、C_8、T_1	5、4级:前臂旋前,手置于桌面,做指外展动作,阻力加于手指外侧; 3级:体位同上,无阻力时能做全范围的指外展动作; 2、1级:体位同上,可部分外展手指或可触及指基部的肌腱活动

续表

部位	运动	主动肌	神经支配	检查方法与评定
近侧指间关节	屈曲	指浅屈肌	正中神经、$C_7 \sim C_8$、T_1	5、4级:前臂旋后,掌心向上,固定关节近端,屈曲手指,阻力加于远端; 3级:无阻力时能做全范围的屈指动作; 2、1级:前臂中立位,可部分屈曲手指或可触及肌腱活动
远侧指间关节	屈曲	指深屈肌	正中、尺神经,$C_7 \sim T_1$	
拇指腕掌关节	内收	拇收肌	尺神经、$C_8 \sim T_1$	5、4级:前臂旋前,腕关节中立,拇伸直位做内收动作,阻力加于拇指尺侧; 3级:体位同上,无阻力时能做全范围的拇内收动作; 2、1级:体位同上,可部分内收拇指或可触及肌肉收缩
	外展	拇长展肌、拇短展肌	桡神经、C_7 正中神经、$C_6 \sim C_7$	5、4级:前臂旋后,腕关节中立,拇伸直位做外展动作,阻力加于拇指桡侧; 3级:体位同上,无阻力时能做全范围的拇外展动作; 2、1级:体位同上,可部分外展拇指或可触及肌肉收缩
	对掌	拇对掌肌、小指对掌肌	正中神经、$C_6 \sim C_8$、T_1 尺神经、C_8、T_1	5、4级:前臂旋后,腕关节中立,做拇指与小指对指动作,阻力加于拇指与小指掌头掌面; 3级:体位同上,无阻力时能做全范围对掌动作; 2、1级:体位同上,可部分对掌或触及肌肉收缩
拇指掌指关节	屈曲	拇短屈肌、拇长屈肌	正中神经、$C_6 \sim C_7$ 正中神经、$C_7 \sim C_8$	5、4级:前臂旋后,掌心向上,做屈拇动作,阻力加于拇指近节或远节掌侧面; 3级:体位同上,无阻力时能做全范围的屈拇动作; 2、1级:体位同上,可部分屈拇或可触及肌腱活动
	伸展	拇短伸肌、拇长伸肌	桡神经、C_7 桡神经、C_7	5、4级:前臂和腕均处于中立位,固定第一掌骨,做伸拇动作,阻力加于拇指近节、远节背侧; 3级:体位同上,无阻力时能做全范围的伸拇动作; 2、1级:体位同上,可部分伸指或可触及肌腱活动

2. 下肢主要肌肉(或肌群)的徒手肌力评定 如表 3-7 所示。

表 3-7　下肢主要肌肉(或肌群)的徒手肌力评定

部位	运动	主动肌	神经支配	检查方法与评定
髋关节	屈曲	髂腰肌	腰丛神经、$L_2 \sim L_3$	5、4 级:仰卧或端坐,小腿置于床缘外,做屈髋动作,阻力加于膝上; 3 级:体位同上,可抗重力做全范围屈髋; 2、1 级:被检者侧卧,托起对侧下肢,可主动屈髋或于腹股沟上缘触及肌肉收缩
	伸展	臀大肌、腘绳肌	臀下神经、$L_2 \sim S_4$ 坐骨神经、$L_4 \sim S_2$	5、4 级:俯卧,固定骨盆,测臀大肌时屈膝,测腘绳肌时伸膝,做伸髋动作,阻力加于大腿远端; 3 级:体位同上,可抗重力做全范围伸髋; 2、1 级:被检者侧卧,托起对侧下肢,可伸髋或触及肌肉收缩
	内收	内收肌群、股薄肌、耻骨肌	闭孔神经、$L_2 \sim L_4$ 闭孔神经、$L_2 \sim L_4$ 闭孔神经、股神经、$L_2 \sim L_3$	5、4 级:被检者侧卧,托起对侧下肢,做髋内收动作,阻力加于大腿下端; 3 级:体位同上,可抗重力做全范围髋内收; 2、1 级:仰卧,可在面板上做髋内收或触及肌肉收缩
	外展	臀中肌、梨状肌	臀上神经、$L_4 \sim L_5$ 骶丛神经、L_5,$S_1 \sim S_2$	5、4 级:对侧侧卧,做髋外展动作,阻力加于大腿下段外侧; 3 级:体位同上,可抗重力做全范围髋外展; 2、1 级:仰卧,可在面板上做髋外展或触及肌肉收缩
	外旋	股方肌、梨状肌、臀大肌、上下孖肌、闭孔内外肌	骶丛神经、$L_5 \sim S_1$ 骶丛神经、L_5,$S_1 \sim S_2$ 臀下神经、$L_2 \sim S_4$ 闭孔神经、$L_3 \sim L_4$ 骶丛神经、闭孔神经、$S_1 \sim S_4$	5、4 级:仰卧,小腿垂于床外,做髋外旋、内旋动作,即小腿向外、向内摆,阻力加于小腿下端; 3 级:体位同上,无阻力下可做全范围髋外、内旋; 2、1 级:仰卧伸腿,可部分髋外旋或内旋,或可触及肌肉收缩
	内旋	臀小肌、阔筋膜张肌	臀上神经、$L_1 \sim S_4$ 臀上神经、$L_1 \sim S_4$	
膝关节	屈曲	腘绳肌	坐骨神经、$L_4 \sim S_2$	5、4 级:俯卧,做屈膝动作,评定者一手固定骨盆,另一手加阻力于后踝; 3 级:体位同上,可抗重力做全范围屈膝; 2、1 级:被检者侧卧位,托起对侧下肢,可屈膝或触及肌肉收缩
	伸展	股四头肌	股神经、$L_3 \sim L_4$	5、4 级:仰卧,小腿垂于床边,做伸膝动作,阻力加于踝前方; 3 级:体位同上,可抗重力做全范围伸膝; 2、1 级:被检者侧卧位,托起对侧下肢,可伸膝或触及肌肉收缩

续表

部位	运动	主动肌	神经支配	检查方法与评定
踝关节	跖屈	腓肠肌、比目鱼肌	胫神经、$S_1 \sim S_2$ 胫神经、$S_1 \sim S_2$	5、4级:俯卧,测腓肠肌时伸膝,测比目鱼肌时屈膝,然后做踝跖屈动作,阻力加于足后跟; 3级:体位同上,可抗重力做全范围踝跖屈; 2、1级:侧卧,可跖屈或触及跟腱活动
	内翻背伸	胫骨前肌	腓深神经、$L_4 \sim L_5$	5、4级:端坐,小腿下垂,做足内翻踝背伸动作,阻力加于足背内缘向足外足底方向推; 3级:体位同上,可抗重力做全范围足内翻、踝背伸; 2、1级:侧卧可做足内翻背伸或触及肌肉收缩
	内翻跖屈	胫骨后肌	胫神经、L_5、S_1	5、4级:同侧侧卧位,做足内翻跖屈动作,阻力加于足内缘向足外足背方向推; 3级:体位同上,可抗重力做全范围足内翻跖屈; 2、1级:仰卧可作足内翻跖屈或触及内踝后肌腱活动
	外翻跖屈	腓骨长、短肌	腓浅神经、$L_4 \sim S_2$	5、4级:对侧卧位,做足外翻跖屈动作、阻力加于足外缘向足内、足背方向推; 3级:体位同上,可抗重力做全范围足外翻跖屈; 2、1级:仰卧,可做足外翻跖屈或触及外踝后肌腱活动
跖趾关节	屈曲	蚓状肌、 踇短屈肌	足底内、外侧神经、L_5、$S_1 \sim S_3$ 足底内侧神经、$S_1 \sim S_2$	5、4级:仰卧,踝关节中立位,做屈或伸趾动作,阻力加于趾近节跖侧或背侧; 3级:体位同上,无阻力时能做全范围屈或伸趾动作; 2、1级:体位同上,能做部分范围屈或伸趾动作或可触及肌肉收缩
	伸展	趾长短伸肌、踇短伸肌、踇长伸肌	腓深神经、$L_4 \sim L_5$、S_1 腓深神经、L_5、S_1 腓深神经、L_5、S_1	
趾间	屈曲	踇长屈肌、趾长展肌、趾短屈肌	胫神经、$L_4 \sim S_3$ 足底内侧神经、胫神经、L_5、S_1	

3. 躯干主要肌肉(或肌群)的徒手肌力评定 如表3-8所示。

表 3-8 躯干主要肌肉(或肌群)的徒手肌力评定

部位	运动	主动肌	神经支配	检查方法与评定
颈	屈曲	斜角肌、颈长肌、头长肌、胸锁乳突肌	颈丛神经、$C_3 \sim C_8$、$C_2 \sim C_6$、$C_1 \sim C_3$、副神经、$C_2 \sim C_3$	5、4级:仰卧,抬头屈颈,一手固定胸廓,另一手加阻力于前额向下; 3级:体位同上,无阻力下可做全范围抬头屈颈; 2、1级:侧卧,可屈颈或可触及肌肉收缩
	伸展	斜方肌、颈部骶棘肌	副神经、$C_2 \sim C_4$、胸神经、$C_6 \sim T_4$	5、4级:俯卧,前胸垫一枕头,抬头后伸,一手固定胸背,另一手加阻力于枕部并向下; 3级:体位同上,无阻力下可做全范围抬头伸颈; 2、1级:侧卧,托住头部可仰头或可触及肌肉收缩
躯干	屈曲	腹直肌	肋间神经、$T_5 \sim T_{12}$	5级:仰卧,屈髋屈膝,双手抱头后能做全范围坐起; 4级:体位同上,双手前平举能坐起; 3级:体位同上,能抬起头与肩胛部; 2级:体位同上,能抬起头部; 1级:体位同上,可触及上腹部肌肉收缩
	伸展	骶棘肌、腰方肌	脊神经后支、$C_2 \sim L_5$、$T_2 \sim L_3$	5、4级:俯卧,胸以上置于床缘外,后抬上身。一手固定骨盆,另一手加阻力于胸背下部; 3级:体位同上,无阻力下能做全范围抬起上身; 2、1级:体位同上,能做头后仰动作或可触及背肌收缩
	旋转	腹内斜肌、腹外斜肌	肋间神经、$T_7 \sim L_{12}$、髂腹股沟神经及生殖股神经、$T_{12} \sim L_1$、肋间神经、$T_5 \sim T_{11}$	5级:仰卧,固定下肢,抱头能坐起并向一侧做转体动作; 4级:体位同上,双手前平举坐起及转体; 3级:仰卧,能转体使一侧肩离床; 2级:坐位能做全范围转体; 1级:体位同上,能触及腹外斜肌收缩
骨盆	侧向倾斜	腰方肌	脊神经 $T_{12} \sim L_3$	5、4级:仰卧,向头的方向提拉一侧腿,加阻力于踝部; 3级:体位同上,能抗较小阻力做全范围活动; 2、1级:体位同上,无阻力下能拉动一侧腿或触及腰方肌收缩

四、关节活动度的评定

(一) 关节活动度的概述

1. 关节活动度的定义 关节活动度(range of motion,ROM)是指关节运动时可达到的最大弧度,是衡量一个关节运动量的尺度,常以度数表示,亦称关节活动度,是肢体运动功能检查的最基本内容之一。根据关节运动的动力来源分为主动关节活动度和被动关节活动度。

主动关节活动度(active range of motion,AROM)是人体自身的主动随意运动而产生的运动弧。被动关节活动度(passive range of motion,PROM)是通过外力如治疗师的帮助而产生的运动弧。正常情况下,被动运动至终末时会产生一种关节囊内的、不受随意运动控制的运动,因此,PROM略大于AROM。

2. 关节运动的类型 根据关节活动的范围,可将关节运动分为生理运动和附属运动。

(1)关节的生理运动:关节在生理范围内的运动,主动和被动均可以完成,主要完成屈曲、伸展、内收、外展、内旋、外旋等关节运动形式。

(2)关节的附属运动:关节在关节解剖结构允许的范围内进行的运动,它不能主动的完成,只能借助外力的帮助才能完成。任何一个关节都存在附属运动,附属运动是产生生理运动的前提。

3. 引起 ROM 异常的原因 关节活动受限的常见原因包括人体老化导致骨骼、关节的结构发生退行性变化,如退行性脊柱炎、退行性关节炎、骨质疏松等;另外还包括关节、软组织、骨骼病损所致的疼痛与肌肉痉挛,制动、长期保护性痉挛、肌力不平衡及长期不良姿势等所致的软组织缩短与挛缩,关节周围软组织瘢痕与粘连,关节内损伤与积液,关节周围水肿,关节内游离体,关节结构异常,各种病损所致肌肉瘫痪或无力,运动障碍等。上述这些原因均可以引起关节活动范围下降。

4. 关节活动范围测定的目的 测定关节活动范围的主要目的是判断 ROM 受限的程度。根据整体的临床表现,大致分析可能的原因,为治疗方法的选择提供参考,作为治疗过程中评定疗效的手段。如当关节水肿、疼痛,肌肉挛缩、短缩,关节囊及周围组织发生炎症及粘连、皮肤瘢痕等时,会影响关节的运动功能,这时就需要进行 ROM 测量。此外,对于存在关节炎症、痛风、截肢、关节周围软组织损伤以及关节继发性损伤的患者,ROM 测量也是必查项目之一。

(二) 关节活动度的评定方法

1. 测量方法 首先确定关节活动的起点即 0°点十分重要。通常对所有关节来说,0°点位是开始位置。对大多数运动来说,解剖位就是开始位,180°是运动从解剖位开始,以关节为轴心在人体的一个运动平面上所经过的半圆。关节的运动轴心就是这个半圆或运动弧的轴心,所有关节运动均是在 0°开始并向 180°方向增加。这一方式在临床上应用最普遍。

2. 测量工具及使用方法

(1)通用量角器:临床应用最普遍的一种工具,量角器的固定臂上刻有角度值,另一臂为移动臂,两臂由一轴心连接。使用时,在解剖位下,把量角器的中心点放置在代表关节旋转中心的骨性标志点,将量角器的两臂分别放到两端肢体的长轴,使关节绕该中心向另一个方向运动达到最大限度,然后在量角器上读出关节所处的角度。

(2)多功能关节活动测量表:此表为圆形,其刻度自 0°点向左右各为 180°,0°~180°连线平行。中心指针由于重心在下始终指向下方,表盘可自由旋转,以便调至 0°点,为适应人体多种活动部位活动度的测量,表盘后方附有长短束带、手柄及插件,基本可以满足人体可动部位活动度的测量。在测量某一关节活动度时应使被测者的关节运动轴线处于水平位置,将表固定在被测关节的活动肢体上,表平面与关节运动轴线垂直。在被测关节活动前的状态下旋转表盘调至 0°点,嘱被测者的被测关节可动部位绕水平轴转动到尽可能位置,然后读数。固定住被测者的被测关节应相对固定的部位,防止代偿运动。此时表盘刻度将随着肢体的转动与指针产生转动偏移,此偏移的度数即为被测关节的活动角度值。

用量角器测量时应注意:①测量前要对被测者说明测量方法,得到合作,防止出现错误的运动姿势;②测量前要使被测关节充分暴露,以免服装影响测量结果;③测量时测量者与被测者须保持正确体位,为了提高测量可信度,首次和再次测量的时间、地点、测量者以及所用测量工具应保持一致;④测量者应熟练掌握量角器的操作,固定臂、移动臂和轴心要严格按规定方法放置；⑤被动运动关节时手法要柔和，速度要均匀、缓慢，尤其对伴有疼痛和痉挛的被测者不能做快速运动；⑥对活动受限的关节，主动与被动关节活动范围均应测量并在记录中注明，以便分析受限原因；⑦测量时，注意防止其他相邻关节或部位对被测关节的影响或代偿；⑧测量时观察到的内容要记录在备注中，如关节变形、水肿、疼痛、痉挛、挛缩以及测定时被测者的反应等；⑨避免在按摩、运动及其他康复治疗后立即检查关节活动范围情况。⑩检查结果应进行健、患侧对比，如果健侧肢体已不存在，其测量结果应与相同年龄、相似形体的个体的关节活动度比较，脊柱的测量也是如此。

知识链接

量角器

量角器测量关节活动度一般采用以半圆为基础的度衡系统，即0°～180°，以中立位或人体解剖位置为0°点位，并排除髋和肩旋转以及前臂旋前或旋后。测量过程中，除非对量角器放置位置有某种特殊要求，一般对每一个被测关节都没有明确不变的轴心，若量角器两臂正好与关节近端和远端对准，此轴心就是正确的。

3. 上肢关节活动范围的测量方法及正常参考值 如表3-9所示。

表3-9 上肢关节活动范围的测量方法及正常参考值

关节名称	运动方向	正常度	测角位置			
			固定臂	移动臂	轴心	检查位置
肩胛带	屈曲	0°～20°	通过肩峰的额面线	头顶与肩峰的连线	头顶中心	坐位，在头上方测
	伸展	0°～20°	通过肩峰的额面线	头顶与肩峰的连线	头顶中心	坐位，在头上方测
	上提	0°～20°	连接两肩峰的水平线	一侧肩峰与胸骨上沿中点的连线	胸骨上缘中点	坐位，在前方测
	下降	0°～10°	连接两肩峰的水平线	一侧肩峰与胸骨上沿中点的连线	胸骨上缘中点	坐位，在前方测
肩	屈曲	0°～180°	通过侧肩峰的垂线	肱骨长轴	肩峰	立位，从侧面测要固定、防止躯干活动和脊柱前后屈伸
	伸展	0°～50°	通过侧肩峰的垂线	肱骨长轴	肩峰	立位，从侧面测要固定、防止躯干活动和脊柱前后屈伸
	外展	0°～180°	通过侧肩峰的垂线	肱骨长轴	肩峰	立位，从前面测
	内收	0°～80°	通过侧肩峰的垂线	肱骨长轴	肩峰	立位，从侧面测要固定、防止躯干活动和脊柱前后屈伸

续表

关节名称	运动方向	正常度	测角位置			
			固定臂	移动臂	轴心	检查位置
	外旋	0°~90°	过肩峰与额状面垂直；与腋中线平行	前臂长轴	肩峰尺骨鹰嘴	坐位，在头顶方向测，上臂靠紧躯干侧，屈肘90° 立位，体侧测肩外展90°，曲肘90°掌朝下
	内旋	0°~90°	过肩峰与额状面垂直；与腋中线平行	前臂长轴	肩峰尺骨鹰嘴	坐位，在头顶方向测，上臂靠紧躯干侧，屈肘90° 立位，体侧测肩外展90°，曲肘90°掌朝下
	水平屈曲	0°~135°	过一侧肩峰的额面线	伸直上肢的长轴	肩峰	坐位，肩外展90°上肢伸直，掌心向下
	水平伸展	0°~30°	过一侧肩峰的额面线	伸直上肢的长轴	肩峰	坐位，肩外展90°上肢伸直，掌心向下
肘	屈曲	0°~145°	肱骨长轴	桡骨长轴	肱骨外上髁	坐或立位，肩外展90°，在背面测
	伸展	0°~5°	肱骨长轴	桡骨长轴	肱骨外上髁	坐或立位，肩外展90°，在背面测
前臂	旋前	0°~90°	掌指伸直与桌面垂直线	腕关节背面	尺骨茎突	坐位，上臂紧靠身旁，肘屈90°
	旋后	0°~90°	掌指伸直与桌面垂直线	腕关节掌面	尺骨茎突	坐位，上臂紧靠身旁，肘屈90°
腕	背伸	0°~70°	桡骨长轴延长	第二掌骨	腕关节	坐位，前臂置于中立位，在桡侧测
	掌屈	0°~90°	桡骨长轴延长	第二掌骨	腕关节	坐位，前臂置于中立位，在桡侧测
	桡屈	0°~25°	前臂长轴的延长线	第三掌骨	腕关节	掌指伸直掌心向下前臂与手成直线，在手背测
	尺屈	0°~55°	前臂长轴的延长线	第三掌骨	腕关节	掌指伸直掌心向下前臂与手成直线，在手背测
拇指	桡侧外展	0°~60°	示指长轴	拇指长轴	腕掌关节	运动方向与手掌面同
	尺侧内收	0°~30°	示指长轴	拇指长轴	腕掌关节	运动方向与手掌面同

51

关节名称	运动方向	正常度	测角位置			检查位置
			固定臂	移动臂	轴心	
	掌侧外展	0°～90°	示指长轴	拇指长轴	腕掌关节	运动方向与掌面垂直
	掌侧内收	0°	示指长轴	拇指长轴	腕掌关节	运动方向与掌面垂直
	掌指关节屈曲	0°～60°	第一掌骨长轴	第一基节指骨长轴	掌指关节	坐位,肘屈90°,掌与桌面垂直
	掌指关节伸展	0°～10°	第一掌骨长轴	第一基节指骨长轴	掌指关节	坐位,肘屈90°,掌与桌面垂直
	指间关节屈曲	0°～80°	第一基节指骨	第一末节指骨	指间关节	坐位,肘屈90°,掌与桌面垂直
	指间关节伸展	0°～10°	第一基节指骨	第一末节指骨	指间关节	坐位,肘屈90°,掌与桌面垂直
	对掌	用拇指尖端与小指掌指关节的距离表示				此运动由外展、环行和屈曲三者合成无一致的轴心,不便用角度计测
手指(除拇指)	掌指关节屈曲	0°～90°	分别沿第2～5掌骨长轴	分别沿第2～5基节指骨长轴	掌指关节	也可用指尖与掌横纹之间距离来代表
	伸展	0°～45°	分别沿第2～5掌骨长轴	分别沿第2～5基节指骨长轴	掌指关节	
	近端指间关节屈曲	0°～100°	分别沿第2～5基节指骨长轴	分别沿第2～5中节指骨长轴	近端指间关节	
	指间关节伸展	0°	分别沿第2～5基节指骨长轴	分别沿第2～5中节指骨长轴	近端指间关节	近端指间关节
	远端指间关节屈曲	0°～80°	分别沿第2～5中节指骨长轴	分别沿第2～5末节指骨长轴	远端指间关节	
	远端指间关节伸展	0°	分别沿第2～5中节指骨长轴	分别沿第2～5末节指骨长轴	远端指间关节	

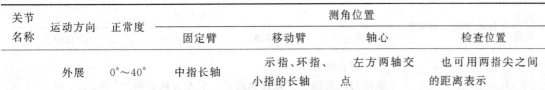

关节名称	运动方向	正常度	测角位置			
			固定臂	移动臂	轴心	检查位置
	外展	0°~40°	中指长轴	示指、环指、小指的长轴	左方两轴交点	也可用两指尖之间的距离表示

4. 下肢关节活动范围的测量方法及正常参考值　如表 3-10 所示。

表 3-10　下肢关节活动范围的测量方法及正常参考值

关节名称	运动方向	正常度	测角位置			
			固定臂	移动臂	轴心	检查位置
髋	屈曲	0°~90° 0°~125°（屈膝时）	躯干长轴	股骨长轴	股骨大转子	立位,要固定骨盆
	伸展	0°~15°	躯干长轴	股骨长轴	股骨大转子	立位,要固定骨盆
	外展	0°~45°	腹股沟韧带中点与髌骨中央连线	股骨长轴	腹股沟韧带中点	要固定骨盆
	内收	0°~30°	腹股沟韧带中点与髌骨中央连线	股骨长轴	腹股沟韧带中点	为防止外旋,对侧下肢屈曲上举,受检测肢体从其下方通过
	外旋	0°~45°	从髌骨下引的垂线	小腿长轴	髌骨	仰卧,膝以下部分垂床沿下,从床脚端测
	内旋	0°~45°	从髌骨下引的垂线	小腿长轴	髌骨	仰卧,膝以下部分垂床沿下,从床脚端测
膝	屈曲	0°~130°	股骨大转子和股骨外侧髁连线	腓骨头腓骨髁连线	膝关节	一般在俯卧位测,如髋关节挛缩可在侧卧位测
	伸展	0°	股骨大转子和股骨外侧髁连线	腓骨头腓骨髁连线	膝关节	
小腿	外旋	0°~20°	自然放置的足长轴	移动了的足长轴	踵部	坐位,膝屈小腿下垂,足取自然的中位
	内旋	0°~10°	自然放置的足长轴	移动了的足长轴	踵部	
踝	背伸	0°~20°	小腿长轴延长线与足底的交点处作的垂线	侧面观的足底平面	左方两者的交点	仰卧位,从侧面测

关节名称	运动方向	正常度	测角位置			
			固定臂	移动臂	轴心	检查位置
	跖屈	0°～45°	小腿长轴延长线与足底的交点处作的垂线	侧面观的足底平面	左方两者的交点	
足	外翻	0°～20°	小腿长轴	踝关节前方中点与第二趾尖的连线	踝关节前方中点	
	内翻	0°～30°	小腿长轴	踝关节前方中点与第二趾尖的连线	踝关节前方中点	
	外展	0°～20°	第1、2趾骨间的足轴	第1、2趾骨间的足轴	踝关节前方中点	固定小腿
	内收	0°～30°	第1、2趾骨间的足轴	第1、2趾骨间的足轴	踝关节前方中点	
拇趾	跖趾关节屈曲	0°～35°	第一跖骨	第一基节趾骨	跖趾关节	固定踝
	跖趾关节伸展	0°～60°	第一跖骨	第一基节趾骨	跖趾关节	
	指间关节屈曲	0°～60°	第一基节趾骨	第一末节趾骨	指间关节	
	指间关节伸展	0°	第一基节趾骨	第一末节趾骨	指间关节	
足趾（除拇趾）	跖趾关节屈曲	0°～35°	分别于第2～5跖骨	分别于第2～5近节趾骨	跖趾关节	
	跖趾关节伸展	0°～40°	分别于第2～5跖骨	分别于第2～5近节趾骨	跖趾关节	
	近端指间关节屈曲	0°～35°	分别于第2～5近节趾骨	分别于第2～5中节趾骨	近端指间关节	
	近端指间关节伸展	0°	分别于第2～5近节趾骨	分别于第2～5中节趾骨	近端指间关节	
	远端指间关节屈曲	0°～50°	分别于第2～5中节趾骨	分别于第2～5远节趾骨	远端指间关节	
	远端指间关节伸展	0°	分别于第2～5中节趾骨	分别于第2～5远节趾骨	远端指间关节	

足 内 外 翻

在理论上,足在长轴方向上的旋转运动有旋后及旋前,但实际上这些运动被合称为内翻、外翻。前者为旋后、内收、跖屈的复合运动,后者为旋前、外展、背伸的复合运动。所以足部运动概括为内翻、外翻。但这只是表示畸形的术语,而不能称为内、外翻运动。

5. 脊柱(躯干)活动范围的测量方法及正常参考值　如表 3-11 所示。

表 3-11　脊柱(躯干)活动范围的测量方法及正常参考值

关节名称	运动方向	正常度	测角位置			
			固定臂	移动臂	轴心	检查位置
颈椎	前屈	0°～60°	额面中心线	头顶与耳孔连线	肩峰	在头和躯干的侧面测,坐或立位
	后伸	0°～50°	额面中心线	头顶与耳孔连线	肩峰	在头和躯干的侧面测,坐或立位
	右旋	0°～70°	矢状面中央线	鼻梁与枕骨结节连线	枕部中央	坐位或仰卧位,从头顶方向进行
	左旋	0°～70°	矢状面中央线	鼻梁与枕骨结节连线	枕部中央	坐位或仰卧位,从头顶方向进行
	左侧屈	0°～50°	C_7 与 L_5 棘突连线	头顶正中与 C_7 棘突连线	C_7 棘突	坐位,在背面进行
	右侧屈	0°～50°	C_7 与 L_5 棘突连线	头顶正中与 C_7 棘突连线	C_7 棘突	坐位,在背面进行
胸腰	前屈	0°～45°	过 L_5 棘突上下引的垂线	C_7 与 L_5 棘突连线	L_5 棘突	立位,在侧面进行
	后伸	0°～30°	过 L_5 棘突上下引的垂线	C_7 与 L_5 棘突连线	L_5 棘突	立位,在侧面进行
	右旋	0°～40°	平直椅子靠背的上沿线	两肩胛的切线	左方两线的交点	坐位,在头上方测
	左旋	0°～40°	平直椅子靠背的上沿线	两肩胛的切线	左方两线的交点	坐位,在头上方测
	左侧屈	0°～50°	通过髂嵴的水平线中点的垂线	C_7 与 L_5 棘突连线	L_5 棘突	坐位在躯干后面测
	右侧屈	0°～50°	通过髂嵴的水平线中点的垂线	C_7 与 L_5 棘突连线	L_5 棘突	坐位在躯干后面测

6. 评定结果分析　因年龄、性别、职业等因素的不同,同一关节的活动范围也存在差异。因此,各关节活动范围的正常值只是平均值的近似值,不及或超过范围,尤其是与健侧相应关

节比较存在差别时,就应考虑为异常。正常情况下,关节的主动活动范围要小于被动活动范围。当关节有被动活动受限时,其主动活动受限的程度一定会更大。临床上以关节活动受限较多见。

(1)关节被动活动正常而主动活动不能者,常为神经麻痹或肌肉、肌腱断裂所致。

(2)关节主动与被动活动均部分受限者为关节僵硬,主要为关节内粘连、肌肉痉挛或挛缩、皮肤瘢痕挛缩及关节长时间固定等所致。

(3)关节主动与被动活动均不能者为关节强直,提示构成关节的骨骼之间已有骨性或牢固的纤维连接。

(4)关节活动超过正常范围亦是一种异常表现,可见于周围神经病损所致的肌肉弛缓性瘫痪、关节支持韧带松弛以及关节骨质破坏等患者。

7. 测量的注意事项

(1)采取正确的测量体位,防止邻近关节的代偿,应先测量关节的主动活动范围,再测量被动活动范围。

(2)固定好量角器,其轴心应对准关节中心或规定的标志点,关节活动时要防止量角器固定臂移动。

(3)最好与健侧对应关节相比较测量,亦应测量患部上下关节的活动范围。不同器械、不同方法测得的关节活动度数值不宜互相比较。

(4)避免在按摩、运动、用药、理疗及其他康复治疗后立即进行检查,以免影响测量结果。

五、步态分析

步行(walking)是指通过双脚的交互动作移动机体的人类特征性活动。步态(gait)是人类步行的行为特征。步态涉及人的行为习惯,受到职业、教育、年龄、性别的影响,也受到各种疾病的影响。步行障碍是对残疾者日常生活活动影响最大的功能障碍之一,也是残疾者最迫切需要恢复的功能障碍。步态分析(gait analysis)是研究步行规律的检查方法,旨在通过运动学、生物力学和肌肉电生理学等手段,揭示步态异常的关键环节和影响因素,从而指导健康评估和治疗,也有助于临床诊断、疗效评估、机理研究等。

(一)正常步态

1. 步行周期 步行周期(gait cycle)是指人体在正常行走时一侧下肢足跟着地至该侧下肢足跟再次着地所用的时间。一个步行周期可分为支撑相和摆动相(图3-1)。

(1)支撑相(stance phase)是指从一侧下肢足跟着地到同侧足尖离地的阶段,一般占一个步行周期的60%,包括单支撑相和双支撑相。在此时间内,足完成了从跟着地到趾离地的整个动作,经历了跟着地、足平放(地面)、跟离地、趾离地几个时间点。单支撑相:只有一条腿与地面接触,它以对侧足跟着地为标志而结束。双支撑相:一侧足跟着地至对侧足趾离地前双腿与地面接触的时期。每一个步行周期中,有两个双支撑相。双支撑相时间的长短与步行速度有关。步行速度慢时,双支撑相延长;步行速度快时,双支撑相缩短。当由走变为跑时,双支撑相变为零,这是区别走和跑的重要标志。

①支撑相早期(early stance):支撑相开始阶段,包括首次触地和承重反应,占步行周期的10%~12%。a.首次触地(initial contact):足跟接触地面的瞬间,下肢向前运动减速,落实足进入支撑相的位置,是支撑相异常最常见的时期。b.承重反应(loading response):首次接触地之后重心由足跟向全足转移的过程。c.地面反作用力(ground reacting force,GRF):体重和加速度的综合,正常步速时为体重的120%~140%,步速越快,GRF越高。下肢承重能力降低时可以通过减慢步速,减少GRF对活动的影响。

Note

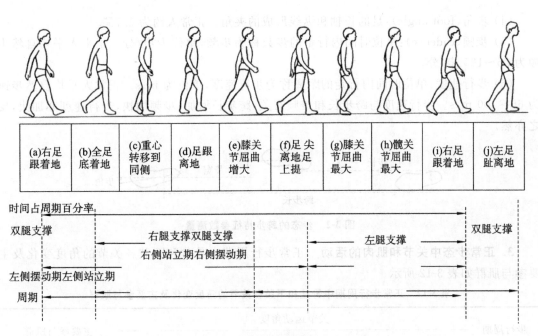

| (a)右足跟着地 | (b)全足底着地 | (c)重心转移到同侧 | (d)足跟离地 | (e)膝关节屈曲增大 | (f)足尖离地足上提 | (g)膝关节屈曲最大 | (h)髋关节屈曲最大 | (i)右足跟着地 | (j)左足趾离地 |

图 3-1　步行周期

②支撑相中期(mid stance):支撑相中间阶段,此时支撑足全部着地,对侧足处于摆动相,是唯一单足支撑全部重力的时相,正常步速时支撑相中期为步行周期的38%～40%。主要功能是保持膝关节稳定,控制胫骨向前的惯性运动,为下肢向前推进做准备。参与的肌肉主要是腓肠肌和比目鱼肌。下肢承重力小于体重或身体不稳定时此期缩短,以将重心迅速转移到另一足,保持身体平衡。

③支撑相末期(terminal stance):下肢主动加速蹬离的阶段,开始于足跟抬起,结束于足离地,为步行周期的10%～12%。此阶段身体重心向对侧下肢转移,又称为摆动前期。在缓慢步行时可以没有蹬离,而只是足趾离开地面,踝关节保持跖屈,髋关节主动屈曲。

(2)摆动相(swing phase)指足趾离地后到足跟再次着地的时期,占整个步行周期的40%。

①摆动相前期(initial swing):足刚离开地面的阶段。主要的动作为足廓清地面(clearance)和屈髋带动屈膝,加速肢体向前摆动,占步行周期的13%～15%。此期屈髋是由屈髋肌主动收缩的结果,屈膝的过程是屈髋导致的膝关节惯性活动,而不是腘绳肌收缩的结果。

②摆动相中期(mid swing):迈步的中间阶段,足廓清仍然是主要任务,占步行周期的10%。参与的肌肉包括屈髋肌、股四头肌和胫前肌。

③摆动相末期(terminal swing):迈步即将结束,足在落地之前的阶段。主要动作是下肢向前运动减速,准备足着地的姿势,占步行周期的15%。此期的肌肉控制最为复杂,包括髂腰肌、臀大肌、腘绳肌、股四头肌、胫前肌的共同参与。

2. 正常步态基本参数

(1)步长(step length):行走时左右足跟或足尖先后着地,着地时两点之间的距离称为步长,单位为cm。步长与身高有关,身材愈高,步长愈大。正常人为50～80 cm。

(2)跨步长(stride length):同侧足跟或足尖前后两次着地点间的距离称为跨步长,单位为cm。正常人跨步长是步长的两倍,为100～160 cm。

(3)步宽(stride width):一足的纵线至另一足的纵线之间的距离,单位为cm。正常人为5～11 cm。

（4）步角（foot angle）：足的长轴和纵线形成的夹角。正常人约为 6.75°。

（5）步频（cadence）：单位时间内行走的步数称为步频，单位为步/分。正常人平均自然步频为 95～125 步/分。

（6）步行速度：单位时间内行走的距离称为步行速度，单位为 m/s。正常人平均自然步速为 65～100 m/s。步行速度与跨步长和步频有关，跨步长增加、步频加快，步行速度亦加快，反之亦然。

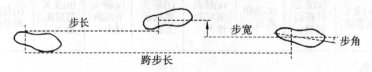

图 3-2 步态的跨步特征参数测量

3. 正常步态中关节和肌肉的活动 正常步行周期中骨盆和下肢各关节的角度变化及主要参与肌群如表 3-12 所示。

表 3-12 正常步行周期中骨盆和下肢各关节的角度变化及主要参与肌群

步行周期	关节运动角度				主要参与肌群
	骨盆	髋关节	膝关节	踝关节	
首次着地（足跟着地）	5°旋前	30°屈曲	0°	0°	胫前肌、臀大肌、腘绳肌
承重反应（足放平）	5°旋前	30°屈曲	0°～15°屈曲	0°～15°跖屈	股四头肌、臀中肌、腓肠肌
站立中期	中立位	30°屈曲至 0°	15°屈曲至 5°屈曲	15°跖屈至 10°背屈	腓肠肌、比目鱼肌
站立末期（足跟离地）	5°旋后	0°～10°过伸	5°屈曲	10°背屈至 0°	腓肠肌、比目鱼肌、股四头肌、髂腰肌
迈步前期（足趾离地）	5°旋后	10°过伸至 0°	5°～35°屈曲	0°～20°跖屈	腓肠肌、比目鱼肌、股四头肌、髂腰肌
摆动初期	5°旋后	0°～20°屈曲	35°～60°屈曲	20°跖屈至 10°跖屈	胫前肌、髂腰肌、股四头肌
摆动中期	中立位	20°～30°屈曲	60°屈曲至 30°屈曲	10°跖屈至 0°	胫前肌
摆动末期	5°旋前	30°屈曲	30°屈曲至 0°	0°	腘绳肌、臀大肌、胫前肌、股四头肌

（二）步态分析方法

1. 定性分析法 通过目测观察患者行走过程，按照一定的观察项目逐项评价得出结果，做出步态分析的结论。其结果属于定性分析性质。此方法不需要特殊设备和仪器，但结果具有一定的主观性，结果的准确性或可靠性与观察者的观察技术水平和临床经验有直接关系。目测观察分析法的步骤及内容如下。

（1）了解病史：了解与步态相关的症状，如行走时有无伴随疼痛，疼痛持续的时间；通过询问既往史，可以了解既往有无影响步态的疾病，如骨折、肌肉或神经疾病、肿瘤等。

（2）体检：体检有助于诊断和鉴别诊断，分析步态异常的原因。体检的重点是检查生理反射和病理反射、肌力、关节活动度、肌张力、本体感觉以及周围神经等。

（3）步态观察：由康复医师或治疗师通过目测，观察患者的行走过程，然后根据所得的印象或逐项评定结果，做出步态分析的结果。测试场地内光线要充足，面积至少 6 m×8 m，让患者尽可能少穿衣服，以便进行清晰的观察。嘱患者以自然和习惯姿势和速度在测试场地来回步行数次，医师从前方、后方和侧方反复观察，分别观察支撑相和摆动相，注意两侧对比观察。观察要点在于运动对称性、协调性、骨盆的运动、重心的转移、上下肢的摆动等（表 3-13）。

表 3-13 目测分析法的观察要点

步态内容	观察要点
步行周期	时相是否合理，左右是否对称，行进是否稳定和流畅
步行节律	节奏是否匀称，速率是否合理
疼痛	是否干扰步行，部位、性质与程度与步行障碍的关系，发作时间与步行障碍的关系
肩、臂	塌陷或抬高，前后退缩，肩活动度降低
躯干	前屈或侧屈、扭转、摆动过度或不足
骨盆	前、后倾斜，左、右抬高，旋转或扭转
膝关节	摆动相是否可屈曲，支撑相是否可伸直，关节是否稳定
踝关节	是否可背屈和跖屈，是否下垂、内翻、外翻，关节是否稳定
足	是否为足跟着地，是否为足趾离地，是否稳定
足接触面	足是否全部着地，两足间距是否合理，是否稳定

在自然步态观察的基础上，可以要求患者加快步速，减少足接触面（踮足或足跟步行）或步宽（两足沿中线步行），以凸现异常，也可以通过增大接触面或给予支撑（足矫形垫或矫形器），以改善异常，从而协助评估。

2. 定量分析法 此类方法借助器械或专用设备来观察步态，得出计量资料。所用器械和设备可以很简单，如卷尺、秒表、量角器等测量工具，以及能留下足印的相应物品；也可是较复杂的工具，如步态分析系统。定量分析法所用的参数有时间距离参数、运动学参数、力学参数、步行周期参数、肌电活动参数和能量代谢参数等。

步态分析系统由一组带有红外光点捕捉器的摄像机、测力台、表面肌电仪以及控制以上多组装置同步运动并对观测结果进行分析处理的计算机及外围设备组成，对行进中的各种参数进行适时采集和处理，从而对人体运动功能进行定量分析，是建立人体运动分析和运动生物力学实验室的必备系统。完整的临床三维步态分析系统包括硬件和软件两个部分。

（1）硬件部分。

①三维运动捕捉分析系统。通过一组带有红外光点捕捉器的摄像机捕捉人体上标记物的运动轨迹，通过计算机分析得到标记物的三维空间坐标，从而得到人体肢体运动的各个参数，如下肢的内收外展、内旋外旋、关节角度等。

②测力台子系统。测力平板可以对人体站立或行走时足底与支撑面之间的压力（向量）进行测量和分析，获得反映人体下肢的结构、功能乃至全身的协调性等方面的信息，与步态分析仪结合，还可以得出人体运动时的各种动力学参数。

③动态体表肌电仪系统。肌电信号是中枢神经系统支配肌肉活动时伴随的电变化。体表肌电因其无创测量的优点在康复医学工程界倍受重视。利用贴在体表的表面电极实时接收人体表面肌电信号的变化，经过放大、滤波及模/数（A/D）转换，形成量化的肌电波形。

④气体代谢分析系统。肺内氧气和二氧化碳交换是人体的一个动态生理过程。目前，评估运动时能量消耗的指标主要有两种：能量消耗指数（energy expenditure index，EEI）及步行

时单位体重的氧耗量。以一定速率步行时的心率变化为基础进行测量可得到 EEI。对于评估运动能量消耗来说,测量氧气消耗则显得更为可靠。利用 O_2 和 CO_2 传感器测量人体呼出和吸入的 O_2 和 CO_2 含量,进而分析人体运动时的能量代谢状况。

（2）软件部分。

①采集和分析软件。同步实现三维运动捕捉系统、测力台、表面肌电仪等系统的采集和分析,提供多方面的参数和图形,有利于进行深入细致的分析,做出全面的结论,特别适合科研工作。

②建模软件。建立人体生物力学模型(整体模型和局部模型),整合 3D 视频和模拟数据,模拟和预测手术效果等。

（三）临床常见异常步态

造成异常步态的原因众多,其中包括关节活动受限、活动或承重时疼痛、肌肉软弱、感觉障碍、协调运动异常、截肢后遗症等。临床常见异常步态有以下几种(图 3-3)。

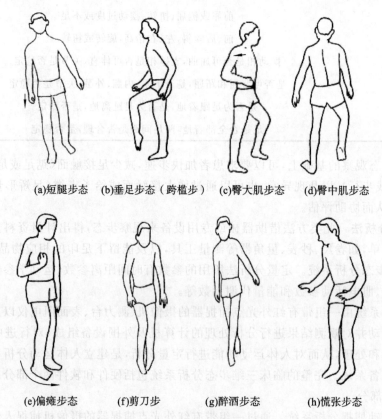

(a)短腿步态　(b)垂足步态（跨槛步）　(c)臀大肌步态　(d)臀中肌步态

(e)偏瘫步态　(f)剪刀步　(g)醉酒步态　(h)慌张步态

图 3-3　临床常见的典型异常步态

1. 短腿步态　如一腿缩短超过 3.5 cm 时,患腿支撑时可见同侧骨盆及肩下沉,故又称斜肩步,摆动时患侧则有代偿性足下垂。

2. 关节强直步态　下肢各关节挛缩强直时步态随之改变,关节挛缩于畸形姿位时改变显著。如髋关节屈曲挛缩时引起代偿性骨盆前倾,腰椎过伸,步幅缩短。膝屈曲挛缩30°以上时可出现短腿步态。膝伸直挛缩时,摆动可见下肢外展或同侧骨盆上提,防足趾拖地。踝跖屈曲挛缩时足跟不能着地,摆动时以增加髋及膝屈曲度来代偿,状如跨槛,故称跨槛步。此时患肢支撑相常有膝过度伸直,可引起膝反曲。

3. 关节不稳步态　如先天性髋脱位行进时左右摇晃如鸭步。

4. 疼痛步态　当各种原因引起患肢负重疼痛时,患者应尽量缩短患肢的支撑期,使对侧摆动腿呈跳跃式快速前进,步幅缩短,又称短促步。

5. 肌肉软弱步态

(1) 胫前肌步态:胫前肌无力时足下垂,摆动期用增加髋及膝屈曲度以防足趾拖地,形成跨槛步。

(2) 小腿三头肌步态:小腿三头肌软弱时支撑后期患侧髋下垂,身体向前推进减慢。

(3) 股四头肌步态:在患腿支撑相不能主动维持稳定的伸膝,故患者身体前倾,让重力线从膝前方通过,从而使膝被动伸直,此时髋微屈可加强臀肌及股后肌群的张力,使股骨下端后摆,帮助被动伸膝。在支撑早期利用膝的持续过伸作为一种代偿性稳定机制,常导致膝反曲,如同时有伸髋肌无力,则患者常须俯身用手按压大腿使膝伸直。

(4) 臀大肌步态:伸髋肌软弱时,患者常使躯干用力后仰,使重力线通过髋关节后方以维持被动伸髋,并控制躯干的惯性向前运动,形成仰胸挺腹的姿态。

(5) 臀中肌步态:髋外展肌软弱时不能维持髋的侧向稳定,故患者在支撑期使上体向患侧侧弯,使重力线在髋关节外侧通过,以便依靠内收肌来稳定,同时防止对侧髋部下沉并带动对侧下肢提起及摆动。若两侧髋外展肌发生损害,步行时上体左右摇摆,状如鸭子,又称鸭步。

6. 肌痉挛步态

(1) 偏瘫步态:常见患足下垂、内翻,下肢外旋或内旋,膝不能放松屈曲,为了避免足部拖地,摆动时常使患肢沿弧线经外侧回旋向前,故又称回旋步,上臂常呈屈曲内收。临床所见的偏瘫步态可有较多的变异。

(2) 剪刀步:又称交叉步,多见于脑瘫或高位截瘫患者。因内收肌痉挛,步行时两髋内收,两膝互相摩擦,步态雀跃不稳。内收肌严重痉挛使两腿交叉难分,不能步行。

7. 其他中枢神经损害

(1) 醉酒步态:小脑性共济失调时,步态摇晃不稳,状如醉汉,也称酩酊步态。

(2) 慌张步态:帕金森病或其他基底节病变时,步态短而快,有阵发性加速,不能随意立停或转向,手臂摆动缩小或停止,称前冲步态或慌张步态。

8. 奇异步态 不能用已知步态解释者,应考虑是否为癔病性步态,其特点是动作表现不一贯,有时用更慢更费力的方式完成动作,与肌力检查结果不一致,肌张力检查时可有齿轮样反应等。

六、感觉功能评定

(一) 概述

1. 感觉的定义 感觉(sensation)是人脑对直接作用于感受器的客观事物的个别属性的反映,个别属性有大小、形状、颜色、坚实度、湿度、味道、气味、声音等。

2. 感觉的分类 通常将感觉分为特殊感觉和一般感觉,后者又分为浅感觉、深感觉和复合感觉(皮质感觉)。特殊感觉包括视、听、嗅、味等。感觉功能评定可分为浅感觉检查、深感觉检查、复合感觉检查。

(二) 感觉功能评定方法

检查感觉时,患者必须意识清楚,医师必须耐心细致。注意左右侧和远近端的对比,从感觉缺失部位至正常部位检查,从远端向近端检查,忌用暗示性提问。感觉的首次评定与再次评定应由同一检查者完成。

1. 浅感觉 浅感觉的感受器大多表浅,位于皮肤内。包括痛觉、温度觉、触觉等。

(1) 触觉:让患者闭目,检查者用棉签或软毛笔依次接触其体表不同部位,并且在两侧对称的部位进行比较。刺激的动作要轻,刺激不应过频。检查四肢时刺激的方向应与长轴平行,

Note

检查胸腹部的方向应与肋骨平行。检查顺序为面部、颈部、上肢、躯干、下肢。

（2）痛觉：让患者闭目，用大头针的针尖以均匀的力量轻刺患者皮肤，让患者立即陈述具体的感受及部位，注意两侧对称部位的比较。先检查面部、上肢、下肢，然后进行上下和左右的比较，确定刺激的强弱和范围。对痛觉麻木的患者要从有障碍的部位向正常的部位检查，而对痛觉过敏的患者要从正常的部位向有障碍的部位检查，这样容易确定异常感觉范围的大小。

（3）温度觉：包括冷觉与温觉。冷觉用装有 5～10 ℃的冷水试管进行测试，温觉用 40～45 ℃的温水试管进行测试。在闭目的情况下交替接触患者皮肤，嘱患者说出冷或热的感觉。选用的试管直径要小，管底面积与皮肤接触面不要过大，接触时间以 2～3 秒为宜。检查时两侧部位要对称。

感觉评价一般可分为感觉消失、感觉降低、感觉过敏、感觉分离。感觉分离指痛觉、温度觉缺失而触觉尚存在。浅感觉完全消失或严重受损时，不仅影响肢体的精细动作，而且在生活中还容易出现烫伤、切割伤或压伤等继发损害。

2. 深感觉 也称本体感觉，来自肌腱、肌肉、骨膜和关节，包括运动觉、位置觉和震动觉。

（1）运动觉：让患者闭目，医师轻轻夹住患者手指和足趾两侧，上下移动5°左右，询问患者手指或足趾的位置，嘱患者回答"向上"或"向下"，如感觉不清楚，需试较大关节，需要让患者做4～5次位置的变化。

（2）位置觉：让患者闭目，医师将一侧肢体被动摆在一个位置上，让患者说出肢体所处的位置，或让另一侧肢体模仿出相同的角度。

（3）震动觉：用每秒震动128次的音叉置于患者突出的骨点上，患者感到音叉的震动，并进行两侧、上下对比。检查时常选择的骨点如下：胸骨、锁骨、肩峰、鹰嘴、桡骨小头、尺骨小头、棘突、髂前上棘、股骨粗隆、腓骨小头、内外踝等。

位置觉与运动觉经常放在一起评价，被称作关节觉。患肢做5次位置的变化，记录准确回答的次数，作为分子，将检查的次数作为分母，如上肢关节觉4/5。震动觉评价方法与浅感觉相同。当本体感觉消失时，患者对自己的肢体在空间的位置缺乏认识，无法自发地运用肢体或自发地调整姿势，在运动治疗中不能做出正确的运动反应。

3. 复合感觉 复合感觉是大脑顶叶皮质对深浅各种感觉刺激进行分析、比较和综合而成，因此又称为皮层感觉，只有在深、浅感觉均正常时，检查才有意义。包括两点辨别觉、图形觉和实体觉等。

（1）两点辨别觉：让患者闭目，用特制的双规仪或两点辨别尺，两点分开至一定距离，同时接触患者皮肤，若感到两点时，再缩小距离，直至两接触点被感觉为一点为止，测出两点间最小的距离。正常人全身各部位的数值不同，正常值：口唇为 2～3 mm；指尖为 3～6 mm；手掌、足底为 15～20 mm；手背、足背为 30 mm；胫骨前缘为 40 mm；背部为 40～50 mm。

（2）图形觉：让患者闭目，用铅笔或火柴棒在患者皮肤上写数字或画图形，如圆形、方形、三角形等，询问患者能否感觉并辨认。

（3）实体觉：让患者闭目，将日常生活中熟悉的某物品放于患者手中，如钥匙、刀子、铅笔、手表等，让患者辨认该物的名称、大小及形状等。

复合感觉检查异常影响精细动作的完成，其中实体觉消失为失认症的一种。

（三）感觉障碍的临床表现

根据病变性质，感觉障碍可分为破坏性症状和刺激性症状。

1. 破坏性症状 感觉的传导途径被破坏或其功能受到控制时，出现感觉缺失或感觉减退。前者有痛觉、温度觉、触觉和深感觉缺失等。在同一部位各种感觉均缺失，称为完全性感觉缺失。在同一部位只有某种感觉障碍，而其他感觉存在，称为分离性感觉障碍。

2. 刺激性症状 感觉传导途径受到刺激或兴奋性增高时,可出现感觉刺激性症状。

(1)感觉过敏:轻微的刺激引起强烈的感觉,是由检查时的刺激和传导途径上兴奋性病变所产生的刺激的总和引起。如痛觉过敏即对痛的感觉增强,一个轻微的痛刺激可引起较强的痛觉体验。

(2)感觉倒错:对刺激的认识倒错,如把触觉刺激误认为痛觉刺激,将冷觉刺激误认为热觉刺激等。

(3)感觉过度:由于刺激阈增高与反应时间延长,在刺激后,需经潜伏期才能感到强烈的、定位不明确的不适感觉,并感到刺激向周围扩散,持续一段时间,如带状疱疹后的疼痛、周围神经外伤恢复期的疼痛等。

(4)感觉异常:没有明显的外界刺激而自发产生的不正常的感觉,如麻木感、蚁走感、触电感、针刺感、烧灼感、冰冻感、束带感等,通常与神经分布的方向有关。

(5)疼痛接受和传导感觉的结构受到刺激而达到一定的强度,或起抑制作用的某些结构受到损害时,都能发生疼痛。常见的疼痛有以下几种。

①局部痛:疼痛的部位即病变所在处。

②放射痛:神经干、神经根受到刺激时,疼痛不仅发生于刺激的局部,而且扩散到远离刺激点而受该神经支配的部位。

③扩散性痛:疼痛向邻近部位扩展,即由一个神经分支扩展到其他分支,例如,三叉神经某一支疼痛时,疼痛可扩散到其他分支。

④牵涉性痛:内脏有疾病时,在患病内脏的脊髓段所支配的皮肤分布区出现感觉过敏、压痛点或疼痛。例如,肝胆疾病时常在右肩部感到疼痛;卵巢病变时可引起第2腰椎节段皮肤区域疼痛或感觉过敏;心绞痛时引起左胸、左上肢内侧疼痛。牵涉性痛的实质是一种特殊的扩散性痛。

脊髓的节段性分布如表 3-14 所示,感觉神经系统中不同部位的损害引起感觉障碍的不同表现如图 3-4 所示。掌握这些内容,可以明确神经损伤部位,帮助确定神经损伤的性质,对感觉评定有重要意义。

表 3-14 皮肤感觉的节段分布

脊髓节段	检查部位	脊髓节段	检查部位
C_2	枕部隆凸	T_8	第八肋间
C_3	锁骨上窝	T_9	第九肋间
C_4	肩锁关节的顶部	T_{10}	第十肋间脐水平
C_5	肘窝的桡侧面	T_{11}	脐水平与腹股沟韧带连线中点
C_6	拇指	T_{12}	腹股沟韧带中部
C_7	中指	L_1	T_{12}与L_2之间上 1/2 处
C_8	小指	L_2	大腿前中部
T_1	肘窝的尺侧面	L_3	股骨内上髁
T_2	腋窝	L_4	内踝
T_3	第三肋间	L_5	足背第三跖趾关节
T_4	第四肋间乳头线	S_1	足背外侧
T_5	第五肋间	S_2	腘窝中点

续表

脊髓节段	检查部位	脊髓节段	检查部位
T_6	第六肋间剑突水平	S_3	坐骨结节
T_7	第七肋间	$S_4 \sim S_5$	肛门周围

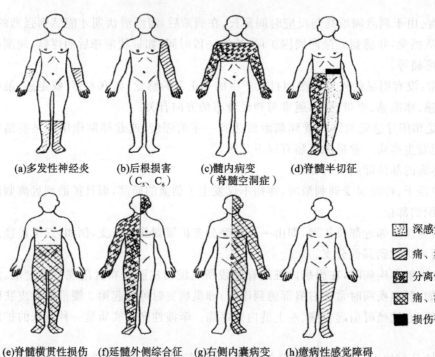

(a)多发性神经炎 (b)后根损害 (c)髓内病变 (d)脊髓半切征
　　　　　　　（C_5、C_6）　（脊髓空洞症）

深感觉缺失
痛、温、触觉减退
分离性痛、温度觉减退
痛、温、触觉缺失
损伤平面

(e)脊髓横贯性损伤 (f)延髓外侧综合征 (g)右侧内囊病变 (h)癔病性感觉障碍

图 3-4　感觉障碍的表现

七、平衡及协调功能评定

（一）概述

1. 平衡及协调的定义

（1）平衡（balance，equilibrium）：身体所处的一种姿态，在运动或受到外力作用时，能自动调整并维持姿势的一种能力。

（2）协调（coordination）：人体产生平稳、准确、有控制的运动的能力。

2. 平衡的分类　人体平衡分两大类。

（1）静态平衡：人体处于某种特定的姿势（如坐或站）时保持稳定的状态。

（2）动态平衡：①自动动态平衡：人体在进行各种自主活动时能重新获得稳定状态的能力，如从坐到站或由站到坐的姿势转换。②他动动态平衡：人体对外界干扰（如推、拉等）产生反应、恢复稳定状态的能力。

3. 平衡的维持　人体保持静态平衡的能力与身体的重心和支撑面有关，当身体的重心落在支撑面内就保持平衡，反之就失去平衡。人体平衡的维持需要三个环节参与：感觉输入、中枢整合、运动控制，而前庭系统、视觉调节系统、身体本体感觉系统、大脑平衡反射调节、小脑共济协调系统以及肌群的力量在人体平衡功能的维持上也起到了重要作用。

4. 协调功能的维持　协调是完成精细运动和技能动作的必要条件，也是姿势控制和每日日常生活活动所必须具有的基本条件。人体保持一定的姿势从事随意运动，与大脑皮质、基底节、小脑、脊髓后索、前庭迷路系统均有密切的联系。其中任何一部分发生障碍都会造成协调功能障碍。协调功能障碍又称为共济失调（ataxia）。根据病变部位不同，分为小脑性共济失调、基底节共济失调和脊髓后索共济失调。

（二）平衡功能的评定

包括主观评定和客观评定两个方面。主观评定以观察和量表为主，客观评定主要是指平衡测试仪评定。

1. 主观评定法

（1）观察：评定者观察被评定对象在静态和动态下能否保持平衡。

①静止状态：睁、闭眼坐，睁、闭眼站立，双脚并拢站立、单腿直立，双脚一前一后，脚跟碰脚尖站立等，观察身体是否出现摇摆及维持平衡的时间。

②活动状态：坐、站、立时移动身体，在不同条件下行走，包括脚跟碰脚趾、足跟行走、足尖行走、走直线、侧方走、倒退走、走圆圈、绕过障碍物行走等。

（2）量表：虽然属于主观评定，但由于不需要专门的设备，评分简单，应用方便，临床仍普遍使用。信度和效度较好的量表主要有以下几种。

①Berg平衡量表（Berg balance scale）：该量表既可以评定被测试对象在静态和动态下的平衡功能，也可以用来预测正常情况下摔倒的可能性。此量表有14个项目，需要20分钟完成，满分为56分，若得分低于40分则表明有摔倒的危险性。如表3-15所示。

表3-15 Berg平衡量表

序号	动作	评分
1	从坐位站起	4分：不用手扶能够独立地站起并保持稳定；
		3分：用手扶着能够独立地站起；
		2分：几次尝试后自己用手扶着站起；
		1分：需要他人小量的帮助才能站起或保持稳定；
		0分：需要他人中等或大量的帮助才能站起或保持稳定
2	无支持站立	4分：能够安全站立2分钟；
		3分：在监视下能够站立2分钟；
		2分：在无支持的条件下能够站立30秒；
		1分：需要若干次尝试才能无支持地站立达30秒；
		0分：无帮助时不能站立30秒
3	无靠背坐位，但双脚着地或放在一个凳子上	4分：能够安全地保持坐位2分钟；
		3分：在监视下能够保持坐位2分钟；
		2分：能坐30秒；
		1分：能坐10秒；
		0分：没有靠背支持不能坐10秒
4	从站立位坐下	4分：最小量用手帮助安全地坐下；
		3分：借助于双手能够控制身体的下降；
		2分：用小腿的后部顶住椅子来控制身体的下降；
		1分：独立地坐，但不能控制身体下降；
		0分：需要他人帮助坐下

序号	动作	评分
5	转移	4分:稍用手扶就能够安全地转移; 3分:绝对需要用手扶着才能够安全地转移; 2分:需要口头提示或监视才能够转移; 1分:需要一个人的帮助; 0分:为了安全,需要两个人的帮助或监视
6	无支持闭目站立	4分:能够安全地站10秒; 3分:监视下能够安全地站10秒; 2分:能站3秒; 1分:闭眼不能达3秒,但站立稳定; 0分:为了不摔倒而需要两个人的帮助
7	双脚并拢无支持站立	4分:能够独立地将双脚并拢并安全站立1分钟; 3分:能够独立地将双脚并拢并在监视下站立1分钟; 2分:能够独立地将双脚并拢,但不能保持30秒; 1分:需要别人帮助将双脚并拢,但能够双脚并拢站15秒; 0分:需要别人帮助将双脚并拢,双脚并拢站立不能保持15秒
8	站立位时上肢向前伸展并向前移动	4分:能够向前伸出>25 cm; 3分:能够安全地向前伸出>12 cm; 2分:能够安全地向前伸出5 cm; 1分:上肢可以向前伸出,但需要监视; 0分:在向前伸展时失去平衡或需要外部支持
9	站立位时从地面捡起物品	4分:能够轻易地且安全地将物品捡起; 3分:能够将物品捡起,但需要监视; 2分:伸手向下达2~5 cm且能独立地保持平衡,但不能将物品捡起; 1分:试着做伸手向下捡物品的动作时需要监视,但仍不能将物品捡起; 0分:不能试着做伸手向下捡物品的动作,或需要帮助免于失去平衡或摔倒
10	站立位转身向后看	4分:从左右侧向后看,体重转移良好; 3分:仅从一侧向后看,另一侧体重转移较差; 2分:仅能转向侧面,但身体的平衡可以维持; 1分:转身时需要监视; 0分:需要帮助以防失去平衡或摔倒
11	转身360°	4分:在≤4秒的时间内安全地转身360°; 3分:在≤4秒的时间内仅能从一个方向安全地转身360°; 2分:能够安全地转身360°但动作缓慢; 1分:需要密切监视或口头提示; 0分:转身时需要帮助

续表

序号	动作	评分
12	无支持站立时将一只脚放在台阶或凳子上	4分：能够安全且独立地站，在20秒的时间内完成8次； 3分：能够独立地站，完成8次的时间＞20秒； 2分：无需辅助具在监视下能够完成4次； 1分：需要少量帮助能够完成＞2次； 0分：需要帮助以防止摔倒或完全不能做
13	一脚在前无支持站立	4分：能够独立地将双脚一前一后地排列（无间距）并保持30秒； 3分：能够独立地将一只脚放在另一只脚的前方（有间距）并保持30秒； 2分：能够独立地迈一小步并保持30秒； 1分：向前迈步需要帮助，但能够保持15秒； 0分：迈步或站立时失去平衡
14	单腿站立	4分：能够独立抬腿并保持时间＞10秒； 3分：能够独立抬腿并保持5～10秒； 2分：能够独立抬腿并保持时间≥3秒； 1分：试图抬腿，不能保持3秒，但可维持独立站立； 0分：不能抬腿或需要帮助以防摔倒

②Tinnetti量表（Performance-Oriented Assessment of Mobility）：Tinnetti量表分为平衡（10项）和步态（8项）两个部分，不到15分钟即可完成，满分为44分，若得分低于24分则提示有摔倒的危险。

③"站起-走"计时测试："站起-走"计时测试主要评定被检查者从座椅站起，向前走3 m，折返回来的时间以及在行走中的动态平衡。该方法在临床中最常用。

④上田氏平衡反应试验：该方法由日本学者上田敏提出，是一种客观定量的方法。为了保持其准确度，不能在门诊进行。可利用与ADL试验相似的坐位、站立位、步行改善试验，与其他运动障碍一起进行综合判定。

⑤佐直氏平衡试验：此试验也不能在门诊进行。它具有操作简单、易掌握、便于比较等特点。

⑥ Carr-Shepherd平衡评定：该方法由澳大利亚物理治疗师Carr和Shepherd等人在80年代中期设计出来的，常与其他运动功能在一起评定，评分等级比较细，每项分为7个等级（0～6分），评定可信度高，结果易于比较。

2. 客观评定法 主要应用平衡功能检测训练系统进行评定。整个系统由受力平台、显示器、电子计算机及专用软件构成，分为人体平衡功能检测与人体平衡功能分析两个部分。该系统作为一个有效的临床诊治工具，可通过对人体直立、直坐的重心变化及手指的轻触摆动进行实时检测、显示和分析，帮助医师对人体平衡功能异常进行诊断；同时通过视觉反馈帮助患者对自己进行平衡功能的矫正与训练，并使医师及时掌握患者的训练情况，及时调整训练方案。本系统还可用作训练效果的评估，可广泛应用于康复医学科、神经内外科、骨科、老年医学科等。

（1）主要功能：评估和分析下肢前、后、左、右的平衡状况和功能，上肢的精细活动功能，坐位平衡功能，机体静态或等长收缩重力的力学特征。

（2）疾病的诊断和鉴别诊断常用于眩晕（前庭性眩晕、颈性眩晕、血管性眩晕）、平衡功能障碍（卒中、脑外伤、脊髓损伤、帕金森综合征、阿尔茨海默病）、骨关节和肌肉疾病（骨关节炎症及损伤、外周神经损伤、肌痉挛、肌萎缩、肌力减退、肌痛)、书写痉挛综合征等疾病的诊断和鉴别诊断。

（3）康复训练。

①平衡功能训练：本系统采用视觉生物反馈机理，使患者根据控制板上红灯闪亮的多少看到自己的重心偏移情况，自觉进行调整；另外红灯的闪亮也使医师及时了解患者的情况，并有助于患者及医师双方观察治疗指令的执行情况。可用于坐位、站立位、单侧下肢平衡的训练。

②精细动作训练：本系统特有的手稳定检测训练装置，可作为作业治疗的一部分，通过视觉反馈机理训练手的精细动作功能。

③特定重心转移训练：在某些疾病中，如卒中、脑外伤等，为了加强患侧的负重能力，需刻意将重心转移至患侧。患者及医师均可通过观察患侧红灯的闪亮情况了解是否达到了前述治疗目标。

（三）协调功能的评定

协调功能的评定实际上是对精细运动技能及能力的评价。临床上，通常从交互动作、协同性、准确性三个方面对其进行评价。交互动作是检查主动肌和拮抗肌在运动过程中相互转换的能力。协同性是检查这些共同作用的肌群是否协调配合。准确性是检查估计测量或判断距离的能力。判断有无协调功能障碍主要是观察患者在完成指定的动作中运动的质量有无异常，应包括按照一定的方向和节奏、采用适当的力量和速度、达到准确的目标等几个方面。具体方法有以下几种。

1. 轮替动作　交互动作障碍的评价方法。嘱患者以前臂向前伸平并快速反复地做旋前旋后动作，或以一侧手快速连续拍打对侧手背，或足跟着地以前脚掌敲击地面等。小脑性共济失调患者的这些动作笨拙，节律慢且不匀，称轮替动作不能。

2. 站立后仰试验　协同性障碍的检查方法。患者取站立位，嘱其身体向后仰。正常人膝关节弯曲，身体可以维持后仰位，小脑疾病时膝不能弯曲而向后方倾倒。

3. 指鼻试验　嘱患者先将手臂伸直、外旋、外展，以示指指尖触自己的鼻尖，然后以不同的方向、速度、睁眼、闭眼重复进行，并进行两侧比较。小脑半球病变时可看到同侧指鼻不准，接近鼻尖时动作变慢，或出现动作性震颤(意向性震颤)，且常见超过目标(辨距不良)。感觉性共济失调时睁眼做无困难，闭眼时则发生障碍。

4. 指指试验　嘱患者伸直示指，曲肘，然后伸直前臂以示指触碰对面医师的示指，先睁眼做，后闭眼做，正常人可准确完成。若总是偏向一侧，则提示该侧小脑或迷路有病损。

5. 跟-膝-胫-踝试验　患者仰卧，上抬一侧下肢用足跟碰对侧膝盖，再沿胫骨前缘向下移动。小脑损害时抬腿触膝易出现辨距不良和意向性震颤，下移时常摇晃不稳。感觉性共济失调时，患者足跟于闭目时难以寻到膝盖。

6. 闭目难立征(Romberg征)　嘱患者双足并拢站立，两手向前平伸，闭目。如出现身体摇晃或倾斜则为阳性。仅闭目不稳提示两下肢有感觉障碍(感觉性共济失调)，闭目、睁目皆不稳提示小脑蚓部病变(小脑性共济失调)，蚓部病变易向后倾。一侧小脑半球病变或一侧前庭损害则向病侧倾倒。

7. 准确性测验

（1）靶心打点：中心圆直径为1 cm，每圈之间的距离为1 cm，圆的外径约为6 cm。患者手持铅笔，从距离垂直纸面10 cm处，以每秒一点的速度向中心圆打点(医师用拍手来掌握节奏)，肘要悬空，共做50秒，左右手分别进行。将落在图中同心圆1～5轨道中和图外不同区域的点数记录在右侧的表格内(图3-5)。

（2）纵线缺口画线：图大小为8 cm×20 cm左右，要求患者两手分别用铅笔通过纵线的缺

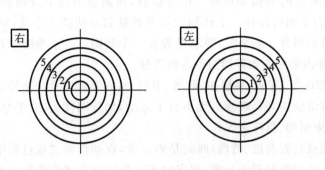

各区域内的点数

1.	2. 左	3. 右
4. 1	5.	6.
7. 2	8.	9.
10. 3	11.	12.
13. 4	14.	15.
16. 5	17.	18.
19. 外	20.	21.

需要时间（50次）

22.	23. 左	24. 右
25.	26.	27.
28.	29.	30.

图 3-5 靶心打点

口处以最快的速度画出曲线,不可触及纵线,肘关节不能离开桌面。将结果记录在右侧表格内。上栏为右手用,正常人所需时间为 11～16 秒,触及纵线次数 0～2 次;下栏为左手用,正常应为 14～21 秒,触及纵线次数 0～2 次(图 3-6)。

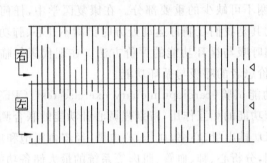

右

31.完成时间（秒）		32.错误次数	
33.结果	34.正常值	35.结果	36.正常值

左

45.完成时间（秒）		46.错误次数	
47.结果	48.正常值	49.结果	50.正常值

图 3-6 纵线缺口画线

（3）线圈打点:图大小为 10 cm×20 cm 左右,要求患者手持铅笔,自左向右在圆圈内打点,肘关节不得离开桌面。在练习线上试做 1 次。然后在正式测试图上进行。上栏供右手用,下栏供左手用。在第 3 秒和第 5 秒的打点处用"0"做上记号,将 3 秒以内完成的打点圈数记录整理在右方斜线处,点在圈外的个数作为分子,准确完成的个数作为分母,即圈外的个数/准确完成的个数。正常值:右手 1/(5～10),左手 1/(2～8)(图 3-7)。

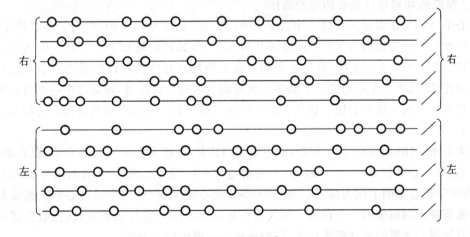

图 3-7 线圈打点

8. Purdue 钉盘测验 用于检查手指精细运动的灵巧性。钉盘有两排小孔(每排 25 个小孔）、与孔相配套的 50 枚铁钉及对应的垫圈和项圈。作为检查，该测验由四个分测验组成：①左手操作；②右手操作；③左、右手同时操作。上述测试均是将铁钉尽快插入小孔，30 秒内将铁钉插入小孔的个数即是患者的得分。④装配：要求患者将一个垫圈、一个项圈、再一个垫圈依次套在一个铁钉上，1 分钟内装配的数量即为患者的得分。

9. 观察日常生活动作 观察吃饭、穿衣、系纽扣、取物、书写、站立姿势以及步态等活动是否协调正确、有无意向性震颤、言语顿挫等。观察有无不自主运动，如舞蹈样运动、手足徐动、震颤（静止性、动作性）、抽搐、肌束颤动、肌阵挛等。

上述检查主要观察动作的完成是否直接、精确，时间是否正常，在动作的完成过程中有无辨距不良、震颤或僵硬，增加速度或闭眼时有无异常，评定时还需要注意共济失调是一侧性或双侧性，头、躯干、上肢、下肢等部位哪个部位症状最明显，睁眼、闭眼有无差别等。

八、心肺功能评定

（一）概述

呼吸与循环功能是维持人体新陈代谢不可缺少的重要部分。在康复医学中，任何疾病的康复，都与心、肺功能有着密切的关系，尤其是我们在制订运动处方时更离不开心、肺功能的各种指标。因此，康复医学工作者必须掌握呼吸与循环功能的评价方法。在现代康复临床中越来越倾向于使用运动心肺功能试验来评价患者的呼吸与循环功能。

1. 运动心肺功能试验 运动心肺功能试验（cardiopulmonary exercise test，CPET）与一般心脏负荷试验不同，它强调运动时心肺功能的相互作用，特别强调心肺功能的联合测定。它通过对运动中的受试者摄氧量（VO_2）、CO_2 排出量、心率、血压、心电图、经皮血氧饱和度、呼吸频率、潮气量等生理参数的实时连续监测，分析心、肺、血管、肌肉等系统的最大储备功能，从而在早期发现这些器官潜在的病变。既往的心电运动负荷试验和肺功能检查相对独立，没有做到呼吸与循环功能有机的结合，随着传感器技术的提高和计算机软件的开发，其应用范围越来越广泛，大有取代单一的心电运动负荷试验和肺功能检查的趋势。

运动心肺功能试验（CPET）包括心电图负荷试验和气体代谢分析两个部分，前者早已广泛应用于临床，用于诊断心肌是否存在潜在缺血，但对心脏的功能状况不能进行评价；气体代谢分析是对肺、心脏、血红蛋白携氧、肌肉等系统进行功能评价。

2. 运动心肺功能试验的常用指标及其意义

（1）反映运动耐量以及心功能的指标。

①心率（HR）：正常成人男性心率为 60～80 次/分，女性为 70～90 次/分。年龄越小，心跳越快。呼吸与脉搏之比约为 1：4，体温每升高 0.5 ℃，脉搏约增加 10 次/分。运动负荷每增加 1 MET，心率增加 8～12 次/分。心率的异常运动反应有过快和过慢两类。心率过慢见于窦房结功能障碍、严重左心功能不全和多支血管病变的冠心病患者，而运动中心率过快见于体力活动能力较差或异位室上性、房性、室性心动过速患者。下面介绍与运动有关的几个心率的概念。

最大心率（HRmax）＝220－年龄；心率储备（HRR）＝最大心率－安静心率；靶心率（最适宜运动心率）＝心率储备（60%～85%）＋安静心率（注：成年人靶心率的上限为最大心率×80%，青少年靶心率的上限为最大心率×85%）。靶心率又叫"运动中适宜心率"，也就是在运动中用来衡量运动强度的一个标准。当人们在靶心率范围内进行运动时，既能收到提高心肺系统的有氧耐力水平的最佳锻炼效果，同时也能保证锻炼的安全性。

②血压（BP）：a. 正常成人理想血压：收缩压＜120 mmHg，舒张压＜80 mmHg。正常高限：收缩压为 130～139 mmHg，舒张压为 85～89 mmHg。男子比女子稍高，上肢血压比下肢

高20~40 mmHg,两侧肢体血压可差 10 mmHg 左右。年龄越小,收缩压越低。为了便于以后的换算我们必须记住 1 mmHg=0.133322 kPa。正常运动时的收缩压应该随运动负荷的增加而逐步升高,舒张压一般没有显著变化,甚至可以出现明显下降,说明血管舒张功能良好。运动负荷每增加 1 MET,收缩压相应增高 5~12 mmHg。收缩压一般可以达到 180~220 mmHg。运动时收缩压达到 250 mmHg,舒张压 120 mmHg 为高限。若运动中收缩期血压不升或升高不超过 130 mmHg,或血压下降,甚至低于安静水平,提示心脏收缩功能储备力很小。运动中收缩压越高,发生心源性猝死的概率反而越低。运动中舒张期血压明显升高,比安静水平高 15 mmHg,甚至可超过 120 mmHg,说明总外周阻力明显升高,提示冠状血管储备力接近或达到极限,机体只有通过提高舒张压来增加心脏舒张期的冠脉灌注压,从而部分补偿冠状动脉的血液供应,常见于严重冠心病。可以诱发血压下降的其他疾病,包括心肌病、心律失常、血管反应、左心流出道阻塞、应用抗高血压药物、贫血、长时间剧烈运动等。

③代谢当量(metabolic equivalent,MET):译音为梅脱,是以安静、坐位时的能量消耗为基础,表达各种活动时相对能量代谢水平的常用指标,是评估心肺功能的重要指标。1 MET 相当于耗氧量 3.5 mL/(kg・min)。代谢当量与热卡有对应关系,其换算公式:热量(kcal)=代谢当量×3.5×体重(kg)/200。代谢当量的临床判断意义如下。

a. 若体力消耗小于 5 METs,则提示 65 岁以下的患者预后不良。

b. 若体力消耗为 5 METs,则提示日常活动受限,相当于急性心肌梗死恢复期的功能储备。

c. 若体力消耗为 10 METs,则提示机体处于正常健康水平药物治疗预后与其他手术或介入治疗效果相当。

d. 若体力消耗为 13 METs,则提示即使运动试验异常,预后仍然良好。

e. 若体力消耗为 18 METs,则提示为有氧运动员水平。

f. 若体力消耗为 22 METs,则提示为高水平运动员。

④最大氧耗量(maximal oxygen uptake,VO$_2$max):反映人体最大有氧代谢能力和心肺储备能力,VO$_2$=CO×(CaO$_2$-CVO$_2$),CO、CaO$_2$ 分别代表心输出量、动脉血氧含量。同时,VO$_2$=VE×(FiO$_2$-FeO$_2$)。FiO$_2$、FeO$_2$ 分别为吸入、呼出气体的氧浓度。在逐渐递增的 CPET 中,当运动到一定时刻,VO$_2$ 出现一个平台,这时即使再增加功率,VO$_2$ 也不增加,我们称这时的 VO$_2$ 为 VO$_2$max。VO$_2$ 能够反映机体气体运输系统(包括肺、心血管、血红蛋白)及肌肉细胞有氧代谢是否正常,任何一个环节的功能障碍如心脏病、肺病或贫血等,均能使氧流或氧利用障碍,VO$_2$max 下降。正常应大于正常预计值的84%。

⑤无氧阈(anaerobic threshold,AT):有氧代谢尚未需要无氧代谢补充供能时的最大 VO$_2$ 值,即尚未发生乳酸性酸中毒时的最高 VO$_2$。越过 AT,如继续运动,只有通过无氧代谢提供能量。VO$_2$ 和 AT 可以识别疾病的严重程度,预测最大心输出量,客观评价患者的功能容量,故用 VO$_2$ 和 AT 标志心功能损害程度,反映组织灌注的变化,AT 较 VO$_2$max 敏感,且相对与用力无关。VO$_2$max 受心血管储备功能及肌肉利用氧能力的影响,代表循环系统输送氧的能力,而运动耐力较多取决于肌肉线粒体用氧能力,与 AT 关系较密切。所以 VO$_2$max 不仅用于运动受限的诊断与鉴别诊断,还可以用于治疗前后的功能评价及锻炼的效果与运动耐力的评价。成人 AT 的正常范围是 41%~54% 的预计 VO$_2$max。

⑥增氧能力:VO$_2$ 与功率(WR)之间的关系,常用运动负荷后增加的 VO$_2$ 与每分钟递增的功率来表示,即 VO$_2$/WR(L/(min・w)),它说明外界负荷增加时运动者氧的利用量,或用其坐标图上的斜率表示。氧运输不足,肌肉不能获取足够的氧,则斜率低于正常,VO$_2$max 降低。临床上用于鉴别循环障碍的患者(包括肺循环、体循环及外周循环),其正常值为(10.3±1.0) L/(min・w)。

Note

⑦每搏氧耗量：又称氧脉搏（O_2-pulse），不是直接测量的参数，而是由 VO_2/HR 计算得出的。心脏在输送 O_2 的过程中靠每搏输出量（SV）和心率（HR）两个机制完成，一般认为运动早期心脏主要是通过 SV 的增加使 VO_2 增加，在运动的后期主要靠 HR 的增加使 VO_2 达到最大。如果心功能不全，SV 不能随着运动而相应增加，心脏只有通过 HR 的增加来满足肌细胞对氧的需求，HR 增大，O_2-pulse 就减小，反映了心脏的储备功能下降。

（2）反映运动呼吸功能的指标。

①肺容量测定指标：肺容量是指在安静状态下肺容纳的气体量。潮气量（VT）、补吸气量（IRV）、补呼气量（ERV）、残气量（RV）是构成肺容量的四个基础容积。最大吸气量（IC）、功能残气量（FRC）、肺活量（VC）、全肺气量（TLC）是肺功能检查常用的四种容量。在康复临床中常使用肺容量测定仪进行检查评价。

②反映通气功能的指标：肺通气功能测定包括每分钟静息通气量、最大通气量、用力肺活量、呼气高峰流量等内容。

a.静息每分钟通气量（VE）：VE 为潮气量（VT）与呼吸频率（BF）的乘积。正常范围：男性为（6.663±0.2）L；女性为（4.217±0.16）L。低于 3 L 表示通气不足，高于 10 L 为通气过度。应当指出，此项数值正常并不等于呼吸功能正常。极量运动时的通气量称为最大通气量（VEmax），安静时 VE 为 5～8 L/min，VEmax 可达 70～120 L/min。

b.肺泡通气量（AVV）：每分钟肺泡通气量才是有效通气量。由潮气量（VT）减去生理无效腔（VD），再乘以呼吸频率得出。正常值为 4.2 L 左右，需和其他肺功能检查综合判断。

c.最大自主通气量（MVV）：反映了通气储备能力。用以衡量胸廓肺组织的弹性、气道阻力、呼吸肌力量。医学上多用实测值与理论预计值的比例来表示其大小。正常范围：男性为（104±2.71）L；女性为（82.5±2.17）L。正常人大于 80% 或低于 60% 为异常，表示通气储备能力降低。

d.用力肺活量（FVC）：也称时间肺活量。该指标是指将测定肺活量的气体用最快速度呼出的能力。男性为（3.179±0.117）L；女性为（2.314±0.048）L。实际上常用第 1 秒肺活量占整个肺活量百分比表示，称 1 秒率。正常人大于 80%，低于 80% 表明有气道阻塞性通气障碍的存在，如哮喘。医学上还用低于 80% 及 60% 评判支气管哮喘发病的轻重程度。

e.最大中期呼气流速与最大中期流速时间（MMFR）：将测定肺活量的气体用最快速度呼出的能力，在临床上最常使用，也是敏感简便的最佳通气指标。正常范围：男性为 3.369 L/s；女性为 2.887 L/s。将其所用时间称最大中期流速时间，正常人为 0.5 秒左右。MMFR 意义与 FEV1.0% 相同但更敏感、准确。MMFR 优越性在于不受性别、年龄、身高等影响。延长（超过 0.5 秒）程度标志着阻塞性通气障碍严重程度，如肺气肿。

f.呼吸储备（BR）：反映运动时最大呼吸储备能力，BR＝（MVV－VEmax）或（MVV－VEmax）/MVV%［正常值：（38±22）L/min 或 20%～50%］，BR 降低是运动受限的因素之一。正常人运动时最大呼吸频率（RF）不超过 50 次/分。

③反映气体交换的指标：动脉血气分析是检测肺换气功能的重要项目，主要指标包括动脉血氧分压、动脉血二氧化碳分压、pH 值、标准碱、缓冲碱、剩余碱。根据上述指标可判断出有无缺氧及其缺氧的程度，有无酸碱失衡及其失衡的类型、程度等，可为手术、麻醉、危重症的监护及抢救提供重要的依据。同时，也为患者的康复治疗提供依据。

血气分析采集检验样本时要注意用肝素抗凝动脉血 2 mL，抽血后要求严加密封，不能接触空气，立即送检，天热时可放冰箱中，并记录当时患者的体温。

a.酸碱度（pH）：参考值为 7.35～7.45。pH 值小于 7.35 为失代偿酸中毒，pH 值大于 7.45 为失代偿碱中毒。但 pH 值正常并不能完全排除酸碱失衡。

b.二氧化碳分压（$PaCO_2$）：$PaCO_2$ 是血液中物理溶解的 CO_2 分子所产生的压力。参考值为 4.65～6.0 kPa(35～45 mmHg)，CO_2 轻度升高可刺激呼吸中枢，当 $PaCO_2$ 达到 7.31 kPa (55 mmHg)时则抑制呼吸中枢，有形成呼吸衰竭的危险。$PaCO_2$ 增高表示肺通气不足，为呼吸性酸中毒或代谢性碱中毒；$PaCO_2$ 降低为换气过度，为呼吸性碱中毒，或代谢性酸中毒。

c. 二氧化碳总量(TCO_2)：参考值为 24～32 mmHg，代表血中 CO_2 和 HCO_3^- 之和，在体内受呼吸和代谢两个方面影响。代谢性酸中毒时 TCO_2 明显下降，碱中毒时 TCO_2 明显上升。

d. 氧分压(PaO_2)：血液中溶解的氧分子所产生的压力。氧分压与细胞对氧的利用有密切联系，可随年龄增长而降低。正常参考值为 9.97～13.3 kPa(75～100 mmHg)。缺氧时 PaO_2 降低，若 PaO_2 小于 10.6 kPa(80 mmHg)，为轻度缺氧；PaO_2 小于 7.9 kPa(60 mmHg)，为中度缺氧；PaO_2 小于 5.3 kPa(40 mmHg)，为重度缺氧。PaO_2 小于 2.67 kPa(20 mmHg)时，脑细胞不能再从血液中摄取氧，有氧代谢停止，生命难以维持。

e. 动脉血氧含量(CaO_2)：氧含量是指每升动脉血含氧的毫摩尔数，正常参考值为 7.6～10.3 mmol/L，包括物理溶解的 O_2 和 Hb 结合的 O_2 两部分。CaO_2 是判断缺氧程度和呼吸功能的重要指标。

f. 缓冲碱(BB)：缓冲碱是指血液中一切具有缓冲作用的碱(阴离子)的总和；包括 HCO_3^-、HPO_4^-、Hb 和血浆蛋白。正常值为 45～55 mmol/L，平均值为 50 mmol/L。HCO_3^- 是 BB 的主要成分，几乎占一半(24/50)，BB 不受呼吸因素、CO_2 改变的影响，因 CO_2 在改变 BB 中 HCO_3^- 的同时，伴有相应非 HCO_3^- 缓冲的变化，在血浆蛋白和血红蛋白稳定的情况下，其增减主要取决于 SB。

g. 氧饱和度(SaO_2)：SaO_2 是指血液在一定的 PaO_2 下氧合血红蛋白(HbO_2)占全部血红蛋白的百分比，即 $SaO_2 = HbO_2/(HbO_2 + Hb)$，以百分率表示，其大小取决于 PaO_2。正常人动脉血 SaO_2 为 93%～98%，静脉血为 60%～70%，SaO_2 和 PO_2 可绘制氧解离曲线。参考值为3.5kPa(26.6 mmHg)。

h. 实际碳酸氢盐和标准碳酸氢盐(AB,SB)：参考值为 22～27 mmol/L。AB 是体内代谢性酸碱失衡的重要指标，在特定条件下计算出 SB 也反映代谢因素。二者正常为酸碱内稳正常。二者皆低为代谢性酸中毒(未代偿)，二者皆高为代谢性碱中毒(未代偿)，AB 升高既可能是代谢性碱中毒，也可能是呼吸性酸中毒时肾脏的代偿调节反应。慢性呼吸性酸中毒时，AB 最大可代偿升至 45 mmol/L，AB 降低既可能是代谢性酸中毒，也可能是呼吸性碱中毒的代偿结果。

i. 剩余碱与碱不足(BE)：血液在 37 ℃，$PaCO_2$ 为 5.33 kPa(40 mmHg)，SaO_2 100% 条件下滴定至 pH=7.4 所需的酸量或碱量，反映缓冲碱的增加或减少，需加酸者为正值，说明缓冲碱增加，固定酸减少；需加碱者为负值，说明缓冲碱减少，固定酸增加。正常值为 ±2.3 mmol/L，由于在测定时排除了呼吸因素的干扰，因而 BE 是反映代谢性酸碱平衡失调的指标之一。

j. 二氧化碳结合力(CO_2CP)：静脉血标本分离血浆后，正常人肺泡气($PaCO_2 = 5.33$ kPa，$PaO_2 = 13.3$ kPa)平衡后测得血浆中 HCO_3^- 所含 CO_2 量，正常为 22～31 mmol/L(50～70 vol/L)。它主要是指血浆中呈结合状态的 CO_2，反映体内的碱储备量，其意义与 SB 基本相同，在代谢性酸碱平衡失调时，它能较及时地反映体内碱储备量的增减变化。

k. 阴离子间隙(AG)：阴离子间隙是指血清中所测定的阳离子总和与阴离子总和之差。是早期发现混合性酸碱中毒的重要指标。正常参考值为 12±4 mmol/L。

l. 肺泡-动脉血氧分压差($PA-aO_2$)：肺泡气氧分压与动脉血氧分压之间的差值，是判断换气功能是否正常的一个依据。在心肺复苏中，它是反映预后的一项重要指标。$PA-aO_2$ 显著增大表示肺的氧合功能障碍，同时 PaO_2 明显降低。这种低氧血症通过吸纯氧不能纠正，如肺不张和成人呼吸窘迫综合征。PA-aO$_2$ 中度增加的低氧血症,一般吸纯氧有望得到纠正,如慢性阻塞性肺疾病。PA-aO$_2$ 正常,PaCO$_2$ 增加,则提示基础病因多半不在肺,很可能为中枢神经系统或神经肌肉病引起的肺泡通气不足所致的低氧血症。

判断酸碱失衡应先了解临床情况,一般根据 pH 值、PaCO$_2$、BE(或 AB)判断酸碱失衡,根据 PaO$_2$ 及 PaCO$_2$ 判断缺氧及通气情况。pH 值超出正常范围提示存在失衡。但 pH 值正常仍可存在酸碱失衡。PaCO$_2$ 超出正常提示呼吸性酸碱失衡,BE 超出正常提示有代谢性酸失衡。但血气和酸碱分析有时还要结合其他检查,结合临床动态观察,才能得到正确判断。

3. 运动心肺功能试验的适应证和禁忌证

(1) 适应证:凡是有上述应用需求,同时病情稳定,无明显步态和骨关节异常,无感染及活动性疾病,患者精神正常以及主观上愿意接受检查,并能主动配合者均为适应证。如果有下肢关节或肌肉异常,可以采用上肢运动来进行试验。

(2) 禁忌证:病情不稳定者均属于禁忌证,临床上稳定与不稳定是相对的,取决于医师和技师的经验和水平,以及实验室的设备和设施条件。一般认为可以把禁忌证分为绝对禁忌证和相对禁忌证。

①绝对禁忌证:未得到控制的心力衰竭或急性心力衰竭、严重的左心功能障碍、血流动力学不稳定的严重心律失常(室性或室上性心动过速、多源性室性早搏、快速型房颤、Ⅲ度房室传导阻滞等)、不稳定型心绞痛、增剧型心绞痛、近期心肌梗死后非稳定期、急性心包炎、心肌炎、心内膜炎、严重的未得到控制的高血压、急性肺动脉栓塞或梗死、全身急性炎症、传染病和下肢功能障碍、确诊或怀疑主动脉瘤、严重主动脉瓣狭窄、血栓性脉管炎或心脏血栓、精神疾病发作期间或严重神经症。

②相对禁忌证:严重高血压(高于 200 mmHg/120 mmHg)和肺动脉高压、中度瓣膜病变和心肌病、明显心动过速或过缓、中-重度主动脉瓣狭窄或严重阻塞型心肌病、心脏明显扩大、高度房室传导阻滞及高度窦房结传导阻滞、严重冠状动脉左主干狭窄或类似病变、严重肝肾疾病、严重贫血及未得到控制的糖尿病、甲状腺功能亢进症(甲亢)、骨关节病、血电解质紊乱、慢性感染性疾病、运动会导致恶化的神经肌肉疾病、骨骼肌肉疾病或风湿性疾病患者、晚期妊娠或有妊娠合并症者、病情稳定的心力衰竭患者、重症贫血者、明显骨关节功能障碍者、运动受限或可能由于运动而使病变恶化者。

(二) 运动心肺功能试验的评定

1. 运动心肺功能试验的目的和方法　通过一定量的运动负荷,观察心肺功能指标的改变。人体呼吸和循环器官有较大的功能储备,因此在症状出现之前,心肺功能就可能出现损害。通过运动试验可引起一些患者心肺功能障碍或症状的出现,称为激发试验。在现代康复临床中越来越倾向于使用心肺运动功能测试系统来评价患者的呼吸与循环功能。心肺运动功能测试系统采用混合室气体测试法或每次呼吸测量法,对呼吸运动过程中气体的流量、O$_2$ 的浓度、CO$_2$ 的浓度及环境的温度、气压、心脏参数等技术参数进行实时数据采集,通过专业的分析软件,采用不同的分析方法来评定人体的心肺功能储备。该系统配备有三导和十二导心电图仪、动态/静态血压测试仪、双屏显示系统、血氧饱和度测试设备、运动测试跑台或功率车、心脏风险评估软件、营养评估软件,这些设备实现了运动过程中真正的双系统(如:心肺功能仪及十二导心电测试系统)同步采样,并可设置双屏显示,测试数据分别同步显示在两个屏幕上,方便使用者同时记录分析。

(1) 运动方式。

①活动平板(treadmill):装有电动传送带的运动装置,患者在活动平板上进行步行或跑步,速度和坡度可调节。优点为接近日常活动生理,可以逐步增加负荷量。各种坡度、速度时

的心血管反应可以直接用于指导患者的步行锻炼。常用试验方案有 Bruce 方案(表 3-16),应用最广泛,同时增加速度和坡度来增加运动强度。Naughton 方案:运动起始负荷低,每级负荷增量均为安静代谢量的 1 倍。Balke 方案:依靠增加坡度来增加运动负荷,速度固定。Steep 方案:通过增加速度或坡度来实现,不同时增加速度和坡度。

②功率自行车(bicycle ergometry)运动:采用固定式功率自行车,可以采用电磁刹车或机械刹车的方式以定量增加踏车阻力,调整运动负荷。运动时无噪音,运动中心电图记录较好,血压测量比较容易,患者心理负担较轻,可以在卧位进行。但对于体力较好者,往往不能达到最大心脏负荷。此外运动时患者易因意志而中止运动,一些老年人或不会骑车者比较难完成。踏车试验的运动负荷:男性从 300 kg/min 起始,每 3 分钟增加 300 kg/min。女性从 200 kg/min起始,每 3 分钟增加 200 kg/min。一般认为功率自行车主要是上、下肢肌肉参与活动,活动平板可全身肌肉参与活动,因此假阳性与假阴性发生率低,结果更可靠。

(2) 试验分类:根据试验终点可以分为以下三类。

①极量运动试验(maximal exercise test):运动到筋疲力尽或主观最大运动强度的试验。一般用于正常人和运动员最大运动能力的研究。

②症状限制性运动试验(symptom limited exercise test):主观和客观指标结合的最大运动试验,以运动诱发呼吸或循环不良的症状和体征、心电图异常及心血管运动反应异常作为运动终点,用于诊断冠心病、评估心功能和体力活动能力、制订运动处方等。

③低水平运动试验(low level exercise test):以预定较低水平的运动负荷、心率、血压和症状为终止指标的试验方法,适用于急性心肌梗死后或病情较重者出院前评定,通常以患者可耐受的速度连续步行 200 m 作为试验方法。

表 3-16　活动平板改良 Bruce 方案

分级	速度/(km/h)	坡度/(%)	时间/min	METs
0	2.7	0	3	2.0
1/2	2.7	5	3	3.5
1	2.7	10	3	5.0
2	4.0	12	3	7
3	5.5	14	3	10
4	6.8	16	3	13
5	8.0	18	3	16
6	8.9	20	3	19
7	9.7	22	3	22

2. 检查程序

(1) 运动前的准备:医师在试验前必须用最通俗易懂的方式向患者介绍心电运动试验的方法,取得患者的配合。试验前 2 小时禁止吸烟、饮酒,不可饱餐或空腹;试验前 1 天内不参加重体力活动,停用影响试验结果的药物;处于感冒和急性感染期的患者,1 周内不宜参加试验。安放电极前用酒精或细砂纸擦皮肤到微红,以尽可能降低电阻,减少干扰。常规十二导联心电图,导联电极全部移至躯干,相应位置是两上肢电极分别移至锁骨下胸大肌与三角肌交界处或锁骨上,两下肢电极移至两季肋部或两髂前上棘内侧,胸导联的位置不变。监护导联:CM5 正极位于 V5,负极为胸骨柄;CC5 正极位于 V5,负极为 V5R,即表示右胸相当于 V5 的位置。试验开始前测定安静血压,记录监护仪器上的心率、呼吸、血氧饱和度等有关参数。在过度通气1 分钟后立即描记监护导联心电图,如果出现 ST 段下移为阳性。阳性结果没有病理意义,但

Note

提示运动中诱发的 ST 段改变不一定是心肌缺血的结果。一般认为与呼吸性碱中毒或肺牵张反射有关。运动试验过程中每提高一次运动量均需记录各种相关指标。室内应具备各种常用急救医疗设备及药品,发生意外情况应立即抢救。

(2) 按运动方案运动:运动中连续以心电图监护,每级运动末 30 秒记录心电图,同时测量血压。多数试验方案均为连续运动,各级之间不休息。心力衰竭患者在进行运动安全性试验时可以采用低负荷或间断性试验。

(3) 运动后记录:达到运动终点或出现中止试验的指征而中止运动后,于坐位或站立位描记即刻和 2、4、6 分钟的心电图,如有特殊情况可将观察的时间延长到 8~10 分钟,直到患者的症状或异常表现消失为止。试验结束后测定安静血压,记录监护仪器上的心率、呼吸、血氧饱和度等有关参数。

在运动实验过程中,根据实验的目的适时采取肝素抗凝动脉血 2 mL,抽血后要求严加密封,不能接触空气,立即送检进行血气分析。所得结果结合心肺指标进行临床分析。

(三) 运动心肺功能试验的临床应用

运动心肺功能试验是指通过逐步增加运动负荷,以心电图、肺功能、动脉血气分析为主要检测手段,并通过试验前、中、后的症状以及各种参数的变化来判断心肺功能的储备。以此来诊断、指导治疗、判断预后。运动心肺功能试验已经广泛应用于临床,主要用于评价运动受限的病理生理、心功能损害的严重程度,呼吸困难的鉴别诊断(心、脑、肺血管等),评定治疗方式的效果,评估外科大手术的危险性、预后,评估器官移植生存潜能(心脏移植、肺移植等),以及康复医学运动处方个体化制订,运动医学、运动计划、训练方案的制订和劳动力评估等方面。

1. 心血管疾病

(1) 辅助诊断:冠心病试验的灵敏性为 $60\%\sim80\%$,特异性为 $71\%\sim97\%$。试验中发生心肌缺血的运动负荷越低,心肌耗氧水平越低,ST 段下移程度越大,患冠心病的危险性就越高,诊断冠心病的可靠程度越大,冠状动脉病变就越严重,预后也越差。运动试验阳性的无症状患者发生冠心病的危险性增大。

(2) 鉴定心律失常:运动中诱发或加剧的心律失常提示器质性心脏病,应该注意休息,避免运动;康复治疗时应暂时停止运动或调整运动量。而心律失常在运动中减轻甚至消失多属于良性,平时不一定要限制或停止运动。CPET 用于检查传导系统疾病患者运动时变时性反应,能更好确定安装起搏器的必要性和时机,还能客观测定人工起搏的生理反应。

(3) 协助诊断心力衰竭:心功能分级系根据 Weber KT 标准,按 VO_2 max 及 AT 不同将心功能定量分为四级,为客观定量指标,不同于临床上普遍应用的纽约心脏病学会(NYHA)的心功能分级,比目前标准更科学。

A 级:>20 mL/(kg·min),AT>14,无或轻度心功能不全。

B 级:$=16\sim20$ mL/(kg·min),AT 为 $11\sim14$,轻度-中度心功能不全。

C 级:$=10\sim15$ mL/(kg·min),AT 为 $8\sim11$,中度-重度心功能不全。

D 级:<10 mL/(kg·min),AT<8,重度心功能不全。

(4) 预测心血管疾病:预后研究提示,当 VO_2 max<10 mL/(kg·min),AT<8 mL/(kg·min)时,预后差,死亡率及再住院率高。国外资料显示,冠心病伴心脏扩大的患者如运动能力<5 METs 或运动最大收缩压<130 mmHg 时,行冠状动脉搭桥术能改善预后,减少死亡率。如METs>10 mL/(kg·min),则手术或药物治疗对生存率的影响无显著差异。冠状动脉搭桥术后,如运动能力超过 9 METs,患者预后好,而运动诱发的 ECG 的 ST 段改变并不能判断患者的预后。行心脏移植前,该实验已成为评价患者的常规检查,VO_2 max 低于 14 mL/(kg·min)的患者死亡率高,需立即进行移植。

2. 呼吸系统疾病方面

(1) CPET 对呼吸困难的鉴别：诊断器质性疾病应在运动试验中诱发呼吸困难，并与相应的心血管异常一致。心脏病、慢性阻塞性肺疾病、肺间质纤维化、肺血管疾病、肥胖、线粒体肌病及体弱者，甚至心理因素均可出现不同程度的呼吸困难，因此，通过分析呼吸困难患者 CPET 特点通常可以得出诊断。

(2) 阻塞性肺疾病。

①有助于通气受限的诊断：运动时通气受限是运动耐量下降的常见原因，如何发现早期的通气受限是常规肺功能做不到的。运用运动潮气流速容量环（tidal exercise flow-volume loop，TEFVL）与静息最大流速容量环（MFVL）的分析可以确定轻度气流阻塞患者最大运动时呼气受限程度、弹性阻力负荷、吸气流速储备以及通气能力等线索。CPET 可以帮助鉴别阻塞性肺疾病是否并存心脏疾病及外周骨骼肌障碍，特别是临床症状与肺功能不相符的患者。有学者认为此指标优于通气储备，是当前关注的热点。

②预测预后：肺囊性纤维化患者 $VO_2max \geqslant 82\%$ 预计值者其最长生存期 8 年者占 83%，58%~81% 预计值者占 51%，$\leqslant 58\%$ 预计值者仅 28%。这些数据可供安排肺囊性纤维化患者肺移植时间做参考。

(3) 限制性疾病：近些年来，CPET 在肺间质病（IPF）的诊断和随访中的价值已被证明，气体交换的测定，尤其是 $PA\text{-}aO_2$ 是 IPF 组织学异常的最好的预计指标，并为治疗提供客观依据。气体交换的定期观察在 IPF 患者的治疗中具有价值。

3. 肌肉系统疾病　运动中主要耗氧部位是肌肉，尤其是下肢肌肉，氧的运输主要是供给肌肉细胞用于合成能量，VO_2 是随着耗氧量的增加而增加的。因此，只有肌肉细胞的有氧代谢的过程正常进行，耗氧量才会随着运动量的增加而增大，当肌肉细胞的有氧代谢异常时，可表现为运动能力的下降。主诉无明显原因导致的活动性呼吸困难、心动过速、疲劳等症状，静态检查显示 $FEV_1/FVC > 80\%$，PaO_2、超声心动图、肺动脉导管所示肺血管压力和心输出量均正常，CEPT 检查示 VO_2max 明显降低，但最大 HR 分别占预计值的 97%、98% 和 87%，运动后的 PaO_2 也正常，提示肌肉利用氧障碍，最后经肌肉活检证实为肌肉细胞线粒体酶异常。

4. 确定功能状态　通过客观监测治疗过程中运动能力的改善情况，判定心肺功能、体力活动能力和残疾程度。运动能力过低可作为残疾评判依据。世界卫生组织专家组制定的标准是：最大 METs < 5，可以作为残疾的指标。

5. 术前危险性评估　大手术特别是胸腔和上腹部手术后常出现肺部并发症。CPET 对心肺功能不全、静态肺功能认为不宜手术而又必须手术者可区别围手术期高危患者与低危患者。$VO_2max > 20$ mL/(kg·min) 则会出现罕见并发症，VO_2max 为 10~15 属高危患者，$VO_2max < 10$ 则病死率接近 30%，并发症发生率接近 45%；AT > 11 mL/(kg·min)（大于基础代谢 2 倍以上）手术危险性极低，AT < 11 mL/(kg·min) 危险性高。

6. 评估药物治疗作用和效果　作为无创、定量检查心肺功能的一个新工具，CEPT 还可用于一些药物的作用和效果的研究，如改善心功能等药物的观察。通过倍他乐克对患者的运动反应的影响的研究，发现患者服用倍他乐克后 VO_2max、HRmax 和 VCO_2max 均较对照组明显降低，其中 VO_2max 和 HRmax 分别下降了 28% 和 25%，但两组的 $O_2\text{-}pulse$ 和 AT 未见显著差异，提示选择性 β1 阻滞剂引起运动耐力下降的主要原因是抑制了运动中心率的增加。

7. 指导康复治疗，评定康复治疗效果　有氧运动是心肺康复的主要内容，目前越来越受到人们的重视，它对于疾病的恢复及生活质量的提高具有不可替代的作用。CEPT 为有氧运动提供科学的依据。运动试验时的心率、血压、运动时间、运动量、吸氧量、心肌耗氧量、心肌缺血的心电和症状以及患者主观感受均可作为康复治疗效果定量评判依据。确定患者运动的安全性。运动试验可以确定患者心肌缺血阈或最大运动能力、运动安全系数或靶运动强度，也有

Note

助于揭示运动中可能诱发的心律失常,有助于提高运动训练效果和安全性。协助患者选择必要的临床治疗,如手术。使患者感受实际活动能力,去除顾虑,增强参加日常活动的信心。为制订运动处方提供定量依据。对于 COPD 患者,一般认为由于通气功能障碍限制了其进行有氧运动的运动量。但近年来的一些研究显示,进行比较大运动量(最大运动功率的 60%)训练的患者比进行小运动量(最大运动功率的 30%)训练的患者的效果好,前者的极量及次极量运动反应明显改善,外周肌肉的氧化酶增加,在一定功率运动时的通气量和乳酸减少,很多患者能够达到有氧代谢。

CEPT 在临床上的应用越来越多,虽然不同疾病的运动反应不同,但互相有重叠,在解释不同患者的试验结果时需要综合病史及其他的试验检查,同时还需要对运动的生理与病理生理有全面的了解。

第二节 言语与吞咽功能评定

教学PPT

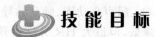 学习目标

掌握:失语症评定、构音障碍评定的基本理论、常用量表、评定方法及注意事项。
理解:吞咽功能评定的常用量表、评定方法及注意事项。
了解:失用症的评定的基本原理及方法。

技能目标

能对患者的各种言语及吞咽功能障碍进行康复评定,并能熟练分析评定的结果。能为患者康复训练方案的制订以及患者的预后提供指导。

 案例引导 3-2

患者,男,60岁,因言语不清12天入院。评定时发现患者言语障碍以口语表达障碍较为突出,自发语言呈非流利性,话少,复述及阅读困难。

根据上述情况,思考:
(1)该患者属于哪种类型的言语障碍?
(2)该患者病变部位在何处?

案例引导
3-2 答案

一、言语功能评定

(一)概述

言语(speech)与语言(language)是两个既不相同又有关联的概念。语言是人类独有的能力,是人类社会中约定俗成的符号系统,其表现符号包括口语的、书面的和姿势的,如手势、表情等。言语是人类运用语言材料表达思想、感情和影响他人的工具,是语言的机械部分。"语言"和"言语"这两个词经常在汉语里面混用,下面涉及这两个词时都用言语代替。

言语障碍是指构成言语的听、说、读、写四个部分受损或发生功能障碍,同时包括书面语和

Note

手势语等交流能力的缺陷。我国目前尚无统一的言语障碍的分类标准,现参考美国言语语言听力学会(ASHA)的资料列表介绍五种言语障碍的定义和特征(表 3-17)。

表 3-17　五种言语障碍的定义和特征

言语障碍种类	定义和特征
失语症 (aphasia)	因脑损伤引起的、非痴呆、聋或发音器官功能障碍所致,与智力损伤不成比例的理解和运用言语符号的能力的损伤; 有多种言语形式的缺陷,对词汇的利用困难或减少,应用句法有困难或效率下降,听注意广度和选择应用输入、输出通道的效率降低
构音障碍 (dysarthria)	由于中枢或周围神经或两者同时损伤而引起的言语肌肉本身或(和)中枢对言语肌肉的控制紊乱而引起的一组发音障碍; 言语肌本身有缺陷,表现为运动乏力、变慢或不协调,呼吸、共振、发音、语声和韵律等言语过程大多或全部受累
言语失用 (apraxia of speech,AOS)	由于脑损伤而引起的、在随意发音时言语肌肉位置的安排和运动次序方面的紊乱而造成的发音障碍; 言语肌肉本身多正常,表现为咳嗽、咀嚼、吞咽等反射和自动动作无异常。言语肌本身无乏力、运动变慢、协调不良和纤颤。至于韵律变化,可伴发于发音困难,或是为了代偿后者而引起
言语错乱 (language of confusion)	由于脑损伤而引起的,以失定向、记忆缺陷、思维损伤、言语混乱但句法正常为特征的言语损伤; 其特点是对时间、地点、人物的定向能力丧失、记忆缺陷、思维不清。但言语的组织往往正常,并能用正确的句法做出反应。在自由言语中常有离题和虚构
广泛智力损伤性言语 (language of generalized intellectual impairment)	伴发于痴呆的所有言语形式的效率的降低。言语损伤程度与智力的损伤成正比。在需要较好的记忆、注意和抽象的言语作业中损伤表现得更明显

目前常用的言语功能评价包括失语症(aphasia)、构音障碍(dysarthria)及言语失用(apraxia of speech)的评价。

(二)失语症的评定

1. 失语症的定义　失语症(aphasia)是由于脑损伤使原已获得的言语能力受损或丧失的一种言语功能障碍综合征。表现为在无意识障碍的情况下,对言语交流符号的运用和认识发生障碍,语言的表达和理解能力受损或丧失。患者的视觉和听觉均正常,能听见声音和看见文字,但不理解言语或文字的意义。患者虽然无口咽部肌肉瘫痪、共济失调和不自主运动,但不能清楚地说话或者说出的话语不能表达意思,使人难以理解。失语症不同于发育延迟所致的发育性语言障碍。脑血管意外是失语症的最常见病因,其他包括颅脑损伤、脑部肿瘤、脑组织炎症以及阿尔茨海默病等。

2. 失语症的言语症状

(1)听觉理解障碍:听觉理解障碍是失语症患者的常见症状,是指患者对口语的理解能力降低或丧失。包括语义理解障碍(患者能正确辨认语音,但不明词意,是由于音-意联系中断造成,往往造成语义混淆或不能理解)和语音辨识障碍(患者能像常人一样听到声音,但听对方讲话时,对所听到的声音不能辨认,给人一种似乎听不见的感觉)。

（2）口语表达障碍：分为流畅性失语和非流畅性失语。流畅性失语表现为患者的语量多，说话不费力，有适当的语法词及语法结构，语调正常，没有短语现象，但是错语较多，缺乏实词，虚词多。非流畅性失语表现为患者的语量显著减少，说话费力，有短语现象和语调异常，信息量多，仅有实词，突出名词。

（3）阅读障碍：因大脑病变致阅读能力受损称失读症。表现为不能正确朗读和理解文字，或者能够朗读但不能理解朗读的内容。

（4）书写障碍常表现为：①书写不能：完全性书写障碍，可以简单划 1～2 画，构不成字，也不能抄写。②构字障碍：所写出的字笔画错误。③象形书写：不能写字，可以用图表示。④镜像书写：笔画正确，而方向相反。⑤惰性书写：写出一个字词后再让其写其他词时，仍不停地重复写前面的字词。⑥书写过多：书写中混杂一些无关的字词或造字。⑦语法错误：书写句子时出现语法错误。

3. 失语症的分类　本文采用国内外较通用的解剖-临床相关为基础的分类法，即失语的类型与大脑不同部位损害有关，具体分类见表 3-18。

表 3-18　失语症分类

失语症项目	分类	病灶部位
外侧裂周失语综合征	Broca 失语（运动性失语）	优势侧额下回后部皮质或皮质下
	Wernicke 失语（感觉性失语）	优势侧颞上回后 1/3 区域及其周围部分
	传导性失语	优势侧颞叶岬部、岛叶皮质下的弓状束和联络纤维
分水岭区失语综合征	经皮质运动性失语	优势侧额叶内侧面运动辅助区或额叶弥散性损害
	经皮质感觉性失语	优势侧颞顶分水岭，主要累及角回和颞叶后下部
	经皮质混合性失语	优势侧分水岭区大面积
	完全性失语	颈内动脉或大脑中动脉分布区
	命名性失语	优势侧颞顶枕结合区
皮质下失语综合征	丘脑性失语	左侧丘脑
	基底节性失语	基底节区

根据患者的表达、理解、复述及书写等方面的特点，可将失语症分为以下几类。

（1）Broca 失语：又称运动性失语，以口语表达障碍较为突出，自发语言呈非流利性，话少，复述及阅读困难，语言呈发报文样，甚至无言状态，病灶部位在优势半球的额下回后部。

（2）Wernicke 失语：又称感觉性失语，患者无构音障碍，自发言语呈流利性，但不知说什么，有时表现为答非所问，话多，有较多的错语或不易被别人理解的新语，理解、命名、阅读及书写均较困难，病变部位位于优势半球的颞上回后部。

（3）经皮质性失语：复述相对好，病灶多在分水岭区，由于找词困难而使谈话犹豫或中断，口语理解有轻度的障碍，病变部位在优势半球的缘上回或弓状纤维。根据在分水岭区的不同位置而分为经皮质运动性失语、经皮质感觉性失语和经皮质混合性失语。

（4）完全性失语：全部语言模式受到了严重损害，患者几乎没有能力通过言语和书写进行交际，也不能理解口语和书面语。

（5）命名性失语：语言流畅，忘记熟悉人的名字，或对物的命名有障碍，但可以通过描述的方式表达，病变部位在优势半球的颞中回后部或颞顶枕结合部。

（6）皮质下失语：复述功能相对保留，当丘脑受损时表现为语调低，语言流利，可以偶语音性错语，轻度的阅读理解障碍；基底节受损时，语言流利性较差，容易出现复合句子的理解障碍，病变部位在优势半球的丘脑、基底节或内囊。

(7) 失读症：不能认识和理解书写或印刷的字词、符号、字母或色彩，是由不能识别视觉信号的语言含义所致。它与大脑优势半球内囊枕额脑回损害有关。失读症分为失读伴失写、失读不伴失写、额叶失读症、失语性失读四种。

(8) 失写症不能以书写形式表达思想，原有的书写功能受损或丧失。与大脑优势半球额叶中部后侧脑回部的运动性书写中枢损害有关，而与运动、言语或理解功能障碍无关。

各类型失语症的特点，见表3-19。

表 3-19　各类型失语症的特点

分类	口语		听理解	复述	命名	阅读		书写
	流利性	信息量				朗读	理解	
Broca 失语	非流利性	1~2	+~++	+++	+++	+++	+~++	+++
Wernicke 失语	流利性	1~2	+++	+++	+++	+	+++	+++
传导性失语	流利性	3~4	+	++~+++	++	+++	+	++
经皮质运动性失语	非流利性或中间	4±	+	-~+	+++	-	-~++	+++
经皮质感觉性失语	流利性	3±	++	+	+++	+~++	+~++	++~+++
经皮质混合性失语	非流利性	1~2	+++	+	+++	+++	+++	+++
完全性失语	刻板,非流利性	0~1	+++	+++	+++	+++	+++	+++
命名性失语	流利性	3~4	+	+	+++	+	-~+	+
皮质下失语	中间	4±	+~++	+	++	-~++	+	++

注：－表示正常；＋表示轻度障碍；＋＋表示中度障碍；＋＋＋表示重度障碍。

4. 评定内容　失语症的评定目的主要是对各型失语症进行鉴别诊断，了解其严重程度，为制订治疗目标和选择适当的治疗方法提供客观资料，并对言语恢复的可能性做出预测。具体评定内容包括以下几个方面。

(1) 谈话：言语功能的评定一般是从谈话开始，询问患者的姓名、年龄、职业以及让患者讲述其发病经过。在谈话中注意患者说话语量的多少，是否费力，语调和发音是否正常。同时是否伴有全身用力，并附加表情、手势、姿势或深呼吸来完成。

①语调：正常说话时声音有轻重、快慢以及高低调的变化，如果失去这种变化则影响意思的表达。

②发音：清晰或者含糊，如果咬字不清，说话含糊甚至发单音都有困难为发音异常，也称为构音障碍。

③语法错误：患者发音清楚、言语流畅，但是让人不能理解是什么意思。

④错语：分为语音错语、词义错语和新语。语音错语一般是声母、韵母和调位的错误，如将"四"说成"十"，将"砸缸"说成"砸光"。词义错语是将说不出的词用另一个词代替，如将"毛笔"说成"铅笔"，将"水瓶"说成"杯子"。新语是用无意义的词或新创造的词代替说不出的词，如将"报纸"说成"被各"，与报纸毫无关系，且词语本身无实际意义。

⑤赘语：多在命名时出现，如让患者命名笔，回答"用来写字的"或其他一串无意义的词。还可以见到刻板言语、语言的持续状态、模仿言语及完成现象等言语行为异常现象。

(2) 复述：要求患者重复检查者所说的数、词和句子，如果不能完全准确地重复检查者所说的内容，有漏词、变音、变意则说明有复述困难。有些患者尽管自发谈话和口语理解有障碍，但复述功能正常。有些会重复检查者说的话，如检查者问"你叫什么名字？"患者重复说："你叫什么名字?"这种现象被称为模仿言语。有些患者不仅可以复述而且还要不停地说下去,如检查者数"1、2、3",患者会说"1、2、3、4、5……"。检查者说"清明时节雨纷纷",患者可接下去说"路上行人欲断魂,借问酒家何处有?牧童遥指杏花村"。这种现象被称为语言完成现象。

(3)听理解:给患者一个指令并观察患者是否理解并且执行。所有失语患者均有听理解障碍,如无听理解障碍而诊断为失语则诊断可疑。有些理解障碍的患者仅能够理解常用词和实义词,不能够理解不常用的词和语法结构词,如介词、副词等。例如,检查者说"用手拍桌子",患者听到指令后可能只懂"手和桌子"这个词,因此只张开手掌,而不能完成"拍桌子"的动作。

(4)命名:要求患者说出图片或实物的名称。命名障碍主要包括以下三种类型。

①表达性命名障碍:患者知道物品名称但不能正确说出,在接受语音提示后才能正确说出。

②选字性命名障碍:患者知道物品的用途但不能说出正确的词,语音提示无帮助。例如,检查者手拿水杯问患者"这是什么?",患者说不出名称,但可以用手示意,并能够说"喝水用的";如果检查者问"这是毛笔吗?",患者回答"不是";检查者再问"这是牙膏吗?",患者回答"不是";检查者继续问"这是水杯吗?"患者立即回答"对,是水杯",在多次诱导下患者可回答正确。

③词义性命名障碍:患者既不能命名物品,又不能接受语音提示,也不能从检查者列举的名称中选出正确名称。只要找词困难,必须考虑失语症,但命名障碍也见于多种脑病,如痴呆、中毒性或感染性脑病、高颅压等。

(5)阅读:让患者阅读文字,观察其能否理解及执行指令。汉字为表意文字,具有形、音、义三个要素,从认字形开始,再与其音和义相联系。汉字的阅读障碍可表现为形、音、义联系中断,具体表现有三种形式。

①形-音-义失读:既不能正确朗读文字,也不能正确理解文字的意义。

②形-音阅读障碍:患者不能正确朗读文字,但理解其义,例如,可以执行文字指令。

③形-义失读:患者能正确朗读文字,却不解其意。

(6)书写:检查患者自发性书写、系列书写、听写和抄写情况。书写比其他语言功能更为复杂,它不仅涉及语言本身,而且还有视觉、听觉、运动觉、视空间功能和运动的参与,任何一方面有障碍均可影响书写。

言语治疗师可按下面的流程(图3-8)得出失语症类型的大概印象。从Ⅰ～Ⅴ的顺序进行逐一鉴别。

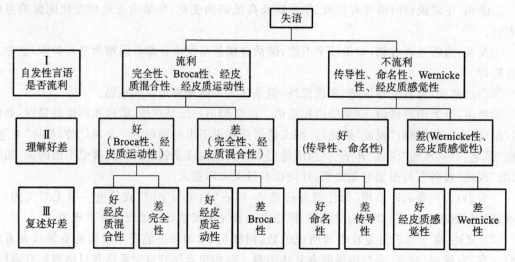

图 3-8　失语症分类诊断程序示意图

5. 评定方法 目前国际上还没有一个统一的失语检查法,比较常用的是波士顿诊断性失语检查和西方失语成套测验,国内常用的是汉语失语成套测验。

(1) 波士顿诊断性失语检查(Boston diagnostic aphasia examination,BDAE):该检查法设计全面,使用广泛,包括语言功能检查和非语言功能检查。定量分析患者的语言交流水平,对语言特征进行分析,从而确定患者失语症的严重程度并进行失语症分类。每个测验按难易程度设计,语言本身和检查包括听理解、言语表达、阅读理解和书写,此外还设计了补充语言功能测验和补充非语言功能的评测。

波士顿诊断性失语检查有如下特点:①突出了对患者自由叙述时语言交流信息及流利程度的检查,并可确定患者言语表达和理解的水平与特征;②制订了失语症严重程度、发音和言语特征的分级标准,并可用评分的百分数表示,以直观地进行比较和评价患者口头言语的交流能力;③除对失语症进行上述半定量的分析外,还对每个患者语言障碍进行质的分析,即每个患者言语特征的分析,包括节奏、短语长度、构音能力、语法形式、错语、复述和找词能力;④此检查法与临床联系密切,除了可以确定失语症的严重程度外还与临床常见的失语综合证相对应,有利于判断病变部位,对失语症做出诊断和分类,确定治疗方案。

(2) 西方失语成套测验(western aphasia battery,WAB):一个定量的失语症检查法,可单独检查口语部分,并根据结果进行分类。其优点是除了评定失语外还包含运用、视空间功能、非言语性智能、结构能力、计算能力等内容,可做出失语症以外的神经心理学方面的评价;同时还可测试大脑的非语言功能,并可以从检查结果中计算出失语指数、操作性指数、大脑皮质指数,以最高为100%来表示。

(3) 汉语失语成套测验:参考了上述两种检查方法并结合汉语的特点和临床经验编制而成,按规范化要求制定统一指导语、统一评分标准、统一图片及文字卡片及统一失语分类标准。本法对不同性别、年龄、利手或者是小学以上文化水平的正常成年人均能顺利通过,内容包括以下六个方面。

①口语表达:从以下三个方面进行评定。

Ⅰ.自发谈话包括回答问题、叙述和序列语言等。

Ⅱ.复述包括常用词和不常用词、具体和抽象词、短句、长句、超长复合句和无意义词组等。

Ⅲ.命名包括指物命名、列名、颜色命名和反应命名等。

②听理解:从以下三个方面进行评定。

Ⅰ.是否题的回答:对熟悉的事以简单陈述句提问,患者只需要回答是与否。

Ⅱ.听辨认:听名称后从一组物、画或者身体部位中选出正确者。

Ⅲ.执行口头指令:从简单指令到多步骤和有语法词的指令,患者听到后执行。

③阅读:从以下五个方面进行评定。

Ⅰ.视读:为视知觉朗读,朗读十个字。

Ⅱ.听字辨认:从一组形似、音似、意似字中选出听到的字。

Ⅲ.朗读词并配画:先朗读所示的词,无论朗读是否正确均要求按字配画(文字理解)。

Ⅳ.朗读指令并执行:先朗读字卡上的命令,无论朗读是否正确均要求按命令执行。

Ⅴ.选词填空:对留有空档的句朗读或默读后从备选词中选出正确者填空,使全句完整。

④书写:从以下四个方面进行评定。

Ⅰ.常规书写:写熟悉的姓名和地址,抄写出示的句子,写1～21的系列数。

Ⅱ.听写:包括偏旁、数、字、词和句。

Ⅲ.看图写字:根据图示写出物品、颜色、动作的名称。

Ⅳ.写短文:按要求写短文,按完成的质量评为0～5分。

⑤其他神经心理学检查:主要从以下四个方面进行评定。

83

Ⅰ.意识:如注意力、定向力及记忆力等。

Ⅱ.视空间:如临摹和摆方块。

Ⅲ.运用能力:如口颊、上肢和复杂动作等。

Ⅳ.计算能力:如加、减、乘、除和四则运算。

⑥利手:提出十二种动作让患者去做,如写字、拿筷子、用剪刀、切菜、刷牙、提物、穿针、洗脸、划火柴等,要求至少完成或回答出十种,以确定右利手和左利手。

(三)构音障碍的评定

1. 定义及病因　构音是指将已经组成的词转变成声音的过程,发音过程是利用呼气时喉部声带的振动以及咽、腭、舌、唇肌肉的协调收缩来完成的,其中舌肌的活动最重要。构音障碍(dysarthria)是指由于发音器官结构异常、神经肌肉的器质性病变或功能性因素而造成的发声、发音、共鸣、韵律等言语运动控制障碍。患者通常听理解正常并能正确地选择词汇以及按语法排列词句,但不能很好地控制重音、音量和音调。

凡能影响到发音器官正常发挥功能的疾病均能引起构音障碍,其中最常见的病因是脑血管疾病,其他原因有颅脑外伤、脑瘫、脑肿瘤、帕金森病、累及延髓的炎症以及运动神经元疾病等。

2. 分类及临床表现　构音障碍主要分三类,器质性构音障碍是由发音说话器官的构造异常所致,如先天性唇腭裂、巨舌症等;功能性构音障碍是指由于错误构音呈固定状态造成,可能与语音的听觉接受、认知、语言发育等某些因素相关;临床上常见的是运动性构音障碍,由于中枢或周围神经系统或肌肉系统损害引起的言语运动控制障碍。根据运动障碍的性质分类的构音障碍及言语特征如表 3-20 所示。

表 3-20　运动性构音障碍的类型及言语特征

类型	常见病因	神经肌肉病变表现	言语异常特征
弛缓型	延髓性麻痹(低位脑干卒中、脑干型小儿麻痹症、延髓空洞症)、重症肌无力、面神经麻痹	弛缓型瘫痪、肌肉萎缩、舌肌震颤	呼吸音、鼻音过重,辅音不准,单音调音量降低,气体由鼻孔逸出而语句短促
痉挛型	痉挛型脑卒中、假性延髓性麻痹(脑炎、外伤、肿瘤)	痉挛性瘫痪、运动缓慢、活动范围受限	辅音不准、单音调,刺耳音、紧张窒息样声音、鼻音过重、偶尔音调中断,言语缓慢无力、音调低、语句短
共济失调型	脑卒中、肿瘤、外伤、共济失调型脑性瘫痪、感染、中毒	运动不协调、肌张力低下、运动缓慢	不规则的言语中断,音调和响度辅音不规则、不正确,发元音变调,刺耳音,音节重音相同,音节与字间隔延长
运动减少型	帕金森病、药物中毒	运动缓慢、活动范围受限	单音调,重音减弱,辅音不准,不适当的沉默寡言,刺耳音、呼吸音、语音短促,速率缓慢

续表

类型	常见病因	神经肌肉病变表现	言语异常特征
运动过多型（运动快速、运动缓慢）	舞蹈症 手足徐动症	快速不自主运动、肌张力异常扭转或扭曲运动、肌张力亢进、运动缓慢、不自主运动	语音不准、拖长，说话时快时慢，刺耳音、辅音不准，元音延长、变调，刺耳音、语音不规则中断，音量变化过度和声音终止
混合型（痉挛型与弛缓型，痉挛型、弛缓型与共济失调型）	肌萎缩性侧索硬化、脑外伤 多发性硬化	无力、运动缓慢、活动范围受限、无力、肌张力增高、反射亢进、假性延髓性麻痹症	速率缓慢，低音调，紧张窒息音，鼻音过重，气体由鼻孔逸出，音量控制障碍，刺耳音、鼻音过重，不适当的音调和呼吸音，重音改变

3. 构音障碍的评定

（1）中国康复研究中心评定法。

①构音器官检查：通过对构音器官形态及粗大运动的观察，确定构音器官是否存在器质异常和运动障碍。首先观察安静状态下构音器官的状态，然后由医师发出指令或者示范动作让患者来执行和模仿医师做出评定。构音器官检查记录如表3-21所示。

表 3-21 构音器官检查记录表

部位	项目
呼吸	1. 呼吸类型____ 2. 呼吸次数____/分 3. 最长呼吸时间____秒 4. 快吸气能____不能____
喉功能	1. 最常发音时间____秒 2. 音质、音调、音量 a. 音质异常____嘶哑____气息声____粗糙声____费力声____ b. 正常音调____异常高调____异常低调____ c. 正常音量____异常音量____异常低柔____ d. 吸气时发声____ 3. 音调、音量匹配 a. 正常音调变化____单一音调变化____ b. 正常音量变化____单一音量变化____
面部	a. 对称____不对称____ b. 麻痹(R/L)____ c. 痉挛(R/L)____ d. 眼睑下垂(R/L)____ e. 口角下垂(R/L)____ f. 流涎____ g. 怪相____扭曲____抽搐____ h. 面具脸____ i. 口式呼吸____
口部肌肉	1. 噘嘴范围 正常____异常____ 缩拢 对称____不对称____ 2. 砸唇力量 正常____减低____ 3. 唇力度 正常____减弱____ 4. 示齿 范围正常____缩小____ 口角 对称____不对称____
硬腭	1. 腭弓正常____高窄腭弓____ 2. 新生物____ 3. 黏膜下腭裂____

85

续表

部位	项目

<table>
<tr><td>腭咽机制</td><td>1. 大体观察
a. 正常软腭高度____软腭下垂____ b. 分叉悬雍垂____
c. 正常扁桃体____肥大扁桃体____无扁桃体____
d. 节律性波动____或痉挛____
2. 软腭运动
a. 中线对称____ b. 正常范围____范围受限____ c. 鼻漏气____ d. 高鼻腔共鸣____低鼻腔共鸣____鼻喷气声____
3. 鼓颊 鼻漏气____口漏气____
4. 吹 鼻漏气____口漏气____
5. 呕吐反射 正常____反应减弱____反应亢进____</td></tr>
<tr><td>舌</td><td>1. 舌外伸
a. 正常外伸____偏移(R/L)____ b. 长度正常____外伸正常____
2. 舌灵活度
a. 正常速度____速度减慢____
b. 正常范围____范围减小____
c. 灵活____笨拙____扭曲____
3. 舌向嘴左右侧外伸 充分____不充分____</td></tr>
<tr><td>下颌
（咀嚼肌）</td><td>1. 下颌张开闭合
a. 正常下拉____异常下拉____ b. 正常上抬____ c. 不平稳扭曲____ d. 下颌关节杂音____膨出运动____
2. 咀嚼范围正常____异常____上抬减少____
3. 下颌反射 正常反应____异常反应____</td></tr>
</table>

②构音检查：以普通话语音为标准音，结合构音类似运动对患者的各个语言水平及其异常进行系统评定，以发现异常构音。此检查对训练具有明确的指导意义，对训练后的患者进行再评定也有价值。检查专用图卡有50张，采用国际音标标示，对正确、置换、省略、歪曲构音障碍类型进行判断。

（2）Frenchay构音障碍评定法：由英国Frenchay医院的Pamela博士编写，分为八个部分。包括反射、呼吸、舌、唇、颌、软腭、喉、言语可理解度，影响因素包括听力、视力、牙齿、语言、情绪、体位等。我国修订的中文版Frenchay构音障碍评定法能为临床动态观察病情变化、诊断分型和评定疗效提供客观依据。

（四）言语失用

1. 概述 言语失用（AOS）是指构音器官本身没有肌肉麻痹、肌张力异常、失调、不随意运动等症状，但患者在语言表达时，随意说话的能力由于言语运动器官的位置摆放及按顺序进行发音的运动出现障碍而受到影响。

2. 言语失用的特征 言语失用的构音障碍包括语音的省略、替代、变音、增加或重复，患者常常表现为说话费力、不灵活，语音拖长、脱落、置换或不清晰等，这些构音错误通常很不稳定，随着声音的复杂性和词语的长短而改变。患者有意识说话时出现错误，而无意识的说话反而正确，为了防止出现错误，患者常出现说话速率缓慢，无抑扬顿挫。由于引起言语失用的病灶位于大脑左半球前部语言中枢 Broca 区附近,因此,这类患者常伴有 Broca 失语,也可以和构音障碍同时存在。

3. 言语失用症的评定 言语失用是由脑损伤引起的,发音试验与肌肉位置的安排和运动次序方面的紊乱而造成的言语障碍,言语肌肉本身无异常。脑卒中、脑肿瘤、外伤、感染均可引起。可根据下述特点进行言语失用症的评定。

(1)单纯言语失用的患者自己很清楚想说什么,但说话时在语音学上出现了错误,导致音、意全错,自己知道错误,并试图改正,说话时常被突发的费力所打断。

(2)错误的性质为音、意全错,而且出现错误的部位不恒定。其形式是有的用别的字代替,有的加入其他字,也可重复、省略或歪曲失真。例如,想说"樱花树上结樱花",却说成"西化树上结雪花"等。

(3)复述时比自发谈话错误多,提供视觉言语刺激时错误少。

二、吞咽功能评价

(一)定义

由于下颌、唇、舌、腭、咽喉、食管括约肌或食管功能受损,不能安全有效地把食物由口送入胃内以取得足够营养和水分的进食困难,称为吞咽障碍(dysphagia)。

吞咽困难的临床表现是摄食延迟、咀嚼困难、食团形成差、吞咽启动延迟、吞咽过程中喉提升减慢或减弱、不能发声或构音障碍、口内唾液堆积、自主咳嗽减弱、吞咽之后的咳嗽及声音改变等。脑卒中是吞咽障碍的最常见原因,吞咽障碍的发生率为 50%。其次是帕金森病、脑外伤、延髓损伤、脊髓损伤、神经肌肉接头疾病、肌病等。

(二)分期

吞咽指食物从被认知开始,经口腔、咽部、食管到达胃,同时保护气道的过程。吞咽障碍导致食物不能从口腔安全运送到胃,容易发生误吸、脱水及营养不良。Leopold 等人把这一过程,以食块位置分为如下五期,这种分类方法目前已被广泛采用。

1. 认知期 即认识所摄取食物的硬度、一口量、温度、味道、气味,决定进食速度与食量,同时预测口腔内处理方法,直至食物入口前的阶段。

2. 制备期 置于口腔内的食物,在唾液的帮助下,唇、舌、齿、颊将食物磨成可供吞咽的食团。

3. 口腔期 舌将食团推至口咽部以触发咽反射的过程,是自主阶段,所需时间为 1 秒。其中舌的收缩变形及推动作用非常关键。

4. 咽期 食团进入口咽部到食管上环咽肌的过程,为非自主阶段。这里有几个关键动作:软腭上提封住鼻咽,舌骨前上运动,喉部上提,声带关闭,喉前庭关闭,会厌向后翻折,舌继续推进收缩,环咽肌打开,咽期持续时间为 1 秒。

5. 食管期 食团由环咽括约肌处运送到胃的过程。

(三)评定内容及方法

1. 临床检查 全面细致地询问病史是正确评定吞咽困难的必要条件,包括患者的现病史、既往史、药物史、营养状况。还需要对患者进行意识水平、认知功能、精神状态、呼吸功能及体位控制能力的检查记录。了解患者目前的进食方式、食物类型和营养状况。

2. 与吞咽有关的口颜面功能评估

(1)直接观察法:观察口腔分泌物,了解唇、颊、舌、硬腭、软腭等结构的完整性及黏膜的完整性,观察腭弓形状及是否存在舌肌萎缩等。

(2)量表评定法:常采用 Frenchay 构音障碍评定表中的吞咽项目进行评定。

3. 吞咽功能评定

（1）触摸吞咽动作：医师将手放于患者下颌下方，手指张开，示指轻放于患者下颌骨下方的前面，中指放在舌骨处，环指放于甲状软骨下缘，嘱患者吞咽，以甲状软骨上缘能否接触到中指来判断喉上抬的能力。正常人吞咽时，甲状软骨能触及中指（2 cm）。

（2）反复唾液吞咽试验：患者取坐位，医师将手指放在患者的喉结及舌骨处，观察 30 秒内患者吞咽的次数和活动度。

（3）饮水试验：患者取坐位，以水杯盛温水 30 mL，嘱患者如往常一样饮用，记录所用时间，根据有无呛咳和分饮次数进行评定。标准如下：正常是一饮而尽无呛咳，时间在 5 秒内；可疑是一次饮完，饮水时间在 5 秒以上或分两次以上饮完无呛咳；异常是饮水能一次喝完但有呛咳，或分两次以上喝完，有呛咳，或常常呛咳，无法全部喝完。

4. 特殊检查

（1）电视 X 线透视检查（VFSS）：该检查可以详细观察吞咽各期的运动情况，评定吞咽障碍的部位及程度，可以决定康复训练改善吞咽障碍的有效性，是吞咽评定的"金标准"。方法是在 X 线透视的情况下，让患者吞咽钡剂，观察钡剂由口腔通过咽到食管的过程，可较准确地了解吞咽是否顺利。VFSS 的观察内容主要有以下几个部分：①制备期情况：口唇闭合情况，在面颊内及舌上有无存留食物，钡剂是否过早流入咽部；②口腔期情况：钡剂在口腔内是否异常存留，是否向鼻腔内流动；③咽期情况：是否有吞咽反射启动延迟，是否有钡剂流入气管，在梨状隐窝、会厌谷是否有钡剂存留；④食管期情况：钡剂是否停留梗阻，食管的蠕动运动及食管括约肌的功能。

（2）电视内窥镜吞咽功能检查：使用喉镜经过咽腔或鼻腔直接观察会厌、杓状软骨、声带等喉及喉的解剖结构和功能状态。还可让患者吞咽液体、固体等不同黏稠度的食物，观察吞咽启动的速度、吞咽后咽腔的食物残留情况，以及有无食物进入气道等，由此评估吞咽功能及误吸风险。

此外还有测压检查、放射性核素扫描检查、超声检查、表面肌电图检查等。

第三节　心理与认知功能评定

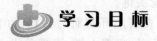

掌握：情绪测验、认知功能筛查的评定方法及内容。

熟悉：残疾适应的心理过程，智力测试、人格测试、全面认知评定的评定方法及内容。

了解：心理和认知评定的意义和注意事项。

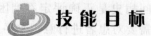

能对患者的心理及认知功能进行评定，并对评定的结果进行分析。能为患者康复训练方案的制订以及患者的预后提供指导。

案例引导 3-3

　　患者,男,60岁,因左侧肢体活动不灵10天入院。临床诊断为脑梗死。既往体健,生病前性格开朗,喜欢聊天、下棋、健步走等。生病后情绪低落,常常哭泣,对生活丧失信心,康复训练不积极,害怕熟人探望,淡漠懒言,对既往感兴趣的东西丧失兴趣。

　　根据上述情况,思考:

　　(1) 该患者的心理状态如何?

　　(2) 针对患者的心理状态,可采用哪些量表评定?

　　(3) 该患者心理状态的评定结果是什么?

案例引导
3-3 答案

一、心理评定的概述

　　心理是人对客观事物的主观反应,是感觉、知觉、记忆、思维、情感、性格、能力的总称。换句话说情绪情感反应和认知内容就是心理活动。按常理说残疾人一般仅有躯体上的功能障碍,而在感觉、记忆、思维、认知过程等心理方面应该与常人无明显的区别,但由于本身形体的损坏,某些能力的丧失和随之而来的社会角色、经济收入等的改变,以及社会上对残疾人所持有的不公正的态度,必然会引起患者一系列的心理变化,甚至伤残后的心理障碍可以超过躯体障碍的影响,严重影响躯体功能障碍的恢复。

　　康复心理评定是康复医学四大评定之一,指的是研究并揭示康复活动中的心理现象及其规律,目的是解决康复对象的一系列心理问题,帮助他们接受并逐渐适应残疾现实。康复心理评价对象是残疾人、老年病患者以及由于各种功能障碍影响正常生活、工作的慢性病患者。

(一) 心理功能评定的意义

　　康复心理评定在康复治疗中有着十分重要的意义,它贯穿于整个康复活动的始终。康复初期进行心理评定可以了解患者对残疾的心理反应,以及心理损害的程度;及时识别刺激因素和行为强化因素;预测患者康复中或康复后一段时期的心理活动,为制订恰当的康复计划提供依据。康复计划执行过程中,重复心理评定,可判断康复的效果以及估计预后,为修改康复计划提供依据。终期评定中,心理评定可为患者职业培训和就业提供建议,为患者更好地回归家庭、回归社会提出建议。

(二) 心理评定的注意事项

　　在康复过程中并非所有的心理问题都需要通过标准化的测试进行量化,也就是说没有必要对所有的心理现象进行测量。心理测量项目的选择要根据患者的功能障碍情况和测试目的来选择,对单纯肢体损伤的患者,需做人格特征测验;对于中枢神经系统损伤者,需做认知能力测试。在康复治疗早期,可选择情感评定和人格测验来了解患者的情绪反应和人格特征,作为对心理干预提供帮助的依据,预测心理康复水平。而在康复治疗终期应选择综合评定量表评价患者的总体情况,帮助他们更好地回归社会。测试项目的选择要灵活,测试工具的选择也要考虑患者的具体情况,如评价有语言功能障碍患者的智能情况,应选择非言语型智能测试;对右手功能损害患者进行评价时要选择非操作性测试工具。心理评定结果的解释要结合患者的其他信息,信息来源除了患者本人,还包括患者的家属、同事、朋友等,内容一般包括个人经历、个体发展、家庭关系、所受教育、生活体验、工作情况、社会关系以及重要的生活事件等。

(三) 康复心理评定的方法

　　康复心理评定可以通过直接观察形式或心理学测验来获取患者目前的心理状况,还可根据患者及其家庭的生活经历来进行推断,不应追求过分复杂的评价方法。

1. 观察法 观察法是心理评定中应用较为广泛的一种方法,分为直接观察法与间接观察法。前者是指在自然环境中,不予特别的限制和干预,进行直接观察;后者是在诊室进行谈话或测试时进行的观察。观察法目的是对患者的行为进行分类和定义,即哪些是疾病引起的行为,哪些是功能障碍后心理问题引起的行为。观察法要求观察者掌握系统的观察知识和技能,对于被观察的情境要有充分的认识。

2. 心理测量法 心理测量法是运用标准化工具,由经专门训练的人员严格按照测试规范,对要评定的对象进行测量与评定,并在此基础上对所获资料作出科学的、客观的分析解释。

二、心理功能评定

(一) 智力测试

韦克斯勒(wechsler,简称韦氏)智力量表,又称为韦式成人智力量表,是目前使用最广泛的智力测验量表,其测试目的、测试内容和评分范围如表 3-22 所示。

表 3-22 韦式成人智力量表测试内容

测验名称	方法	评分	所测能力
知识	29 个题目,包括历史、地理、天文、文学、自然等知识	答对 1 题得 1 分,最高 29 分	常识广度,长时记忆
领悟	14 个题目,涉及社会风俗、价值观和成语等	根据答题质量得 2、1、0 分,最高 28 分(第 1、2 项正确 2 分,错误 0 分)	社会适应能力、判断力
算术	14 个心算题,记时间	答对 1 题记 1 分,后 4 题提前完成各加 1 分,最高 18 分	数的概念、注意力和记忆力
相似性	有 13 对词,念给受试者听,要求说出每对词的相似性	根据概括水平每题记 2、1、0 分,最高 26 分	抽象和概括能力
数字广度	给受试者听一组数字,要求顺背 3~12 位数,倒背 3~10 位数	最高顺背 12 分,倒背 10 分,以背出的最高位计分	瞬时记忆,注意力
词汇	40 个词汇念给受试者听,要求在词汇表上指出并说明其含义	在限时内回答,每词记 2、1、0 分,最高 80 分	词汇的理解和表达
数字符号	阿拉伯数字 1~9 各配一个符号,要求受试者给测验表上 90 个无顺序的阿拉伯数字配上相应的符号	限时 90 秒,答对 1 题记 1 分,符号倒转记半分,最高 90 分	学习的联想,视-运动能力
图画填充	21 个图画,都缺失一个重要部分,要求说出缺失什么并指出缺失部分	限时,答对 1 题记 1 分,最高 21 分	视觉记忆,认知能力
木块图案	要求受试者用 9 块红白两色立方形木块按照木块测验图卡组合成图案(共 7 个图案)	限时,完成 1 个记 4 分,提前完成另加分,最高 48 分	空间知觉,抽象思维

续表

测验名称	方法	评分	所测能力
图片排列	把说明一个故事的一组图片打乱顺序后给受试者看,要求摆成应有的顺序(共8组图片)	限时内完成一组记2分,后面三组提前完成另加分,最高38分	逻辑思维的灵活性
图形拼凑	把人体、图像等图形的碎片呈现给受试者,要求拼出完整的图形(共4个图形)	限时内完成按图形标准计分,提前完成另加分,最高分为44分	寻找线索和形成假说,坚韧性以及灵活性

以上评定得出的分值称为粗分,须按表3-23转换为等值量表分。例如,表中图画填充项20分时,相当于量表分16分。

表 3-23 粗分与量表分转换表

粗分的等值量表

量表分	知识	领悟	算术	相似性	数字广度	词汇	数字符号	图画填充	木块图案	图片排列	图形拼凑	量表分
19					20		86					19
18		28			19		81					18
17	29	27			18		76	21		37	42	17
16	27	25	18	26	17	77	71	20		34	40	16
15	25	24	17	24	16	72	66	19	46	32	38	15
...	...	...	...	...	...	...	...	...	...	...	...	...
3	4	7	5	2	5	11	5	4	11	3	6	3
2	2	5	4	1	3	6	4	2	8	1	3	2
1	1	4	3	-	2	1	-	1	5	-	1	1
0	0	0	0	0	1	0	0	0	0	0	0	0

将知识至词汇共六项的量表分相加的和,称为语言分;将数字符号至图形拼凑共五项量表分相加的和,称为操作分;将语言量表分与操作量表分相加,其和称为总分。现设患者58岁,城市人,言语量表分为45分,操作量表分为30分,总分为75分。现查相应智力量表3-24,在表中分数列下的75分处得知总IQ值为87。

表 3-24 总量表分的等值IQ(城市)

年龄组 55～64 岁全量表

分数	IQ	分数	IQ	分数	IQ	分数	IQ	分数	IQ	分数	IQ
		...		...		...		...		...	
		157	138	117	113	77	88	37	63		
		156	138	116	113	76	88	36	63		
		155	137	115	112	75	87	35	62		
		154	136	114	111	74	86	34	61		
		153	136	113	111	73	86	33	61		
		152	135	112	110	72	85	32	60		

Note

续表

分数	IQ	分数	IQ	分数	IQ	分数	IQ	分数	IQ
		151	134	111	110	71	85	31	60
		150	134	110	109	70	84	30	59
		149	133	109	108	69	83	29	58
		148	132	108	108	68	83	28	58
187	157	147	132	107	107	67	82	27	57
186	156	146	131	106	106	66	81	26	56
…		…		…		…		…	

然后依据该患者的 IQ 值查表 3-25，即可知患者的智商水平。

表 3-25　智商的理论分等和百分数

智商	分等	百分数
130 以上	极超常	2.2
120～129	超常	6.7
110～119	高于平常	16.1
90～109	平常	50.0
80～89	低于平常	16.1
70～79	边界	6.7
69 以下	智力缺损	2.2

从表 3-24 可知，患者的 IQ 值为 87，位于 80～89 的范围内，可知患者的智力低于平常，并可知平常人处于此水平者近 16.1%。

（二）人格测验

人格（personality）是指个性心理特征，通过品质和行为表现出来。不同人格特征的患者在遭遇同一问题时，所表现的心理反应和采取的行为方式各不相同。人格测验（Personality Test）则是对个性心理特征进行测量，即测量个体在一定情境下经常表现出来的典型行为和情感反应。人格测验有助于了解患者对内外界环境变化所特有的反应方式和行为模式，理解和预测患者在康复治疗中可能出现的心理行为表现和方式，为制订恰当的康复治疗计划提供依据，并对解决和处理康复过程中出现的各种心理行为有指导意义。

艾森克人格问卷（eysenck personality questionnaire，EPQ）是临床上常用的人格测试，它的测试内容与康复活动关系较大。目前 EPQ 有儿童和成人两式，每套问卷均有 88 道文字问题，组成四个分量表，详见表 3-26。

表 3-26　EPQ 四个分量表

量表名称	说明
E 量表-内向与外向 （Introversion-extroversion）	高分：外向性格，爱交际，易兴奋，喜欢活动和冒险，热情、冲动； 低分：内向性格，安静离群，不喜欢冒险，日常生活有规律
N 量表-神经质 （Neuroticism）	高分：焦虑、紧张，也常抑郁，有强烈情绪反应，一旦激发，难以控制和平复； 低分：情绪反应慢、弱、平静，有节制，不紧张

续表

量表名称	说明
P 量表-精神质 （Psychoticism）	高分:孤独,不关心他人,难以适应环境,对人有敌意,具有攻击性; 低分:友善,合作,适应环境
L 量表-测谎分值 （Lie）	高分:有掩饰或较老练成熟; 低分:往往较纯朴,不够成熟和老练

评分标准:EPQ 问卷总共有四个分量表(E 分量表指内向和外向,N 分量表指情绪稳定性,P 分量表指精神质,L 分量表指掩饰、虚假),共 88 道题(由于篇幅所限,这里不再列出,EPQ 人格问卷具体见各心理咨询网站),每道题的记分方法为:前面没有负号的项目就表示回答"是"时记 1 分,回答"否"时记 0 分,前面有负号的项目就表示回答"否"时记 1 分,回答"是"时记 0 分:

E 分量表(共 21 个项目):1 5 10 13 14 17 −21 25 −29 33 37 41 −45 49 53 55 61 65 71 80 84

N 分量表(共 24 个项目):3 7 12 15 19 23 27 31 35 39 43 47 51 57 59 63 67 69 73 74 77 78 82 86

P 分量表(共 23 个项目):−2 −6 −9 −11 −18 22 26 30 34 −38 −42 46 50 −56 −62 66 68 −72 75 76 81 85 −88

L 分量表(共 20 个项目):−4 −8 −16 20 −24 −28 32 36 −40 −44 −48 −52 −54 58 −60 −64 −70 −79 −83 87

根据以上操作得出 E、P、N、L 的粗分,然后利用 E、P、N、L 的 T 分表求出 T 分(需专业进行计算、分析)。根据 T 分作量表剖析图确定性格类型。还可根据 E、N 的 T 分确定内外向。

（三）情绪测验

情绪是人们对于客观事物是否符合自己的需要而产生的一种反应,情绪状态有积极与消极之分。在康复活动中,大部分患者将不得不面对肢体功能障碍的现实,情绪很容易表现为抑郁、焦虑、恐惧等消极心理,严重的可表现为类似于重度抑郁症。

焦虑是对事件或内部想法与感受的一种不愉快的体验,体现在认知形式、情绪情感和行为表现方面的不稳定,常伴自主神经功能不稳定。抑郁又称情感低落,表现为一些生理功能的抑制和认知水平的降低。

1. 抑郁自评量表（SDS） 评定标准:评定采用 1～4 制记分,评定时间为过去一周内。把各题的得分相加为粗分,粗分乘以 1.25,四舍五入取整数即得到标准分。抑郁评定的临界值为 T 分 50,分值越高,抑郁倾向越明显。无抑郁:<50。轻度:50～59。中度:60～69。重度:≥70。详见表 3-27。

表 3-27 抑郁自评量表（SDS）

评定项目	很少有	有时有	大部分 时间有	绝大部分 时间有
1. 我觉得闷闷不乐,情绪低沉	1	2	3	4
2. 我觉得一天之中早晨最好	4	3	2	1
3. 我一阵阵哭出来或觉得想哭	1	2	3	4
4. 我晚上睡眠不好	1	2	3	4
5. 我吃的跟平常一样多	4	3	2	1

续表

评定项目	很少有	有时有	大部分时间有	绝大部分时间有
6. 我与异性密切接触时和以往一样感到愉快	4	3	2	1
7. 我发觉我的体重在下降	1	2	3	4
8. 我有便秘的苦恼	1	2	3	4
9. 我心跳比平时快	1	2	3	4
10. 我无缘无故感到疲乏	1	2	3	4
11. 我的头脑跟平常一样清楚	4	3	2	1
12. 我觉得经常做的事并没有困难	4	3	2	1
13. 我觉得不安且平静不下来	1	2	3	4
14. 我对将来抱有希望	4	3	2	1
15. 我比平常容易激动	1	2	3	4
16. 我觉得做出决定是容易的	4	3	2	1
17. 我觉得自己是个有用的人,有人需要我	4	3	2	1
18. 我的生活过得很有意思	4	3	2	1
19. 我认为如果我死了别人会生活得好些	1	2	3	4
20. 平常感兴趣的事我仍然照样感兴趣	4	3	2	1
总分				

2. 焦虑自评量表 评定标准:评定采用 1~4 制记分,评定时间为过去一周内。统计方法将各题得分相加,乘以 1.25,四舍五入取整数,得到标准分。标准分的临界值为 50,分值越高,焦虑倾向越明显。无焦虑:<50。轻度:50~59。中度:60~69。重度:≥70。详见表 3-28。

表 3-28　焦虑自评量表

评定项目	很少有	有时有	大部分时间有	绝大多数时间有
1. 我感到比往常更加神经过敏和焦虑	1	2	3	4
2. 我无缘无故感到担心	1	2	3	4
3. 我容易心烦意乱或感到恐慌	1	2	3	4
4. 我感到我的身体好像被分成几块,支离破碎	1	2	3	4
5. 我感到事事都很顺利,不会有倒霉的事情发生	4	3	2	1
6. 我的四肢抖动和震颤	1	2	3	4
7. 我因头痛、颈痛和背痛而烦恼	1	2	3	4
8. 我感到无力而且容易疲劳	1	2	3	4
9. 我感到很平静,能安静坐下来	4	3	2	1
10. 我感到我的心跳较快	1	2	3	4
11. 我因阵阵的眩晕而不舒服	1	2	3	4
12. 我有阵阵要昏倒的感觉	1	2	3	4
13. 我呼吸时进气和出气都不费力	4	3	2	1
14. 我的手指和足趾感到麻木和刺痛	1	2	3	4

续表

评定项目	很少有	有时有	大部分时间有	绝大多数时间有
15. 我因胃痛和消化不良而苦恼	1	2	3	4
16. 我必须时常排尿	1	2	3	4
17. 我的手总是温暖而干燥	4	3	2	1
18. 我觉得脸发烧发红	1	2	3	4
19. 我容易入睡,晚上休息很好	4	3	2	1
20. 我做噩梦	1	2	3	4
总分				

3. 医院焦虑抑郁量表(hospital anxiety and depression scale,HADS) 由 Zigmond A. S 与 SnaithR. P 等人于 1989 年创制,主要用于患者焦虑和抑郁情绪的筛查。HADS 共由 14 个条目组成,见表 3-29,A 代表焦虑量表,D 代表抑郁量表,其中 7 个条目评定焦虑,7 个条目评定抑郁。按原作者的标准,每个项目都是分四级评分,按 3、2、1、0 或 0、1、2、3 的顺序给分。项目总分为各题得分相加。0~7 分代表正常;8~10 分表示轻度焦虑/抑郁;11~14 分表示中度焦虑/抑郁;15~21 分表示严重焦虑/抑郁。

表 3-29 医院焦虑抑郁量表(HADS)

问题	回答		评分
1. 我感到紧张(或痛苦)(A)	几乎所有时候	大多数时候	3 2
	有时	根本没有	1 0
2. 我对以往感兴趣的事情还是感兴趣(D)	肯定一样	不像以前那样	0 1
	只有一点儿	基本上没有了	2 3
3. 我感到有点害怕,好像预感到有什么可怕的事情要发生(A)	非常肯定和非常严重	是有,但并不太严重	3 2
	有一点,但并不使我苦恼	根本没有	1 0
4. 我能哈哈大笑,并能看到事物好的一面(D)	我经常这样	现在已经不大这样了	0 1
	现在肯定是不太多了	根本没有	2 3
5. 我的心中充满烦恼(A)	大多数时间	常常如此	3 2
	时时,但并不经常	偶尔如此	1 0
6. 我感到愉快(D)	根本没有	并不经常	3 2
	有时	大多数	1 0
7. 我能够安闲而轻松地坐着(A)	肯定	经常	0 1
	并不经常	根本没有	2 3
8. 我对自己的仪容(打扮自己)失去兴趣(D)	肯定	并不像我应该做到的那样关心	3 2
	我可能不是非常关心	我仍像以往一样关心	1 0
9. 我感到坐立不安,好像感到非要活动不可(A)	确实非常多	是不少	3 2
	并不很多	根本没有	1 0
10. 我对一切都是乐观地向前看(D)	差不多是这样做的	并不完全是这样做的	0 1
	很少这样做	几乎从来不这样做	2 3

Note

续表

问题	回答		评分
11. 我突然发现有恐慌感(A)	确实很经常	时常	3 2
	并非经常	根本没有	1 0
12. 我好像感到情绪在渐渐低落(D)	几乎所有的时间	很经常	3 2
	有时	根本没有	1 0
13. 我感到有点害怕,好像某个内脏器官变坏了(A)	根本没有	有时	0 1
	很经常	非常经常	2 3
14. 我能欣赏一本好书或一项好的广播或电视节目(D)	常常	有时	0 1
	并非经常	很少	2 3

三、认知功能评定

(一)概述

认知功能是人体高级机能的重要功能之一。认知是对事物认识和知晓的过程,即知识的获得、组织和应用过程。它是一个体现机能和行为的智力过程,是人类适应于周围环境的才智。包括感知、学习、记忆、思考等过程,广义的认知包括与脑功能有关的任何过程。

认知功能评定常用于了解脑损伤的部位、性质、范围和对心理功能的影响。了解损伤后有哪些行为改变和功能障碍,哪些功能依然完好,从而为了解脑功能和行为之间的关系,以及临床诊断、制订治疗和康复计划、评估疗效、评估脑功能状况和能力鉴定等提供帮助。认知功能大致分为单项测验和成套测验。单项测验重点突出、简洁,成套测验由多个分测验组成,形式多样,测查范围广泛,全面反映脑功能状况。

(二)认知功能障碍筛查

1. 蒙特利尔认知评估(Montreal cognitive assessment,MoCA) MoCA量表是首个用于筛查轻度认知障碍(mild cognitive impairment,MCI)的量表。MCI是介于正常老化与痴呆之间的一种状态。MoCA的测验项目包括视空间与执行功能、图命名、记忆、注意、语言、抽象、延迟回忆及定向,满分为30分,对MCI具有较高的敏感性和特异性。每次检查需10分钟左右。详见表3-30。

表3-30 蒙特利尔认知评估(MoCA)量表(中文版)
Montreal Cognitive Assessment (MoCA) Chinese Version

姓名:_____ 性别:_____ 出生日期:_____ 教育水平:_____ 检查日起:_____

视空间与执行功能	画钟表(11点过10分)(3分)	得分
	复制立方体	
[ ] [ ] 轮廓[ ] 指针[ ] 数字[ ]		__/5

续表

命名								___/3

[ ]　　　　　　[ ]　　　　　　[ ]

记忆	读出下列词语，然后由患者重复上述过程，重复2次，5分钟后回忆。		面孔	天鹅绒	教堂	菊花	红色	不计分
		第一次						
		第二次						

注意	读出下列数字，请患者重复（每秒1个）。	顺背[ ]	21854	___/2
		倒背[ ]	742	

现在我阅读一组字母，每当读到A时请用手敲打一下。错2个或更多得0分	[ ]FBACMNAAJKLBAFAKDEAAAJAMOFAAB	___/2

100连续减7	[ ]93　　[ ]86　　[ ]79　　[ ]72　　[ ]65	___/3
	4~5个正确给3分，2~3个正确给1分，全部错误为0分。	

语言	重复：我只知道今天张亮是来帮过忙的人。[ ]	___/2
	狗在房间的时候，猫总是躲在沙发下面。[ ]	___/1
	流畅性：在1分钟内尽可能多地说出动物的名字。[ ]_____（N≥11名称）	

抽象	词语相似性：香蕉—桔子＝水果 [ ]火车—自行车 [ ]手表—尺子	___/2

延迟回忆	回忆时不能提醒	面孔 [ ]	天鹅绒 [ ]	教堂 [ ]	菊花 [ ]	红色 [ ]	仅根据非提示记忆得分	___/2
选项	分类提示：							___/2
	多选提示：							___/2

定向	日期[ ] 月份[ ] 年代[ ] 星期几[ ] 地点[ ] 城市[ ]	___/6
总分		___/30

血管性认知功能损害的高位人群：★隐匿性脑梗死　★短暂性脑缺血发作（TIA）　★腔隙性脑梗死　★脑白质疏松症

2. 简易精神状态检查（mini mental state examination，MMSE） 对脑卒中、颅脑外伤后有智能障碍难以完成韦氏成人智力测验的患者，可用简易精神状态检查，详见表3-31。

表 3-31 MMSE 量表

姓名： 性别： 年龄： 教育水平： 住院号： 床号：

测评时间： 年 月 日

			1	0
定向力 (10分)	1.时间	今年是哪一年？	1	0
		现在是什么季节？	1	0
		现在是几月份？	1	0
		今天是几号？	1	0
		今天是星期几？	1	0
	2.空间	你住在哪个省？	1	0
		你住在哪个县(区)？	1	0
		你住在哪个乡(街道)？	1	0
		咱们现在在哪个医院？	1	0
		咱们现在在几楼？	1	0
记忆力 (3分)	3. 告诉你三种东西,我说完后,请你重复一遍并记住,待会还会问你(各1分, 共3分)			
	皮球		1	0
	国旗		1	0
	树木		1	0
注意力和 计算力 (5分)	4. 100-7=? 连续减5次(93、86、79、72、65。各1分,共5分。若错了,但下 一个答案正确,只记一次错误)			
	-7		1	0
	-7		1	0
	-7		1	0
	-7		1	0
	-7		1	0
回忆能力 (3分)	5. 现在请你说出我刚才告诉你让你记住的那些东西			
	皮球		1	0
	国旗		1	0
	树木		1	0

Note

续表

项目	内容		
	6. 命名能力	出示手表,问这个是什么东西	1	0
		出示钢笔,问这个是什么东西	1	0
	7. 复述能力	我现在说一句话,请跟我清楚地重复一遍(四十四只石狮子)	1	0
	8. 阅读能力	(闭上你的眼睛)请你念念这句话,并按其意思去做	1	0
语言能力 (9 分)	9. 三步命令 (我给你一张纸请您按我说的去做)	用右手拿着这张纸	1	0
		用两只手将它对折起来	1	0
		放在你的左腿上	1	0
	10. 书写能力	要求受试者自己写一句完整的句子	1	0
	11. 结构能力	(出示图案)请你照上面图案画下来	1	0
测评总分		测评医师		

注:①计算方法:正确回答或完成一项计 1 分,30 项的得分相加即为总分。②分级标准:评定为痴呆的标准依文化程度而不同。文盲<17 分,小学程度<20 分,中学以上程度<24 分。

(三) 全面认知评定

神经心理学研究人类大脑与行为的关系,神经心理测验(neuropsychological test)是以心理测验的结果为脑部病变定性和定位提供依据,同时也加深对心理活动本质和结构的理解。神经心理测验评价的心理或行为的范围很广,包括感觉、知觉、运动、言语、注意、记忆、思维、情绪和人格等,涉及脑功能的各个方面,为了解脑与行为相互之间的关系、评估中枢神经系统损伤患者的功能预后和制订康复计划提供帮助。HRB 神经心理成套测验是一套较好的神经心理测试工具,涉及了全部认识功能,测试内容、评分方法见表 3-32。

表 3-32 HRB 神经心理成套测验(成人式)

测验项目	测验方法	测验目的
1. 侧式优势检查	测定利手、利足、利肩等	确定大脑优势半球
2. 失语检查	语言接受和表达共 11 项测验	检查有无失语及失语性质
3. 握力测验	用握力计测量左右手	测定利手与非利手握力
4. 连线测验	纸上多个小圆圈,标有数字或字母顺序,要求按数字顺序或数字、字母交替顺序画线连接	检查顺序化能力和空间能力
5. 触摸操作测验	蒙眼用利手、非利手、双手将各形状木块放入槽板中,并要求回忆木块形状及位置	触觉运动、空间知觉触觉形状记忆和位置记忆
6. 音乐节律测验	30 对音韵节律相同和不同的声音逐对出现,要求分辨节拍的异同	节律的辨别能力、注意和记忆力
7. 语音知觉测验	听刺激单字,再从字卡中选出	语音辨认和字的匹配能力

续表

测验项目	测验方法	测验目的
8. 手指敲击测验	用示指敲击敲击器的按键,计算利手、非利手10秒内平均敲击次数(算5次)	双手的精细运动能力、双手指的运动速度及持久能力
9. 范畴测验	对一些包括不同属性(如大小、形状、颜色)的对象进行分类	思维的抽象和概括能力
10. 感知觉测验	触、听、视、感知觉及手指辨认、指尖写字、手指触形辨认	检查感知觉有无障碍

各项测验有划界分,以划分结果是否在异常范围。所谓划界分是划分正常与异常的临界分数,凡划入异常者均记一分。年龄性别不同,划界分也不同。还可计算脑损害指数,以评定脑损害的程度,见表3-33。脑损害指数(DQ)公式如下:DQ = 划入异常的测验数/测验总数。例如,某人做了8个测验,被划入异常范围的测验有4个,那么,DQ = 4/8 = 0.5,为中度脑损伤。

表 3-33 脑损害指数与脑损害程度的关系(薛桂荣,1993)

划入异常的测验数	脑损害指数范围	脑损害程度
1	0~0.14	正常
2	0.15~0.29	边界
3	0.30~0.43	轻度脑损伤
4	0.44~0.57	中度脑损伤
5 以上	0.58 以上	重度脑损伤

四、残疾的心理反应特征

(一) 心理防卫机制

个体在遇到挫折和冲突时,其内部的心理活动总是自觉不自觉地把主体与客观现实间所发生的矛盾用自己能接受的方式加以解释和处理,以至于不会引起太大的痛苦与不安。这样,在人的内部心理活动中所具备的解脱烦恼、减少内心不安以恢复情绪上的平衡与稳定的反应方式,便是心理防卫机制。心理防卫机制如使用的好则可起到积极作用,如果使用不当则导致疾病。

1. 自爱的心理防卫机制 一种比较原始和简单的心理防卫机制,就是把已经发生但令人十分不快的打击予以否定,认为根本没有发生过;或把自己遭受挫折的原因完全归咎于别人,认为是别人造成的困难和障碍,因此总是怨天尤人。有的患者甚至把外界事实加以曲解变化以符合内心的需要,其中以妄想精神现象最为常见。

2. 不成熟的心理防卫机制 当人们遇到挫折或有心理压力时,以幼稚的适用方式应付现实中的问题,或者是把矛盾指向自己,满足自己的需要和欲望。还有的患者脱离现实,按自己的愿望和情感任意想象,以求得自己内心的满足和平衡。

3. "神经症型"心理防卫机制 因某种原因对有些人、某些事的喜爱、憎恶或愤怒无法向其对象直接表现和发泄时,则转移到其他比较安全或较为能接受的人或事上;或者把这些人与事同自己加以隔离,不让自己意识到,以免引起精神和心理的不愉快。在治疗过程中,医师要注意观察患者使用隔离作用的特征。因患者使用隔离作用之处常常是患者痛苦或要解决的问题之所在,正是需要心理治疗所在。因被神经症患者所使用,故统称为"神经症型"心理防卫机制。

4. 成熟的心理防卫机制　正常人残疾以后内心极度痛苦,极端悲观,有破坏性冲动,有些人就会把这样的冲动升华为奋发图强,或有意识地去压抑控制,这种防卫机制容易适应环境,被社会所接受。

(二) 残疾适应心理过程

一般要经历以下几个阶段,或以某几个阶段为主,从事神经心理康复要根据患者心理变化规律,进行有针对性的心理康复工作,以确保患者能顺利度过心理危机期。

1. 震惊阶段(shock)　震惊是对创伤的即刻反应,是对突发严重事件打击还没来得及整合的阶段。患者往往处于身体的休克和精神麻木状态,朦胧地意识到"一切都完了",表现为情感上的麻木、惊呆,对如此巨大的打击表现沉默或无明显反应,本阶段持续数分钟或几天,甚至更长时间。

2. 否定阶段(denial)　由于致残这一打击往往来得突然而凶猛,超出患者的心理承受能力,于是很自然的采取心理防卫机制。发生意外后任何人的求生欲望都很强烈,经过抢救脱离危险后,常有死里逃生的庆幸,但对于自己的病情和可能的终生残疾的可怕后果却缺乏认识,没有心理准备,而是认为自己还能够恢复,像以前一样快乐的生活。这是一种很自然的心理防卫机制,即把已经发生而且令人非常悲哀的现实和预后完全予以否定,就像什么事情也没发生一样,否定他们会终生残疾的现实。此阶段可持续数周甚至数月不等。

3. 抑郁或焦虑反应阶段(depressive or anxiety reaction)　随着治疗和康复的进行,当患者逐渐领悟到自己所受的创伤将造成长期或终生残疾、社会地位和家庭角色改变、经济状况恶化,这一切令患者心灰意冷,对前途失去希望,至此否定阶段停止,进入抑郁状态,表现为压抑的心情、极度痛苦悲哀、悲观失望、兴趣索然、感到孤独无助、失眠乏力、自悲等,焦虑和愤怒相穿插,自杀想法和自杀行为往往出现在此阶段。此阶段持续数周或数月不等。

4. 愠怒阶段(angry reaction)　此阶段患者发脾气,对家人、医师、护士提供的帮助不接受,感到事事不满意,可能有辱骂家人或医务人员的行为。

5. 对抗独立阶段(reaction against independence)　患者在认识到自身的残疾后,有时会出现心理和行为的倒退,表现为对他人过多的依赖,生活上自己能干的事,比如吃饭、上下床、洗澡等,依赖陪护和护士去干。参加康复训练不积极,不愿出院。出院后也过多地依赖家庭和社会,缺乏积极独立的谋取生活的心理和行为。

6. 适应阶段(adaptation)　患者经过上述几个阶段后,逐渐认识到残疾这个现实,并且从心理到行为逐渐开始适应,表现为抑郁悲观的情绪开始好转,行动上积极参加康复训练,努力争取生活自理,并积极想办法回归社会,参加部分或全日制工作。以上各期多数时候无法完全截然划分,也可能出现交叉。

第四节　活动能力与生存质量评定

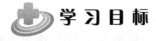 学习目标

掌握:日常生活活动能力的概念、分类及评定方法。
理解:生存质量评价的内容。

教学PPT

Note

了解:生存质量评价方法。

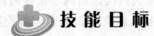

技能目标

能对患者的日常生活活动能力进行评定,并对日常生活活动能力的结果进行分析。能为患者康复训练方案的制订以及患者的预后提供指导。

案例引导 3-4

案例引导
3-4 答案

患者,女,60岁,因右侧肢体活动不灵15天入院。查体:患者大小便可自控,但穿脱裤子、擦屁股需要帮助,可独立完成洗脸、梳头等修饰活动,可将食物放桌上,在正常时间内能独立完成进餐,能在床上坐起,但转移到轮椅时要较多的帮助,穿脱衣服在正常时间内能完成一半,但需要帮助,不能上下楼梯、不能行走、不能洗澡。头部CT显示左侧基底节区小片状低密度影。临床诊断为脑梗死。

(1) 该患者进行了什么功能的评定?

(2) 该项评定采用了什么量表?具体进行了哪些方面的评定?

(3) 该患者评定得分是多少?生活自理程度如何?

一、日常生活活动能力评定

(一) 日常生活活动的定义

日常生活活动(activities of daily living,ADL)是指人们在每日生活中,为了照料自己的衣、食、住、行,保持个人卫生整洁和独立的社区活动所必需的一系列的基本活动。是人们为了维持生存及适应生存环境而每天必须反复进行的、最基本的、最具有共性的活动。

(二) ADL 的分类

根据性质,ADL 可分为两类。

1. 躯体的或基本的 ADL(basic or physical ADL,BADL or PADL) 指日常生活中最基本的活动,如穿衣、进食、保持个人卫生等自理活动和坐、站、行走等身体活动。一般为比较粗大的、无须利用工具的活动。

2. 工具性 ADL(instrumental ADL,IADL) 指为了在家庭和社区中独立生活所需的关键的、较高级的技能,如操作卫生和炊事用具、使用家庭电器、骑车或驾车、处理个人事务等。大多为需要借助工具的、较精细的活动。

(三) ADL 评定目的

(1) 确定在日常生活活动方面是否能够独立及独立的程度。

(2) 拟定合适的治疗目标,确定适当的治疗方案。

(3) 评价治疗效果,修正治疗方案或重新制订治疗方案。

(4) 比较治疗方案的优劣,促进训练成果的交流。

(5) 判断预后,增强患者和治疗师的信心。

(四) ADL 的评定方法

ADL 的评定方法很多,常用的标准化 PADL 评定方法有:Barthel 指数、Katz 指数和PULSES 等。常用的 IADL 评定有:功能活动问卷(the functional activities questionary,FAQ)、快速残疾评定量表(rapid disability rating scale,RDRS)等。

Note

1. PADL 量表

（1）Barthel 指数评定（Barthel index，BI）：该方法产生于 20 世纪 50 年代中期，由美国 Florence Mahoney 和 Dorothy Barthel 设计并应用于临床，是国际康复医学界常用的方法。Barthel 指数包括 10 项内容，根据是否需要帮助及其程度分为 0、5、10、15 四个功能等级，总分为 100 分（表 3-34）。得分越高，独立性越强，依赖性越小。若达到 100 分，也不意味着能完全独立生活，也许不能烹饪、料理家务和与他人接触，但不需要照顾，可以自理。Barthel 指数评定简单，可信度高，灵敏性也高，是临床应用最广、研究最多的一种 ADL 评定方法，不仅可以用来评定治疗前后的功能状况，而且可以预测治疗效果、住院时间及预后。

评分标准：正常总分 100 分，60 分以上者为良，生活基本自理；60～40 分者为中度功能障碍，生活需要帮助；40～20 分者为重度功能障碍，生活依赖明显；20 分以下者为完全残疾，生活完全依赖。Barthel 指数 40 分以上者康复治疗效益最大。

表 3-34　Barthel 指数评定内容、记分法及详细评分标准

ADL 项目	自理	稍依赖	较大依赖	完全依赖
进食	10 分：食物放在盘子或桌上，在正常时间内能独立完成进餐	5 分：需要帮助或较长时间才能完成	0	0
洗澡（在浴池、盆池或用淋浴）	5 分：独立完成所有步骤	0	0	0
修饰（洗脸、梳头、刷牙、刮脸）	5 分：独立完成各项	0	0	0
穿脱衣（包括系带）	10 分：独自穿、脱所有衣服和系鞋带。当戴矫形器或围腰时，能独自穿、脱	5 分：需要帮助，但能在正常时间内独自完成至少一半的过程	0	0
控制大便	10 分：能控制，没有失禁	5 分：需要在帮助下用栓剂或灌肠，偶有大便失禁	0	0
控制小便	10 分：能控制，脊髓损伤患者用尿袋或其他用具时应能使用并清洗	5 分：偶有尿失禁	0	0
上厕所	10 分：独立进出厕所，脱、穿裤子，使用卫生纸，如用便盆，用后能自己倒掉并清洗	5 分：在下列情况下需要帮助，即脱、穿裤子，保持平衡，便后清洁	0	0
床椅转移	15 分：独立完成床-轮椅转移的全过程	10 分：需要提醒、监督或给予一定的帮助才能安全完成整个过程	5 分：能在床上坐起，但转移到轮椅或在使用轮椅时要较多的帮助	0

ADL 项目	自理	稍依赖	较大依赖	完全依赖
行走 (平地 45 m)	15 分：独立走至少 50 m；可以穿戴假肢或用矫形器、腋杖、手杖,但不能用带轮的助行器；如用矫形器,在站立或坐下时能锁住或打开	10 分：在较少帮助下走至少 50 m,或在监督或帮助下完成上述活动	5 分：只能使用轮椅,但必须能向各个方向移动以及进出厕所	0
上下楼梯	10 分：独立上、下一层楼,可握扶手或用手杖、腋杖	5 分：在帮助或监督下上、下一层楼	0	0

(2) Katz 指数评定：又称 ADL 指数(the index of ADL)或 ADL 独立指数。由 Katz1959 年提出,后经过修订。Katz 评定方法将 ADL 由难到易分为六项：洗澡、穿着、上厕所、转移、大小便控制和进食。并将功能状态分为 A、B、C、D、E、F、G 七个等级。A 级完全自理,G 级完全依赖,B 级至 F 级自理能力逐级下降,依赖程度不断增加。此方法是根据人体功能发育学的规律制定的,患者 ADL 能力的下降或丧失,以及能力的恢复也是按照一定顺序发生的,分级简单有效。Katz 指数分级评定见表 3-35。

表 3-35　Katz 指数分级评定表

难易	标准("帮助"一词表示监督指导和他人帮助)		
Ⅰ	洗澡——海绵擦洗、盆浴、淋浴		
	无需帮助	仅身体一部位需帮助	超过一部位需帮助
Ⅱ	穿着——从衣柜或抽屉取内、外衣,扣纽扣		
	取、穿衣无需帮助	需要帮助(上述内容之一)	取、穿衣需帮助
Ⅲ	使用厕所——去厕所,排便,便后清洁,整理衣裤		
	无需帮助(可能用手杖或轮椅)	需要帮助(上述内容之一)	不能去厕所
Ⅳ	转移		
	上下床、从椅上坐起无需帮助	上下床、椅上坐起需帮助	不能离床
Ⅴ	控制大小便		
	完全控制	偶有失控	需监护、用导尿管或完全失控
Ⅵ	进餐		
	无需帮助	除切肉、涂果酱外无需帮助	需帮助,或全用吸管或经静脉给予

评定时按表中标准对 6 项内容进行评定,在相应栏目之下方框内打"√",统计出无需帮助的项目数,然后按下述标准评级。

Katz 指数分级标准。

A 级：全部项目均能独立完成。

B 级：只有一项依赖。

C 级：只有洗澡和其余五项之一依赖。

D 级：洗澡、穿着和其余四项之一依赖。

E 级：洗澡、穿着、使用厕所和其余三项之一依赖。

F 级：洗澡、穿着、使用厕所、转移和其余二项之一依赖。

G 级：所有项目均依赖。

尽管 Katz 指数应用广泛,但对其信度和效度的研究甚少。

(3) PULSES 评定:该方法由 Moskowitz 和 Mccann 发表,是一种总体功能评定方法 (global functional assessment instrument)。评定内容共分六项:

①躯体状况(physical condition,P);

②上肢功能(upper limb function,U);

③下肢功能(lower limb function,L);

④感觉功能(sensory component,S),包括视、听、言语;

⑤排泄功能(excretory function,E);

⑥患者情况包括精神和情感状况(status of pattent-mental and emotion,S),简称 PULSES。修订后的 PULSES 内容和评分标准如表 3-36。

表 3-36 PULSES 评定表

英文代码	评分标准
P	躯体情况 包括内科疾病如心血管、呼吸、消化、泌尿、内分泌和神经系统疾病
	1分 内科情况稳定,只需每隔 3 个月复查一次
	2分 内科情况尚属稳定,每隔 2~10 个星期复查一次
	3分 内科情况不大稳定,最低限度每星期需复查一次
	4分 内科情况不稳定,每日要严密进行医疗监护
U	上肢功能及日常生活自理情况 指进食、穿衣、穿戴假肢或矫形器、梳洗等
	1分 生活自理,上肢无残损
	2分 生活自理,但上肢有一定残损
	3分 生活不能自理,需别人扶助或指导,上肢有残损或无残损
	4分 生活完全不能自理,上肢有明显残损
L	下肢功能及行动 指步行,上楼梯使用轮椅,身体从床移动至椅,或从椅移至床、用厕的情况
	1分 独自步行移动,下肢无残损
	2分 基本上能独自行动,下肢有一定残损,需使用步行辅助器、矫形器或假肢,或利用轮椅能在无梯级的地方充分行动
	3分 在扶助或指导下才能行动,下肢有残损或无残损,利用轮椅能做部分活动
	4分 完全不能独自行动,下肢有严重残损
S	感官与语言交流功能
	1分 能独自进行语言交流,视力无残损
	2分 基本上能进行语言交流,视力基本无碍,但感官及语言交流功能有一定缺陷,例如:轻度构音障碍,轻度失语,要戴眼镜或助听器,或经常要用药物治疗
	3分 在别人帮助或指导下能进行语言交流,视力严重障碍
	4分 聋、盲、哑,不能进行语言交流,无有用视力
E	排泄功能 指大小便自理和控制程度
	1分 大小便完全自控
	2分 基本上能控制膀胱括约肌及肛门括约肌,虽然有尿急或急于解便,但尚能控制,因此可参加社交活动或工作;虽然需插导尿管,但能自理
	3分 在别人帮助下,能处理好大小便排泄问题,偶有尿床或溢粪

英文代码	评分标准
	4分　大小便失禁,常有尿床或溢粪
S	整体情况(智能与情绪情况)
	1分　能完成日常任务,并能尽家庭及社会职责
	2分　基本上适应,但需在环境上、工作性质和要求上稍做调整和改变
	3分　适应程度差,需在别人指导、帮助和鼓励下,才稍能适应家庭和社会环境,进行极小量力所能及的家务或工作
	4分　完全不适应家庭和社会环境,需长期住院治疗或休养

按表中各项评出分数后相加,得出总分:6分为功能最佳;大于12分表示独立自理生活严重受限;大于16分表示有严重残疾。

(4) Kenny 指数:又称自我料理评定(the Kenny self-care evaluation)。该量表将 ADL 分为床上活动、体位转移、运动、穿着、个人卫生、二便、进食七个方面内容。每个方面又分若干项,总共有17项。每项里又分解为许多作业项目。每个方面内容分为五个功能级,记分标准为0~4分。六项总分为0~28分,0分表示完全依赖,28分表示完全独立。目前认为虽然 Kenny 指数评定的项目很细,但分辨能力并没有提高,简单的 Barthel 指数就可以得到相同的结果。加上项目多、费时,对总体评分无指导性解释,因此,临床上较少应用,故这里不做详细叙述。

2. IADL 量表

(1) 功能活动问卷(functional activities questionnaire,FAQ):主要用于更好地发现和评价功能障碍不太严重的老年患者,即早期或轻度痴呆患者,后经修订(表 3-37)。

评分标准:FAQ 评定分值越高表明障碍程度越重,正常标准为小于5分,大于或等于5分为异常。FAQ 是目前 IADL 量表中效度最高的,而且项目较全面,建议首先使用。

表 3-37　功能活动问卷(FAQ)

项目	正常或从未做过但能做(0分)	困难,但可单独完成或从未做(1分)	需帮助(2分)	完全依赖(3分)
Ⅰ.每月平衡收出的能力,算账的能力				
Ⅱ.患者的工作能力				
Ⅲ.能否到商店买衣服、杂货或家庭用品				
Ⅳ.有无爱好,会不会下棋和打扑克				
Ⅴ.能否做简单的事,如点炉子、泡茶等				
Ⅵ.能否准备饭菜				
Ⅶ.能否了解近期发生的事件(时事)				
Ⅷ.能否参加讨论和了解电视、书和杂志的内容				
Ⅸ.能否记住约会时间、家庭节日和吃药				
Ⅹ.能否拜访邻居,自己乘公共汽车				

(2) 快速残疾评定量表(rapid disability rating scale RDRS):由 Linn 于 1967 年提出,后经过修订。此表可用于住院和在社区中生活的患者,对老年患者尤为合适。

　　RDRS项目包括日常生活需要帮助程度、残疾程度、特殊问题的严重程度三大项。日常生活需要帮助程度内容含：进食、行走、活动、洗澡、穿衣、如厕、整洁修饰、适应性项目（财产处理、用电话等）；残疾程度内容含：言语交流、听力、视力、饮食是否正常、大小便失禁、白天卧床、用药；特殊问题内容含：精神错乱、不合作（对医疗持敌视态度）、抑郁。总共有细项目18项，每项最高分3分。RDRS最高分值为54分，分值越高表示残疾程度越重，完全正常应为0分（表3-38）。

表3-38　快速残疾评定量表（RDRS）

内容	评分标准			
	0分	1分	2分	3分
Ⅰ. 日常生活需要帮助程度				
1. 进食	完全独立	需一点帮助	需较多帮助	喂食或经静脉供给营养
2. 行走（可用拐杖或助行器）	完全独立	需一点帮助	需较多帮助	不能走
3. 活动（外出可用轮椅）	完全独立	需一点帮助	需较多帮助	不能离家外出
4. 洗澡（要提供用品及监护）	完全独立	需一点帮助	需较多帮助	由别人帮助洗
5. 穿着（包括帮助选择衣物）	完全独立	需一点帮助	需较多帮助	由别人帮助穿
6. 如厕（穿脱衣裤、清洁、造瘘管护理）	完全独立	需一点帮助	需较多帮助	只能用便盆，不能护理造瘘管
7. 整洁修饰（剃须、梳头、剪指甲、刷牙）	完全独立	需一点帮助	需较多帮助	由别人帮助梳洗、修饰
8. 适应性项目（财务管理、使用通信设备）	完全独立	需一点帮助	需较多帮助	自己无法处理
Ⅱ. 残疾程度				
1. 言语交流（自我表达）	正常	需一点帮助	需较多帮助	不能交流
2. 听力（可用助听器）	正常	需一点帮助	需较多帮助	听力丧失
3. 视力（可戴眼镜）	正常	需一点帮助	需较多帮助	视力丧失
4. 饮食不正常	没有	轻	较重	需经静脉输入营养
5. 大小便失禁	没有	有时有	常常有	无法控制
6. 白天卧床（按医嘱或自行卧床）	没有	有，较短时间（3小时以内）	较长时间	大部分或全部时间
7. 用药	没有	有时有	每日服药	每日注射或加口服
Ⅲ. 特殊问题的严重程度				
1. 精神错乱	没有	轻	重	极重
2. 不合作，对医疗持敌视态度	没有	轻	重	极重
3. 抑郁	没有	轻	重	极重

（五）ADL评定的注意事项

（1）评定前应与患者交谈，讲明评定的目的，以取得患者的理解与合作。

（2）评定前应了解患者的基本情况，如肌力、肌张力、关节活动范围、平衡性、协调性、感觉等，以确定其残存的功能和缺陷，以及是否需要专门的设备。

（3）给予的指令应详细、具体，不要让患者无所适从。除非评定表中有说明，否则使用支具或采取替代的方法，均认为是独立完成活动，但应注明。

（4）如不能顺利完成某一项活动，可给予一定的帮助，然后继续评定下一个项目。评定期间不要让患者失败，也不要提供太多的帮助。如果某项活动显然是挣扎着完成，则可暂停，或换下一项活动。

（5）评定可分期进行。但应首选 ADL 评定表中较简单和安全的项目进行，然后是较困难和复杂的项目。

（6）评定可在实际生活环境中进行，也可在 ADL 专项评定中进行。不便和不易完成的动作，可通过询问患者或家属的方式取得结果。

二、生存质量评价

（一）概述

生存质量（quality of life，QOL）又称为生活质量、生命质量，最初是社会学概念，由美国经济学家 J. K. Calbraith 在 20 世纪 50 年代提出。20 世纪 70 年代末医学领域广泛开展了生命质量的研究，探索疾病及治疗对生命质量的影响，形成了健康相关生命质量（health related quality of life，HRQOL）的概念。HRQOL 是在疾病、意外损伤及医疗干预的影响下，测定与个人生活事件相联系的主观健康状态和个体满意度。HRQOL 是主观的评价指标，建立在一定的文化价值体系下，故具有文化依赖性。作为一种新的医学评价技术，HRQOL 全面评价疾病治疗对患者造成的生理、心理和社会生活等方面的影响。它不仅关心患者的存活时间，而且关心患者的存活质量；它不仅考虑客观的生理指标，而且强调患者的主观感受和机能状况；它不仅用于指导临床治疗，而且还用于指导患者的康复和卫生决策。

世界卫生组织（WHO）将生存质量定义为不同的文化和价值体系中的个体对与他们的生活目标、期望、标准，以及所关心事情有关的生活状态的体验，包括个体生理、心理、社会功能及物质状态四个方面。尽管有众多的生命质量概念，但最终指向个体满意度和尊严。实际上，健康相关生命质量和生存质量讲述的是同一内容。

（二）生存质量评价的内容与方法

1. 生存质量评价内容 生存质量评价通常包括生理状态、心理状态、社会功能状态、主观判断和满意度、疾病特异量表，还包括疾病症状等维度。生理、心理和社会功能状态是生命质量的重要内容，任何一种疾病或损伤，都会导致这 3 个方面功能的改变。反之，这 3 个方面功能的改变，能够综合地反映人的疾病状态和健康水平。主观判断和满意度评价反映了个人对健康状态的自我评判以及需求，或期望得到满足时所产生的主观认可程度，是生命质量的综合指标。具体见表 3-39。

表 3-39　生存质量评价的基本内容

分类	基本内容
生理状态	
活动受限	在躯体活动、走动和自我照顾方面受限
社会角色受限	如学习、工作、持家、娱乐等一般角色功能受限
体力适度	进行一般的体力活动无疲劳感和虚弱感
心理状态	

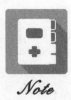

续表

分类	基本内容
情绪反应	对事物的体验,包括压抑、忧虑、痛苦和恐惧
认知功能	意识、机智、定向、推理及记忆力
社会功能状态	
社会融合	以成员身份参与社会组织活动
社会接触	与亲友交往,参加集体活动
亲密关系	获得亲密感和支持感
机会	因健康而达成机会平等
主观判断和满意度	
满意度与幸福感	健康需求满足程度的判断及综合感觉
自我健康和生活判断	自我判定健康、感到健康或担忧健康
疾病	
主诉	患者自述生理和心理症状、感觉、疼痛或其他不能直接观察的感受
体征	体检发现的缺陷与异常表现
自我报告疾病	患者自述有病或损伤
生理测定	生理测定读数及临床解释,如脉搏、血压等
组织改变	病理学证据
诊断	临床判断的证据
失能	因健康问题带来的工作能力丧失
预后	死亡率、生存率

2. 生存质量评价的方法 按照不同的目的和内容,生命质量的测定可有不同的方法,常见的有访谈法、观察法、主观报告法、症状检查法、标准化的量表评价法。这些测定方法是在生命质量研究的发展过程中使用过的,测定的层次和侧重点不同,适用条件也不相同,标准化量表测定是主流。

(三) 常用生存质量评价的量表

生存质量的测定多数采用量表评定的方法进行。目前使用频率较高的是以下几种问卷。

1. 健康良好状态指数(quality of well being index,QWB) 生命质量评价中,死亡的生命质量为"0",功能与感觉的良好状态为"1",为了客观地反映"1~0"频谱时点状态,R. M. Kaplan 于 1976 年提出包含主观生命质量指标的良好适应状态指数。Kaplan 认为 QWB 能概括各种功能或症状水平,对濒死状态或其他难以诊断的复杂疾病的人群健康状况,是一个比较理想的、从正向的角度来评价健康状况的指标。QWB 评价量表包括以下两个部分。第一部分是有关患者日常生活活动方面的内容,包括移动(MOB)、生理活动(PAC)和社会活动(SAC)3 个方面,每个方面下设 0~5 个分级陈述,并给予不同的权重系数。第二部分包括 22 个健康问题综合描述(complex,CPX),这些症状和问题几乎包括了所有疾病可能出现的问题,并给予不同的权重系数。最后按公式综合所有评价指标,得出对生命质量的评价(W)。计算公式为:W=1+(CPX)+(MOB)+(PAC)+(SAC)。

2. 疾病影响量表(sickness impact profile,SIP) 疾病影响量表是由 M. Bergner 建立的一个包括 136 个条目的量表,包括 12 类问题,其中有 3 类归为生理方面,4 类归为心理方面,其余 5 类各自代表独立的内容。该表主要用于测量在疾病和治疗影响下的行为改变和角色功能表现。它假定在任何疾病状态下,患者都会有相应的行为变化,可表现为生理性、心理性和社会性的。因此,行为的改变适宜于测定任何疾病患者的健康状态。

3. 癌症患者生活功能指数量表(functional living index cancer scale,FLIC) 该量表是由加拿大学者 H. Schipper 等建立的包括 22 个条目的量表。量表从癌症患者在日常生活中可能面临的问题入手,比较全面地描述了患者的活动能力、执行角色功能的能力、社会交往能力、情绪状态、症状和主观感受等。FLIC 是疾病特异量表,适用对象是癌症患者,尤其适用于预后较好的癌症患者,如乳腺癌、宫颈癌等患者。内容的描述围绕癌症特征和心理方面,着重表现癌症患者常有的对死亡的恐惧和对健康的忧虑等。对疾病和治疗的描述,着重围绕癌症患者常有的眩晕、疼痛等症状。

4. 36 条目简明健康量表(the medical outcomes study 36-item short form health survey,SF-36) 该量表是美国波士顿健康研究所在医疗结果研究调查表(medical outcomes study,MOS)的基础上开发出来的通用性简明健康调查问卷,它适用于普通人群的生命质量测量、临床试验研究和卫生政策评价等。SF-36 健康问卷调查表包括 11 项内容 36 个问题,反映生理健康和心理健康两个方面,涉及生理功能、社会功能、生理角色限制、躯体疼痛、情感角色限制、活力、心理健康、总体健康 8 个维度,每个维度的最终评分值均以 0 分为最低值,100 分为最高值,分数越高,表明生命质量越好。目前,该量表在国内外文献里使用比较多。具体见 SF-36 计分说明。

(1) SF-36 的内容及结构:SF-36 是美国波士顿健康研究所研制的简明健康调查问卷,被广泛应用于普通人群的生存质量测定、临床试验效果评价以及卫生政策评估等领域。SF-36 作为简明健康调查问卷,它从生理机能、生理职能、躯体疼痛、一般健康状况、精力、社会功能、情感职能以及精神健康 8 个方面全面概括了被调查者的生存质量。

①生理机能(PF:physical functioning):测量健康状况是否妨碍了正常的生理活动。用第 3 个问题来询问 PF。

②生理职能(RP:role-physical):测量由于生理健康问题所造成的职业限制。

③躯体疼痛(BP:bodily pain):测量疼痛程度以及疼痛对日常活动的影响。

④一般健康状况(GH:general health):测量个体对自身健康状况及其发展趋势的评价。

⑤精力(VT:vitality):测量个体对自身精力和疲劳程度的主观感受。

⑥社会功能(SF:social functioning):测量生理和心理问题对社会活动的数量和质量所造成的影响,用于评价健康对社会活动的效应。

⑦情感职能(RE:role-emotional):测量由于情感问题所造成的职能限制。

⑧精神健康(MH:mental health):测量四类精神健康项目,包括激励、压抑、行为或情感失控、心理主观感受。

除了以上 8 个方面外,SF-36 还包含另一项健康指标:健康变化(HT:reported health transition),用于评价过去一年内健康状况的总体变化情况。

(2) SF-36 计分方法:

①基本步骤:第一步,量表条目编码;第二步,量表条目计分;第三步,量表健康状况各个方面计分及得分换算。得分换算的基本公式为:

$$换算得分 = \frac{实际得分 - 该方面的可能的最低得分}{该方面的可能的最高得分与最低得分之差} \times 100$$

②关于缺失值的处理:有时应答者没有完全回答量表中所有的问题条目,我们把没有答案的问题条目视为缺失。我们建议:在健康状况的各个方面所包含的多个问题条目中,如果应答者回答了至少一半的问题条目,就应该计算该方面的得分。缺失条目的得分用其所属方面的平均分代替。

③健康状况各方面得分及换算：

Ⅰ 生理机能(PF:physical functioning)

问题条目：3

(1)重体力活动(如跑步、举重物、激烈运动等)

(2)适度活动(如移桌子、扫地、做操等)

(3)手提日杂用品(如买菜、购物等)

(4)上几层楼梯

(5)上一层楼梯

(6)弯腰、屈膝、下蹲

(7)步行1500 m左右的路程

(8)步行800 m左右的路程

(9)步行约100 m的路程

(10)自己洗澡、穿衣

条目编码及计分

答案	条目编码	条目计分
有很多限制	1	1
有一点限制	2	2
根本没限制	3	3

方面计分及换算

将各个条目得分相加得实际得分，再按下式算得最终得分PF。PF越高，健康状况越好。

$$PF = \frac{实际得分-10}{20} \times 100$$

Ⅱ 生理职能(RP:role-physical)

问题条目：4

(1)减少了工作或其他活动的时间

(2)本来想要做的事情只能完成一部分

(3)想要做的工作或活动的种类受到限制

(4)完成工作或其他活动有困难(比如，需要额外的努力)

条目编码及计分

答案	条目编码	条目计分
有	1	1
没有	2	2

方面计分及换算

将各个条目得分相加得实际得分，再按下式算得最后得分RP。RP越高，健康状况越好。

$$RP = \frac{实际得分-4}{4} \times 100$$

Ⅲ 躯体疼痛(BP:bodily pain)

问题条目：7,8

7.在过去四个星期里，您有身体上的疼痛吗？

Note

问题条目:7,8

8.在过去四个星期里,身体上的疼痛影响您的正常工作吗(包括上班工作和家务活动)?

条目7的编码及计分

答案	条目编码	条目计分
根本没有疼痛	1	6.0
有很轻微疼痛	2	5.4
有轻微疼痛	3	4.2
有中度疼痛	4	3.1
有严重疼痛	5	2.2
有很严重疼痛	6	1.0

条目8的编码及计分——如果对条目7和8均做了回答

答案	如果条目8的编码为	且条目7的编码为	那么条目8的计分为
根本没有影响	1	1	6
根本没有影响	1	2至6	5
有一点影响	2	1至6	4
有中度影响	3	1至6	3
有较大影响	4	1至6	2
有极大影响	5	1至6	1

条目8的编码及计分——如果对条目7没有做回答

答案	条目编码	条目计分
根本没有影响	1	6.0
有一点影响	2	4.75
有中度影响	3	3.5
有较大影响	4	2.25
有极大影响	5	1.0

方面计分及换算

将各个条目得分相加得实际得分,再按下式算得最终得分BP。BP越高,健康状况越好。

$$BP=\frac{实际得分-2}{10}\times100$$

Ⅳ一般健康状况(GH:general health)

问题条目:1,10

1.总体来讲,您的健康状况是

10.1 我好像比别人容易生病

10.2 我跟我认识的人一样健康

10.3 我认为我的健康状况在变坏

10.4 我的健康状况非常好

续表

问题条目:1,10

条目1&10.1-10.4的编码及计分

问题条目1	答案	条目编码	条目计分
	非常好	1	5.0
	很好	2	4.4
	好	3	3.4
	一般	4	2.0
	差	5	1.0

问题条目10.1,10.3	答案	条目编码	条目计分
	绝对正确	1	1
	大部分正确	2	2
	不能肯定	3	3
	大部分错误	4	4
	绝对错误	5	5

问题条目10.2,10.4	答案	条目编码	条目计分
	绝对正确	1	5
	大部分正确	2	4
	不能肯定	3	3
	大部分错误	4	2
	绝对错误	5	1

方面计分及换算

将各个条目得分相加得实际得分,再按下式算得最终得分 GH。GH 越高,健康状况越好。

$$GH = \frac{实际得分-5}{20} \times 100$$

V 精力(VT:vitality)

问题条目:9.1,9.5,9.7,9.9

9.1 您觉得生活充实吗?

9.5 您精力充沛吗?

9.7 您觉得筋疲力尽吗?

9.9 您感觉疲劳吗?

条目的编码及计分

问题条目9.1,9.5	答案	条目编码	条目计分
	所有的时间	1	6
	大部分时间	2	5
	比较多时间	3	4
	一部分时间	4	3
	小部分时间	5	2
	没有此感觉	6	1

问题条目：9.1,9.5,9.7,9.9

问题条目 9.7,9.9	答案	条目编码	条目计分
	所有的时间	1	1
	大部分时间	2	2
	比较多时间	3	3
	一部分时间	4	4
	小部分时间	5	5
	没有此感觉	6	6

方面计分及换算

将各个条目得分相加得实际得分，再按下式算得最终得分 VI。VI 越高，健康状况越好。

$$VI = \frac{实际得分 - 4}{20} \times 100$$

Ⅵ社会功能（SF：social functioning）

问题条目：6,9.10

6.在过去的四个星期里,您的身体健康或情绪在多大程度上影响了您与家人、朋友、邻居或集体的正常社交活动?

9.10 您的健康限制了您的社交活动(如走亲访友)吗?

条目的编码及计分

问题条目 6	答案	条目编码	条目计分
	根本没有影响	1	6
	很少有影响	2	5
	有中度影响	3	4
	有较大影响	4	3
	有极大影响	5	2

问题条目 9.10	答案	条目编码	条目计分
	所有的时间	1	1
	大部分时间	2	2
	比较多时间	3	3
	一部分时间	4	4
	小部分时间	5	4
	没有此感觉	6	6

方面计分及换算

将各个条目得分相加得实际得分，再按下式算得最终得分 SF。SF 越高，健康状况越好。

$$SF = \frac{实际得分 - 2}{8} \times 100$$

Ⅶ情感职能（RE：role-emotional）

问题条目：5

(1)减少了工作或其他活动的时间

续表

问题条目:5

(2)本来想要做的事情只能完成一部分	
(3)做工作或其他活动不如平时仔细	

条目的编码及计分

答案	条目编码	条目计分
有	1	1
没有	2	2

方面计分及换算

将各个条目得分相加得实际得分,再按下式算得最终得分 RE。RE 越高,健康状况越好。

$$RE = \frac{实际得分-3}{3} \times 100$$

Ⅷ 精神健康(MH:mental health)

问题条目:9.2,9.3,9.4,9.6,9.8

9.2 您是一个精神紧张的人吗?

9.3 您感到垂头丧气,什么事都不能使您振作起来吗?

9.4 您觉得平静吗?

9.6 您的情绪低落吗?

9.8 您是个快乐的人吗?

条目的编码及计分

问题条目 9.2,9.3,9.6	答案	条目编码	条目计分
	所有的时间	1	1
	大部分时间	2	2
	比较多时间	3	3
	一部分时间	4	4
	小部分时间	5	5
	没有此感觉	6	6
问题条目 9.4,9.8	答案	条目编码	条目计分
	所有的时间	1	6
	大部分时间	2	5
	比较多时间	3	4
	一部分时间	4	3
	小部分时间	5	2
	没有此感觉	6	1

方面计分及换算

将各个条目得分相加得实际得分,再按下式算得最终得分 MH。MH 越高,健康状况越好。

$$MH = \frac{实际得分-5}{25} \times 100$$

Ⅸ健康变化（HT：reported health transition）

问题条目：2

2.跟一年前相比,您觉得您现在的健康状况是：

条目的编码及计分

答案	条目编码	条目计分
比一年前好多了	1	5
比一年前好一些	2	4
和一年前差不多	3	3
比一年前差一些	4	2
比一年前差多了	5	1

5. 世界卫生组织生存质量测定量表（WHOQOL） 该量表是世界卫生组织组织 20 余个处于不同文化背景、不同经济发展水平的国家和地区的研究中心共同研制的,用于测量个体与健康有关的生存质量。已经研制成的量表有 WHOQOL-100 和 WHOQOLBREF。WHOQOL-100 包含 100 个条目,覆盖了 6 个领域和 24 个方面,每个方面由 4 个条目构成,分别从强度、频度、能力、评价 4 个方面反映同一特质,另外还包括 4 个关于总体健康状况和生存质量的问题。WHOQOLBREF 是在 WHOQOL-100 的基础上发展起来的,保留了量表的全面性,仅包含 26 个问题条目,各个领域的得分与 WHOQOL-100 量表相应领域的得分具有较高的相关性,适用于生存质量是众多兴趣变量之一的大型研究。中山大学卫生统计教研室被授权研制中文版 WHOQOL-100,并获国家批准。

6. 欧洲生存质量测定量表（EQ-5D） 欧洲生存质量测定量表是欧洲生命质量组织发展起来的一个简易通用性生命质量自评量表,已有 51 个正式语言版本。该量表由两部分构成。第一部分,应答者回答在 5 个方面存在问题的程度：①移动性；②自我照顾；③日常活动；④疼痛或不适；⑤焦虑或压抑。第二部分,应答者在视觉模拟尺度（visual analogue scale,VAS）上标记他们总的健康感觉。EQ-5D 可补充疾病专门化问卷或其他普适性问卷,适合于信访调查或临床环境中。

（四）生存质量评价的应用

生存质量评价已广泛应用于临床医学、预防医学、药学和卫生管理学等领域,研究对象包括各年龄和各疾病人群。目前,在临床医学的应用主要集中在肿瘤和慢性非传染性疾病。美国 FDA 自 1985 年起将生存质量用于新药评价。具体地说,生命质量评价主要应用于人群健康状况的评定、疾病负担的评估、卫生服务效果的评价、药物或治疗方法的选择、成本-效果分析以及健康影响因素与防治重点的选择 6 个方面。

第五节 电 诊 断

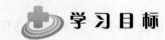学 习 目 标

掌握：电诊断的分类及目的。

理解：肌电图、神经传导速度、神经反射检查、诱发电位基本理论及评定方法。

了解：低频电诊断的方法。

技能目标

了解电诊断目的，能对患者的电诊断结果进行初步分析。能为患者康复训练方案的制订以及患者的预后提供指导。

案例引导 3-5

患者，男，45 岁，因四肢对称性麻木无力 10 天入院。感冒后出现上述症状，逐渐加重。查体：神清语明。四肢肌张力低下，四肢肌力 3 级，双手、双足呈手套袜套样痛觉减退，四肢腱反射消失。头部 MRI、颈椎 MRI 未见明显异常。临床拟诊为格林巴利综合征。

(1) 该患者还可以做哪些检查明确诊断？

(2) 该患者神经传导速度可能会出现哪些改变？

(3) 该患者肌电图可能会出现哪些改变？

电诊断（electrodiagnosis）是神经系统检查的延续，用来记录神经肌肉组织的电活动。或者同时应用电/磁刺激神经和肌肉系统的不同部分，然后以神经解剖学和神经生理学为依托，为神经肌肉的相关疾病的诊断提供依据。电诊断的范围包括肌肉组织、周围神经和中枢神经的检查，其方法包括分析肌电图（electromyography，EMG）、分析神经传导速度（nerve conduction velocity，NCV）、检查神经反射、分析诱发电位（evoked potential，EP）等。

电诊断是一种神经电生理学的诊断，一般来说，生理学和生化学的变化远早于形态学的改变，电诊断为临床神经肌肉疾病的功能评定提供指标，并且能够对患者的预后进行评价。

一、肌电图

(一) 肌电图的基本概念

(1) 肌电图是记录肌肉活动时电位变化的图形。每个运动神经元及其所支配的肌纤维称为下运动单位。下运动单位包括脊髓前角细胞、周围神经根、神经干、神经支、神经肌肉接头和肌纤维。

(2) 下运动单位的任何部位都有兴奋性。神经兴奋呈双向性，肌纤维的兴奋性在神经肌肉接头处最高。肌肉的兴奋性由肌肉接头向两端扩布。生理状态下，肌肉的兴奋都是由大脑发出兴奋，因此接头处的兴奋传导是单向的。

(3) 周围神经损伤包括失用、轴索离断、神经离断。失用即没有器质性病变，只有功能性改变。轴索离断是指轴索变性而髓鞘尚完整。神经离断是指轴索和髓鞘同时离断。

(二) 肌电图的基本参数

肌电图描记出的波形，纵向代表电压（μV），横向代表时间（ms）。肌电图是变异性很大的图形，基本图形如图 3-9 所示：

1. 相与峰

(1) 1 相是指波形偏离基线，再回到基线。每个波中，向上、向下偏转 1 个次向称为 1 个位相。正常运动单位为 1～3 相，必须有 1 相为负相，四相以上为多相，正常人可以有低于 10%～20% 的多相，多相电位表示运动单位的时间离散。

(2) 峰：如果电位转向幅度超过 20 μV 为 1 峰，不管是否超过基线。多峰是指超过 5 峰的

Note

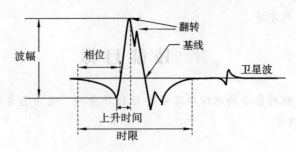

图 3-9　肌电图的基本波形及参数

电位。多峰表示运动的时间离散。

2. 时限　运动单位的电位时限是指第一个相起点至最后一个相终点所经历的时间,一般为几毫秒至几十毫秒。不同年龄不同肌肉时限有所不同,我们可以在同一肌肉上至少取 5 点,每两点相距 3 mm 以上,取 20 个运动单位的时限取平均值作为该肌肉的电位时限。

3. 波幅　波幅是指最大负峰至最大正峰之间的距离,一般用微伏计算。

4. 极性　习惯上以基线以下的波为正,以上的波为负。

5. 峰或相的间期　指相邻两个峰或相的间隔时间。

6. 频率　每秒钟内单个电位或电位群的发放次数。

(三) 正常肌电图

肌电图观察电极插入肌肉时、肌肉放松时、轻收缩时、中度与重度用力时的电位变化。

1. 插入电位　插入电位是指正常状态下,针插入肌肉时产生的机械刺激引起肌纤维的活动而产生的电位活动,一般小于 0.3 秒。

2. 放松时的肌电图　肌肉完全放松时为静息电位,肌电图上表现为一条直线。

3. 轻用力时的肌电图　可为一相波、双相波、三相波,多相电压不超过 20%,时限不超过 1～5 毫秒,振幅 20～200 μV。

4. 最大用力时的肌电图　可以出现干扰相。是由于用力时参加运动的单位增多,各个运动单位互相重叠、杂乱、密集,没有静息期,产生干扰相。

(四) 异常肌电图

1. 插入时肌电图

(1) 插入电位延长:主要见于失神经支配的肌纤维或肌强直病变,也见于肌纤维早期变性。

(2) 插入电位缩短:主要见于肌肉明显萎缩、周期性麻痹。

2. 放松时肌电图

(1) 纤颤电位:常为双相波或三相波。起始波为正相,然后为负相,时限 1～5 毫秒,振幅 20～200 μV。常出现在肌纤维失神经支配后,影响下运动神经元的疾病或肌肉疾病都可出现纤颤。

(2) 正相波:起始部小于 5 毫秒,接着为低幅长时限的负相波,时间 10～30 毫秒,振幅 20～200 μV。意义与纤颤电位相同。

(3) 束颤电位:是肌肉没有自主收缩时自发出现的电位。

(4) 终板电位:是一种负相单相电位,波幅 10～20 μV,时限 1～5 毫秒,是电极位于终板,终板异常兴奋造成的。

3. 轻用力时的异常肌电图

(1) 短时限运动电位:指 20 个运动单位电位的平均时限小于正常值的 20%,且时限缩短,波幅降低,常见于肌肉疾病,如肌营养不良、多肌炎、运动单位内肌纤维减少,兴奋性降低、神经损害的早期或神经再生的早期。

（2）长时限运动电位：指 20 个运动单位电位的平均时限长于正常值的 20%，且时限长，波幅高。常见于运动单位范围扩大，肌纤维密度增加，神经传导减慢导致的肌纤维兴奋性不同步。常见于运动神经元病、脊髓灰质炎、神经病的后遗症及慢性肌炎。

（3）多相电位增加：指多相电位超过 20%，是由于肌纤维或神经轴索再生，使肌纤维不同时兴奋，见于各种脊髓与周围神经疾病及肌肉疾病。

（4）群放电位：肌肉随意或不随意运动时出现的一群电位，通常是节律性重复放电，为许多运动单位的重合，多见于帕金森病、舞蹈病、手足徐动等症。

4. 最大用力时的肌电图 不出现干扰相，由于运动单位减少，达不到互相干扰的程度，可以出现单纯相、混合相。

（五）如何分析肌电图

肌电图分析要素一般包括四个：插入电位、静息电位、运动单位、募集电位。

1. 插入电位 针电极插入肌肉机械性刺激肌肉纤维，产生的一个电位暴发，针电极一旦停止，电位立即消失。对于如重症进行性脊髓肌萎缩症、失用性肌萎缩、肌肉纤维化以及肌纤维兴奋性降低时，插入电位可能减弱或消失。

2. 静息电位 令患者受检肌肉放松时检查的肌肉电活动。对于正常人，此时应无电位产生，对于病变肌肉则可能出现纤颤电位、正相电位、束颤电位等病理性肌电活动，据此可判断前角、神经丛、神经根、周围神经病变等。

3. 运动单位 记录的是一个前角细胞所支配的一组肌纤维产生的电位总和。运动单位的分析指标一般为时限、波幅和相数，其中时限是最有诊断价值的指标，波幅是较有诊断价值的指标，而相数要结合时限和波幅改变方可做出正确诊断。运动单位是肌电图中最重要的检查要素，一般据此可诊断：①运动单位时限增宽，主要见于下运动神经元病变，如运动神经元病、神经根病变、周围神经病等；②运动单位电位的时限缩短，主要见于肌源性损害，如进行性肌营养不良、先天性肌病、肌炎等；③波幅增高提示神经源性受损，波幅降低提示肌源性受损，但在神经损伤的早期，神经再生初期波幅也可能降低；④多相电位增多可见于神经源性受损和肌源性受损。

4. 募集电位 患者大力收缩所检查的肌肉，通过波形观察运动单位的数量、波幅及持续放电能力。

（六）肌电图的临床意义

可以诊断和鉴别诊断下运动神经元和肌肉疾病，可以观察康复情况及估计预后，可以判断康复治疗是否有效。

二、神经传导速度测定

神经传导速度测定（nerve conduction velocity，NCV）是测定兴奋沿神经传播速度的一种方法。一般用表面电极，其无创伤、可重复性好、易于被受试者接受。如为确定准确的病变部位，可用针电极。

（一）感觉神经传导速度测定

在神经干上选两个刺激点，在该神经支配的远端（指或趾）选两个记录点，在任意点刺激，在远端（指或趾）两个记录点记录，测量诱发的反应波潜伏期。两刺激点的距离除以两刺激点的潜伏期之差即为两刺激点之间的传导速度。

（二）运动神经传导速度测定

在神经干上选两个刺激点，用针电极在肌肉中记录。传导速度指两刺激点的距离除以两刺激点潜伏期之差。

（三）神经传导速度的检查结果分析

1. 髓鞘损害 髓鞘损害分为快纤维损害和慢纤维损害。两者都有神经传导减慢。慢纤维病变时可能速度减慢不明显，主要为反应波时限延长、相数增多、波幅降低。

2. 轴索病变 主要为波幅降低。

三、神经反射检查

（一）F 波或 F 反应（F wave or F response）

运动纤维的兴奋性传导是双向的，向下传导引起肌肉兴奋，即为 M 波；向上传导至神经元，引起神经元兴奋，该兴奋再向下传导，引起该肌肉再次兴奋，即 F 波或 F 反应。F 反应可以测量近心段的传导时间。此反应几乎见于任何神经。

（二）H 反射（Hoffman reflex，HR）

刺激混合神经干时，刺激强度没有达到能刺激运动神经的强度而引起 M 反应，而先刺激了感觉神经兴奋，其经后根传递至脊髓前角引起兴奋，兴奋再下传引起肌肉反应，即 M 波，此 M 波称为 H 反射。H 反射涉及感觉及运动神经的反射活动。H 反射仅见于胫神经等少数神经。H 反射可用于研究近心段感觉与运动纤维的传导异常。胫神经或正中神经的 H 反射潜伏期，反映了传入和传出通路全长的神经传导。许多研究表明，H 反射是检测多发性周围神经病的一种敏感性方法。

四、诱发电位

（一）视觉诱发电位（visual evoked potential，VEP）

1. 检查方法 用光刺激时记录到的皮层电位。用显示屏上的黑白或彩色棋盘格翻转作为刺激，可以双眼刺激，也可以单眼刺激或 1/2 视野刺激，刺激 200 次，在枕部用表面电极记录。

2. 结果判定 波形有 N1、P1、N2 等主波，或称 N75、P100、N145，主要参考 P100 的潜伏期和波幅。检查方法不同，P100 潜伏期较小，一般左右差变化小，两眼差值小于或等于 10 毫秒。波幅一般取 N75 和 P100 峰值之差，两眼差值小于或等于 50%。

脱髓鞘疾病如多发性硬化、视神经炎等传导障碍，P100 潜伏期延长，轴索变性等时，波幅明显降低。

（二）脑干听觉诱发电位（brainstem auditory evoked potential，BAEP）

1. 检查方法 耳机或耳塞给声，可以刺激患耳或双耳。频率 10～15 Hz，患耳接受刺激时，对侧耳施加白噪声掩蔽。记录电极置于头顶 C2，参考电极置于同侧耳垂，叠加 2000 次。

2. 结果判定 BAEP 的潜伏期以峰潜伏期为标准，正常时左右差值小于 0.2 毫秒，大于 0.4 毫秒具有临床意义。BAEP 的波幅变化较大，V/I 波幅的值比较有意义，正常成人大于或等于 1，儿童大于或等于 0.5。

BAEP 主要应用于昏迷的评价、多发性硬化的诊断、颅后窝肿瘤的早期探测及定位。对于脑干病变所致的昏迷，脑电图监测无评定价值，而对脑干结构性损害的性质和程度，BAEP 可提供重要信息。

（三）躯体感觉诱发电位（somatosensory evoked potential，SSEP/SEP）

1. 检查方法 一般采用表面电极刺激腕部正中神经或尺神经、踝部的胫神经或腓神经。刺激强度在感觉阈以上、运动阈以下，频率 0.5～1 Hz，刺激 1000 次以上。刺激电极置于中央后回感觉皮层投影区。脊髓记录电极置于脊神经根和 C7 棘突处。

2. 结果判定 正常 SEP:腕刺激时,P9 源于臂丛远端;P11 源于神经根,进入脊髓处;P14 源于内侧丘系;P15、N20、P25 源于丘脑腹外侧核感觉皮层,P45 源于颞叶。踝刺激时,P17 源于髋部,P24 源于脊髓圆锥,P27 源于上段脊髓,P31 源于内侧丘系。峰潜伏期意义不大。峰间潜伏期重要,反映兴奋在中枢的传导时间。波幅的意义较差。

异常 SEP:可以判断中枢神经感觉传导有无异常,感觉传导路有无损害。检出早期中枢病变或亚临床损害。

(四) 运动诱发电位(moter evoked potential,MEP)

1. 检查方法 应用电或磁刺激,放置在头部皮层运动区或相应的脊髓节段,使得神经产生兴奋性,通过下行传导路径,使脊髓前角细胞或周围神经运动纤维兴奋,在相应肌肉表面记录电位。

2. 结果判定 头颅运动诱发电位和脊髓运动诱发电位结合,可以比较准确的评定中枢的运动传导功能;在同一块肌肉记录到的经颅刺激运动诱发电位和经脊髓刺激运动诱发电位时间之差,是中枢运动传导时间。上述方法可判断锥体束的病变,主要应用于多发性硬化、运动神经元病、脊髓型颈椎病、放射性颈椎病、脊髓损伤、偏瘫等疾病。

(五) 事件相关电位(event-related potential,ERP)

1. 检查方法 多指内源性脑电活动,是包括 N1、P2、N2、P3(P300)、P4、N400 等成分的一群电位,与人的认知有关。使用最广的是听觉 P300 电位。

2. 结果判定 脑卒中患者对认知产生了一定影响,P300 潜伏期延长。脑瘫、痴呆、脑外伤、抑郁症患者中亦可发现 P300 潜伏期延长、波幅降低,且 P300 检测结果与临床神经心理功能评定具有一致性。P300 可以用于预测和监测轻度脑损害患者的注意力、主动参与康复治疗的能力及康复潜力,潜伏期能够反映个体智力损害的程度。

五、低频电诊断

低频电诊断是用低频电流刺激神经及肌肉组织,依据肌肉对电流的反应特点来判断有无病变的方法。低频电诊断的方法很多,常用的有直流-感应电诊断和强度-时间曲线检查。

(一) 直流-感应电诊断

1. 仪器 直流-感应电诊断使用两种电流,一种是间接直流电,即波宽为 $100\sim1000$ 毫秒的方波;另一种为感应电,即波宽 1 毫秒的三角波。两个电极,一个刺激电极,为直径 10 mm 的以盐水纱布包裹的主电极,另一个为辅电极,约 100 cm²。

2. 检查方法 根据临床表现确定检查的肌肉,患者取舒适体位,充分暴露肢体,主电极用直流电和感应电在体表刺激神经和肌肉,辅电极置于远离患肌的部位,观察通电和断电时肌肉收缩速度及引起可见或可触及的肌肉收缩所必需的最小电流,这个最小电流称为阈或刺激阈。兴奋阈必须在刺激反应最大的运动点取得。

3. 生理基础 正常的神经肌肉都有兴奋性。运动神经受电刺激时产生兴奋,兴奋向远处传导引起肌肉兴奋。正常时神经兴奋性高于肌肉兴奋性,所以刺激肌肉时获得的也是神经兴奋阈,神经受损时兴奋阈减弱直至消失。当神经受损,兴奋性减退时,肌肉的兴奋性才有可能表现出来。神经持久损伤时,肌肉的兴奋性也会下降,兴奋阈上升,直至兴奋性消失。

4. 观察指标

(1) 肌肉收缩的速度:正常肌肉的收缩为闪电样快速收缩,变性肌肉收缩缓慢,甚至蠕动样收缩。

(2) 极性法则的变化:直流电刺激正常神经肌肉时阴极通电刺激产生的收缩反应大于阳

极通电产生的通电反应,又大于阳极断电反应,表示为 CCC＞ACC＞AOC＞COC。可以有 CCC＝ACC,极少有 CCC＜ACC。在神经肌肉变性时极反应倒反的概率明显增多。

(3) 兴奋阈的变化:部分变性时阈值上升,完全变性时阈值消失,完全丧失兴奋性。感应电刺激阈的上升早于直流电刺激阈的上升。神经的阈值上升早于肌肉。

5. 结果判断

(1) 绝对变性反应:神经和肌肉对直流电和感应电刺激均无反应。病理基础为神经完全变性,肌肉完全纤维化。

(2) 完全变性反应:神经和肌肉对直流电和感应电刺激均无反应,肌肉对直流电的兴奋阈升高。病理基础为神经支配某一肌肉的全部轴索完全变性、断离或严重受压。

(3) 部分变性反应:神经对感应电刺激无反应或兴奋阈增高,对直流电刺激有反应。病理基础为神经的轴索受损,也可能是神经干的某一处完全受损。

(4) 无变性反应:神经和肌肉对直流电和感应电的反应正常,兴奋阈略有变化,但临床表现为瘫痪,可能是神经失用症、上运动神经元损伤、癔症、肌病。

6. 在康复医学中的应用

(1) 可以判断损害程度,直流-感应电诊断灵敏度较差,在支配该肌肉的 50% 以上的神经纤维受损时才有异常反应。

(2) 可以判断康复程度,检出神经恢复时间比临床观察到的早。对判定整条肌肉的神经支配恢复的比率准确,有定量价值。

(3) 可以判断损害部位。

(4) 可以判断预后。

(二) 强度-时间曲线检查

1. 仪器 强度-时间曲线检查仪可以输出方波或三角波,输出频率 0.5~1 Hz,波宽 0.01 或 0.03 毫秒至 1000 毫秒,以 1、2、5 或 1、3 的间隔分成 10~15 挡不同脉冲宽度,刺激电极直径约 10 mm,参考电极 100 mm^2 左右,也有双极电极,直径 10 mm,相距 20 mm。

2. 检查方法 根据临床表现确定待测的肌肉,患者取舒适体位,充分暴露受检部位,刺激电极置于运动点上,求取阈反应的刺激电流强度,刺激强度从最短或最长的波长开始,用肉眼观察肌肉反应。然后依次延长或缩短脉冲宽度,求取兴奋阈。强度-时间曲线检查横坐标标记刺激波宽的对数,纵坐标标记兴奋阈实值。各波宽阈强度的连线即为强度-时间曲线,正常曲线为近似抛物线形。

3. 生理基础 正常情况下,肌肉受神经支配,强度-时间曲线为神经反应曲线,为自左至右逐渐下降的曲线。运动神经部分变性,肌肉部分失神经时,神经的兴奋性下降,显示出肌肉本身的兴奋性。部分失神经曲线的特征是阈值较高,表现为曲线抬高、右移、出现弯折。神经完全变性,肌肉完全失神经支配时,完全表现肌肉的反应。完全变性曲线的特征是曲线显著右移,阈强度明显抬高,斜率没有突变,曲线光滑。

4. 观察指标

(1) 弯折:是部分失神经支配的确切指标,是部分失神经支配的特征,也表示神经恢复。弯折右移,表示神经支配的成分减少;弯折左移,表示神经支配的成分增多。

(2) 时值:强度-时间曲线检查中,不论刺激波宽多长,阈强度不再下降,这个最低强度即为基强度。用二倍的基强度刺激引起肌肉最弱收缩的最短时间即为时值。强度-时间曲线中,二倍的基强度在曲线中对应的波宽即为时值。

(3) 最短反应时:强度-时间曲线右移时,右移曲线最左端对应的时间即为最短反应时。

5. 结果判定 强度-时间曲线结果分为完全失神经曲线、部分失神经曲线、正常曲线。分别对应于完全变性反应、部分变性反应、无变性反应。判定标准如下。

(1) 正常曲线:最短反应时正常,时值小于1毫秒,曲线无弯折。

(2) 部分失神经曲线:最短反应时延长,时值可能不正常,但不大于10毫秒,曲线有弯折。

(3) 完全失神经曲线:最短反应时明显延长,大于1毫秒,甚至长达10毫秒,时值1毫秒以上,可达20~50毫秒,曲线无弯折(图3-10)。

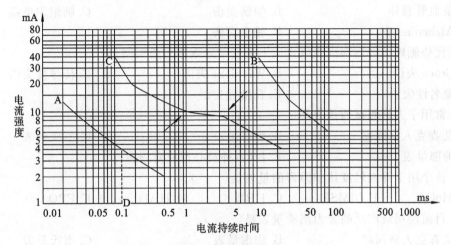

图 3-10 以恒流式机测得的强度-时间曲线

注:A.正常肌肉,B.完全失神经支配,C.部分失神经支配,D.时值;箭头处为弯折。

6. 在康复医学中的应用价值 强度-时间曲线检查与直流-感应电诊断的病理基础和临床意义基本相同,有几点不同。强度-时间曲线比直流-感应电诊断敏感,神经纤维有10%~30%变性时即可检出;最短反应时容易测量且稳定,是判断神经恢复的可靠指标;强度-时间曲线检查能够反映神经有无损害,不能反映损害原因。

能力检测

一、选择题

1. 帕金森病所致的肌张力异常类型是( )。

A. 痉挛　　　　B. 铅管样强直　C. 齿轮样强直　D. 肌张力障碍　E. 抽搐

2. 肌力检查中可扪及肌肉轻微收缩,但不能引起关节活动,该肌力分级是( )。

A. 0级　　　　B. 1级　　　　C. 2级　　　　D. 3级　　　　E. 4级

3. 颈椎前屈及后伸活动范围是( )。

A. 0~60,0~30　　　　　　B. 0~45,0~50　　　　　　C. 0~60,0~70

D. 0~60,0~50　　　　　　E. 0~60,0~70

4. 鸭步所说的是何种步态?( )

A. 偏瘫步态　　B. 臀大肌步态　C. 臀中肌步态　D. 醉酒步态　E. 慌张步态

5. 不属于协调功能检查的项目是( )。

A. 指鼻试验　　B. 轮替试验　　C. 指指试验　　D. 旋转试验　　E. 指对指试验

6. 患者既不能说,不能表达,亦无法理解他人言语,病变部位在颈内动脉或大脑中动脉分布区,该类型的失语是( )。

A. Broca 失语　　　　　　B. Wernicke 失语　　　　　　C. 传导性失语

D. 命名性失语　　　　　　E. 完全性失语

7. Leopold 等人将吞咽过程分为( )。

A. 2 期　　　　　B. 3 期　　　　　C. 4 期　　　　　D. 5 期　　　　　E. 6 期

8. 吞咽评定的"金标准"是(　　)。

　A. 饮水试验　　　　　　　　B. 电视 X 线透视检查　　　　　　C. 表面肌电图

　D. 吞咽评定量表　　　　　E. 唾液吞咽试验

9. 失语症的最常见病因是(　　)。

　A. 脑血管意外　　　　　　　B. 颅脑损伤　　　　　　　　　　C. 脑组织炎症

　D. Alzheimer 病　　　　　E. 帕金森病

10. 优势侧额下回后部皮质或皮质下病变常导致的失语类型是(　　)。

　A. Broca 失语　　　　　　　B. Wernicke 失语　　　　　　　　C. 传导性失语

　D. 命名性失语　　　　　　E. 丘脑性失语

11. 常用于人格测试的量表是(　　)。

　A. 艾森克人格问卷　　　　　B. 焦虑量表　　　　　　　　　　C. 韦氏量表

　D. 抑郁量表　　　　　　　E. HRB 神经心理成套测验

12. 首个用于筛查轻度认知障碍的量表是(　　)。

　A. MoCA　　　　B. MMSE　　　　C. HRB　　　　D. HAD　　　　E. EPQ

13. 目前使用最广泛的智力测验量表是(　　)。

　A. 艾森克人格问卷　　　　　B. 焦虑量表　　　　　　　　　　C. 韦氏量表

　D. 抑郁量表　　　　　　　E. HRB 神经心理成套测验

14. MoCA 的测验项目有视空间与执行功能、图命名、记忆、注意、语言等,满分是(　　)。

　A. 20 分　　　B. 30 分　　　C. 40 分　　　D. 50 分　　　E. 60 分

15. 把已经发生但令人十分不快的打击予以否定,认为根本没有发生过,属于哪种心理防卫机制?(　　)

　A. 自爱的心理防卫机制　　　　　　　　B. 不成熟的心理防卫机制

　C. "神经症型"心理防卫机制　　　　　　D. 成熟的心理防卫机制

　E. 幼稚的心理防卫机制

16. ADL 的评定方法不包括(　　)。

　A. Barthel 指数　　　　　　B. Katz 指数　　　　　　　　　　C. PULSES 评定

　D. Kenny 指数　　　　　　E. 健康良好状态指数

17. Barthel 指数评定中达到多少分认为患者中度功能障碍(　　)。

　A. 小于 20 分　　B. 40~20 分　　C. 60~40 分　　D. 80~60 分　　E. 80 分以上

18. Barthel 指数多少分以上患者康复治疗效益最大?(　　)

　A. 20 分　　　B. 30 分　　　C. 40 分　　　D. 50 分　　　E. 60 分

19. 属于 IADL 量表的是(　　)。

　A. Barthel 指数　　　　　　B. Katz 指数　　　　　　　　　　C. PULSES 评定

　D. FAQ 量表　　　　　　　E. Kenny 指数

20. Barthel 指数评定患者大便情况,患者需要在帮助下用栓剂或灌肠,偶有大便失禁,请问该项得分是(　　)。

　A. 15 分　　　B. 10 分　　　C. 8 分　　　D. 5 分　　　E. 0 分

21. 常见的诱发电位检查不包括(　　)。

　A. 体感诱发电位　　　　　　B. H 反射　　　　　　　　　　　C. 视觉诱发电位

　D. 听觉诱发电位　　　　　E. 运动诱发电位

22. 判断中枢神经感觉传导有无异常的诱发电位是什么?(　　)

　A. 体感诱发电位　　　　　　B. H 反射　　　　　　　　　　　C. 视觉诱发电位

D. 听觉诱发电位 　　　　　 E. 运动诱发电位

23. 放松时的异常肌电图不包括哪个？（　　）

A. 纤颤电位　　B. 正相波　　　C. 束颤电位　　D. 终板电位　　E. 诱发电位

24. 肌电图分析要素一般不包括（　　）。

A. 插入电位　　B. 静息电位　　C. 运动单位　　D. 募集电位　　E. 诱发电位

25. 电诊断一般不包括（　　）。

A. 中频脉冲电刺激　　　　　 B. 神经传导速度　　　　　　　　 C. 神经反射检查

D. 诱发电位　　　　　　　　 E. 肌电图

二、简答题

1. 康复评定的时期分几期？

2. Lovett 分级法肌力分级标准是什么？

3. 改良 Ashworth 量表内容有哪些？

4. 简述肩、肘、腕、髋、膝、踝六大关节的关节活动度。

5. 简述步行周期的定义及分期。

6. 感觉功能的评定方法有哪些？

7. 简述平衡功能的概念及分类。

8. 简述失语症的评定内容及方法。

9. 简述构音障碍的分类及评定方法。

10. 简易精神状态检查（MMSE）量表包括哪些内容？

11. 常用于筛查认知功能状态的量表有哪些？

12. 残疾适应心理过程有哪些？

13. 简述日常生活活动的分类及定义。

14. Barthel 指数评定内容有哪些？

15. 肌电图中运动单位异常表现有哪些？

16. 神经传导速度的检查结果分析有哪些？

（张海娜）

第三章
能力检测答案

第四章 康复治疗技术

第一节 物理治疗

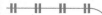

教学PPT

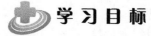

学习目标

掌握:各种物理因子疗法的治疗作用、适应证及禁忌证;运动疗法的治疗原则及各种运动疗法的治疗作用。

熟悉:各种物理因子疗法的作用原理、临床应用及注意事项。

了解:运动疗法的分类及常用器械。

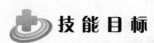

技能目标

通过本节学习,掌握各种物理因子疗法及运动疗法的操作技术、治疗作用,在临床当中可以选择应用。

案例引导 4-1

案例引导
4-1 答案

某患者,男,25岁,运动员,右侧面部、双手深Ⅱ度烧伤,经抗感染及创面处理1周,患者自烧伤后沉默寡言,情绪低落,家属要求康复。

(1) 分析患者面临的康复问题。

(2) 可建议患者选用什么样的物理因子疗法。

物理治疗(physical therapy)是康复治疗的主要手段,主要通过各种物理因子、运动、徒手操作及各种器械等来评估和治疗患者,最大限度地预防和减轻患者的功能障碍,降低残疾的发生率,提高其生活质量。

物理治疗主要包括声、光、电等物理因子治疗及运动治疗技术。因其主要作用于局部组织,很少有全身的副作用,因此,又被称为绿色疗法。

一、物理因子疗法

(一)电疗法

应用各种电流治疗或预防疾病的方法称为电疗法。根据所采用的电流频率的不同分为直流电疗法、低频电疗法(0~1000 Hz)、中频电疗法(1~100 kHz)、高频电疗法(100 kHz~300

Note

GHz)等。

1. 直流电疗法　直流电是一种方向固定不变,强度也不随时间变化的电流,又称恒流电流或稳恒直流电。直流电疗法是使用低电压的平稳直流电通过电极传入人体以治疗疾病的方法。它是离子导入疗法和低频电疗法的基础,但临床较少单纯使用直流电疗法。

(1)治疗作用:

①直流电的治疗作用:促进局部小血管扩张和加强组织营养,有镇静和兴奋作用,能软化瘢痕,松解粘连和促进消散,促进静脉血栓溶解退缩,微弱直流电阴极促进骨再生修复。

②直流电药物离子导入法的作用:使用直流电将药物离子通过皮肤、黏膜或伤口导入体内进行治疗的方法,称为直流电药物离子导入疗法。导入体内的是有治疗作用的药物成分,药物可直接导入较表浅的病灶内,主要作用于局部组织,一般在皮下 1 cm 以内形成"离子堆",作用表浅而缓慢。直流电药物离子导入疗法具有直流电和药物的综合性作用,其疗效比单纯的药物或直流电的疗效好。

(2)临床应用:

①适应证:周围神经损伤疾病、自主神经功能紊乱、神经症、高血压病、各类关节炎、慢性炎症浸润、静脉炎、瘢痕、粘连、慢性盆腔炎、颞颌关节功能紊乱等。

②禁忌证:出血倾向、急性化脓性炎症、急性湿疹、皮肤局部破损、孕妇腰腹骶部、装有心脏起搏器者。

(3)操作方法:选妥所需电极及衬垫,衬垫应较金属电极边缘宽出 1～2 cm,厚度至少 1 cm,用时浸湿,拧至适当湿度。检查局部皮肤有无破损,如有破损宜贴以橡皮布或塑料布绝缘。将衬垫紧密接触治疗部位皮肤,其上依次置以金属极板、胶布或塑料布,并酌情用沙袋、绷带固定电极或由患者以自身体重将电极固定妥当。检查电疗机 mA 表指针是否在零位,导线连接的极性须正确无误。接通电源,缓慢调节输出,并根据患者的感觉,经 1～2 次间隔逐渐增加电流至所需强度。电流强度以衬垫面积计算,并应结合患者耐受量而定。

直流电药物离子导入法在此基础上:

①采用衬垫法或电水浴法;

②将浸有药液的滤纸或纱布放在衬垫下,或将药液倒入水浴盆中;

③电水浴时的盆内药物浓度为衬垫法的十分之一。

一般成人用 0.05～0.2 mA/cm,小儿用 0.02～0.05 mA/cm,反射疗法用 0.02～0.03 mA/cm。在治疗中如患者感觉电极下有局限性刺痛或烧灼时,应立即停止治疗,并检查原因,经妥善处理后再继续治疗。一般每次治疗 15～20 分钟,1 次/天,10～20 次为 1 个疗程。

2. 低频电疗法　应用频率 1000 Hz 以下的脉冲电流治疗疾病的方法,称为低频电疗法,也叫低频脉冲电疗法。临床包含神经肌肉电刺激疗法、TENS 疗法、电体操法、功能性电刺激疗法、痉挛肌电刺激疗法、感应电疗法、电兴奋疗法、电睡眠疗法、间动电疗法、超刺激电疗法、直角脉冲脊髓通电疗法、脊髓电刺激疗法、微电流疗法、高压脉冲电疗法等。

(1)治疗作用:

①镇痛作用:低频电疗法可在电疗中、电疗后数分钟或数小时对治疗部位产生镇痛的作用。

②兴奋神经肌肉组织:由于低频电流能使细胞内、外极性变化,形成动作电位,从而引起神经兴奋,肌肉收缩反应,增强肌力,可防止失神经支配的肌肉萎缩。

③促进血液循环和代谢:电刺激后肌肉发生节律性收缩,肌肉的泵效应可促进肌肉的血液循环,减轻水肿,改善营养。

(2)临床应用:

①适应证:a.感应电疗法适宜治疗失用性肌萎缩、肌张力低下、软组织粘连、血液循环障

Note

127

碍、声嘶、便秘、癔症性麻痹等。b.电兴奋疗法适宜治疗神经衰弱、急性腰扭伤、落枕、胆道结石、股外侧皮神经炎等。c.经皮神经电刺激疗法主要用于止痛,适应证有头痛、偏头痛、神经痛、灼性神经痛、幻肢痛、关节痛、腹痛、术后痛、产痛、癌痛等。d.功能电刺激疗法(FES)适用于由脑卒中、脊髓损伤或脑瘫后引起的足下垂,站立步行障碍,中枢性呼吸肌麻痹等。

②禁忌证:有出血倾向、化脓性疾病、痉挛性麻痹或感觉过敏者;有金属异物、局部结核病灶或安装心脏起搏器者;心前区、颈动脉窦区、体腔、孕妇腰腹部等特定部位。

(3)操作技术:目前临床常用的低频脉冲电疗法有感应电疗法、经皮神经电刺激疗法(TENS)、功能电刺激疗法(FES)、神经肌肉电刺激疗法。

①治疗前准备:按照治疗目的与部位选择电极,检查电极、导线连接是否正确,仪器电流输出调零后开机。暴露患者治疗区域皮肤,按照需要放置电极,采取并置法或对置法,电极紧密平整接触皮肤。

②治疗操作:选择所需波形与物理参数,缓慢调节电流强度直至达到治疗剂量,治疗剂量可用电流量直接表示,也可用感觉阈、运动阈等人体反应情况表示,在治疗时间内可根据需要调节电流输出。当需要移动法治疗时,可采用单点手柄电极或滚动电极为主电极。

③治疗结束:输出调零,取下电极后检查治疗部位皮肤,关机。

3. 中频电疗法　应用频率为 1000～100000 Hz 的脉冲电流治疗疾病的方法,称为中频电疗法。目前临床常用的有调制中频电疗法、等幅正弦中频(音频)电疗法、干扰电疗法三种。

(1)治疗作用:

①镇痛作用:中频电疗法作用的局部组织痛阈明显增高,即时止痛效果好。

②促进血液循环和淋巴回流,有利于炎症消散。

③兴奋神经肌肉:提高中枢神经和周围神经伤病所致运动功能障碍的肌肉的兴奋性。

④软化瘢痕的作用和松解粘连的作用。

(2)临床应用:

①适应证:颈椎病,肩关节周围炎,扭挫伤,腰椎间盘突出症,关节炎,肌纤维织炎,术后肠粘连,尿潴留,失用性肌萎缩,雷诺病,骨折延迟愈合,瘢痕与挛缩,浸润硬化与粘连,血肿机化,血栓性静脉炎,乳腺增生等。

②禁忌证:急性感染性疾病,出血倾向疾病,恶性肿瘤,活动性肺结核,植有心脏起搏器者,妊娠妇女腰腹部,对电流不能耐受者。

(3)操作技术:检查设备,接通电源,根据医嘱选择治疗处方,治疗时温水浸湿的衬垫覆盖电极板,置于治疗部位,根据治疗需要采用并置法或对置法,调节输出按钮,患者感受到电极下麻、颤或肌肉抽动,以耐受为度。治疗中随时观察并询问患者反应,有异常,及时处理;20分钟后自动切断输出,取下电极,检查治疗部位,协助患者取舒适体位,最后关机。

4. 高频电疗法　应用频率大于 100 kHz(100000 Hz)的交流电作用人体达到防治疾病目的的方法称高频电疗法。高频电不产生电解,作用神经肌肉时不产生兴奋作用,高频电通过人体时能在组织内产生热效应和非热效应,高频电治疗时,电极可以离开皮肤。高频电按波长划分为短波、超短波、微波等。常用的疗法有短波疗法及超短波疗法,短波波长 10～100 m,频率 3～30 MHz,短波可达浅层肌肉;超短波波长 1～10 m,频率 30～300 MHz,可达深层肌肉与骨。

(1)短波疗法:

①治疗作用:应用波长为 10～100 m 的高频交流电在机体内产生的磁场或电场能量,并主要利用高频电磁场能量治疗疾病的方法,称为短波电疗法。短波可以促进血液循环、解痉、止痛、消炎、促进病理产物吸收、增强组织脏器新陈代谢和营养等作用。

②临床应用:适用于肌肉、关节、骨骼、脊柱、消化系统、血栓性深静脉炎恢复期、神经炎、肌

肉痛、肌肉痉挛、骨折等。活动性肺结核、低血压、装起搏器及心瓣膜置换者、孕妇腹部禁用。小功率对恶性肿瘤禁用。

（2）超短波疗法：

①治疗作用：应用波长为1~10 m的超高频交流电作用人体，以达到治疗目的方法，称为超短波疗法。中小剂量的高频电作用于人体时，产生温热与非温热效应两种。温热效应的治疗作用：中小剂量高频电可改善血液循环，扩张血管、减轻肿胀，加快炎性产物的排出，以及提高网状内皮系统的功能而起到消炎功效；降低肌肉张力，缓解痉挛，镇痛。非温热效应的治疗作用主要是消散急性炎症，加速神经、肉芽组织再生，提高神经系统兴奋性。

②临床应用：适应证包括疼痛、急性损伤及炎症（包括化脓性副鼻窦炎、中耳炎、各种创伤伤口及溃疡、喉炎、急性肺炎、支气管炎、扁桃腺炎、疖、痈、脓肿、蜂窝组织炎、急性化脓性乳腺炎、附睾炎等）。禁忌证包括恶性肿瘤患者（高热量除外）、孕妇的腰腹部、心脏起搏器携带者、体内局部金属异物、出血或有出血倾向者、活动性肺结核等。

③操作技术：接通电源，治疗仪预热2~3分钟。协助患者取舒适体位，除去患者身上一切金属品及磁卡等物品，根据医嘱和病情选择电极，并置或对置于治疗部位，按照剂量要求与病灶部位深度调节电极与皮肤的间隙，将输出钮调至治疗挡，再调节"调谐钮"，使电流表指针达到最高的谐振点，并用氖光灯检查。治疗时注意询问患者有无治疗部位皮肤灼热感等异常情况，治疗完毕后，取下电极，检查治疗部位皮肤情况，然后关机。

④超短波的治疗剂量分级标准：超短波的治疗剂量按患者治疗时的温热感觉程度分为四级。

a.无热量（Ⅰ级）：无温热感，适用于急性炎症的早期、水肿或血液循环障碍的部位。

b.微热量（Ⅱ级）：有刚能感觉的温热感，适用于亚急性和慢性炎症。

c.温热量（Ⅲ级）：有明显而舒适的温热感，适用于慢性炎症和慢性疾病。

d.高热量（Ⅳ级）：有可耐受的灼热感，适用于恶性肿瘤的高热疗法。

（3）微波疗法：应用波长为1 mm~1 m（300~30000 MHz）的特高频电磁波作用于人体以治疗疾病的方法。根据波长不同可将微波分为分米波（数十厘米至100 cm）、厘米波（1~10 cm）以及毫米波（1~10 mm）三个波段。理疗中应用的微波一般指波长为10~30 cm的电磁波，目前治疗上最常用的微波的波长为12.5 cm，频率为2450 MHz。

①治疗作用：微波治疗有镇痛、解痉、消炎作用，对肌肉、肌腱、韧带、关节等组织及周围神经和某些内脏器官炎症损伤和非化脓性炎症效果显著，并主治亚急性炎症，弱剂量对某些急性炎症（如浸润性乳腺炎等）亦有效。微波辐射使组织温度升高，血管扩张，局部血流加速，血管壁渗透性增高，增强代谢，改善营养，促使组织再生和渗出液吸收。

②临床应用：适应证有肌肉、关节和关节周围软组织炎症和损伤，一些急性软组织化脓性炎症，一些慢性和亚急性炎症（鼻炎，神经根炎，四肢血栓性脉管炎）。禁忌证包括活动性肺结核（胸部治疗）、出血及出血倾向者、局部严重水肿、严重的心脏病（心区照射）、孕妇子宫区禁止辐射，眼睛及睾丸对微波特别敏感，眼睛及睾丸附近照射治疗时应防护。

（二）光疗法

光波按波长排列依次为红外线、可见光、紫外线三部分。光疗法是利用日光或人工光线（紫外线、红外线、可见光线、激光）防治疾病和促进机体康复的方法。

1. 红外线疗法 应用电磁波谱中的红外线部分治疗疾病的方法称为红外线疗法。在光谱中波长0.76~400 μm的一段称为红外线，红外线是不可见光线。医用红外线可分为两类，近红外线与远红外线。

（1）治疗作用：红外线治疗作用的基础是温热效应，可使毛细血管扩张，血流加快，物质代谢增强,组织细胞活力及再生能力提高;改善局部血液循环,加快代谢产物和病理产物的消除,促进渗出物的吸收,消除肿胀,促进局部炎症消退;缓解痉挛及镇痛;促进肉芽生长、促进神经功能恢复;促进瘢痕软化、减轻瘢痕挛缩;降低感觉神经的兴奋性,使肌张力下降,肌肉松弛。

(2) 临床应用:适应证包括各种亚急性及慢性损伤和炎症、浸润块、硬结、肠粘连、肌痉挛、电刺激及按摩前准备、主被动功能训练前准备等。禁忌证有急性损伤、化脓性炎症、循环障碍、局部皮肤感觉障碍、血栓性深静脉炎、认知功能障碍、恶性肿瘤、水肿及出血倾向、老弱年幼患者等。

(3) 操作技术:治疗前接通电源,使仪器预热 2～3 分钟。患者取适当体位,裸露照射部位,将灯头对准治疗部位,距离 30～100 cm 不等,以患者有舒适的温热感为宜,每次照射 20～30 分钟,每日 1～2 次。若治疗中出汗,应及时拭去汗水,防止烫伤。

(4) 注意事项:治疗时患者不得随意挪动体位或拉动灯头,以防止烫伤。照射过程中如有感觉过热、心慌、头晕等反应时,需立即告知工作人员。患部有温热感觉障碍或照射新鲜的瘢痕部位、植皮部位时,应用小剂量,并密切观察局部反应,以免发生灼伤。照射部位接近眼或光线可射及眼时,应用纱布遮盖双眼。

2. 紫外线疗法 应用紫外线治疗疾病的方法称为紫外线疗法。紫外线的光谱范围为 100～400 nm。紫外线根据波长可分为长波紫外线(UVA)、中波紫外线(UVB)和短波紫外线(UVC)。长波紫外线波长 400～320 nm;中波紫外线波长 320～275 nm,红斑反应的作用很强,能促进上皮细胞生长和黑色素产生以及抑制变态反应等;短波紫外线波长 275～180 nm,红斑反应的作用明显,能杀灭和抑制细菌和病毒。

(1) 治疗作用:紫外线的生物学效应包括产生红斑反应、促进维生素 D 生成、抑制变态反应、光敏反应、杀菌作用和荧光反应,有增强防卫功能、抗炎作用、促进局部血液循环,加速组织再生、调节神经功能、防治佝偻病和软骨病、治疗皮肤病、脱敏加强药物作用等。

(2) 临床应用:适应证有哮喘性支气管炎、慢性支气管炎、带状疱疹、伤口及慢性溃疡、玫瑰糠疹、脓疱性皮炎、白癜风、脱发、皮下淤血斑等。禁忌证包括恶性肿瘤、出血倾向、活动性结核、急性湿疹、红斑狼疮、日光性皮炎、血卟啉病、色素沉着性干皮症、皮肤癌变、血小板减少性紫癜、光过敏症。

(3) 操作技术:紫外线治疗一般分为局部照射法、全身照射法、体腔照射法及多孔照射法。以局部照射法为例。首先接通电源、启动,患者取舒适体位,暴露治疗部位,用治疗巾或洞巾界定照射野范围,使之边界整齐,非照射部位用布遮盖。使用高压汞灯照射时,使灯头距离照射野皮肤 50 cm,使用低压汞灯照射时,操作者手持灯头,使灯管接近照射皮肤,距离 1～2 cm。按治疗要求的红斑等级生物剂量数计算照射时间,照射完毕,将灯移开,从患者身上取下治疗巾。红斑量照射时,每天照射的总面积在成人不宜超过 800 cm^2。

(4) 注意事项:治疗中应准确掌握照射时间,操作者应戴护目镜,保护皮肤,患者的非照射区必须以布巾盖严,予以保护;治疗前应告知患者红斑量照射后皮肤上会出现红斑,体表照射后不要擦洗局部或洗澡,也不要用冷热治疗或外用药物刺激;紫外线照射与其他物理因子治疗配合应用时,应注意先后顺序;如与超短波、红外线灯等能产生温热效应的治疗配合时,一般应先行温热治疗,后照射紫外线。如发现紫外线照射过量,应立即用红外线等热疗局部处理。

3. 激光疗法 激光即由受激辐射的光放大而产生的光,具有亮度高、单色性好、定向性强、相干性好等特点,应用激光防治疾病的方法称为激光疗法。一般认为激光的生物效应包括:激光的热作用、压强作用、光化作用、电磁场作用和生物刺激作用。

(1) 治疗作用:低强度激光可以降低血黏度、降低血脂、防止血栓形成;对组织产生刺激、激活、光化作用,可改善组织血液循环,加快代谢产物及致痛物质的排出,抑制痛觉,提高白细胞吞噬能力,增强免疫等功能。照射穴位有刺激穴位、经络的作用。高强度激光产生的高能、高温、高压的电磁场作用和烧灼作用,可破坏肿瘤组织。

(2)临床应用:小功率或中功率氦、氖激光照射常用于治疗肿瘤患者放疗或化疗反应、面神经炎、慢性伤口、慢性溃疡、过敏性鼻炎、带状疱疹、单纯疱疹、湿疹、口腔溃疡等。二氧化碳激光输出功率10~30 W,常用于肌纤维织炎、肩周炎、慢性腹泻、慢性风湿性关节炎、神经性皮炎、附件炎等;输出功率30~80 W常用于治疗皮肤黏膜的肿痛、痣、疣、鸡眼、子宫糜烂等;输出功率100~300 W聚集后作为光刀"施行手术"。

(3)操作技术:接通电源,启动激光管,调整电压电流,使发光稳定。患者取舒适体位,充分暴露治疗部位。如为穴位治疗,应找好穴位。治疗时需移动激光器或光导纤维使输出的光斑对准治疗部位。每个穴位治疗3~5分钟。照射结束后移开激光管、光导纤维。

(4)注意事项:激光辐射的方向上应安置必要的遮光板或屏风;门、窗、玻璃应采用黑色幕布遮蔽或换有色玻璃。激光管有激光输出时不得直接照向任何人眼部或经反射区反射至人眼部,必要时操作者要戴激光防护镜。操作人员须穿白色工作服,戴白色工作帽,定期做健康检查。

二、运动疗法

(一)概念

运动疗法,是指以运动学、生物力学和神经发育学为基本原理,利用器械、徒手或患者自身力量,通过主动或被动运动方式,改善患者全身或局部运动功能、感觉功能障碍的训练方法。运动疗法主要包括关节功能训练、肌力训练、有氧训练、平衡训练、易化训练、步行训练等。

(二)运动分类

1. 根据肌肉收缩的形式分类

(1)等张收缩时肌张力大致恒定,引起明显的关节活动,故称动力性收缩,可增加肌肉的耐力。

(2)等长收缩时肌肉收缩力与阻力相等,肌肉长度不变,张力增加,不引起关节活动,也称为静力性收缩,常用于骨关节疾病的早期。

(3)等速运动是指利用专门的仪器,运动时保持角速度不变,运动速度相对稳定的运动。等速运动在生理情况下难以做到,需借助仪器才能实现。等速运动仪能根据肌力强弱、肌肉长度变化、力臂长短、疼痛疲惫等状况,提供适合其肌肉本身的最大阻力,且不会超过其负荷的极限。因此,等速运动具有相当高的效率与安全性。

2. 根据运动的形式分类

(1)主动运动:患者独立完成,无需外力帮助完成的运动。主动运动能增强肌力及耐力,改善心肺功能及关节活动度。

(2)被动运动(passive movement):运动时患者肢体不能用力,没有主动的肌肉收缩,完全由外力完成运动。脑卒中迟缓期及瘫痪的肢体常用被动运动维持关节活动度。

(3)助力运动(active movement):当患者肌力较弱时,需借助外力才能完成动作的运动,适用于肌力1~2级患者。可以由治疗师、器械力量或者由患者的健肢带动患者运动。

(4)抗阻运动(resistive movement):患者运动时需克服一定阻力才能完成,主要用于增强肌力。此类运动要求患者肌力为4~5级。阻力可用沙袋、哑铃、弹力带等。

(三)运动治疗的原则

1. 因人而异 因每个人的病情及功能障碍不同,且有年龄、性别、文化、经济和环境等差异,制订运动方案时应根据患者的具体情况及康复需求等制订有针对性的康复治疗目标和方案,并根据功能恢复情况及时进行调整。

Note

2. 合适的运动强度 运动时会增加心肺的负担,强度过大时容易发生意外事故,尤其是有心血管疾病的患者,更应注意选择合适的运动强度,保证运动的安全。一般根据患者的情况制订运动处方,运动处方主要包括运动种类、运动量、运动持续时间、运动频度等内容。控制运动强度的方法因疾病的不同而不一样,最适合的运动强度应通过运动试验决定。

3. 循序渐进 训练效应的积累要符合量变到质变的过程,因此运动强度应该由小到大,运动时间由短到长,休息次数和时间由多到少、由长到短,训练的重复次数由少到多,动作复杂性由易到难。如练习平衡时,先练坐位平衡再练站位平衡,先练静态平衡,后练动态平衡。

4. 主动参与 患者的康复效果与患者的主动依从性密切相关,患者康复意识强,主动积极参与训练,康复效果就好。因此,需不断给予患者鼓励,提高康复训练的积极性,从而达到最佳康复效果。

(四) 运动治疗常用的器材和设备

上肢训练常用器械有肋木、悬吊架、支撑器、弹簧拉力器、墙壁拉力器、哑铃、沙袋、肩关节练习器、前臂内外旋运动器、腕关节屈伸运动器、体操棒、磨砂台、分指板、重锤手指练习器等。

下肢训练常用器械有起立床、站立架、股四头肌训练器、踝关节屈伸训练器、踝关节矫正板、平衡板、平行杠、助行器、阶梯、实用步行训练装置、功率自行车。

(五) 运动治疗内容

1. 肌力训练

(1) 定义:是根据超量恢复原理,通过肌肉的主动收缩来维持和增强肌力的训练。

(2) 训练方法:肌力训练方法可根据患者的肌力级别进行选择。肌力为 0 级时,只能进行电刺激以延缓肌萎缩。肌力为 1～2 级时,仍可采用肌肉电刺激法,此时肌肉已有随意的肌电活动,此时可以开始助力运动练习。肌力为 2 级时,可进行免负荷运动,即减除重力负荷的主动运动。肌力为 3 级时,应完全由患者主动运动完成。肌力在 3 级以上时,可进行抗阻训练时,阻力应从小到大,阻力应加在受累关节的远端,可用徒手、重物或器械提供阻力。

(3) 肌力训练的注意事项。

①患者练习中不应憋气,以防止发生心血管问题,尤其是有心血管问题的高危患者要加强预防,保证患者的安全。

②患者若在练习中发现局部不适、疼痛、痉挛等局部的肌肉疲劳现象和全身不适等全身疲劳现象时应及时反馈。

2. 关节活动技术

(1) 定义:利用各种方法来维持关节正常活动,预防因组织粘连或肌肉痉挛等多种因素所导致的关节功能障碍或恢复关节活动功能的治疗技术。

(2) 训练方法:

①被动运动:当患者不能主动运动时由他人或借助器械进行关节活动。根据力量来源分为两种:一种借助器械或外力由患者自己完成,如骨科术后患者在 CPM 机上进行关节被动运动;另一种由专门培训的人员辅助完成。如脑卒中软瘫期患肢被动运动宜在无痛范围内进行,治疗手法宜轻柔、缓慢,避免暴力,活动顺序从近端关节到远端小关节,每次每个关节活动 5～10 遍,每日 2～3 次,直至患肢主动运动恢复。

②主动助力活动:常用悬吊练习、器械练习及滑轮练习等。

③主动运动:当患者能主动运动时应以主动锻炼为主,最常用的是各种徒手体操。运动时用力要均匀缓慢,幅度由小到大,循序渐进。

3. 牵引技术 牵引疗法是应用作用力与反作用力的力学原理,通过外力作用于人体脊柱或四肢关节,使其发生一定的分离,周围软组织得到适当的牵伸,从而达到治疗目的的一种方法。脊椎牵引疗法通常是指使用外力牵拉颈椎、腰椎以达到治疗目的,包括颈椎牵引和腰椎牵引。

(1)治疗作用:

①牵伸挛缩的关节囊和韧带,松解软组织粘连,解除肌肉痉挛,使肌肉放松,缓解疼痛,并改善脊柱和四肢关节的活动范围;

②改善局部血液循环,促进水肿的吸收和炎症的消退,有利于损伤的软组织修复;

③使椎间孔增大,解除神经根的刺激和压迫,促进炎症的消退;拉大椎间隙,有利于膨出的椎间盘回缩以及外突的椎间盘回纳。

(2)脊椎牵引种类:

①根据治疗时患者体位不同,分为卧位牵引、坐位牵引、斜位牵引或直立位牵引;

②根据牵引力来源不同,分为用患者自身重量牵引、手法牵引、机械牵引、电动牵引;

③根据牵引持续时间不同,分为持续牵引与间歇牵引。

(3)脊椎牵引方法:

①颈椎牵引方法:常用的方法有坐位及卧位牵引。一般国内多采用坐位、小重量、短时间或持续性、枕颌带的方法。重量从4千克开始,随疗程逐渐加至10千克。每日1次,每次时间为15～30分钟,每个疗程在20次左右。也有的医院采用三维电脑牵引,可采用不同的角度进行牵引。

②腰椎牵引方法:一般采用仰卧屈髋屈膝体位,可尽量减小脊柱应力。牵引力通常以自身体重的一半作为起始牵引重量,根据情况逐步增加,最多可加至相当于患者体重。以间断性牵引为主,每次牵引持续20～30分钟,每日牵引1～2次,15～20天为一疗程。

知识链接

三维快速牵引治疗腰椎间盘突出症

三维牵引床是结合现代脊柱生物力学三维空间和中医正骨理论,引入微机控制高科技手段,在成角状态下瞬间完成牵引动作,将中医的牵引、侧扳、旋转、推顶等手法融为一体,实现三维一体的同步牵引。腰椎前屈时椎间隙前窄后宽,瞬间纵向牵引使纤维环受到最大的张力,椎间盘内容积增大,产生负压,向内吸入突出物;同时突然拉紧后纵韧带产生回弹力,对突出物产生压力,可迫使突出物还纳。旋转可改变腰椎小关节病理性倾斜,使小关节松动,既可纠正小关节紊乱,又可解除神经根的压迫与粘连;纵向牵引可使椎间孔纵向拉长,其间软组织发生运动与变形,促使突出物离开神经根;快速牵引可使椎管及椎间管容积增大,减轻对神经根的压迫。通过三维力的作用,可使椎管及椎间管容积增大,更有利于减轻神经根压迫症状。

(4)脊椎牵引注意事项:牵引时应充分注意个体差异,密切观察牵引时患者的感受及反应,根据实际情况做必要的调整。牵引过程要严密观察患者反应,如有不适或症状加重应及时停止治疗,寻找原因或更改治疗方法。

4. 平衡训练技术 平衡训练是为了提高患者维持身体平衡能力而采取的各种训练措施,常用于由于神经系统疾病、骨关节疾病等所致的平衡能力减弱的患者。

(1)平衡训练原则:训练时应遵循循序渐进的原则,支撑面由大到小,重心由低到高,从睁眼到闭眼,从静态平衡到动态平衡,逐渐增加训练的复杂性。由于患者平衡功能差,容易摔倒,训练时尤其注意安全。

(2)平衡训练的方法:

①静态平衡练习:静态平衡是指人体在没有外力的情况下能维持重心稳定。平衡训练先

练习稳定体位,然后转至不稳定体位。练习站立平衡时先进行辅助站立训练,然后进行独立站立训练。辅助站立训练可以由治疗师扶助患者,也可以由患者自己扶助肋木、助行架、手杖或腋杖等,或者患者站于平行杠内扶助站立。独立站立训练时患者面对镜子保持独立站立位。

②动态平衡训练:动态平衡分为自动态平衡和他动态平衡,可在坐位、站立位下进行训练,首先训练自动态平衡,再训练他动态平衡。例如,患者端坐床边,可练习身体向各个方向的运动。进行其他动态平衡训练时,患者面对镜子保持独立站立位,治疗师对其进行外力干扰。

5. 协调训练技术

(1)定义:协调(coordination)是指人体产生平滑、准确、有控制的运动的能力。协调训练是指恢复平滑、准确、有控制的运动能力的方法。常用于深感觉障碍、共济运动失调等协调功能障碍的患者。

(2)训练方法:协调训练时也需注意动作的节律性,先慢后快,逐渐练习。先睁眼练习,功能改善后,将有些训练项目改为在闭眼状态下进行,如指鼻练习、对指练习等。主要包括轮替动作练习、方向性动作练习、手眼协调训练,如抓物训练、画画、跳绳、踢毽子等。

6. 关节松动术   关节松动术是治疗者在关节活动可动范围内完成的一种针对性很强的手法操作技术,主要用来治疗关节功能障碍如关节疼痛、关节活动受限或关节僵硬。在应用时常选择关节的生理运动和附属运动作为治疗手段。其治疗作用如下。

(1)生理效应:主要为力学及神经作用。关节松动能促进关节液流动,增加关节软骨和软骨盘血管的营养,缓解疼痛,防止关节退变。另外,能抑制脊髓和脑干致痛物质的释放,提高痛阈。

(2)保持组织的伸展性:关节松动术直接牵拉了关节周围的软组织,可保持或增加伸展性,改善 ROM。

(3)增加本体反馈关节松动以提供关节静止位置和运动速度及变化、关节的运动方向、肌肉张力及变化。

7. 牵伸技术   牵伸是指运用外力(人工或机械/电动设备)牵伸短缩或挛缩组织并使其延长,改善这些软组织的伸展性,降低肌张力,改善或恢复关节活动范围。常用的牵伸技术有被动牵伸(手法牵伸和机械牵伸)、主动牵伸、主动抑制等技术。注意牵伸时需放松被牵伸部位,避免过度牵伸及挤压关节,不要牵伸水肿组织及牵伸肌力较弱的肌肉。

(1)治疗作用:牵伸治疗提高肌肉柔韧性、耐力和力量,减少肌肉酸痛,提高肌肉活动的效率和动作的流畅性,提高关节灵活性,预防肌肉挛缩,防止结缔组织发生不可逆性挛缩等。

(2)临床应用:

①适用于四肢关节附近肌肉的短缩、颈腰部的短缩和挛缩组织的牵伸。

②缓解由于烧伤、皮肤严重挫伤后所致的粘连和瘢痕。

③用于中枢神经病变或损伤患者肌张力异常增高而导致的肌肉痉挛或挛缩。

④体育锻炼或健身前后牵伸,可预防肌肉骨骼损伤,减轻运动后肌肉疼痛。

8. 神经发育疗法   根据神经性生理与神经发育的规律,应用促进或抑制方法改善脑病损者运动控制能力的一类康复治疗方法,又称为神经生理疗法与神经发育疗法。主要适用于偏瘫、脑瘫及神经发育迟缓者。在康复治疗中应用较为普遍的方法有:Rood 方法、Bobath 方法、本体神经肌肉促进法(PNF)等。

(1)Rood 技术:又称为多种皮肤感觉刺激技术,是通过对相应皮肤区域,采用多种感觉刺激,以诱发产生肌肉的收缩或关节运动的方法。通过有控制的感觉刺激,诱发出有目的的运动应答。刺激时由颈部开始,尾部结束,由近端开始,刺激向远端扩散;先刺激外感受器,后利用本体感受器;由反射运动开始,促进随意运动产生,先进行两侧运动,再进行一侧运动,最后是旋转运动。

（2）Bobath 技术：又称神经发育（neurodevelopmental therapy，NDT），是由英国物理治疗师 Berta Bobath 和她的丈夫 Karel Bobath 在实践中共同探讨创立的治疗技术，适用于中枢神经系统损伤引起的运动功能障碍的康复治疗。训练时遵循人体正常发育程序，按照从头到脚、由近及远的正常的运动发育顺序制订训练计划，抑制异常的运动模式，并通过控制关键点诱导患者逐步学会正常的运动模式；强调学习运动的感觉，通过进行重复的动作训练可促进患者获得正常运动的感觉。

（3）Brunnstrom 疗法：强调在偏瘫的恢复早期应用联合反应和协同运动等病理运动模式和反射模式作为促进手段，然后把这些运动模式逐步调整成随意的分离运动，以恢复运动控制能力的方法。偏瘫患者的恢复过程不是直线性的，而是经历了运动模式质变的过程，即：从没有任何运动→联合反应、共同运动→分离运动→随意运动。

（4）本体神经肌肉促进技术（proprioceptive neuromuscular facilitation，PNF）：又叫 PNF 技术，它是利用牵张、关节压缩和牵引及施加阻力等本体刺激，应用螺旋形和对角线运动模式，来激活和募集最大数量的运动肌纤维参与活动，以促进运动功能恢复的一种治疗方法。

9. 运动再学习技术（motor relearning program，MRP） 该技术是 20 世纪 80 年代初澳大利亚学者 J. Carr 提出的一套主要应用于成人脑卒中后运动功能恢复的康复治疗方法，主要是将脑卒中后的康复训练视为一种再学习或重新学习。MRP 理论认为实现功能重组的主要条件是需要进行针对性的练习活动，练习得越多，功能重组越有效，特别是早期练习有关的运动。MRP 主张通过多种反馈（视、听、皮肤、手的引导等）来强化训练效果，充分利用反馈在运动控制中的作用，限制不必要的肌肉运动。

第二节 作业治疗

学习目标

掌握：作业治疗的概念；作业治疗的目的以及作业治疗的主要内容和分类。

熟悉：作业治疗的理念以及思路；作业治疗的模式理论；作业活动的分析和治疗方法的选择；作业治疗的临床应用及注意事项。

了解：作业治疗与运动疗法的区别；作业治疗师的职责以及常见的作业治疗设备。

技能目标

要求学生具有康复医学基本理论基础，通过作业治疗技术的学习能在临床工作中对常见疾病及其功能障碍进行有针对性的作业训练和治疗。教学中强调理论与实践相结合，让学生在"学中做、做中学、学做结合"，注重实用操作技能的学习和掌握，以提高学生的创新思维能力。

案例引导 4-2

患者，女，62 岁，2007 年及 2010 年左脑卒中两次，均未造成明显运动及语言障碍，今年 9 月右脑再次卒中，现右上肢肌力 5 级，右下肢肌力 3 级，左上、下肢肌力 2

教学 PPT

Note

级,左下肢屈曲困难,二级坐位平衡,帮助下可以站立,无语言障碍。

请根据患者情况,思考:

(1) 选用适合患者的作业治疗进行治疗。

(2) 如何进行作业治疗的治疗?

一、概述

作业治疗(occupational therapy,OT)是指有选择性和目的性地应用与日常生活、工作、学习和休闲等有关的各种活动来治疗患者躯体、心理等方面的功能障碍,预防生活及工作能力的丧失或残疾,发挥患者身心的最大潜能,以最大限度地改善和恢复患者躯体、心理和社会等方面的功能,提高生存质量,促其早日回归家庭、重返社会的一种康复治疗技术或方法。

作业(occupation)是指人类的活动、劳作、事件或从事的工作。所以某种意义上可以认为作业治疗是以活动或劳动和从事某项事情等作为一种治疗的手段,以对人类的健康或各方面的功能产生影响。作业活动在治疗的过程中,不仅能改善躯体的功能状况,还能增加患者的兴趣,改善心理状况。作业治疗以患者为核心,作业治疗师在制订作业治疗方案时,应根据患者个体情况,如年龄、性别、职业、文化程度、工作和生活环境等不同情况,选择和设计适合患者个体、符合患者意愿和需求的作业治疗方法。同时,作业治疗也是一种需要患者主动参与的创造性活动,因此,我们在有选择地进行作业治疗时,要充分发挥患者综合、协调和认知等各方面的能力或潜能,尽最大的可能,恢复其功能,最终使患者能恢复独立的日常生活和工作能力,提高患者的生存质量,使其真正回归家庭、重返社会。

二、作业治疗的理念及思路

目前国际上普遍的理念及思路认为:人通过自己的作业活动行为,可以协调和改善躯体及心理功能;人、环境和作业活动之间的相互作用,可促进人的身心健康;人对于活动的控制和调节,是通过大脑的控制和各系统的协调完成的,即人体是一个具有负反馈的控制系统,这个系统将各种感觉信息作为反馈,用以提高活动控制的效率和准确性,强调的是外周感觉反馈作用。如当一个人伸手去拿东西或做某项活动时,视觉、听觉或触觉便能不断地去感觉信息,并将这些信息不断地反馈到大脑神经中枢,然后,人体控制系统通过不断地修正和调节,最后拿到所需要的东西或完成某项活动。所以,人在学习和掌握某种活动技能或任务的过程中,即是通过这种程序进行学习,掌握新的技能,促进功能的恢复,进行更为有意义的生活。

三、作业治疗的主要内容和分类

作业治疗包含的范围非常广泛,从不同的视角可以有多种分类方法。从作业名称、治疗目的和作用方面提出如下分类。

(一) 按作业名称分类

(1) 木工作业。

(2) 编织作业。

(3) 黏土作业。

(4) 制陶作业。

(5) 手工艺作业。

(6) 电气装配与维修。

(7) 日常生活活动。

(8) 治疗性游戏。

（9）认知作业。

（10）书法、绘画、园艺。

（11）文书类作业。

（12）计算机操作。

（二）按治疗目的和作用分类

（1）用于减轻疼痛的作业。

（2）用于增强肌力的作业。

（3）用于改善关节活动范围的作业。

（4）用于增强协调能力的作业。

（5）用于增强耐力的作业。

（6）用于改善整体功能的作业。

（7）用于调节精神和转移注意力的作业。

四、作业治疗功能评定

作业评定是作业治疗的主要方面，相关的精确的评定是制订治疗计划的基础。一个完整的作业评定应包括作业技能的评定和作业能力的评定。

（一）作业技能评定

（1）感觉：包括痛觉、温度觉、触觉，本体感觉，前庭感觉，视、听、味、嗅觉等。

（2）运动，主要包括关节活动范围、肌力、耐力、肌张力、协调控制能力、平衡能力等。

（3）高级脑功能评定。

（4）心理社会活动技能评定。

（二）作业能力评定

（1）日常生活活动（ADL）能力评定：包括基本或躯体的 ADL，如仪表卫生、洗澡、穿衣、进食、表达、性生活等；工具性 ADL，如打扫卫生、做饭、理财、外出交通等。

（2）娱乐和兴趣性作业能力评定：包括职业的、业余的、社交的兴趣和作业能力。

（3）生存质量评定。

（4）职业能力评定。

（5）就业前能力评定。

（6）环境评定。

五、作业治疗与运动治疗的区别

作业治疗与运动治疗都是康复医学的重要组成部分，在临床上常常一同使用，应用非常广泛。作业治疗与运动治疗同属于非常有特色的康复治疗技术，遵循相同的生物力学和神经生理学原理，但治疗目标、范围、手段、重点和患者参与情况等都有所区别（表4-1）。然而，临床上在对患者进行康复治疗的时候，两者常常相互配合应用，并可结合其他康复治疗措施，如心理、言语、认知训练等康复治疗手段一起进行，以增强康复治疗的效果。

表 4-1　作业治疗与运动治疗的区别

治疗项目	作业治疗	运动治疗
治疗目标	改善和提高患者的日常生活和工作能力	使患者运动功能最大限度地发挥
治疗范围	躯体和心理功能障碍	躯体功能障碍

续表

治疗项目	作业治疗	运动治疗
治疗手段	日常活动、工作、游戏、辅助器具、轮椅、假肢、矫形器等	肌力训练、神经肌肉促进技术、牵引、手法治疗、器械训练、医疗体操等
治疗重点	体现患者的综合能力,增加功能活动的控制能力和耐力,增强手的灵活性、手眼的协调性,以上肢或手的精细、协调运动为主	增加肌力及关节活动度,改善运动协调性、运动耐力及躯体平衡
患者参与	主动参与	主动为主,被动为辅
趣味性、积极性	强	弱

六、作业活动的分析和治疗方法的选择

(一) 作业活动的分析

(1) 要分析该作业活动的性质,主要是属于体力性的还是脑力性的,是日常活动还是职业活动或娱乐活动,是否与患者的病情相适应。

(2) 要分析该作业活动主要涉及哪方面的技能和素质,对训练哪方面的技能和素质有帮助(如运动方面、感觉方面、智能方面、心理方面及社交方面等)。

(3) 要分析该作业活动在克服功能障碍方面是否能达到预期目标。

(4) 即使是同一作业,但患者的姿势、体位、用具、材料和作业技巧不同,可使结果产生很大的差异。以木工的拉锯作业为例:推锯需要肘的伸肌及躯干屈肌的力量,拉锯则需要肘的屈肌及躯干伸肌的力量,其结果就大不相同。因此要进行具体分析。

(5) 要分析对于该作业活动患者是否能独立完成或需借助器具才能完成。

(二) 治疗方法的选择

1. 因地制宜 在选择作业活动时,要考虑当地的一些有利条件,如:在纺织业为主的地区,可以开展纺织作业活动;在制陶业为主的地区,可以开展制陶作业活动。因地制宜,就地取材,方便易行。

2. 因人而异 选择作业活动时,必须考虑患者的性别、年龄、文化程度、职业、残疾种类、功能障碍的程度和个人爱好。因人而异,选择适宜的作业活动方法。

3. 趣味性 作业活动要尽可能具有趣味性,并且通过作业活动能完成一个产品或成果。用于作业活动的材料要安全。

4. 按治疗目的选择

(1) 按运动功能训练的需要选择:主要是根据生物力学的原理,从某一活动的动作特点出发进行选择。目的在于增加关节活动范围、增强肌力和耐力、掌握实用性动作技巧。

①增加肩肘屈伸活动能力的作业训练:锯木、擦桌面、推砂磨板、推滚筒等。

②增加腕关节活动能力的作业训练:粉刷、锤打、绘画、和泥、打乒乓球等。

③增加手指精细活动能力的作业训练:编织、弹琴、打字、捡拾豆、拧螺丝等。

④增加髋关节屈伸活动能力的作业训练:踏自行车、上下楼梯等。

⑤增加踝关节活动能力的作业训练:脚踏缝纫机、踏自行车、脚踏风琴等。

⑥增强上肢肌力的作业训练:砂磨、拉锯、调和黏土等。

⑦增强手部肌力的作业训练:捏橡皮泥或黏土、和面、捏饺子、木刻等。

⑧增强下肢肌力的作业训练:踏功率自行车、蹬圆木等。

⑨改善眼手协调能力的作业训练:剪贴、编织、刺绣、嵌插、木刻、打字。

⑩改善下肢协调能力的作业训练：脚踏缝纫机、脚踏风琴等。

⑪改善上下肢协调能力的作业训练：健身操、打保龄球、用脚踏缝纫机做缝纫等。

⑫改善平衡能力的作业训练：套圈、推小车、打保龄球、投球等。

（2）按心理及精神状态调整的需要选择：适用于慢性病患者、情绪不佳者及神经症者。

①转移注意力的作业训练：绘画、下棋、泥塑、游戏、养鱼、手工艺、社交等。

②增强兴奋性的作业训练：观看或参加竞技比赛、游戏等。

③镇静情绪的作业训练：园艺、针织、绘画、钓鱼、书法、音乐欣赏等。

④增强自信心和自我价值观念的作业训练：编织、泥塑等能完成作品的活动。

⑤减轻罪责感的作业训练：打扫卫生、帮助别人劳动等。

⑥宣泄情绪的作业训练：锤打、钉钉子、锄草、锯木、挖土、玩电子游戏。

（3）按社会生活技能和素质训练的需要选择：

①培养集体观念的作业训练：集体性游戏或球类活动、文娱活动等。

②培养时间观念、计划性和责任感的作业训练：计件作业、有明确的质量检验标准的生产性作业、协助治疗师安排作业治疗计划等。

七、作业治疗的临床应用及注意事项

（一）临床应用

1. 适应证 作业治疗的临床应用十分广泛。其治疗对象包括所有因疾病或创伤所导致的在自理、工作或休闲娱乐活动等方面存在能力障碍的伤残者。

（1）儿科疾病：脑瘫、肢体残疾、发育不良、自闭症等。

（2）内科疾病：高血压病、冠心病、心肌梗死、糖尿病、慢性阻塞性肺疾病等。

（3）骨科疾病：截肢、手外伤、烧伤、骨折、人工关节置换术后、肩关节周围炎、脱位等。

（4）神经系统疾病：脑卒中、颅脑外伤、脊髓损伤、周围神经病损、老年性痴呆等。

（5）精神科疾病：焦虑症、抑郁症、神经症、精神分裂症等。

2. 禁忌证 意识不清、严重认知障碍不能合作者，危重症、心肺肝肾功能严重不全等。

（二）注意事项

（1）作业治疗的进行必须使患者主动参与，充分调动患者的主观能动性，使其竭尽全力。如患者主动性不足，应寻找原因，适时调整治疗方案。

（2）作业治疗的选择必须根据患者的具体情况，因人而异；必须充分利用当地的有利条件，因地制宜。

（3）进行作业治疗时必须有医护人员或家人监护和指导，以保证安全，防止发生意外。对老人、行动不便者和小儿尤需加以保护。

（4）采取正确的姿势和体位，治疗台的高度要合适。作业治疗活动中注意密切观察，如患者出现疲劳、疼痛、关节红肿等应暂停治疗。

（5）活动量要适时调节，循序渐进，防止肌腱的再发断裂、关节再发脱臼及伴随骨质疏松而产生的骨折等。

（6）疗程中要定期评定，根据病情的变化及时调整、修订治疗处方。

（7）作业治疗需与其他疗法密切结合，以提高疗效。

八、作业治疗师的职责

作业治疗是通过各种有目的的活动，对功能障碍患者或残疾者进行治疗或功能训练，使之最大限度地提高或维持躯体、心理和社会等各方面的功能，保持其在家庭和社会生活中的独立性。因此,这不仅需要治疗师具有丰富的专业知识和技能,而且更需要有敏锐的观察、综合分析和判断能力。一般作业治疗师的职责具体有如下几点。

(1) 收集患者资料,了解患者的病史,评定患者的功能状况及作业活动能力,对患者的生活和工作环境进行评估或提出改造意见,制订较完善的作业治疗方案。

(2) 评价患者自理活动能力,并指导患者进行自我照顾及日常生活活动(ADL)训练,如穿着衣物、使用餐具进食、梳洗、如厕、床椅的移动或行走及个人卫生等。训练患者用新的活动方式、方法,或应用辅助器具和使用合适的家用设施,发挥残存功能的代偿作用,以提高患者独立完成日常生活活动的能力。

(3) 指导患者家务活动训练,让患者懂得如何节省体力、减少家务活动的能量消耗、注意安全等。

(4) 指导患者进行触觉、实体觉、运动觉、感觉运动觉等感知觉的功能训练。

(5) 指导患者进行认知功能训练,包括注意力、记忆力、定向力、理解力、复杂操作能力、解题能力等方面的训练。

(6) 指导患者应用手工艺疗法,进行手功能的锻炼和恢复手的灵巧性(如泥塑、陶器、书画创作、工艺编织等作业活动)。工艺疗法既可改善手的精细活动,训练创造性技巧,也能提高患者的兴趣,改善情绪。

(7) 组织患者参加有选择的文娱活动或园艺劳动。也可应用中国传统疗法如太极拳、五禽戏等活动,改善患者的协调性,促进患者的肢体功能恢复。

(8) 组织和指导患者参加适当的工作和生产劳动(即工作疗法),让患者体现其生存价值,并可以转移患者对病残的注意力,调整患者的精神和心理状态。同时,这也是对患者进行社会适应能力方面的训练,促其早日回归社会的重要措施。

(9) 为有运动障碍的患者,提供订制或购买自助器具或辅助器具的咨询,并指导患者使用这些器具,以方便患者借器具的帮助,能独自完成日常生活中的一些活动,如梳洗、穿着鞋袜、备餐、进食、步行等,从而提高患者日常生活的独立性。

(10) 为患者提供有关出院后家居环境条件改造方面的咨询。如针对进出通路、房屋建筑布局、家具或生活设施的改造、设备使用的安全性等问题,提出建设性的调整和改造意见。

(11) 挖掘患者的职业潜能,指导患者实施职业技巧训练,包括基本劳动和工作的技巧、进行工作前或就业前的训练。根据患者的技能、专长、身体功能状况、兴趣和就业的可能性,向患者提供有关就业方面的意见和建议,为患者选择最合适的职业提供帮助。

(12) 指导患者进行人际交往、沟通技巧、心理调适等方面的训练。

(13) 对患者及其家属或陪护者,进行有关功能障碍的预防和康复方面的知识教育和培训工作。

九、常用的作业治疗器械和设备

作业治疗的器械和设备一般比较简单,但种类繁多。现介绍临床常用的作业治疗的器械和设备。

1. 手的精细活动及上肢活动训练器械 如插板、插针、磨砂板、套圈、七巧板、手指抓握练习器、O'Connor 手精细活动能力测试器、手指屈伸牵拉重量练习器、手腕功能综合训练器、结扣解扣练习器、计算机等,以及各种训练手指精细抓捏动作用的小粒滚珠、木棒和细小的物件等。

2. 日常生活活动训练器具 如穿衣钩、扣纽器、穿袜器、鞋拔、长柄梳子、拾物器、C形夹、姿势矫正镜、个人洗漱用具、餐具、自动喂食器、厨具、家用电器、模拟厕所、浴室设备,以及功能独立性评定器具等。

3. 认知功能测量及训练器具 如各种记忆图片、实物、棋牌、积木、拼图材料、交流沟通板,以及实体觉测验器具、感觉统合测验器材和计算机测试软件等。

4. 工艺治疗用设备或器材 如黏土和制陶材料及其工具和设备、刺绣用材料及器材、竹编或藤编工艺材料及用具、写字和绘画用笔及颜料等。

5. 辅助器具及支具 如各种手杖、腋杖、肘杖、轮椅、水平转移车、转移板,以及各种助行器和功能改善用的支具等。

6. 职业能力测试及训练设备 如缝纫机、打字机、台式计算机、各种木工工具、器械维修工具、五金工具、Valpar综合职业技能测试设备(Valpar工作范例评定系统)等。

知识链接

社区作业治疗

社区作业治疗是医院康复服务的一项延续,便于出院回家的患者在家庭和社区继续接受巩固性的康复治疗。社区作业治疗强调充分利用社区的资源,鼓励应用简便、实用、有效的作业治疗手段,对患者或残疾者进行全面的康复。它有利于把医学康复、教育康复、职业康复、心理康复和社会康复结合起来,使患者获得综合康复效果。开展社区作业治疗或社区康复,其费用低廉。据统计,社区康复的费用是住院康复费用的五十分之一,故较经济,节省开支,并便于使散处在城乡基层的广大残疾者或患者就地得到康复训练。开展社区康复或社区作业治疗可使患者或残疾者的生存质量提高、家庭受益、社区受益,最终社会受益。

第三节 言语及吞咽障碍治疗

学习目标

掌握:言语治疗的概念、治疗原则,常见言语障碍的治疗方法。

熟悉:言语治疗的常见分类、常用言语治疗形式。

了解:言语治疗的注意事项、言语治疗的预后。

技能目标

要求学生具有康复医学的基本理论基础,通过言语疗法的学习能在临床工作中对常见言语障碍进行有针对性的训练和治疗。教学中强调理论与实践相结合,结合患者病历评定与治疗量表让学生在"学中做、做中学、学做结合",注重实用操作技能的学习和掌握,以提高学生的创新思维能力。

案例引导 4-3

75岁的何大爷因左侧脑出血导致吞咽障碍1个月余,经评估:患者仰卧位,精神极差,无语言,鼻饲管饮食,口颜面检查不能配合。饮水试验:给予2 mL水无法吞

教学PPT

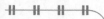

案例引导
4-3 答案

咽,一直含在口中,吞咽启动延迟,吞咽后有呛咳。

请根据患者情况,思考:

(1)该给予患者哪些方面的治疗?

(2)对于患者的吞咽障碍该如何进行治疗?

一、概述

言语治疗(speech therapy),又称为言语训练或言语再学习,是指通过各种手段对有言语障碍的患者进行针对性治疗。其目的主要是通过言语训练来改善患者的言语功能,提高交流能力。对经过系统训练效果仍不理想者,或因重度言语障碍而很难达到正常的交流水平时,应加强非言语交流方式的训练或借助于替代言语交流的方法如手势语、交流板和言语交流器等。

言语治疗学与耳鼻喉科、神经内外科、儿科、康复科等学科密不可分,许多疾病都可能引起各种不同程度的言语障碍。因此言语治疗学成为最复杂的跨学科的新型医学模式之一,是当代医学科学和康复医学向纵深发展的重要标志。言语治疗工作在发达国家已有半个多世纪的历史,言语治疗师大多要求取得硕士学位和临床资格后才能从业。在美国、加拿大、澳大利亚等国,已将言语治疗师更名为语言-言语病理学家(speech-language pathologist,SLP)。言语治疗师是康复小组的成员之一,他们与康复医师、物理治疗师、作业治疗师等密切合作进行康复工作。

二、言语障碍

言语障碍(speech-language disorders),是指个体语言的产生、理解及应用等方面出现困难的情况。言语障碍是一种表现较为稳定的、一定时期内持续存在的言语功能异常。常见的言语障碍包括失语症、构音障碍、儿童语言发育迟缓、发声障碍和口吃等。

言语障碍是一个非常复杂的问题,因为一个人的语言能力与其性格、生活环境、文化背景和教育程度等都有着密切的联系,在正常情况下已经表现出明显的个体差异。所以言语障碍以后的表现形式和障碍程度是很难正确认知和评价的。因此在判定一个人是否为言语障碍时,需要综合考虑说话者的文化背景、母语结构及其生理年龄等因素。一般来说,我们在日常语言交流中也会出现种种错误,但这些错误不能简单看作言语障碍。如正在学语期的儿童出现构音、用词、语法等错误,不能算是言语障碍。同样,北方人到南方学习广东话出现的言语错误属于方言学习问题。

三、言语和语言的区别

言语(speech)和语言(language),它们是人类交流思想的最重要的工具,在人们平时的日常生活中,言语和语言两个词往往混用,但从言语治疗学的角度来说,它们具有不同的含义。言语即说话(口语),是神经和肌肉组织参与的发声器官的机械运动。代表性的言语障碍为构音障碍(dysarthria),临床上常见于假性球麻痹。语言可分为口头语言和书面语言,是人类社会中约定俗成的进行思想交流的符号系统。如文字、面部表情、手势、旗语、标示等,甚至是音乐和美术。代表性的言语障碍是失语症和语言发育迟缓。

四、言语治疗的原则

(一)早期开始

早期发现有言语障碍的患者是关键。只有早期发现才能早期开始治疗。开始得愈早,效果愈好。

（二）及时评定

治疗前应进行全面的言语功能评定，了解障碍的类型及其程度，制订相应的治疗方案。并要定期评定以了解治疗效果，及时调整治疗方案。

（三）循序渐进

言语训练应遵循循序渐进的原则，先易后难。如果听、说、读、写均有障碍，治疗应从听理解开始，重点应放在口语的训练上。合理安排治疗时间及内容，避免患者疲劳及出现过多的错误。

（四）及时反馈

言语治疗就是治疗人员给予某种刺激，使患者做出反应。正确的反应要强化（正强化），错误的反应要加以更正（负强化），反复进行可以形成正确反应，纠正错误反应。

（五）患者主动参与

言语治疗是训练者与被训练者之间的双向交流过程，需要患者的主动参与。

（六）语言环境

为激发患者言语交流的欲望和积极性，要注意设置适当的语言环境，采用集体治疗、个别治疗或家庭治疗。

五、言语障碍分类

（一）失语症

失语症（aphasia）是言语获得后的言语障碍，是由于大脑损伤所引起的言语功能受损或丧失，常常表现为听、说、读、写、计算等方面的障碍。成人和儿童均可发生。

在传统的语言模型里典型的 Broca 失语症是由左侧大脑中动脉的上部血供破坏所引起，并至少累及 Broca 区域的大脑皮质，该皮质位于额下回后部，正好在唇、颚、腭、声带和膈等肌肉的主要运动区前方，这些肌肉均与言语有关。尽管这种失语症患者临床表现出较好的理解力，但他们说话极少或讲得很慢，而且费力，发音不清晰，呈电报式语言。Wernicke 失语症的病变部位在优势半球颞上回后部，该区域邻近听皮质区域。这一区域病变的患者与 Broca 失语的患者在言语障碍上有明显不同，这些患者说话是流利的，有时甚至是过分流利。但是他们对语言的理解力差，因此表达语无伦次，常常用一些音或义相似的不正确的字取代正确的。而把 Wernicke 区与 Broca 区联结起来的功能联系纤维是弓状束，其损伤导致的失语称为传导性失语，患者有一定语言理解力，语言流畅性比 Wernicke 失语要差，临床表现以复述障碍为特征。

（二）构音障碍

凡是参与言语运动的任何环节的器质性障碍、言语运动不协调都可以引起构音障碍。可以把构音障碍分为运动性构音障碍、器质性构音障碍和功能性构音障碍。

1. 运动性构音障碍（dysarthria） 由于神经肌肉病变引起构音器官的运动障碍，出现发声和构音不清等症状称为运动性构音障碍。一般临床所说的构音障碍是属于这一类。常见病因有脑血管病、脑外伤、脑瘫、多发性硬化、先天性中枢系统畸形等。如患有帕金森病、肌萎缩性侧索硬化、小脑疾病或损伤等疾病的患者表现出言语运动障碍，并伴有脊髓运动系统的运动性体征和症状。这些疾病最明显的言语障碍表现是讲话缓慢和发音含糊。

2. 器质性构音障碍（organic dysarthria） 由构音器官形态上的异常产生的构音障碍，称为器质性构音障碍或器质性言语运动障碍。其代表疾病为唇腭裂，此外，还有唇、齿、舌、鼻、咽

143

喉等器官的先天性或后天性结构异常所致的发音障碍,例如短腭、先天性鼻咽腔闭锁、巨舌症、无舌症、后天性咽部化学烧伤、扁桃体术后软腭瘢痕等。以往常将许多构音障碍归咎于舌系带短所致,但有调查证明舌系带相对短的儿童并不一定出现构音障碍,除非舌系带过短引起舌头活动明显受限而造成构音障碍。

3. 功能性构音障碍(functional dysarthria) 构音器官没有任何运动障碍和形态异常,但产生的声音有异常时,称为功能性构音障碍。其原因大多为错误构音动作的固定化或构音发育的不成熟。这和个体差异与语言环境有很大的关系。还有一部分功能性构音障碍是由于身心疾病或癔症引起的,称为精神性构音障碍。功能性构音障碍通过语言治疗或心理治疗是可以恢复的。

(三)听力障碍所致的言语障碍

听力损失是造成语言学习和应用障碍的最直接原因。听力损失越严重,对语言发育越不利。从言语康复的预后看,鉴别听觉障碍出现在获得言语之前或是获得言语之后尤为重要。儿童一般在 7 岁左右言语即发育完成,这时可以称之获得言语,获得言语之后的听觉障碍的处理只是听力补偿问题;获得言语之前特别是婴幼儿时期的中度以上的听力障碍所导致的言语障碍(deafness and dumbness),不经听觉言语康复治疗,获得言语会很困难。也有学者认为在获得言语之前的重度、极重度听力障碍及全聋的个体没有必要学习口语,可考虑直接进行手语训练。

(1)根据听力受损时间可将听力障碍分为先天性听力损失(congenital hearing loss)和后天性听力损伤(acquired hearing injuries)。

①先天性听力损失:可能由于发育畸形、母怀孕期的疾病(如风疹、梅毒)、分娩期的疾病或意外(如新生儿黄疸、缺氧、外伤)所致。

②后天性听力损伤:可能由下列多种病因中的一种引起,病毒性或细菌性疾病(如流行性腮腺炎、耳部带状疱疹、脑膜炎、梅毒),伴有颞骨骨折的头部损伤,耳毒性药物(特别是链霉素、髓袢利尿剂和大剂量的阿司匹林),强噪声暴露,爆炸损伤,由血管功能不全或梗死所致的耳供血不足,耳硬化症,梅尼埃症(耳性眩晕症),或者是自然衰老过程。自然衰老是所有原因中最常见的,往往对双耳的影响相等,但在梅尼埃症和突发性聋可能仅累及单耳。

(2)根据听力损伤部位可将听力障碍分为传导性聋(conduction dearness)、感觉神经性聋和混合型聋(mixed type deafness)。

①传导性聋:听力损害的部位通常是周边性的,常见于外耳、中耳或内耳的缺陷或病变。传导性聋对所有频率的听力都会受到影响,但以低频听力的损失明显,听力损失常小于 60 dB。通常用药物、手术等方法治疗多能痊愈,对于久治不愈影响言语交往的也可考虑配戴助听器,通常能收到满意助听效果。

②感觉神经性聋:在感觉神经性聋,外耳和中耳功能正常,但在耳蜗和耳蜗神经通常有病理的改变,最常见的是柯蒂器听感觉细胞(毛细胞)广泛缺乏,或伴有一些耳蜗神经纤维和螺旋神经节细胞的继发性变性。这种类型的聋是由于衰老、耳毒性药物和噪声暴露所引起的。因为听感觉细胞目前尚无办法使其再生,所以任何这样的损害一般是不可逆的。

③混合型聋(mixed type deafness) 当损害兼有传导性和感觉神经性的特征时,为混合型聋。某些病毒性疾病,例如流行性腮腺炎、严重的长期的梅尼埃症、突发性聋,以及侵犯骨迷路的被膜型耳硬化症等,耳蜗组织都可能变性,发生混合型聋。

(四)发育性言语障碍

儿童语言发育迟缓(delayed language development)是指儿童在生长发育过程中其言语发育落后于同年龄其他儿童的情况。最常见的病因有大脑功能发育不全、自闭症等。这类儿童的大多数通过言语训练虽然不能达到正常儿童的言语发育水平,但是通过言语治疗可以尽量发挥其现有的和被限制的言语能力,不仅言语障碍会有很大程度的改善,还能促进患儿的社会适应能力。

(五)脑瘫引起的言语障碍

脑性瘫痪(cerebral palsy,CP)简称脑瘫,是指出生前至出生 1 个月内大脑发育过程中各种致病因素所致的非进行性脑损伤综合征,以中枢神经性运动障碍及姿势异常为主要表现,并常伴有不同程度的精神发育迟滞、智力障碍、癫痫、语言及视觉、听觉、行为和感知异常等多种障碍。常见病因有脑缺氧、感染、外伤等。脑瘫患儿的脑损伤可直接损害语言脑区,而合并的视觉、听觉等感觉系统异常,智能异常,运动异常等,使言语的输入、输出和中枢处理过程不同程度地受损,限制了正常模式的语言发育,而家庭和社会对患儿的失望及不适当的补偿更促成言语障碍的发生。脑瘫儿童的言语障碍可根据其不同的表现归纳为以下几类:构音障碍、语言发育迟缓、迟滞以及听觉障碍所导致的言语障碍等。

(六)口吃

口吃(stuttering)是人类的一种言语流畅性障碍。世界成人 1% 是口吃者,我国儿童口吃患病率约为 5%。不论何种文明,也不论何种文化与语言都可能有口吃发生。同卵双生的口吃共患率比异卵双生的共患率要高,这表明遗传因素起着作用。另外,研究发现口吃者男性居多。

口吃的确切原因目前还不十分清楚,部分儿童是在言语发育过程中不慎学习了口吃,或与遗传以及心理障碍等因素有关。口吃常表现为在辅音、元音及单词的发音方面出现重复、拖音及不适当的停顿,属言语流利障碍。部分儿童可随着成长自愈,没有自愈的口吃常常伴随至成年或终生,通过训练大多数可以得到改善。

(七)失读、失写、失认、失用

1. 失读 大脑病变所致部分或完全不能朗读和理解文字的意义。失读可分为先天性失读和后天性失读。后天性失读是各种因素引起的诵读句子和单词的能力受损,许多患者甚至不能朗读单个字母。后天性失读最常见的原因是脑血管意外,即由脑血管疾病所引起的脑梗死或脑出血等局部脑损伤。但是,其他如脑瘤、炎症和脑外伤也均能造成失读。后天性失读常与失语、失写等症状伴发。如果患者仅有文字阅读障碍,不伴口语表达、理解和书写障碍称为纯失读。主要见于左大脑后动脉分布区的左颞枕结合区合并胼胝体损害,可伴有命名障碍或颜色失认。先天性失读表现为从童年起即已存在的学习无能,阻碍了读、写两种技能的正常获取,失写与失读常同时存在。

2. 失写 表示大脑受损害情况下出现的一种书写能力障碍。它是先天性失读障碍的一个组成部分,虽然还有一种发育型的失写症,但失写这个名称通常用于后天获得性的障碍。失写患者可能完全无能力书写单词甚至单字,或者虽能书写单词但有许多拼写错误。某些患者的症状可仅限于不能把书写材料从一页纸的左侧恰当地移到纸的右侧的水平基准线上,即所谓空间失写症,见于优势半球顶叶上部损害的患者。另一些患者的症状则限于无法保持字体大小的一致性,句末字体越写越小,即写字过小症,见于帕金森病。虽然已有单纯失读的病例报道,但失写极少孤立发生。失写通常是失语征群的部分,即大多数失语患者都有某种程度的失写。镜像书写(mirror writing)为失写症的一种特殊表现形式,部分性或完全性镜像书写为汉语失写症的特征之一。多见于左大脑半球病变,右半身瘫痪用左手写字者;也可以见于右大脑半球病变、左半身瘫痪,但程度较轻仍能用左手写字者。

3. 失认 一种发生于大脑损伤以后的,在没有知觉障碍、智力障碍或言语障碍的情况下对先前已知刺激的后天性辨认能力的损害。失认一词最早是由 1918 年 Freud 在其研究神经病学期间所撰用。理论上,失认可能出现于任何一种感觉通道中,然而实际上明确的实例仅出现在视觉和听觉范围内,视觉失认和听觉失认都可以继发言语障碍。

视觉失认的典型表现是患者对眼前看到的、原来熟悉的物品或人像不能正确描述和命名。此种患者不能辨认亲戚、朋友的面容,甚至不能在镜中辨认自己的面容,可是他们能通过听取亲戚、朋友的声音来毫不费力地识别这些面容的主人。

听觉失认通常是患者听力正常却不能辨认原来熟悉的声音,此种损害往往继发于大脑中动脉区域的脑血管疾病。患有阿尔茨海默病并出现痴呆表现的患者,在疾病后期常发生视觉和听觉的同时失认。

4. 失用 一种特殊的运动功能障碍,其特点是虽然失用患者没有运动和感觉方面的缺陷,但不能完成有目的的动作。常见失用类型有观念运动性失用、肢体运动性失用、观念性失用、口面失用等。

与言语障碍关系甚密的失用类型为口面失用或口部失用,患者不能按指令进行口面部运动。影响肢体运动相同的损害发生于皮质面颊区,当检查者要求口面失用者吹哨子、鼓腮和清洁喉咙时,患者不能做出上述动作。常与口面失用有关的损伤部位是口区前面的运动前区皮质,这个区域与 Broca 失语区重叠,所以口面失用常是 Broca 失语的伴随症状。

观念运动性失用是指患者对其想从事的活动思想上非常清楚,但不能将这种活动转变为行动。例如,给观念运动性失用患者牙刷,患者虽然正确地识别这件物品,但不知道如何使用这件物品,如用牙刷来梳头发。

肢体运动性失用患者的肢体能以正常的幅度、力度和速度运动,但不能按要求完成指定动作。因此,常见到在测试的情况下,患者做不出来的动作,当有特殊的条件提示时,患者能自动地做出这个动作,例如,患者不能在命令下做挥手告别的动作,但当他离开房间时却能挥手再见。

六、常见言语障碍的治疗

(一) 失语症的治疗

1. 治疗目标 利用各种方法改善患者的语言功能和交流能力,使其尽可能像正常人一样生活。

(1) 轻度失语:改善语言和心理障碍,适应职业需要。

(2) 中度失语:充分利用残存的语言功能以改善功能障碍,适应日常交流需要。

(3) 重度失语:尽可能利用残存的语言能力和代偿方法,进行最简单的日常交流,适应回归家庭需要。

2. 治疗方法

(1) 刺激疗法:失语症刺激疗法是多种失语症治疗方法的基础。以对损害的语言符号系统应用强的、控制下的听觉刺激为基础,最大程度地促进失语症患者的语言再建和恢复。其原则如下:①采用强的听觉刺激。②采用恰当的语言刺激。③利用多途径的语言刺激。④反复利用感觉刺激。⑤每个刺激均应引出反应。⑥正确反应要强化,并不断矫正刺激。

(2) 实用交流能力的训练:失语症患者经过系统的言语治疗后,如果言语功能仍没有明显改善,则应考虑进行实用交流能力的训练。其目的是使言语障碍的患者最大程度地利用其残存的能力(言语的或非言语的),掌握日常生活中最有效的交流方法。

促进实用交流能力的训练的主要原则如下:①重视日常性的原则:以日常活动的内容作为训练课题,通过多种方式提高交流能力,并在日常生活中练习和体会训练的效果。②重视传递性的原则:通过多种方式,达到综合交流能力的提高。③调整交流策略的原则:患者学会选择适合不同场合及自身水平的交流方法,并让其体验运用不同对应策略的成败。④重视交流的原则:设定更接近于实际生活的语境变化,并在交流中得到自然的反馈。

(二)构音障碍的治疗

1. 轻度至中度构音障碍的治疗 轻度至中度构音障碍时,有时听不懂或很难听懂和分辨患者的言语表达。其部分构音器官运动受限。

(1)构音改善的训练:①本体感觉刺激训练:用长冰棉棒按唇-牙龈-上齿龈背侧-硬腭、软腭-舌-口底-颊黏膜顺序进行环形刺激。②舌唇运动训练:唇的张开、闭合、前突、缩回;舌的前伸、后缩、上举、向两侧运动等。为了使患者便于模仿和纠正动作,训练时最好面对镜子。较重患者可用压舌板或手法协助完成。③发音训练:让患者尽量长时间保持双唇闭合、伸舌等动作,然后做无声的构音运动,最后做轻声的引导发音。先训练发元音,然后发辅音,再将元音与辅音相结合。按单音节→双音节→单词→句子的顺序进行。可以通过画图让患者了解发音的部位、主要问题所在,并告诉准确的发音音位。④减慢言语速度训练:用节拍器或治疗师轻拍桌子,由慢到快,患者随节拍发音可明显增加可理解度。节拍的速度应根据患者的具体情况而定。此方法不适合重症肌无力的患者。⑤辨音训练:通过口述或放录音,让患者分辨出错音。也可通过小组训练的方式。

(2)鼻音控制训练:鼻音过重是由于软腭、腭咽肌无力或不协调,将鼻音以外的音发成鼻音。治疗方法如下:①"推撑"疗法:患者两只手放在桌面上向下推或两手掌相对推,同时发短元音"a",也可训练发舌后部音"ka"等。这种疗法可以与打哈欠、叹息疗法结合应用。②引导气流法:可以引导气流通过口腔,减少鼻漏气。吹吸管、气球、蜡烛、纸张等都可以引导和集中气流,还可以训练患者延长呼气时间。

(3)克服费力音的训练:此音是由于声带过分内收所致。治疗方法如下:①让患者处在一种很轻的打哈欠状态时发声,打哈欠可以完全打开声带而停止声带的过分内收。②颈部肌肉放松法:低头、头后仰、向左右侧屈以及旋转。③咀嚼练习。④训练患者随着"h"发音。

(4)克服气息音练习:此音的产生是由于声门闭合不充分引起的。通常方法有"推撑"法、咳嗽法。例如,单侧声带麻痹的患者可用注射硬化剂(硅)来增加声带的体积,也可采用手法辅助发音(如辅助甲状软骨的运动等)。

(5)语调训练:语调不仅是声带振动的神经生理变化,而且是说话者表达情绪的方式。多数患者表现为音调低或单一音调。训练时可采用可视音调训练器来帮助训练。

(6)音量控制训练:呼吸是发音的动力,自主呼吸的控制对音量的控制和调节也极为重要。训练时指导患者持续发声,并由小到大,使呼气时间延长。音量小时,可让患者与治疗师间的距离拉大,鼓励患者增大音量。另外,儿童可以利用声控的玩具进行训练;成人可使用具有监视器的语言训练器。

(7)呼吸训练:①上肢上举、摇摆,可改善呼吸功能。②双上肢伸展吸气,放松呼气,可改善呼吸协调动作。③进行吸气-屏气-呼气训练,并使用吸管在水杯中吹泡和吹气球、蜡烛、纸张等,尽量延长呼气时间。

2. 重度构音障碍的治疗 重度构音障碍是由于严重的肌肉麻痹及运动功能严重障碍所致,表现为难以发声和发音。这些患者即使经过言语治疗其言语交流也难以进行。对急性期患者训练使用替代言语交流的方法(如图画板、词板、句子板等),同时利用手法辅助进行呼吸、舌唇运动训练等,并进行本体感觉刺激训练;对病情长且已形成后遗症或病情逐渐加重的退行性患者进行适当的替代言语交流的方法训练,以保证基本的交流需要,构音的训练往往难以收效。

(三)吞咽障碍的治疗

1. 直接吞咽训练 直接吞咽训练要求患者意识清醒、吞咽反射可以引出、内科状况稳定。

2. 松弛疗法 吞咽障碍的患者常伴有构音障碍。通过随意肌群的放松,可降低非随意的咽喉肌群的紧张,从而为呼吸和更好地发音打下基础。具体方法:①下肢松弛:从远端开始,做脚趾屈曲,膝关节伸直。②上肢松弛:手握拳,双上肢向前平伸。③胸腹部松弛:收小腹同时做深吸气动作。④头部、颈部、肩部松弛:耸肩,皱眉闭目,用力咬牙,下颌上下左右旋转,舌抵硬腭。每个动作均做 3 秒,放松,继续重复,往返 10 次。

3. 发音训练具体操作方法 首先让患者深吸一口气,然后呼气,呼气时嘱患者咳嗽,然后将咳嗽声音改成发音,发元音"O",让其大声叹气;要尽可能地坚持一口气发音,时间越长越好。然后由发单元音过渡到发 2～3 个元音;让患者数数,从 1 开始,变换音量,训练对音量的控制能力;深吸一口气,然后鼓腮,维持住,然后呼出。

4. 门德尔松手法 这种手法最常用于咽部,强调动作轻软,与吞咽动作同步。方法如下:嘱咐患者在进行吞咽的同时,护理人员应用拇指和示指托起甲状软骨和环状软骨,上提后使食物能够顺利下咽。

5. 声门上吞咽 此法应用的原理是吸气后,呼吸停止,声门闭锁,可以防止食物的误吸。方法为让患者在进食之前先吸一口气,然后屏住呼吸,开始咀嚼,然后吞咽,吞咽后嘱咐患者咳嗽 1～2 次,让患者空吞咽 1 次,最后恢复到正常呼吸。

6. 呼吸训练 提高摄食吞咽时对呼吸的控制能力可以采用此法。此法强化声门闭锁,缓解肌肉的紧张。首先训练腹式呼吸,让患者取卧位,腹部放一定重量的物体,嘱咐患者吸气和呼气,感受腹部回缩和隆起的感觉。

7. 吞咽和空吞咽交替 防止咽部的食物残留可以采取此种方法。在每次摄食时,进行几次吞咽,可以去除残留食物。

8. 屏气-发声运动 强化声门闭锁时,可用此法。让患者坐在椅凳上,患者双手支撑凳面做推压运动,同时发"a"音,可以有效防止误吸。

七、常用言语治疗形式

由于每一位患者的背景各不相同,症状的表现形式千差万别。言语治疗要因人而异,采用不同的治疗形式,国内目前常用的言语治疗形式有以下几种。

(一)门诊治疗

言语障碍的患者中相当一部分是在门诊治疗。治疗师根据患者的具体情况,安排每周1～2 次治疗日,具体指导和训练患者,并安排家庭训练课题,这种训练一般除患者本人参加外还需要有一个直接参加家庭训练的人员参加,以便从中能习得训练方法,督促、指导与协助患者完成家庭训练。

(二)住院治疗

患者在康复科进行住院治疗可以接受规范的、标准的系统检查与评价,利于医护人员开展专业医疗训练,从而得到最佳疗效。一般由康复医师填写言语功能检查与评价申请,由言语治疗师安排检查与评价。需要言语治疗的患者安排每周 3～5 天、每天 1～2 次的训练治疗,治疗以一对一训练为主,也可以采用集团训练法、游戏训练法等多种训练形式。

(三)家庭治疗

家庭治疗是在住院治疗和门诊治疗的基础上,以家庭为中心的一种较为有效的康复措施,适合于需要长期训练的慢性病患者。家庭训练也需要阶段性评价与指导,所以家庭训练的患者仍要与康复机构保持联系,定期咨询,随访,接受指导和改进训练方法。

八、言语治疗的预后

言语障碍的治疗结果,最理想的是达到正常的交流水平,这对于部分构音障碍、发音异常、听力言语障碍及口吃患者来说是可以做到的。但是,语言治疗工作者也必须清楚,还有相当一部分言语障碍的改善是有限的。因此不要轻易给患者很高的期望值,以避免达不到心理预期而出现抑郁情绪。

就听力障碍而言,一个中度以上听力障碍的儿童,如果能尽可能早地发现其障碍,安装助听器,并尽早开始正确的言语训练,患儿完全可能像正常儿童一样言语。口吃的患儿在没有形成顽固性口吃之前,开展系统的口吃矫治也是十分有效的。一般来说,患者的年龄越小,损伤程度越轻,脑组织功能的活动水平越高,全身状况越好,训练欲望越强;训练条件等诸因素越优越,预后就越好。但是,作为患者障碍程度的个体差别是很大的,同样的疾病和同等程度的言语障碍,有的患者能得到迅速的改善,有的患者虽经长期积极的训练,也难以逾越一个平台。

成年人的言语障碍,随着年龄的增加经常有各种脏器功能的低下,疾病的再发作也是在所难免的。另外,成年人言语障碍发生后,患者常出现比较严重的心理障碍,言语治疗要依每一位患者的情况设计一些比较现实的课题,调动患者的训练积极性,发挥残存言语能力的作用。在一些难以改善的患者,使用代偿发声装置和替代器具以解决言语交流,避免语言治疗的失败也是必要的。进行性疾病本身的预后是不好的,有的患者不用说通过训练使其得到改善,就连维持现状都已十分困难。延缓随疾病的进展而出现的言语功能恶化,设法维持住患者交流能力是训练的目标。

总之,实践证明言语治疗的效果是明确肯定的,但是言语障碍患者和言语治疗师如没有坚定的信心、持之以恒的训练态度及正确的训练方法,将难以达到预期效果。另外当言语治疗效果不理想时,也可以采用补偿技术,近年来采用计算机辅助交流系统,帮助患者改善言语交流取得了良好的疗效。

知识链接

言语与语言

言语是人类特有的能力,一般认为正常人处理语言的过程是大脑皮质完成的一系列言语器官或组织的协调工作,包括语言理解、内容整合、信息传递及发声构音器官的协调运动等。言语处理功能与大脑的发育有关。各种先天性和后天性因素会影响言语处理过程,如先天性大脑发育不全、脑梗死或脑外伤等。

言语和语言是两个不同的概念。言语指个体利用语言进行口语交流的能力,言语障碍主要指构音器官的结构异常、神经肌肉病变等引起的构音器官的功能障碍所致的发音障碍。语言是指通过应用多种口头的或书面的文字以及体态语言实现相互交流的能力。语言障碍指言语的理解、生成和获得障碍。言语障碍和语言障碍均能引起患者的交流障碍。

第四节　康复心理治疗

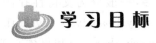 学习目标

掌握:心理治疗的概念,康复心理治疗原则,心理干预原则。

熟悉:行为疗法、精神分析治疗的概念和常用方法,认知疗法、生物反馈疗法、社会技能训

教学PPT

Note

练和社会—心理治疗的概念。

　　了解:行为疗法的理论基础,康复患者的一般心理障碍,慢性病及残疾的心理治疗。

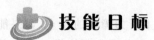
技能目标

　　熟悉心理康复的基本方法,并运用到具体的患者,能够熟练地对一般康复患者进行支持性心理治疗。

案例引导 4-4

　　陈某,30岁,请假回家生孩子,12月份回到公司继续工作,发现部门里来了不少能干的新人,自觉压力很大。临近元旦,部门领导要求整个部门全力冲刺,她看见新人同事都是一副拼命的状态,也不敢有丝毫懈怠,每天要打几十通电话联系客户。但是客户也都很忙,很少有人能耐心听陈某把话说完。工作之余,陈某和同事交流,发现大家都做得很轻松,只有她一个人因为请了大半年的假,拖了整个部门的后腿。陈某很着急,回家更是一句话都不想说,连睡觉梦里都是和客户签单的事,还经常头痛、胃部不适、呕吐,身体不舒服。2月份的时候,陈某再一次严重地呕吐,她以为自己是得了胃病,去医院做检查,检查结果是胃肠的运动与分泌机能少许失调,无组织学器质性病理改变。

　　请根据患者情况回答:

　　(1)该患者患病的原因是什么?

　　(2)如何进行心理治疗的治疗及指导?

一、概述

　　心理治疗(psychotherapy)又称精神治疗,是治疗者和患者之间的特殊人际关系过程,治疗者应用心理学的理论和方法,对患者进行指导和暗示,唤起患者的积极情绪,帮助患者减轻情绪障碍,改变适应不良的行为方式,促进康复的治疗方法。从广义的角度看,凡是能解决各种心理问题和改善心理状态而增强健康的各种方法都是心理治疗。

　　康复心理治疗的对象包括:躯体疾病患者(包括急慢性疾病)、身心疾病患者、精神疾病患者、各类行为问题者、社会适应不良者。

二、康复心理治疗原则

　　(1)良好的医患关系是心理治疗的基础。

　　(2)心理治疗以增强患者的信心、缓解和消除负性情绪为首要目的。

　　(3)心理治疗过程中必须无条件尊重患者。

　　(4)心理治疗过程中对患者疾病的诊断和预后等敏感问题要采取灵活的应答。

三、康复心理治疗常用方法

　　现代心理治疗理论和方法很多,一般分为支持性疗法(supportive therapy)、行为疗法(behavior therapy)、精神分析疗法(psychoanalysis psychotherapy)等,根据治疗对象的多寡又可分为个别心理治疗(individual psychotherapy)和集体心理治疗(group psychotherapy),根据治疗场所不同又分为诊所心理治疗(clinic psychotherapy)、社会心理治疗(society psychotherapy)和家庭心理治疗(family psychotherapy)。心理治疗方法的选择,取决于患者

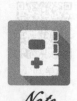
Note

个体特点和所患疾病类型。此外,还应考虑到患者的年龄、文化水平、职业、民族、性格、与社会环境的关系等因素。这里主要介绍几种康复医学中常用的心理治疗方法。

（一）支持性疗法

通过对患者进行精神上的安慰、劝解、保证、鼓励和疏导的方法来支持和协助患者处理问题,适应所面对的现实环境,度过心理危机,称为支持性疗法。当残疾发生后,患者处于焦虑、易怒、恐惧、郁闷和悲观之中,治疗者给予保证对改善患者情绪和康复是十分有益的。

治疗者应倾听患者陈述,协助分析患者发病及症状迁延的主客观因素,应把患者康复的结局实事求是地告诉患者,并告诉患者从哪些方面努力才能实现其愿望。要调动患者的主观能动性,鼓励患者通过自己的努力改善功能。有时患者会对治疗者产生依赖,这将影响患者的康复。

（二）行为疗法

行为疗法是基于实验心理学的研究成果,帮助患者消除或建立某种行为,从而达到治疗目的。理论基础是行为主义理论中的学习学说、巴甫洛夫的经典条件反射学说及斯金纳的操作条件反射学说。

1. 理论基础

（1）行为主义理论:认为人的心理病态和各种躯体症状都是一种适应不良的或异常的行为,是在以往的生活经历中,通过"学习"过程而固定下来,同样可以通过"学习"来消除或纠正。常用的治疗技术有系统脱敏疗法、冲击疗法、预防法、厌恶疗法、阳性疗法、消极疗法、自我控制法、模仿法、认知行为疗法等。

（2）操作性条件技术:是根据斯金纳的操作条件反射学说用奖励—强化法和处罚—消除法,可广泛应用以矫正残疾儿童的不良行为,矫正脑损伤及其他一些残疾人的一些偏属行为和不适应行为。

2. 常用的行为治疗方法

（1）系统脱敏疗法(systematic desensitization):由 J. Wolpe 所创立的采用深度肌肉放松技术拮抗条件性焦虑的方法,以循序渐进的方式克服或消除神经症性反应,通过交互抑制(reciprocal inhibition)原理治疗疾病。治疗采取三个步骤:分别为松弛训练、等级结构训练及松弛与等级结构训练结合进行脱敏,经过多次的、逐步的训练、解除患者的症状。该法主要用于治疗恐惧和焦虑。

（2）厌恶疗法(aversion therapy):指把不适宜的行为与不愉快的刺激或不愉快的后果之间形成联系,用一种厌恶性或惩罚性刺激(如电击、催吐剂或言语责备)与病态进行反复多次结合,达到减少或消除病态行为的一种方法。常用的有电机厌恶法、药物厌恶法、想象厌恶法。康复中常用的是想象厌恶法,如帮助高血压、冠心病、糖尿病患者矫正吸烟、嗜酒、饮食不节(肥胖)等不良行为。具体做法是,由医师口述一些厌恶情境和反应,与患者想象中的刺激联系在一起,使患者意识到不良行为会引起自己不情愿出现的问题或难以接受的后果。药物厌恶法,如治疗酒精依赖患者,先给其注射阿朴吗啡,在即将出现恶心时,即让患者饮酒,数日治疗后,患者在不注射药物单纯饮酒也会出现恶心,对酒精产生厌恶情绪。

（三）精神分析疗法

精神分析疗法(psychoanalysis psychotherapy),是以弗洛伊德学说为理论基础,以自由联想和对梦的解释为工具,强调幼年的冲突及患者的潜意识。下面主要介绍两种方法。

1. 自由联想(free association) 在了解患者基本情况的基础上,启发患者畅所欲言、尽情地倾诉,如生活、家庭、工作、爱好、人际关系、发病过程等,不管说出来的事情是否彼此关联,是否符合逻辑。若患者出现联想困难或表现出不适当的冲动行为,则可能是心理症结所在,医师

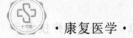

的任务是要帮助患者克服这种潜意识的抗拒。因为在正常情况下,潜意识是无法被察觉的,只有在自由联想下,潜意识才能被带入意识中,通过医师的引导和疏导帮助患者排除心理障碍,以达到治疗目的。

2. 移情(transference) 在治疗过程中,患者往往对医师产生一种反应,将自己的情感转移或发泄到医师身上,这种现象就是移情。移情有正负之分,正移情是将友爱、亲热、依恋等情绪转移到医师身上;负移情是把仇恨、愤怒、敌视等情绪指向医师。在康复中,康复医师使患者看到了未来生活的希望,再加上长时间的一对一接触,很容易产生正移情。一旦出现这种情况,要注意因势利导,使患者更加主动、积极地参与到康复中来。但移情也可能对治疗带来障碍,例如,康复后期的患者,可能为了不愿和移情对象分离而害怕出院,故意不配合康复和治疗,使病情出现反复,这是一个新的心理问题的开始,个别的甚至可能有极端行为。这时,医师和患者都要对自己的身份和处境有清楚的认识。

(四)认知疗法

认知疗法的理论基础是心理障碍的产生是由于错误的认知,而错误的认知导致异常的情绪反应(如抑郁、焦虑等)。通过挖掘、发现错误的认知,加以分析、批判,代之以合理的、现实的认知,就可以解除患者的痛苦,使之更好地适应现实环境。

对慢性病患者,要让他接受疾病存在的事实,用"既来之则安之"的态度去对待,既不要自怨自责,更不要怨天尤人。要看到适应能力可通过锻炼而改善,且能使器官功能处于一种新的动态平衡,从而更好地执行各种康复措施。激发其奋发向上的斗志,积极主动地克服困难,争取各项功能的最佳康复。

(五)生物反馈疗法

生物反馈疗法是利用现代电子仪器,将反应患者生理状态的生理信息,如皮肤电阻、肌电、皮肤温度、血压、脉搏等,转换为声、光等反馈信号呈现给患者,让患者根据反馈信号来学习调节自己体内自主神经支配的内脏及其他躯体功能,达到防治疾病的目的。生物反馈训练在应用时,往往与多种放松训练结合起来,互相配合,取长补短,以获得更大的疗效。生物反馈治疗常用的治疗仪器有肌电、皮温、皮电、脑电、脉搏及血压等生物反馈仪。此疗法常用于治疗焦虑症、恐惧症及与精神紧张有关的身心疾病,如高血压、心律不齐、偏头疼、消化性溃疡、哮喘病、糖尿病和性功能障碍等。

(六)社会技能训练

社会技能一般是指一个人有效地应付日常生活中的需求和挑战的能力,它使一个人保持良好的精神状态,在他所处的社会文化环境中,在与他人的交往中表现出适当的和健康的行为,包括如下内容:①处理问题技能;②思维技能;③人际交往技能;④自我定向技能;⑤控制情感及行为技能。

社会技能训练用于矫正各种行为问题和增进社会适应能力,以训练对象的需求和问题为中心,强调主动性、积极性、参与性和操作性相结合,强调各种心理技能的实用性,强调训练对象对社会技能的掌握程度。

(七)社会-心理治疗

社会-心理治疗(social-psychotherapy)包括各种与社会支持有关的治疗,如家庭治疗、社区治疗等。它不仅需要医务人员指导,还应依靠广大的社会活动积极分子、社会福利单位、各基层组织的支持,共同解决有关社会性的具体问题。例如,组织社区心理治疗组织,通过对残疾、缺陷、低能儿童的特殊关怀支持和对老年人的照顾,促进患者与人的友好交往,不脱离社会,改善患者与社会生活的协调状态。

催眠疗法

　　催眠疗法(hypnotherapy)是应用一定的催眠技术使患者的意识范围变得极度狭窄,并借助积极的暗示性语言控制患者的身心状态和行为,以解除和治愈患者躯体疾病或精神疾病的一种心理治疗方法。通过催眠方法,将患者诱导进入一种特殊的意识状态,将医师的言语或动作整合入患者的思维和情感,从而产生治疗效果。催眠可以很好地推动人潜在的能力,现在一些心理治疗的方法是使用催眠来治疗人的一些心理疾病,如强迫症、抑郁症、情绪问题等。

四、康复中常见心理问题及干预原则

(一) 康复患者的一般心理障碍

1. 心理危机　突然因伤、因病致残的患者比较常见,一些慢性病患者在病情突然恶化的时候也会出现。在突如其来的重大打击之下,这些患者会出现心理危机,表现为震惊、惊慌失措、恐惧、焦虑、愤怒、不思饮食、睡眠障碍等,有时由于过度紧张出现意识模糊。以震惊最为典型,有的患者还没来得及进行心理上的整合、领悟和理解,表现为情感上的麻木,有的表现为惊呆,有的表现为无感觉、无反应,这种状态会持续数小时或数周。

2. 认知障碍　认知障碍的表现有很多,如否认、偏见、偏信、依赖、固执、宿命观等。否认在前面心理防御机制中已经介绍。偏见是由于受到错误观念的影响而产生,并会引发一些不利于康复的行为,例如,有些偏瘫、截瘫患者拒绝训练,他们认为"治好了才能活动,没治好是不能活动的"等。有偏见就会有偏信,相信"祖传秘方"、"特效新药"等,这样必然延误康复和治疗。依赖则是患者过分强调自己患者的角色,对家人和医师的有明显的依赖,在康复中显得比较被动,不能很好地发挥自己的主观能动性,给康复带来困难。固执与患者的人格特征有关,也可能受到偏见的影响,或表现为对事物百般挑剔,或表现为自行其是,甚至干预正常的治疗和康复,他们经常发脾气,或采取不合作的态度。宿命观的危害也是十分严重的,是指患者在面对不幸的时候认为是"命中注定"或是前世或祖宗作孽而"活该受罪",这些患者的康复信心不强,甚至没有治疗和康复的诉求,这些都必须得到矫正。

3. 情绪障碍　这是最明显一种心理变化。由于残疾和疾病的影响,容易产生自卑、失望、悲观、恐惧等,由此引起孤独、焦虑、抑郁、绝望,甚至自暴自弃,失掉康复的信心,并引起身体的不适。严重的抑郁甚至可能导致轻生等极端行为。

4. 人格对康复患者心理障碍的影响　对残疾、挫折和病痛的反应强度,对不幸遭遇的态度及自我评价的高低等都与人格有关。具有疑病人格的康复患者,往往敏感、多疑,常夸大病情,对康复缺乏信心,导致康复进程缓慢。癔症人格者,感情脆弱,在挫折和不幸面前,情绪极不稳定,不适感会引起其自我暗示,使病情的表现复杂化,给康复带来困难。强迫人格者则过分小心谨慎,拘泥于程序和常规治疗,固执,有偏见,对任何变动都表示怀疑,信心动摇。

　　康复患者在残疾后的心理变化有一定的规律,基本上都经历震惊、否定、抑郁、依赖、适应这几个阶段。但在实际中其表现复杂,如因事故导致残疾的患者可能不表现为震惊而是愤怒等,而且上述各阶段表现可能交错出现。

(二) 康复中心理干预的一般原则

　　在康复中,心理干预的手段很多,但一般都是围绕以下几点来展开的。

1. 培养积极的情绪状态　情绪障碍是康复患者最明显的心理障碍。可以通过心理和社会的支持,或采取一定的手段,缓解患者的心理矛盾,疏泄和释放患者的情感,进而培养患者乐观、自信、顽强、自尊的心理状态,激发其与残疾做斗争,以促进机体抗病能力和代偿。

2.帮助患者正确的采取心理应对 正确的心理应对可以帮助患者重新适应,并以积极的心态面对现实中的困难,寻求新的出路。其关键是自我调整和确立适当的目标。但这不能一蹴而就,有时还要利用心理防御机制来减轻内心的不安,以恢复情绪平衡与稳定。

3.纠正错误的认知活动 错误的认知会严重干扰和阻碍康复的进程。可以采取认知疗法,帮助患者建立正确的认知,克服不良认知行为。对于一般的患者而言,帮助他们正确认识到目前的处境,鼓励其面对现实,以理性支配自己的行为和情绪是关键。

4.防止医源性影响 康复过程中,康复医学相关人员的业务水平、心理素质、医德等都会直接或间接地对患者造成影响,必须遵守心理学的规律,避免自己的言行对患者产生不利的影响。

5.建立治疗联盟 患者、家属、康复工作人员是天然的联盟,但这还远远不够,联盟中还必须有以下几个方面。一是来自工作单位或学校的,他们的关心、同情和帮助对患者来说是十分必要的支持。二是来自社会保障系统的,如社会福利、社会保险、残联等,它们能为残疾者提供重返社会的方便之门,也只有如此,残疾人才能真正实现全面康复。值得注意的是,家属虽是天然的联盟成员,但不见得清楚自己的角色和应当起到的作用。作为家属,首要的是充分体谅和理解患者因残疾而出现的各种负性心理反应,给予患者更多的关心和照料;同时,还要积极配合医师,共同促进患者身心康复。

6.分阶段的处理原则 震惊多出现在早期,此时,医学上的救治是主要的,但给予温暖的安慰和鼓励是必要的,能为以后的康复和心理治疗奠定良好的基础。否定是一种心理防御机制,它的出现有防止精神崩溃的积极意义,因此存在一段时间是有必要的,但应当让患者对自己的病情逐渐有清晰的了解,否则可能对康复和治疗产生不利的影响。抑郁期的患者情绪极端低落、悲观失望,甚至有轻生的想法,这是康复中心理干预的重点阶段,也是一个进展缓慢的阶段,应当给予恰当的心理治疗。在依赖阶段,要以纠正患者的错误认知为重点,要让他明白没有什么人是可以永远依靠的,促使其面对现实、面对自己,树立依靠自己重返社会的信念。当患者经历的上述阶段后,会逐渐表现出适应,但不能放松对他们的心理干预,要继续帮助他们调整应对策略,加深他们对残疾的认识,强化他们积极应对残疾的行为,鼓励根据自身情况确定新的生活和工作方式,最终重返社会。

五、慢性疾病及残疾的心理治疗

无论患何种疾病,当一个人察觉到自己失去健康时,就会感觉到痛苦或不适,而对疾病,尤其是严重损害身体功能或威胁生命的疾病,任何人都不可能无动于衷,都会产生不同程度的心理反应或精神症状。

(一) 急性期或新近残疾的心理治疗

针对此期患者心理反应特征应做到以下两点。

(1) 要使患者认识到只要使用合理的医疗技术和措施,其情况能够得到改善。急性期患者较易接受暗示。环境(自然环境与心理环境)的稳定和平静与否,对患者影响很大。处理时应以平静、理解、审慎和合作的态度开展工作,还要帮助亲属也认识到这一点。

(2) 行为治疗的基本原则是重建新的替代行为,目的是帮助病残者在重建的新的病房环境中的生活,从而提高患者的适应能力和技巧,进而追求新的康复目标。例如病残者由自理变为事事求助于人,常常不适应。特别是新近损伤所致四肢瘫痪而致机体功能失常的患者,为了要水或其他服务而召唤护士时,所用的方法欠佳,而不能使护士给予帮助。但是,如果心理治疗师教给患者交往技巧,以不同的表示方法请求帮助,效果就会好些。这可以同时达到两个目标:其一是改善、增进医患关系,使病残者得到良好的躯体帮助和心理安慰;其二是使患者建立起控制感,并帮助他们学习各种变通行为,以代替沉思、幻想、任性和思想不集中行为。

(二)残疾认同过程中的心理治疗

在病残者的下意识中,康复治疗如同惩罚。惩罚是良性强化刺激的丧失或恶性刺激的开始。残疾突然发生后,患者马上失去了过去维持其工作和闲暇时行为的良性强化条件,同时也开始接受恶性刺激,如随之发生疼痛、感觉缺失及功能丧失,为此患者感到非常懊丧。另外,患者周围的人们很可能会将各种对其消极的评价以不同的方式影响患者。不论是恶性刺激还是以失去良性强化刺激形式出现的惩罚,都可能会增加从惩罚中逃脱和回避的行为。此后患者很可能会将残疾和与他有关的康复治疗看成是导致惩罚的刺激。患者可能表现出不参与康复过程的行为,以回避他认为是惩罚的各种活动。

在残疾认同过程中的心理治疗,重点应该放在减少康复治疗中不易为患者接受的方面,减少逃避行为所造成的直接后果。在这个过程中,关键是应首先建立良好的医患关系。

(1)在康复治疗的开始阶段医师应强调有效行为,要与治疗师一起用积极、双向临时性强化代替自然强化。当患者获得较多的功能行为,并重新参加家庭和工作活动时,有效行为就容易为患者所采用。如果康复治疗人员起不到有效的强化作用,则康复治疗就显得被动,只能忙于对症处理(如止痛、缓解感觉缺失、中止关于残疾的幻想)及一般性的勉励。

(2)康复训练开始时,治疗师应将注意力放在康复训练过程中每次训练任务的强度方面,当增加训练内容时要识别和找出什么是积极的强化刺激,并在初始阶段按 1:1 的比例连续地实施。然后,在维持或减少强化刺激的同时,通过增加训练任务的内容,来增加预期要完成的训练量。尽可能强化刺激,而不至于成为恶性刺激。如果收到成效,患者在治疗中既可体会到成功的经验,又可以减少孤独感和由感觉缺失造成的不良心理状态,从而进一步强化效果。以上步骤可以减少康复治疗中患者的负性情绪,提高其积极性。

(3)康复过程中当遇到患者出现退缩或攻击行为时,应设法减弱这种强化刺激,一方面,康复人员能将患者的日常活动与康复内容结合起来,即可达到更好的康复效果。另一方面,还应帮助病残者家属认识配合完成康复计划的重要性,当然这种配合不是一味地强化家庭的温情,因为过于密切的交往可强化患者的逃避行为,相反,过于冷淡也不利于重建自信心。要让他们懂得他们在康复计划中对进展能起的作用,并能观察到治疗成效。

(三)抑郁状态的心理治疗

后天性肢体残疾最常见的心理问题就是抑郁。脑卒中及严重脑损伤后至少有 50% 的患者出现抑郁。在多发性硬化、运动神经元疾病等进行性神经疾病的患者中几乎都伴有不同程度的抑郁。患先天性残疾或在儿童期继发残疾的患者也有一些时期,如青春期前后、试图离开父母和家乡寻求独立时特别容易产生抑郁。重大的生活变动如严重脑外伤是抑郁产生的重要原因。

抑郁可能被看作一种丧失强化刺激的状态,由于残疾发生带来生活方式的突然改变,患者失去了过去生活中的鼓励因素,其结果是萌生忧伤和抑郁,这在新近残疾中尤其常见,长期住院也可能出现这种情况。抑郁可以只表现为暂时的情绪低落,也可以表现为有自杀倾向的严重状态。

心理治疗主要依赖于心理治疗师与患者之间建立的相互理解和同情关系。信息和交谈很重要,详细的解释能使患者了解自己的疾病、诊断,以及给家庭、社会、工作带来的影响,能挖掘出患者深层的压力,解决患者的问题。

心理治疗的重点应放在帮助患者迅速得到鼓励的因素。

155

（1）应该对患者过去从事的在住院条件下易于做到的活动进行分析，还要努力向患者早日提供与治疗有关的操作任务，以诱发患者对强刺激的反应。一般不予药物治疗，只帮助患者做他可以做的事，以此治疗忧伤和抑郁。

（2）让患者完成他确定能胜任的最大难度的训练任务，规定活动周期并弄清发生频率，识别强化刺激因素，开始时可将强化刺激安排得较紧凑些，并在执行这些计划中进行认真的监督。

（3）药物治疗：有些抑郁状态十分严重，以至于不能指望患者对强化刺激有反应，可选用抗抑郁药物治疗。在使用药物治疗时，可以逐步地给予与治疗有关的作业，并给一些能起强化作用的临时任务。

（四）焦虑状态的心理治疗

严重疾病或损伤能使患者处于焦虑症的状态，偏瘫、截肢或其他影响身体稳定性者会使患者害怕摔倒；慢性阻塞性肺疾病、心脏功能损害会使患者产生与未来生存有关的焦虑；这些反应会进一步加重功能损害。有关截肢、造瘘或其他身体外表改变，能导致一系列社会回避行为。社会和相关的回避行为能伴发认识的改变，包括继发于脑损伤后的内在反应和交流技巧。同样，疾病若影响到肠道或膀胱控制，会引起患者对失禁的恐惧。

焦虑几乎总是导致回避。永久的情感基础和信念持续加重焦虑。如一些心理性认知偏见使得抑郁、焦虑持续存在。在康复期间除了技巧的发展，几种心理治疗方法能使患者在恐惧环境中更放松。

1. 认知疗法 能纠正这些信念，促进恢复。焦虑也产生特殊生理反应，典型特点是过度交感唤醒，调节这种唤醒的程度可作为脱敏策略的基础，广泛的放松技术是可利用的。认知疗法与特殊技巧的建立，使焦虑状态得到控制和自我控制。

2. 药物治疗 应用镇静剂是相对安全而且有效的，但是应尽可能短期应用。停药有一定的危险性，有可能引起症状反弹。抗抑郁药一般也有一定的抗焦虑作用，即使患者没有抑郁，我们也可以应用，有时小剂量的抗抑郁药，在不产生明显副作用的情况下可以产生较好的抗焦虑作用。

3. 良好的交谈技巧 必须强调，无论是患者还是护理者、患者的家庭的焦虑，常常是由于医护人员对患者新的或令人担心的症状或疾病的自然过程和诊断未予详细的询问和解释引起。对这种情况，深刻而富于同情心的交谈是最好的方法。

第五节 康复工程

学习目标

掌握：假肢、矫形器、助行器、轮椅、自助具、康复机器人等康复工程常用设施产品的基本功能和康复训练内容。

熟悉：假肢、矫形器、助行器、轮椅、自助具、康复机器人等康复工程常用设施产品的分类、康复评定及选配方法。

了解：假肢、矫形器、助行器、轮椅、自助具、康复机器人等康复工程常用设施产品使用注意事项。

教学PPT

Note

技能目标

要求学生具有康复工程学的基本理论基础,通过常见康复工程设施内容的学习能在临床工作中对残疾人员进行有目的性的选配和训练。教学中强调理论与实践相结合,结合教学辅具让学生在"学中做、做中学、学做结合",注重康复工程设施产品实用操作技能的学习和掌握,以提高学生的创新思维能力。

案例引导 4-5

张某,32岁,乘重型卡车时途中发生车祸,导致胸椎压缩性骨折。当时昏迷,不省人事。经治疗后出现大便失禁,下肢无知觉,医院检查结果:双下肢无知觉,肌力3级,大便失禁,患者能自主排尿。最终确诊结果为双下肢截瘫。

请根据患者情况选用现代康复工程中的辅助工具为张先生提供治疗。

案例引导
4-5 答案

一、概述

康复工程(rehabilitation engineering)是现代生物医学工程的分支,是运用工程学的原理和技术预防、替代、补偿、改善减退或丧失的功能,最大限度地提高患者的生活质量和社会参与能力的学科。辅助器具(assistive devices)是康复工程的重要组成部分,指为改善残疾人功能状态而采用的适合的专门设计的产品、器具和设备,又称康复器材(rehabilitation devices),包括有助于移动的假肢、助行器和轮椅,有助于预防畸形、纠正姿势和提供保护的矫形器,有助于增强日常生活活动、工作和沟通能力的自助具以及能改造环境的无障碍设施等。

随着科学技术的高速发展,材料学、现代机械学、生物力学等学科以及信息技术、微电子技术、仿生技术、光机电一体化技术和基因技术等手段被大量地应用到康复医学中来,使得康复辅助器具能够最大限度地帮助患者实现生活自理,回归家庭和社会。最常用的康复工程产品有假肢、矫形器、助行器、轮椅和自助具等。

二、假肢

假肢(prosthesis)又称义肢,是用于弥补因先天性肢体缺损或后天截肢所致的肢体部分或全部缺失的人工肢体。假肢通常由接受腔、连接部件、人造关节、仿真假手(脚)四部分组成。

（一）分类

（1）按解剖部位分类分为上肢假肢和下肢假肢。

（2）按穿戴时间分类分为临时假肢和正式假肢。

（3）按用途分类分为装饰性假肢、功能性假肢、作业性假肢和运动性假肢。

（4）按结构分类分为内骨骼式假肢和外骨骼式假肢。

（5）按驱动来源分类分为自身动力源假肢和外部动力源假肢。

（二）康复评定

1. 一般情况的评定 包括评估患者全身状况和心理、精神状态,详细询问患者的年龄、性别、肢体缺损的原因、截肢日期、截肢部位、截肢水平、术后伤口处理,了解家庭、工作以及经济情况。

2. 残肢的评定 通过评估残肢的基本情况,及时发现和解决问题,有助于发挥残肢的最大潜能。理想的残肢有一定的长度、无畸形、关节活动正常、皮肤及软组织条件良好、皮肤感觉正常、肌力正常、血液循环良好、无幻肢痛和残肢痛。

(1) 残端的形状：圆柱形的残端较圆锥形的残端更适合现代的假肢接受腔,有利于残肢与假肢的对位对线。

(2) 残端的皮肤：皮肤应满足无感染、溃疡、窦道、破损、游离植皮、过度松弛、臃肿、皱缩、突出的瘢痕或皮肤病等。

(3) 残肢关节畸形：膝上(大腿)截肢术后,髋关节应无屈曲、外展畸形;膝下(小腿)截肢术后,膝关节应无屈曲畸形才不影响假肢的安装。

(4) 残肢的关节活动度：评估残肢关节的活动度是否受限或过大。

(5) 残肢的肌力：相关肌群的肌力应达三级以上才能配戴假肢。

(6) 残肢的长度：现代假肢装配技术手段,对残肢长度的要求不高,只要残肢有良好的皮肤愈合和满意的软组织覆盖就能装配一个发挥较好代偿功能的假肢。一般理想的残肢长度如下：①上臂截肢,肩峰至残端的距离约 18 cm。②前臂截肢,肱骨外上髁至残端的距离约 15 cm。③大腿截肢,坐骨结节至残端的距离约 25 cm。④小腿截肢,胫骨平台内侧至残端的距离约 15 cm。截肢水平越高,功能丧失越严重,安装和配戴假肢的难度越大,穿戴假肢消耗的能量越多,假肢代偿功能的发挥程度越低。因此,截肢手术时,尽可能地保留残肢长度。截肢小腿时,根据生理和解剖特点,最好选择中下 1/3 交界处。

(7) 残肢的周径：为了解残肢的水肿情况和判断假肢接受腔的合适程度,最好每周测量一次。

①上肢残肢的测量：从腋窝(尺骨鹰嘴)至末端,每隔 2.5 cm 测量一次。

②下肢残肢的测量：从坐骨结节、胫骨外侧髁至末端,每隔 5 cm 测量一次。

(8) 其他：检查皮肤的感觉是否减退或丧失,是否存在神经瘤、残肢痛、幻肢痛或残肢滑囊炎等;若存在,评估障碍的程度,神经瘤的大小,疼痛的性质、病因等。

3. 假肢的评定 在假肢装配时,要进行舒适度和对位对线等检查,使其达到代偿功能最佳而又符合人体形态要求。

(1) 临时假肢的评定：①接受腔的适合程度。②假肢悬吊情况。③假肢的对线程度。④穿戴后残肢的变化。⑤上肢的协调和灵活程度。⑥下肢假肢对步态的影响等。

(2) 正式假肢的评定：①日常生活活动能力是否得到相应的提高,如上肢假肢对穿脱衣服、书写和进食等方面的影响,下肢假肢对站立、行走、上下楼梯等方面的影响。②患者穿戴时有无不适,承重点是否正确、运动是否稳定以及外观设计是否满意等。

4. 穿戴假肢后整体功能的评定 根据外观和功能改善的程度进行分级。Ⅰ级,完全康复,略有不适,生活完全自理,能恢复原工作;Ⅱ级,部分康复,轻微功能障碍,生活能自理,需改换工作;Ⅲ级,生活自理,但不能参加普通工作;Ⅳ级,生活部分自理;Ⅴ级,仅外观改善,功能无好转。

(三) 心理康复治疗

肢体残疾者往往存在或轻或重的心理障碍,尤其是刚截肢者,多伴有不能接受现实、情绪不稳、易激动、自卑、不愿与人交往、退缩,对未来充满了恐惧和焦虑,抑郁,甚至会产生轻生的想法。医务人员应帮助患者接受事实、舒缓过度紧张的情绪,通过使用假肢的成功案例,增强患者回归家庭、重返工作岗位和参与社会的信心,鼓励患者积极主动地进行各项康复治疗。

(四) 假肢的使用训练

1. 配戴假肢前的训练 为了能配戴合适的假肢,截肢手术的前、后需要进行相应健肢的训练和残肢的处理,其他同先天性肢体缺损者。

(1) 截肢术前的训练：①上肢截肢,若截肢侧为利手,需进行更换利手的训练,为保持和增强残肢的功能,截肢侧的上肢需进行增强肌力和关节活动度的训练。②下肢截肢,需进行增加上肢和下肢及躯干肌力的训练,还需进行健肢抗阻和持拐步行的训练。

(2)截肢术后的残肢处理:包括体位摆放、术后硬绷带包扎、安装假肢及弹力绷带的应用。

①体位摆放:残肢应处于抗挛缩的体位:大腿截肢,取髋关节伸直、避免外展的体位;小腿截肢,取膝关节伸直位。

②截肢术后硬绷带包扎的应用:用石膏绷带缠绕在用敷料包扎好的残肢上,可以有效地预防血肿和减少肿胀,促进静脉回流,有助于肢体固定和残端肌肉组织的愈合。没有采用残端肌肉固定和肌肉成形术的残肢,一般硬绷带包扎2周,至伤口拆线为止;采用残端肌肉固定和肌肉成形的残肢,一般硬绷带包扎3周,至肌肉愈合。

③截肢术后即装假肢的应用:通过接受腔的压迫,有助于限制残端肿胀、促进创口愈合、加速残肢定型、减少幻肢痛、缩短卧床和安装正式假肢的时间,增强患者对早日康复的信心。

④弹力绷带的应用:可以减少残肢肿胀、避免过多的皮下脂肪沉积和使残肢尽早定型成熟。

(3)配戴假肢前的训练:增强全身体能的运动训练和残肢训练。

①全身的运动训练:包括有助于调节身心平衡的放松训练、增强身体功能的呼吸训练、提高应用和控制假肢能力的相关肌群的肌力、平衡和协调能力的训练,如俯卧撑和游泳等。

②残肢训练:包括增强残肢皮肤强度、提高相关肌群的肌力、改善关节活动度等训练,如大腿残缺者,进行髋关节伸和内收的抗阻训练等。截肢术后,应尽早地进行残肢运动训练,以恢复、提高肌肉力量和改善关节活动度。前臂截肢术后,进行肘关节和肩关节活动度的训练;小腿截肢术后,进行股四头肌的等长收缩训练;大腿截肢术后,进行臀大肌和内收肌的等长收缩训练等。

2. 配戴假肢后的训练 一般从训练假肢的穿脱开始,逐步进行相应的功能训练。

(1)假肢的穿脱:相比脱下假肢,穿上假肢更难,患者可先学习掌握脱假肢,后再学习穿假肢。

①按解剖部位,穿戴假肢分为:a.假手的穿戴,放置假手在桌上或悬吊墙上,将吊带伸直后,把残肢伸入接受腔,举高接受腔,使吊带从背后垂下,健手伸入腋窝套环处,将其装配起来。b.小腿假肢的穿戴,残肢穿入接受腔后,股骨内髁中心能与膝关节铰链中心相对应。c.大腿假肢的穿戴,残肢穿入接受腔,站立时坐骨结节部位能承重后,再固定悬吊装置。

②按照假肢结构,穿戴假肢分为:a.内骨骼式假肢或吸着式假肢的穿戴,将布带或丝带缠绕在残肢上,一端伸出阀门口外,然后边拉残肢带边将残肢穿进接受腔中,穿好后压上通气阀门。b.外骨骼式假肢的穿戴,在残肢上涂好滑石粉后,平整地穿好残肢袜和内衬,将残肢穿进接受腔中。若有悬吊带和固定装置,应先束紧腰带,后调整吊带的松紧,可试走几步,将吊带调整到合适的位置。

(2)功能训练:

①上肢假肢者:a.前臂假肢,主要训练前臂的控制和机械手的使用。b.上臂假肢,掌握以上能力的同时,学会手的控制、肘屈曲和肩关节的回旋等。c.钩式能动手,还应增加张开、抓握动作和日常生活活动的训练。

②为了步态正确,下肢假肢者需进行增强下肢肌力、运动、平衡和协调功能的训练。主要包括:a.坐位和立位互相转换的训练:假肢在前,健肢在后,双手向下压大腿的下部,以健侧为支撑,练习站起;坐下时,假肢靠近椅子,身体与椅子的夹角为45°,以健侧下肢为支撑,假肢侧的手扶椅子,屈膝坐下。b.平衡杠的训练:主要练习假肢内旋、重心转移、交替运动、向前和侧方行走等。c.模拟日常生活的训练:包括从地上站起和坐到地上,凹凸不平、倾斜和泥沙样的路面上行走,上下台阶、公共汽车以及拾起地上的物品等训练。

（五）假肢维护

（1）避免暴力撞击假肢或硬物碰撞外装饰套。

（2）保持接受腔的整洁，接受腔的接触面最好在每晚睡前擦洗干净。聚乙烯材料的衬套可直接用温水清洗；皮革衬套可用经肥皂水湿润的毛巾擦拭。

（3）树脂的接受腔，应经常检查有无裂痕，以免损伤残肢皮肤。

（4）经常检查连接部件和人造关节有无松动和异响、性能是否良好等，发现异常时及时修理；若条件允许，最好每3个月由假肢技师检查并维修一次。

（六）注意事项

（1）不适合配戴假肢的人群：体质极度衰弱、平衡与协调功能严重障碍、出血性疾病、重度心血管病、重度精神性疾病、对假肢材料过敏者等。

（2）保护残肢的皮肤和瘢痕，及时处理损伤的皮肤等。

（3）为保证残肢与接受腔一直相配，装配假肢者应保持体重稳定。若因某种原因不能穿戴假肢时，则需每天用弹力绷带适当缠绕残肢，使残肢的体积保持稳定。

（4）若下肢假肢者更换与原假肢鞋跟高度不同的鞋，在使用前，需要对假肢重新对线调整。

三、矫形器

矫形器（orthosis）是装配于人体外部，通过力的作用，预防、矫正畸形，补偿功能和（或）辅助治疗骨关节、神经、肌肉疾病的器械的总称。矫形器制造、装配由来已久，几乎是与矫形外科同时问世。国际上曾将矫形器称为支具、夹板、矫形器械、支持物、矫形装置。国内也曾将其称为支架、钢背心、辅助器等。近代这类产品已被统称为矫形器，与矫形外科相对应。近代矫形外科、残疾人康复事业的发展，近代机械学、材料学、电子学、生物力学的发展，为医师、矫形器技师（orthotist）与工程技术人员的密切合作提供了广阔、良好的领域，使矫形器的设计、制造、装配技术取得了很大进步。

（一）矫形器的分类

1. 安装配部位分类　分为上肢矫形器、下肢矫形器和脊柱矫形器3大类。

2. 按作用分类　分为保护用矫形器、稳定用矫形器、减免负荷矫形器、站立用矫形器、步行用矫形器、夜间用矫形器、牵引用矫形器和功能性骨折治疗用矫形器等。

3. 按主要材料分类　分为塑料矫形器、金属矫形器、皮质矫形器和木质矫形器等。

4. 按辅助治疗的疾病分类　包括脊髓灰质炎后遗症用矫形器、马蹄内翻足矫形器、脊柱侧弯矫形器、先天性髋关节脱位矫形器、骨折治疗矫形器等。

（二）矫形器的基本功能

1. 稳定和支持　通过限制肢体或躯干的异常活动，保持关节的稳定性，恢复其承重或运动的能力，例如股骨头无菌性坏死时，坐骨承重矫形器可以减轻躯体对髋关节的负荷。

2. 预防和矫正　通过固定病变部位或限制其活动，预防、矫正畸形或防止畸形加重，例如胸腰椎矫形器。

3. 固定和保护　通过固定病变的肢体或关节，保持其正常的对线关系，保护周围神经、血管等组织，减轻疼痛，促进疾病的痊愈，如骨折矫形器。

4. 代偿和助动　通过某些装置提供动力，储存能量，如橡皮筋、弹簧等，代偿失去或减弱的部分功能，提高独立生活的能力，例如有的腕手矫形器可以帮助患者握持汤匙等。

（三）康复评定

1. 装配矫形器前　根据患者存在的问题、一般身体情况、心理状态和经济条件等因素，结

Note

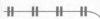

合矫形器的结构、材料和形式等特点,量取配戴矫形器部位的有关尺寸,绘制肢体轮廓图,并根据生物力学的要求修整石膏模型,制作及装配矫形器。

2. 装配矫形器后 通过患者对矫形器的试穿,评估矫形器的设计、结构、质量、松紧、大小和康复作用是否达到处方要求,动力装置是否可靠,以便及时进行相应调整。

3. 穿戴矫形器期间 评估患者熟练穿戴程度和舒适度,以及穿戴矫形器后,能否达到预期目的和效果,对日常生活、工作和社会活动是否存在积极作用。

（四）心理康复和知识宣教

因缺乏对矫形器的了解,部分患者对矫形器的作用缺乏信心,或者不能最大限度地发挥其积极作用,甚至出现使用不当导致的不良后果,医务人员应向穿戴者解释穿戴矫形器的原因和目的,说明矫形器的结构、特点、使用方法和注意事项,减轻心理负担、消除疑虑。

（五）矫形器的使用训练

指导患者及其家属掌握矫形器正确的穿脱方法,操作时按照程序逐一进行,做到安全、便利和不损害矫形器。无动力式助行器因结构简单、价格低廉和使用方便,是最常见的助行器。

1. 无动力式助行器 包括拐杖（手杖、肘杖、前臂支撑杖及腋杖等）和助行架（无轮助行架、轮式助行架及助行台等）。

2. 动力式助行器 配备便携式小型动力源的驱动装置,能穿戴于瘫痪的下肢,促进步行的助行器,例如机器人套装和仿生机器腿。

3. 功能性电刺激助行器 通过适当的电刺激,全部或部分丧失神经支配的下肢肌肉、肌群发生相应收缩,使关节产生运动。例如,可用其改善因失去神经支配,导致踝关节背屈障碍,引起足下垂的偏瘫患者。

四、助行器

（一）概述

帮助下肢功能障碍患者减轻下肢负荷、辅助人体支撑体重、保持平衡和辅助人体稳定站立及行走的工具或设备称为助行器,也可称为步行辅助器。助行器具有保持身体平衡、减轻下肢负荷、缓解疼痛、改善步态、辅助移动及步行等功能。

（二）基本功能

1. 保持平衡 助行器可使身体的支撑面增大,重心摆幅减小,在站立和行走过程中增加身体的稳定性。通常助行器接触地的面积越大,重心越低,其稳定性越好。如下肢痉挛导致的平衡障碍。

2. 提供承重 因一侧或双侧下肢不能完全承重,导致行走困难的人群,如类风湿关节炎、下肢骨折的患者等。

3. 增加肌力 在控制和使用助行器的过程中,上肢和躯干的相关肌群的肌力相应增加,如拄拐一侧上肢比非拄拐一侧上肢肌力高。

4. 辅助行走 因下肢无力、行走困难、不能长时间步行或徒步旅行和登山爱好者,可用助行器帮助步行。

（三）助行器的选择和调节

1. 助行器的选择 主要是对无动力式助行器类型的选择。选择助行器前,应明确使用助行器的目的,全面了解患者相关情况,如生活习惯、个人爱好、所处环境,并对患者的认知能力,上、下肢的肌力和身体平衡能力等进行全面评估。

（1）拐杖:要求使用者上肢功能较好,以便控制拐杖和支撑部分体重。

Note

①手杖：包括单足手杖、多足手杖、直手杖、可调式手杖、带座手杖、多功能手杖和盲人手杖等，适用于腕部肌力和握力较好、能部分承重、下肢病情较轻或特殊人群。①单足手杖，适用于上肢支撑力强、握力好者，如偏瘫患者的健侧上肢。②多足手杖，适用于平衡能力欠佳，臂力较弱，使用单足手杖不安全者，如上肢存在震颤麻痹的患者。③带座手杖，适用于需要在行走中坐下休息的年老体弱者等。

②肘杖：一种带有一个立柱、一个手柄和一个向后倾斜的前臂支架的拐杖。因支撑架上部的肘托托在肘部的后下方，将其命名为肘拐，又因带有一个向后倾斜的前臂支架，又称前臂拐，适用于上肢支撑力和握力不足，不能使用手杖者；双侧上、下肢肌力下降或不协调者，如进行性肌营养不良；双侧下肢无力或不协调者，如脊髓损伤后；单侧下肢不能承重者，如踝部骨折的早期等。

③前臂支撑杖：包括一个特殊设计的手柄和前臂支撑支架的拐杖，前臂为承重部位，适用于腕、手不能承重的单侧或双侧下肢无力者，如类风湿关节炎等。

④腋杖：能提供更大的支撑和承重，提高稳定性，适用于单侧下肢不能部分或完全承重者，如下肢骨折早期；双侧下肢不能交替迈步者，如双髋固定者。

（2）助行架：对于单侧下肢无力或截肢、身体虚弱和需要更大支撑者，如老年性骨关节炎患者；双侧下肢或全身肌力低或不协调，需要稳定站立者，如帕金森病患者；需广泛支持者，如长期卧床身体虚弱者。

①无轮助行架：包括折叠式和固定式，高度可调，适用于下肢功能轻度障碍的患者。

②轮式助行架：轮子的摩擦阻力小，易于推行移动，适用于上、下肢功能均较差，不能抬起助行架的患者。

③助行台：又称前臂托助行架，是带有轮子、前臂托或台的助行架，适用于上、下肢肌力均低且上肢运动不协调，腕、手不能承重或前臂畸形，不能使用前臂支撑杖者。

2. 助行器高度的调节 高度适合的助行器才能最大程度地发挥助行的功能和保证使用的安全。

（1）拐杖：可以在两种体位下进行测量，一是站立无困难者，站直，双腿均匀承重，目视前方，肩臂放松，身体保持正中、无倾斜；二是站立有困难者，仰卧，身体伸直，双手分置于体侧。

①手杖：使用者持杖站立，杖足位于小趾前外侧 15 cm，若手杖的高度适合，肘关节屈曲约 30°角，此时伸肘下压手柄步行可获得较好支撑。手杖的高度应为大转子的高度（无直立困难者）或尺骨茎突的高度（直立困难者）。若使用者没有穿鞋，则需在测得的结果上再加 2.5 cm。因普通鞋后跟的高度一般是 2.5 cm。

②肘杖：手柄的高度等于手杖的高度；前臂套的高度在肘与腕关节连线中点的稍上方，以免太低，前臂支撑力不足或太高妨碍肘的活动和碰擦尺神经，引起神经损伤，导致小指和环指的感觉丧失或刺痛。

③前臂支撑杖：其高度等于尺骨鹰嘴至地面（穿鞋）的距离或足跟底的距离加上 2.5 cm。

④腋杖：手柄高度的测量同手杖，腋杖的高度应为：身高减 41 cm；腋窝的高度减去 5 cm。避免因腋垫过高，压迫臂丛神经；或腋垫过低，不能抵住侧胸壁，难以稳定肩部和提供平衡，导致步态不良。

（2）助行架：与测量手杖或前臂支撑杖（助行台）高度的方法相同。

（四）助行器的使用训练

1. 使用助行器前 应着重进行增加上肢伸肌的肌力、提高腕关节的控制力、手的握力，改善上肢关节活动度和身体稳定度的训练。

2. 使用助行器后 为确保使用者的安全，一般在步行训练双杠内的步态训练达到预期效果后,再进行借助拐杖行走的训练,最后达到离开助行器,独立步行的目的。

（五）注意事项

（1）使用四脚手杖时,手柄的开口侧应向后,手杖距离患者远近适中。

（2）使用肘杖时,注意保证前臂套的松紧适中,以免太紧难以移动肘杖或太松失去肘杖的依托力。

（3）使用前臂支撑杖时,手柄与臂托（托槽）前沿之间的距离不应过短,以免硌伤尺骨茎突部的皮肤;其距离也不可过长,以免压迫尺神经。

（4）使用腋杖时,承重点应是手柄,而不是腋托处,以免因长期压迫腋窝,损伤臂丛神经和影响血液循环。一般腋杖与躯干侧面成150°的夹角较恰当。

（5）使用无轮助行架时,迈步时,距离步行架应远近适中,以免因距离步行架太近而躯干后倾,导致跌倒,或者因身体离助行架太远,导致在行走过程中,躯干被动弯曲或步行架不稳等。

（6）使用轮式助行架前,必须确定患者已经完全掌握轮闸的使用方法和注意事项,如在下斜坡时保持稳定,才能令其单独使用。

五、轮椅

轮椅（wheelchair）是下肢残缺、神经损伤、肌肉或关节病变等原因导致下肢功能严重减退、丧失,以及因病情或年龄等问题不能行走者的代步工具。轮椅不仅为不能步行者进行户外活动,参与社会和重返工作岗位提供机会,也有助于改善长期卧床患者的心血管功能。

（一）分类

1. 普通型轮椅 主要由轮椅架、靠背、扶手、座位、大轮、轮环、刹车装置、小轮和脚踏板等部分组成。

2. 电动型轮椅 轮椅配备能源和驱动装置,能通过患者的上肢活动和声音等控制轮椅的运动。

3. 特殊轮椅 包括单侧驱动型轮椅、站立轮椅、躺式轮椅、竞技式轮椅和坐便轮椅等。

（二）轮椅的选择

1. 类型和配置的选择 根据残疾和功能障碍程度、性格特点、生活习惯、居住和工作环境、经济条件和兴趣爱好等,选择适合的轮椅类型、材质和辅助件,例如车闸延伸,防震、防滑装置和轮椅桌等。

2. 尺寸的选择 轮椅各部位尺寸是否合适,直接影响使用的舒适度和安全性。合适的轮椅应考虑以下几个方面。

（1）座位高度:坐好后,足跟或鞋跟至腘窝的距离加4 cm。座位太高,轮椅不能入桌旁;座位太低,坐骨结节承受压力过大。

（2）座位宽度:坐好后,两臀最宽的尺寸加5 cm。座位太宽,不易坐稳,操纵轮椅不方便,双肢易疲劳,进出大门也有困难;座位太窄,坐起不便,臀部及大腿组织易受到压迫。

（3）座位长度:坐好后,后臀部最突出处至小腿腓肠肌之间的水平距离减去5~6.5 cm,或小腿后方上段至座位前缘的距离为5~6.5 cm时,为适合的座位长度。座位过短,体重主要落在坐骨结节上,易造成局部受压过多;座位过长会压迫腘窝部,影响局部血液循环,并易磨损皮肤。对大腿较短或有髋、膝屈曲挛缩的患者,则需要选用短的座位。

（4）背靠高度:靠背越高,越稳定,靠背越低,上身及上肢的活动度就越大。①低靠背,靠背高度为座位面至上肢平伸时腋窝的距离减去10 cm。②高靠背,靠背高度为座位面至肩部或后枕部的实际高度。

Note

163

（5）扶手高度：坐好后，上臂垂直，前臂平放于扶手上，座位平面至前臂下缘的高度加上2.5 cm。扶手太高，上臂被迫上抬，易疲劳；扶手太低，需要上身前倾才能维持平衡，不仅容易疲劳，也会限制呼吸。

（6）脚踏板高度：坐好后，先降低脚踏板至双足刚好踏上，然后上抬1.3～1.5 cm，为合适的高度。通常脚踏板面至少离地4 cm，以免触碰到地面突出物。

3. 使用指导 指导患者及其家属使用轮椅，包括指导独自使用轮椅的训练和辅助使用轮椅的方法，例如：打开和收起轮椅，进行坐姿、肌力、转移、减压、技能训练和推轮椅上下楼梯等。

（三）轮椅的使用训练

1. 轮椅的使用 主要练习轮椅的打开和收起。打开轮椅时，双手掌分别放在座位两边的横杆上，同时向下用力压即可打开；收起轮椅时，先将脚踏板翻起，然后双手握住坐垫中央两端，同时向上提拉。

2. 轮椅的操纵 主要在平地上进行向前推动轮椅、向后倒退轮椅和上下斜坡的训练。

3. 轮椅的转移 主要进行床—轮椅间的转移训练。

（四）注意事项

（1）每次使用轮椅前，都应检查轮椅的安全装置是否完好，各螺丝是否拧紧。

（2）上下轮椅、进行轮椅与床或座椅间的转移时，应先刹车制动，以免在体位转移的过程中，轮椅意外滑动使患者摔倒。

（3）为了舒适和预防压疮，可以配备泡沫橡胶或凝胶坐垫；为防止座位下陷可在坐垫下放一张0.6 cm厚的胶合板；为防止手伤，应佩戴手套。

（4）高位截瘫患者使用轮椅时，应有专人保护，以免发生意外。

六、康复机器人

康复机器人作为医疗机器人的一个重要分支，其研究贯穿了康复医学、生物力学、机械学、电子学、材料学、计算机科学以及机器人学等诸多领域，已经成为国际机器人领域的一个研究热点。把先进的机器人技术引入康复工程中的康复机器人，体现了康复医学和机器人技术的完美结合。目前，康复机器人的研究主要集中在康复机械手、医院机器人系统、智能轮椅、假肢、矫形器和康复治疗机器人等几个方面。这不仅促进了康复医学的发展，也带动了相关领域的新技术和新理论的发展。

康复机器人是工业机器人和医用机器人的结合，其原理就是在患者和环境之间建立一种机械臂，通过这个机械臂来部分或全部地实现患者力所不能及的操作功能。按康复机器人机械臂的安装位置划分，康复机械手可分为3类，具体如下。

1. 基于桌面工作的机械手 这种机械手安装在一个彻底结构化的控制平台上，在固定的空间内操作。目前此类机器人已经达到了实用化，此种类型的机械手是早期的工业机器人在康复领域的一次成功应用。

2. 基于轮椅的机械手 这种机械手安装在轮椅上，因轮椅的移动而扩大机械手的操作范围。安装机座的改变导致了机械手刚性下降和抓取精度降低，而且这种机械手只适用于那些可以用轮椅的患者。智能轮椅作为下肢残疾者和失去行走能力的老年人的主要交通工具，近年来发展得非常迅速。智能轮椅将智能机器人技术应用于电动轮椅上，融合了机构设计、传感技术、机器视觉、机器人导航和定位、模式识别、信息处理以及人机交互等先进技术，从而使轮椅变成了高度自动化的移动机器人，也称智能轮椅式移动机器人。智能轮椅一般由以下3部分组成：环境感知和导航系统、运动控制和能源系统以及人机接口。

3. 基于移动机器人的机械手 这类机械手是目前最先进的康复机械手，这种机械手安装在移动机器人或自动、半自动的小车上，同时扩大了机械手活动空间并提高了抓取精度。日本人研制了一种移动式康复机器人 MELDOG，作为"导盲狗"以帮助盲人完成操作和搬运物体的任务。法国科学家研制了一种移动式康复机器人 ARPH，使用者可以从工作站实施远程控制，使移动机器人实现定位和抓取操作，这种机械手系统一般由视觉、灵巧操作、运动、传感、导航及系统控制等子系统组成。

知识链接

环境控制系统

环境控制系统（ECU）是一种供残疾人使用的辅助装置，它能使残疾人对居室环境中的各种护理或服务设施进行控制，如开关门、拉窗帘，控制电扇、电视机、视频娱乐设备等家电设备，控制电梯开关、病床升降、计算机操作等。

环境控制系统在提高重度残疾人的生活质量方面有着积极意义，它利用一个或多个电力控制系统来控制环境，也是和环境沟通的工具，也就是说环境控制系统就像一个遥控器，将家中、学校、工作场所及休闲环境等日常生活活动空间中的各种电器相关用品的开关集中在同一个控制系统中，让行动不便的人只要利用这个系统，不必移动就可以开关门、电灯或是接听电话等，使得生活更有效率，更为安全可靠，以期望能达到重度残疾者能达到个人最大的功能独立性。

第六节 中国传统康复疗法

教学PPT

学 习 目 标

掌握：针灸、推拿、拔罐等常用中国传统康复疗法的适应证。
熟悉：针灸、推拿、拔罐等常用中国传统康复疗法的基本操作方法。
了解：中药、气功、食疗、调摄情志等常用中国传统康复疗法的适应证。

技 能 目 标

能够运用中医康复疗法治疗临床疾病，尤其是对神经系统疾病、运动系统疾病、康复临床中常见并发症的治疗。具有良好的职业道德和创新精神，掌握中国传统康复疗法的基础理论知识和专业技能，能从事中医传统康复治疗工作。

案例引导 4-6

曹某，男，34 岁，右顶枕叶静脉畸形破裂出血术后于 1995 年 8 月 4 日收住我院 105-2 房，8 月 9 日到我院康复室实施康复治疗。患者除神经运动系统功能障碍外，尤其苦于大便渗漏，每欲便时即从肛门渗出，量少，每次 10～15 mL，每日白天 10 余次，夜间也有 5～6 次。

请根据患者情况，思考：

Note

案例引导
4-6 答案

（1）选用什么中药进行治疗？
（2）如何进行传统康复疗法的治疗及指导？

一、概述

中国传统康复疗法在康复治疗中有着卓越的诊疗效果，是中华民族长期医疗实践的经验总结，内容十分丰富，包括了中医基础理论、中药基本知识、针灸、推拿等方面的内容，数千年来，为中华民族的繁荣昌盛做出过极大的贡献，是康复治疗技术的重要内容。

学好传统康复治疗技术，可以拓宽学生的专业知识面，提高临床的实践能力。在学好现代康复医学技术的同时，加强对祖国传统康复医学的掌握和了解。使学生掌握传统医学的基本理论、诊断方法、方药知识、针灸、推拿等知识，对传统医学有一个整体的认识，从而为进一步临床实践及今后研究和发展传统康复医学奠定基础。

中国传统康复疗法是指在中医学理论指导下对患者进行康复治疗的方法，其主要手段包括针灸、推拿、中药、拔罐、食疗、气功、调摄情志等，在现代康复治疗中常配合其他方法共同促进疾病的康复。

二、针灸疗法

针灸疗法包括针法和灸法。针法又叫刺法，是用各种特制的金属针具，采用不同的手法，刺激人体有关腧穴；灸法主要是用艾绒点燃后熏灼有关腧穴或病变部位。二者都是通过经络来调节人体的功能，从而达到防病治病的目的，临床上常配合使用。针灸疗法具有"简便验廉"等优点，几千年来深受广大人民群众的欢迎。

（一）治疗作用

中医学理论认为，针灸通过腧穴，作用于经络、脏腑，具有调和阴阳、扶正祛邪、疏通经络、行气活血的作用。现代研究表明针灸有以下作用。

1. 镇痛作用　刺激穴位可以动员和激活体内的镇痛系统释放出阿片肽（脑啡肽、内啡肽、强啡肽等）等物质，从而产生镇痛作用。例如，针灸对腰腿痛、关节疼痛、扭伤、神经性头痛、三叉神经痛等均有较好的镇痛效果。另外，因刺激部分腧穴可引起机体的痛阈升高，所以针刺某些腧穴还具有麻醉作用。

2. 调节作用　针灸对心血管系统、呼吸系统、消化系统、神经系统、泌尿生殖系统均有一定的调节作用。例如，针灸对血压具有双向调节作用，对胃肠功能紊乱也有较好的调节作用等。

3. 免疫作用　针灸能增强机体细胞及体液免疫功能。如针刺足三里、合谷穴后可使白细胞吞噬指数明显提高。另外，针灸能调整生物体内多种关键性活性物质，对治疗过敏性疾病疗效较显著。

（二）治疗原则

针灸治疗的原则是根据八纲的理论，结合疾病的病位、病性，确定治疗方法。如用针法，还是用灸法，或是针灸并用；用补法，还是用泻法，还是补泻兼施。现将常用的治疗原则分述如下。

1. 清热与温寒　热性病症用"清"法，即以寒治热；寒性病症用"温"法，即以热治寒。《灵枢·经脉》篇记载：热则疾之，寒则留之。这是针对热性病症和寒性病症制订的清热、温寒的治疗原则。

2. 补虚与泻实　补虚泻实即扶正祛邪。补虚就是扶助正气，泻实就是祛除病邪。《素问·通评虚实论篇》记载：邪气盛则实，精气夺则虚。可见，"虚"指正气不足，"实"指邪气有余。

Note

虚者宜补,实者宜泻。这是针对虚证、实证制订的补虚泻实的治疗原则。

3. 局部与整体 针灸治病要善于处理局部与整体的关系。因为机体某一部分出现的局部病症,往往又是整体疾病的一部分。《标幽赋》云:观部分而知经络之虚实。针灸治病,只有从整体观念出发,辨证施治,才不会出现头痛仅医头、脚痛仅医脚的片面倾向。

4. 治标与治本 针灸治病要分标本主次、轻重缓急。治病分标本缓急,就是要抓住主要矛盾。《素问·标本病传论篇》云:病有标本,刺有逆从,奈何? 知标本者,万举万当,不知标本,是为妄行。说明如能灵活运用标本的理论指导针灸临床,就不会贻误病情。

5. 同病异治与异病同治 中医临证治病,不是着眼于"病"的异同,而是注重"证"的区别,这就产生了同病异治、异病同治的法则。同一种疾病,因人、因时、因地的不同,或由于病情的发展、病机的变化,正邪的盛衰消长,涉及的脏腑、经络各异而采取不同的治法,谓之同病异治。不同的疾病,病因相同或在病程发展的某一阶段,出现了相同的病机变化,则采取相同的治法,谓之异病同治。

(三)临床应用

针灸疗法在现代康复医学中的应用范围较广,常见的有以下几个方面。

1. 运动系统疾病 颈椎病、颈肩综合征、肩关节周围炎、风湿性关节炎、类风湿关节炎、骨质增生性疾病、扭伤、腰椎间盘突出症和腰腿痛等。

2. 神经系统疾病 神经性头痛、三叉神经痛、截肢后幻肢痛、股外侧皮神经炎、面神经麻痹、面肌痉挛、周围神经损伤、共济失调症、癫痫、脑血管病、颈强直性综合征、自主神经系统疾病等。

3. 内科疾病 高血压病、心绞痛、心律失常、哮喘、胃炎、消化性溃疡、胆囊炎、慢性结肠炎、性功能障碍等。

4. 妇产科疾病 经前期紧张综合征、月经不调、痛经、闭经、更年期综合征、子宫脱垂、盆腔炎、产后腹痛、乳腺增生等。

5. 儿科疾病 小儿遗尿、小儿消化不良性营养不良、儿童精神发育迟滞、小儿脑瘫等。

6. 五官科疾病 青少年近视、急性结膜炎、过敏性鼻炎、急慢性咽炎、牙痛、口腔溃疡、神经性耳聋等。

7. 皮肤科疾病 带状疱疹、荨麻疹、神经性皮炎、痤疮等。

(四)治疗方法及注意事项

1. 刺法 目前针刺常用的工具是不锈钢制成的毫针。治疗时要根据患者的病情、性别、体质、年龄、胖瘦、针刺部位的不同选择规格不同的针具,并注意检查针尖是否带钩、变钝,针根和针身是否锈蚀、弯曲、缺损或有折痕等。临床一般以 25~75 mm 长和 0.23~0.38 mm 粗细者为最常用。

针刺前要向初诊患者做好宣传解释工作,消除其思想顾虑,取得患者的配合,针具、施术部位、操作者的手指要消毒。针刺时,应根据腧穴部位的解剖特点选择不同的进针方法、针刺角度和深度,一般以在不刺伤内脏和其他器官的前提下出现较好的针感为原则。进针后,可通过提插、捻转、刮针等各种针刺手法取得或增强针感。

2. 灸法 临床上常以艾为施灸的主要原料,将干燥的艾叶捣制成艾绒,然后制成艾条或艾炷使用,所以灸法常俗称艾灸。常用灸法主要有艾炷灸、艾条灸、温针灸和温灸器灸等。

(1)艾炷灸:艾炷是将艾绒捏成上小下大的圆锥状物。每燃完一个艾炷称为一壮。艾炷灸有直接灸和间接灸两类。

①直接灸:将艾炷直接放在皮肤上施灸的方法。根据灸后皮肤烧灼程度,又可分为瘢痕灸和无瘢痕灸。a.瘢痕灸:又称化脓灸。施灸前用蒜汁涂敷在施灸的部位,然后放置艾炷,点燃,

直至艾炷燃尽,除去灰烬后再按所需壮数,重复操作,一般灸5～10壮。灸后1周左右,局部皮肤化脓形成灸疮,经过45天左右,疮痂脱落,留下瘢痕。此法适用于某些慢性顽固性疾病,如哮喘、肺结核等。b. 无瘢痕灸:施灸时,先将施术部位涂以少量凡士林,放上艾炷,点燃上端,当艾炷燃剩至1/4或2/5,患者感到施灸部位灼痛时,即移去未燃尽的艾炷,然后换炷再灸。一般灸3～5壮,以局部皮肤充血、红晕不起疱为度。此法适用于慢性虚寒性疾病。

②间接灸:在艾炷与皮肤之间加一层间隔物,常用的有生姜、大蒜、食盐、附子饼等。

(2)艾条灸:又称艾卷灸,施灸时将艾条的一端点燃,在距离皮肤2～3 cm处进行灸烤,灸至局部皮肤红晕为度。一般每穴灸3～7分钟,此法称为温和灸。亦可将点燃的艾条像鸟雀啄食状上下移动施灸,此法称为雀啄灸。

(3)温针灸:将针刺和艾灸结合施治的一种方法。操作方法是,针刺得气后在留针时,将一小团艾绒捏裹在针柄上,或将一小段艾条插套在针柄上,点燃施灸,待艾绒燃尽后取针。

(4)温灸器灸:将艾绒装入温灸器的小筒中,点燃后将温灸器盖好,置于施灸部位,进行熨灸,直到所灸部位皮肤红润为度。此法对小儿、妇女畏惧灸治者较适宜。

3. 针灸注意事项

(1)患者过于饥饿、疲劳、精神过度紧张时,不宜立即针刺。身体虚弱者,针刺时应采用卧位,手法不宜过重。

(2)对于孕妇,腹部、腰骶部不宜针刺,三阴交、合谷等穴禁止针刺。

(3)对于小儿囟门未闭者,头顶部不宜针刺。

(4)对于有出血倾向者,皮肤有感染、溃疡、瘢痕或肿瘤的部位不宜针刺。

(5)针刺应避开血管并防止刺伤重要器官。

(6)对面部和有大血管的部位,不宜采用瘢痕灸。

三、推拿疗法

推拿疗法是指用手、肘、膝、足或器械等通过一定的方法作用于人体体表的特定部位来防治疾病的一种治疗方法。

(一) 治疗作用

中医认为推拿具有舒筋通络、理筋整复、活血化瘀、调整气血及内脏功能的作用。现代医学研究证明推拿具有以下作用。

1. 纠正解剖位置异常　推拿可纠正骨、关节、肌肉、肌腱、韧带等组织损伤后的解剖位置异常。

2. 改善血液和淋巴循环　推拿能够促进局部毛细血管扩张,血管通透性增加,增加局部皮肤和肌肉的营养供应,使肌肉萎缩得以改善;推拿使病变部位血液和淋巴循环改善,加速水肿和病变产物的吸收。

3. 止痛作用　推拿能消除伤病时体内所产生的致痛物质,从而产生止痛作用。另外. 在伤处附近的强刺激可使原来疼痛在大脑皮质的兴奋灶得到暂时抑制,从而使疼痛得到缓解。

4. 提高机体免疫力　用拇指以强手法由上而下在背部平推后,经化验可发现白细胞总数及白细胞噬菌能力增加,证实可提高机体的免疫力。

5. 促进组织修复　在组织创伤的早期,推拿可使创伤组织出血,不利于修复;在创伤的后期,推拿可促进坏死组织的吸收及细胞的有序排列。

6. 其他　推拿可松解粘连,防止关节挛缩、僵硬,改善关节的活动度。强而快的推拿可使神经肌肉的兴奋性增强,轻而缓和的推拿则可抑制神经肌肉的兴奋性。

(二) 临床应用

推拿对内、外、妇、儿等科的多种疾病均有一定的治疗作用,但在临床上推拿是综合治疗措施中的一个方面,有时起主要作用,有时起辅助作用,所以要根据实际情况来选用,不可滥用。

1. 适应证 腰椎间盘突出症、腰肌扭伤、梨状肌综合征、膝关节副韧带损伤、腕关节扭伤、指间关节挫伤、颈肌劳损、背肌劳损、腰肌劳损、颈椎骨质增生、腰椎骨质增生、肋间神经痛、坐骨神经痛、胃炎、胃下垂、半身不遂、高血压、小儿夜尿症、小儿脑性瘫痪、小儿麻痹后遗症、小儿消化不良、腹泻等。

2. 禁忌证 撞伤、刀伤等开放性软组织损伤,由结核菌、化脓菌感染引起的骨结核、化脓性骨髓炎,肺结核,血友病、血小板减少症等有严重出血倾向者,妊娠妇女的腹部、腰骶部,禁用推拿疗法。饥饿、过度疲劳、酒后或局部有皮肤病不宜用推拿疗法。

(三)治疗方法及注意事项

1. 头面部

1)推抹印堂至神庭

要领:拇指桡侧螺纹面操作,拇指伸直后拉。

2)抹前额

要领:先由拇指螺纹面从印堂开始呈弧线抹至太阳,不要在印堂处转弯;抹至太阳后下压上提(动作幅度不可过大);再用双手大鱼际分抹至鬓角。

3)压睛明

要领:以局部酸胀为度。

4)摩眼眶

要领:拇指伸直,指端朝前,用拇指上段重压下眼眶(骨性),用拇指下段轻扫上眼皮。

5)头部经络按压

要领:分别从印堂、攒竹、鱼腰、丝竹空直线按压至两耳尖连线水平后,汇聚于百会;按压力度适中以被操作者有酸胀感为度;两次按压要有些许重叠,每次按压要有明显停顿。

6)勾压风池

要领:让被操作者头躺在操作者手上,操作者用中指指腹向后勾压,轻重交替有一定节律,勾后轻柔,以被操作者感酸胀为度。

7)梳理头皮

要领:操作者手呈抓物状,似抓皮球,手指要有一定力度,不可有搔抓感;上午用指端,下午用指腹。

8)揉耳廓

要领:用拇指和示指桡侧面对揉,从耳垂捏揉至耳尖,后从内侧推下,继续下一动作。

9)振耳法

要领:双手掌侧放松呈虚掌状,轻压耳廓后振之,之后迅速离开。

2. 颈项部

1)拿揉风池

要领:拇指与示指指端拿揉双侧风池穴,以局部酸痛为度。

2)掌揉冈上肌

要领:双手掌根、大鱼际按揉冈上肌即肩井穴处。

3)一指禅推项肌、项韧带

要领:沉肩、垂肘、悬腕、掌虚、指实;拇指着力向外推,要做到局部稳、用力深透。

4)拨两侧项肌

要领:单手拇指按压于颈部竖脊肌与胸锁乳突肌之间的肌间沟内,向棘突方向弹拨。一般针对阳性反应点或痉挛的肌肉局部进行重点弹拨,一般拨后轻揉。

5）拿揉颈项

要领：拇指与示指、中指相对用力，实力面是手指掌侧面，不可用指端，拿揉结合，边揉边移（从上向下）。

6）㨰颈部

要领：头大幅度屈曲，以第4、5掌指关节背侧为吸定点㨰颈部。

7）拔伸颈部

要领：被操作者头前倾15°，操作者采用肘托法牵引颈椎，用力要稳。

8）颈椎摇法

要领：一手托下颌，另一手托后枕部，在轻轻牵引的基础上摇颈椎。

9）颈项旋转定位扳法

要领：被操作者头前屈30°～45°，一手拇指抵按病变棘突一侧，另一手前臂固定头部，使其旋转到最大幅度，之后做超生理幅度0°～5°的扳法。

10）归挤颈项法

要领：双手十指交叉用掌根重点施力。

3. 胸腹部

1）摩胸法

要领：患者取仰卧位。术者位于患者右侧，以单手掌面横放于患者胸骨柄上部，并以大小鱼际与掌根部着力为主，自上而下旋摩。

2）舒胸法

要领：患者取仰卧位。术者位于患者右侧，先以右手以全手掌着力轻放于患者胸骨部，四指端朝向天突穴，然后全掌沿胸中线向下做快速左右摆动，至右肋弓下缘改为弧线抹法，势如蛇行。

3）分推胸部至两胁

要领：双手虎口张开，拇指与余四指抱定被操作者胸廓，自正中线向两侧分推至腋中线，由上至下，对女性被操作者分推时应避开敏感区。

4）团揉腹部

要领：患者双膝屈曲，腹部放松，术者叠掌轻揉被操作者腹部，先揉脐周，然后顺时针揉全腹。用力深沉，动作缓慢。

5）轻拿腹直肌

要领：患者张口呼吸，双膝屈曲，腹部放松，术者以双手拇指置于腹肌一侧，余四指置于腹肌另一侧，自上而下，提拿腹肌。有腹部较大手术者，应轻拿或不拿。

6）点压上脘、中脘、下脘、天枢、气海、关元穴

要领：以示指、中指、环指指腹点压上脘、中脘、下脘穴，以拇指和示指点压天枢穴。再以示指、中指点压气海、关元穴，上腹不适以点压上脘、中脘、下脘为主；下腹不适以点按气海、关元为主；两侧不适以点压天枢穴为主。

7）摩腹

要领：双膝屈曲，腹部放松。以掌心置于被操作者脐部，以脐为中心，先顺时针后逆时针，各旋转轻摩脐周。腕部放松，压力适中。

4. 腰背部

1）直推腰背部

要领：双手掌叠加，推两侧膀胱经至腰骶部，动作深沉缓慢，直线推动。

2）弹拨足太阳膀胱经

要领：双手拇指指端相对，拨后轻揉，先向下按压后前后拨动。

170

3）按压足太阳膀胱经

要领：双手掌叠加，可边按边揉或按后再揉，以被操作者耐受为度。

4）揉脊柱两侧

要领：沿骶棘肌揉动。

5）点揉膀胱经

要领：用拇指螺纹面点揉膀胱经内侧线。

6）按揉肾俞穴（掌根推揉），搓命门穴

要领：指按后掌根搓揉，反复三次，先搓热手心。压力适中，不能忽快忽慢。

7）掌揉背腰部

要领：力度适宜，以被操作者背部温热为度。

8）拍打背腰部

要领：手握空拳，用拳心叩之。

5. 上肢部

1）拿揉肩部至腕部

要领：一手托住被操作者一侧腕部，另一手拇指与余四指相对，沿三阴三阳路线，拿揉上肢肌肉，由肩部至腕部，动作连贯。

2）对揉肩部（抱揉肩部）

要领：双手掌前后相对抱住肩部，向上推揉，使被操作者感到关节松动感和舒适感。

3）按揉肩四穴

要领：用拇指按揉或一指禅推肩髃、肩髎、肩贞、臂臑四穴，每穴不低于 30 秒钟。

4）揉肩部

要领：一手托被操作者肘部使其肩部与上臂水平，用另一手揉被操作者的肩部。

5）拨肩部肌肉

要领：用拇指弹拨三角肌的前中后三束，即从结节间沟拨至臂臑、肩髃拨至臂臑、肩贞拨至臂臑。

6）摇肩部

要领：一手扶着被操作者肘部，另一手握住四指，先顺时针后逆时针，环转摇动肩关节。幅度由小到大。

7）按揉手阳明三穴

要领：拇指按压曲池、手三里、合谷三穴，每穴不少于 10 秒。

8）抖上肢

要领：双手同时握住被操作者一手大、小鱼际部，在稍用力牵拉的基础上，进行上下抖动上肢。

9）搓上肢

要领：双手掌对压住被操作者上肢，从上向下迅速搓动。

10）推抹掌心，捻拨五指

要领：双手托住大小鱼际，拇指沿掌骨间隙由下至上推摩，然后以示指与中指依次夹住被操作者拇指、示指、中指、环指、小指，捻动并拔伸指关节，并急速滑脱。

6. 下肢部

1）被操作者仰卧位，直推下肢前内外侧

要领：手掌紧贴大腿根部，分别自股内侧直推至足弓；自髀关推至足背；自环跳推至足外踝。用力持续深沉，力量均匀，避免滞涩。直线推动，避免歪斜。

2）被操作者仰卧位，拿揉下肢前内外侧

要领：自上而下，拿起的组织不宜过多或过少，用力由轻到重，节奏均匀。

3）被操作者仰卧位，抱揉膝关节

要领：双手如抱球状抱住被操作者膝关节两侧，使被操作者有轻度压迫感。

4）被操作者仰卧位，推摩足背，活动踝关节

要领：一手托被操作者足背，以另一手拇指指腹、鱼际或掌根推摩足背。一手托住被操作者踝关节上方，另一手握住其足掌部，使踝关节背屈、背伸及环转摇动，先顺时针后逆时针。

5）被操作者俯卧位，擦下肢后侧

要领：采用标准擦法，两手交替，刚柔交替。

6）被操作者俯卧位，拿揉下肢后侧

要领：虎口张开，力量逐渐增加，腕关节放松，小腿部力量稍轻些。

7）被操作者俯卧位，点按环跳、承扶、殷门、委中、承山

要领：按后缓揉，按压环跳穴时患者有酸痛感，且向腿部传导。承山较敏感，力量应稍轻。

8）被操作者俯卧位，提拿跟腱

要领：拿揉昆仑、太溪，拇指、示指指腹相对操作，以被操作者感酸胀为度。踝关节略背屈。

9）被操作者俯卧位，推摩涌泉，叩击足底

要领：用单手大鱼际、掌根推摩被操作者足弓、足底 3～5 次，使局部温热。后以空拳叩击足跟 5～10 次。

10）被操作者俯卧位，整理下肢

要领：双手掌心抱住下肢后侧 1/3 处，由上至下。重点抱揉下肢小腿后侧肌群。

四、中药疗法

中药疗法，是在中医理论的指导下运用中草药配方或中药制剂促进疾病康复的方法。中医理论认为中药具有行气活血、消肿止痛、接骨续筋、舒筋活络、补气养血、生肌拔毒等作用，所以中药在临床康复治疗过程中使用的范围较广。中药疗法可分为内治法和外治法。

（一）中药内治法

中药内治法即口服中药，是最常用的中医治疗方法。清代医家在《医学心悟》中将内治法概括为"汗、吐、下、和、温、清、消、补"八法。尽管临床治疗方法实际已超出这一范畴，但八法仍不失为提纲挈领地掌握中药治疗原则的主要方法。

1. 汗法（解表法）　用解表药为主而组成的具有发汗解表作用用以解除在表之邪的方法。运用汗法时应注意服药后微微汗出为宜，不可令大汗淋漓以耗伤正气甚至亡阴亡阳。

2. 吐法　用涌吐药为主而组成具有涌吐作用的方剂，用来涌吐痰涎、宿食、毒物的方法。吐法是一种救急之法，恰当应用，收效迅速，用之不当，易伤正气，用之宜慎。

3. 下法　用泻下药为主而组成方剂，具有通导大便排出肠胃积滞、荡涤实热攻逐水饮和寒积等作用，用来治疗肠胃积滞、实热内结、大便不通或寒积、蓄水等实证的方法。

4. 和法　用寒凉、温热、辛散、补益等药物，具有疏泄调和作用，可以疏泄气机、调和脏腑，用来治疗伤寒少阳病或肝脾、肠胃不和等病证的方法。

5. 温法　用辛热或甘温药物组成方剂，具有温中祛寒、温经散寒、回阳救逆等作用，用以治疗脾胃虚寒、寒凝经脉及肾阳虚衰等里寒证的方法。寒证有表里之分，表寒证一般用汗法，里寒证当用温法。

6. 清法　用寒凉药组成方剂，具有清热泻火、凉血解毒等作用，用以治疗温热、瘟疫、热毒等里热证的方法。

7. 消法　以消导、化积药为主而组成方剂，用于行气宽中、消食导滞、消痞化积的方法。

8. 补法　以补养强壮类药物为主而组成方剂,治疗各种虚证的方法。

（二）中药外治法

中药外治法是把一定剂型的中药外用于患者全身、局部或特定穴位以治疗疾病的方法。《理瀹骈文》记载:外治之理即内治之理,外治之药即内治之药,所异者法耳。也就是说,从原则上讲,凡应当内服治病的中药都可以用于外治法。外治法一般可分为膏药疗法、熏蒸疗法、熨敷疗法和烫洗疗法等。

五、拔罐疗法

拔罐疗法就是利用各种方法造成罐内负压,使罐具牢固地吸附在人体施治部位以调节经络功能,从而治疗疾病的一种外治法。常用罐具有玻璃罐、竹罐、陶罐、牛角罐、抽气罐等。拔罐疗法在世界其他国家也得到广泛应用。法国人将拔罐疗法称为"杯术",日本人将拔罐疗法改进为"真空净血术",而俄罗斯人则将其称为"郁血疗法"。拔罐疗法的主要作用是扶正祛邪,调节阴阳,吸脓消肿,祛瘀止痛,疏通经络,宣通气血,开达郁遏,除湿逐寒。现代研究表明,拔罐疗法可促进皮肤血液循环,改善皮肤营养和生理功能,有利于汗腺和皮脂腺的分泌,改善关节、肌肉及神经的血液供应,促进无菌性炎症的吸收,减少炎性介质的释放及对末梢神经的刺激。

六、饮食疗法

饮食疗法,是指将中药与食物和调料配制成药膳,用以防治疾病和强身健体,具有服食方便、防治兼顾、效果显著等特点。食疗的形式有鲜汁、药茶、饮料、汤、药酒、药粥、蜜膏、药饼、药糕、菜肴等。使用中应注意根据患者疾病的特点、季节特点、体质特点选择适当的药物和配制形式。

七、调摄情志疗法

情志是指人体对客观事物的不同心理反应,包括喜、怒、忧、思、悲、恐、惊七种变化,《素问·阴阳应象大论》曰:怒伤肝,悲胜怒;喜伤心,恐胜喜;思伤脾,怒胜思;忧伤肺,喜胜忧;恐伤肾,思胜恐。中医理论认为不同的情志变化对机体产生不同的影响,而人体功能状态的变化也会影响情志的变化。中医调摄情志的具体方法有劝说开导和以情胜情,劝说开导相当于现代的精神支持和疏导疗法,以情胜情即有意识地采用另一种情志活动,去战胜、控制因某种情志刺激过度而引起的疾病。

八、传统的运动疗法

中医传统运动健身疗法,即是以自己的身体为对象,通过有意识的自我调控心理-生理活动,达到强身、防病治病目的的锻炼方法。最早的中医运动疗法是从模仿动物的运动行为如五禽戏,发展到内容丰富的各种传统运动疗法。中医强调意念锻炼和意念引导呼吸、引导肢体活动相结合。五禽戏据说是东汉医学家华佗创制,模仿虎、鹿、熊、猿、鸟（鹤）五种动物动作,通过外动内静、动中求静的仿生运动模式达到提高运动能力、防病治病、延年益寿的目的。中国传统医学或运动技术很多技法与现代康复医学技术具有异曲同工之妙。发挥中医特色,结合现代康复标准评定方法、系统训练模式,两者优势互补,可提高康复疗效,缩短康复时间,提升患者的日常生活活动能力,达到重返社会的目的。

九、气功

气功是一种中国传统的保健、养生、祛病的方法。以呼吸的调整、身体活动的调整和意识的调整（调息、调形、调心）为手段，以强身健体、防病治病、健身延年、开发潜能为目的的一种身心锻炼方法。主要讲究调整自然之气和先天之气和谐的关系，中国气功中先天之气是禀赋于父母、循环在人体十二经络和奇经八脉中的元真气。气功的种类繁多，主要可分为动功和静功。动功是指以身体的活动为主的气功，如导引派以动功为主，特点是强调与意气相结合的肢体操作。而静功是指身体不动，只靠意识、呼吸的自我控制来进行的气功。大多气功方法是动静相间的。现代研究认为，气功锻炼能使神经系统处于良好状态，对血液循环具有双向调节作用，可增强人体的免疫功能，对呼吸功能有良好影响。

> **知识链接**
>
> ### 中国传统康复
>
> 　　中国传统康复是康复治疗的重要组成部分，因为其历史悠久，著述极为丰富，不仅具有系统的传统康复医学理论，还有着诸如养生、疗疾、针灸、按摩、气功、导引、浴疗、食疗、药疗及心理治疗等一整套独特的康复方法。这些理论与方法在几千年的漫漫长路中，不仅惠泽华夏子孙，而且逐渐形成了具有中国特色的重要康复手段和方法。特别是近年来，随着现代康复医学日趋繁荣，专业康复队伍的不断充实，在全国逐步形成了在综合医院建立康复中心，疗养院发展疗养康复，社区医院及农村卫生院兴办中小规模的康复中心的"三足鼎立"之势。这些多层次、多途径的康复机构，普遍采用中西结合的康复治疗模式，促进了传统康复治疗的广泛应用。

能力检测

一、选择题

1. 直流电疗法中衬垫的厚度应该为（　　　）。

A. 0.5 cm　　　B. 1 cm　　　C. 1.5 cm　　　D. 2 cm　　　E. 2.5 cm

2. 低频电流的频率是（　　　）。

A. 1000 Hz 以下　　　　　　B. 1～100 kHz　　　　　　C. 150～200 GHz

D. 200～300 GHz　　　　　　E. 350 GHz

3. 干扰电流又称（　　　）。

A. 低频电流　　　　　　B. 交叉电流　　　　　　C. 低频调频中频电流

D. 等幅中频电流　　　　　E. 电脑中频电

4. 关于低频电特点的叙述错误的是（　　　）。

A. 均为低压、低频，而且可调　　　　　　B. 无明显的电解作用

C. 有止痛但无热的作用　　　　　　D. 对感觉、运动神经都有强的刺激作用

E. 以上都不是

5. 患者肌力在几级以上才能进行抗阻训练？（　　　）

A. 1 级　　　B. 2 级　　　C. 3 级　　　D. 4 级　　　E. 5 级

6. 采用多种感觉刺激，以诱发产生肌肉的收缩或关节运动的方法是（　　　）。

A. Rood 技术　　　　　　B. Bobath 技术　　　　　　C. Brunnstrom 疗法

D. PNF 技术　　　　　　E. 运动再学习

7. 下列哪项不是作业活动？（　　　）

A. 睡眠活动　　　　　　B. 学业活动　　　　　　C. 没有薪水的工作

D. 自我照料　　　　　　E. 以上皆是

8. 针对患者的功能障碍,从日常生活活动、手工操作劳动或文体活动中选出一些项目,让患者按照指定的要求进行训练,以逐步恢复其功能的方法称为(　　)。

A. 物理疗法　　　　　　　　B. 运动疗法　　　　　　　　C. 作业治疗

D. 中国传统疗法　　　　　　E. 言语矫治

9. 哪项不是作业治疗过程的基本步骤?(　　)

A. 设定长期目标　　　　　　B. 治疗的实施　　　　　　　C. 再评定

D. 不需短期目标　　　　　　E. 评定

10. 作业活动的层次不包括(　　)。

A. 能力/技巧　　B. 角色　　　C. 环境　　　D. 任务　　　E. 行动

11. 关于功能障碍的描述不恰当的是(　　)。

A. 指身体不能发挥正常的功能　　　　　B. 可以是潜在的或现存的

C. 可逆的或不可逆的　　　　　　　　　D. 部分的或完全的

E. 可以与疾病并存或为后遗症

12. 作业治疗内容不包括(　　)。

A. ADL 训练　　　　　　　　B. 感知训练　　　　　　　　C. 认知训练

D. 职业技巧训练　　　　　　E. 起立床训练

13. 患者,男性,68 岁,脑梗死后 2 个月,用汉语失语成套测验评估时,发现患者自发语不流利,朗读困难,理解好,书写形态破坏,语法错误,该患者的失语类型是(　　)。

A. 感觉性失语　　B. 运动性失语　　C. 传导性失语　　D. 球性失语　　E. 命名性失语

14. 吞咽障碍的评定不包括下列哪项内容?(　　)

A. 饮水试验　　　　　　　　B. 观察患者的一般状况及营养状况

C. X 线吞咽录像　　　　　　D. 认知评定

E. 言语表达

15. 尽可能长时间地发"啊"音,记录秒数及发音清晰度,目的是(　　)。

A. 观察舌的运动　　　　　　B. 观察喉的情况

C. 观察唇的情况　　　　　　D. 观察软腭的情况

E. 观察有无鼻音或鼻漏音

16. 女性,60 岁。突发右侧肢体无力并不能言语 2 个月余来就诊,发病以来患者无吞咽困难,CT 检查示"左侧大面积脑梗死"。失语症检查示听理解、表达、复述、读理解、朗读、书写完全不能。该患者最有可能的失语症诊断类型是(　　)。

A. 命名性失语　　　　　　　B. 运动性失语　　　　　　　C. 完全性失语

D. 经皮质混合性失语　　　　E. 传导性失语

17. Frenchay 评定量表是用于评定(　　)。

A. 吞咽障碍　　B. 失语症　　C. 构音障碍　　D. 感知障碍　　E. 认知障碍

18. 可促进患者口语表达能力发展的活动是(　　)。

A. 社交活动　　B. 下棋　　　C. 打篮球　　D. 绘画　　　E. 打乒乓球

19. 关于失语症的评定不包括(　　)。

A. 口语表达　　　　　　　　B. 听理解　　　　　　　　　C. 阅读书写

D. 高级皮层功能　　　　　　E. 咽反射

20. 家庭集体心理治疗的目的是(　　)。

A. 家庭成员重新认识和适应家庭中出现残疾人的现实,重建家庭新秩序

B. 协助解决家庭成员的心理障碍　　　C. 解决夫妻之间的矛盾

D. 协助家庭成员相互适应和面对现实　　E. 促进家庭关系改善

二、思考题

1. 失语症的分级及治疗方法。
2. 吞咽障碍的训练方法有哪些？
3. 针灸治疗可起到什么样的作用？
4. 推拿治疗的适应证及禁忌证有哪些？
5. 矫形器的基本功能有哪些？

（刘洪波）

第四章
能力检测答案

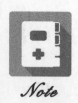

Note

第五章 临床常见疾病的康复

第一节 脑卒中的康复

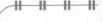
教学PPT

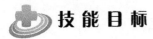
学 习 目 标

掌握:脑卒中的概念、康复分期、各期目标及治疗。
熟悉:脑卒中后主要功能障碍及其康复评定。
了解:脑卒中的预后及康复宣教。

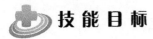
技 能 目 标

通过本节学习,具有对脑卒中患者进行康复评定并根据病情制订康复方案并实施的能力。

案例引导 5-1

　　患者吴某,男性,51岁,干部。2017年8月3日突然感觉四肢麻木,右侧肢体活动受限,言语不清,入某医院急诊。临床诊断为"左侧基底节区脑梗死",经临床治疗后病情稳定,同年9月转入系统康复治疗。体检评估患者存在的主要问题如下:患侧上肢及手指肌张力高,无分离运动,肩、肘、腕关节稳定性差;下肢异常步态(足内翻、骨盆后倾);下肢肌张力高。

　　请根据上述情况,思考:
　　(1)脑卒中的康复评定有哪些?
　　(2)简述脑卒中康复分期及各期康复目标。
　　(3)脑卒中的康复治疗措施有哪些?

案例引导
5-1答案

一、概述

　　脑卒中(stroke)又称脑血管意外(cerebral vascular accident,CVA),是指各种病因使脑部血管发生病变而导致脑功能损伤的一组疾病的总称。以起病急骤,出现局灶神经功能缺失为特点。根据病因和临床表现的不同,分为出血性脑卒中(脑出血、蛛网膜下腔出血)和缺血性脑卒中(又称脑梗死、脑血栓形成)两大类。

　　脑卒中以其高发病率和高致残率成为当前严重威胁人类健康的一大类重要疾病,也是地域性较强的疾病。在美国年发病率为100/10万,我国每年新发脑卒中病例为150万,平均发

Note

病率为 130/10 万。死亡率各国也不尽相同。脑卒中致残率为 70%～80%,其中 10%患者为重残,生活上需完全依赖他人辅助,复发率约为 41%。随着社会人口老龄化,其发病率还有增加趋势。

脑卒中发病的危险因素分为两类:一类是不可控因素,如年龄、种族、性别、遗传等;另一类是可控因素,如高血压、心脏病、糖尿病和短暂性脑缺血发作(TIA)等。这些诱发脑卒中发病的重要危险因素,可以通过有效干预来预防其发生。大力开展缺血性脑血管疾病的三级预防,对降低其发病率、死亡率及残疾率有很重要的现实意义。脑卒中患者大部分起病较急,有头痛、呕吐、血压变化、体温变化等一般症状及意识障碍、运动障碍、感觉障碍、言语障碍等临床表现。由于病变的性质、部位、大小等不同,患者可能单独发生某一种障碍或同时发生几种障碍。其中以偏瘫、失语最为常见。由于脑实质神经细胞的损伤,患者运动、感觉、言语和认知等功能不同程度地受到损害,最终导致患者不同程度地丧失独立生活及工作能力,需要依赖他人而生存,给个人、家庭及社会保障体系造成巨大负担。大量的临床实践证明脑卒中早期、科学、合理的康复训练,能有效地提高脑卒中患者的生存质量。

二、康复评定

脑卒中康复评定的目的是确定患者功能障碍的类型及程度,拟定康复目标、康复计划,制订康复措施,明确治疗效果,调整治疗方案及进行预后预测等。康复评定应按照国际功能、残疾和健康分类(ICF)的原则从身体结构与功能、活动、参与三个水平进行全面评定,一般分为早期(入院后)、中期、末期(出院前)三期评定,治疗期间也可视情况多次进行简便的针对性单项评定。

(一)身体结构与功能评定

主要包括脑卒中后直接引起的功能障碍,如运动障碍(瘫痪、肌张力异常、协调运动障碍、平衡功能障碍等)、感觉障碍、言语障碍(失语症及构音障碍)、失认症和失用症、认知功能障碍、大小便功能障碍、吞咽功能障碍等的评定。也包括病后处理不当而继发的障碍,如:压疮、肺部感染、关节挛缩、肌肉萎缩、肌力及肌耐力下降、骨质疏松、深静脉血栓、心肺功能下降、易疲劳、食欲减退及便秘、直立性低血压、自主神经功能不稳定等失用性综合征的表现,肌肉及韧带损伤、骨折、异位骨化、肩痛及髋关节痛、肩关节半脱位、肩手综合征、膝过伸、痉挛加重、异常痉挛模式加重、异常步态等误用及过用综合征的表现。

> **知识链接**
>
> **中枢性偏瘫的特点**
>
> 上运动神经元损伤使低位运动中枢失去其高位中枢的调节,使被抑制的、原始的低位中枢的各种反射释放,表现为肌张力增高、肌群间协调异常,以及出现联合反应、共同运动和异常运动模式等。痉挛是上运动神经元损伤的特征之一,脑卒中偏瘫患者的患侧诸肌均有不同程度的痉挛,因此患者的姿势和运动都是僵硬而典型的,上肢表现为典型的屈肌模式(又称屈肌优势),下肢表现为典型的伸肌模式(又称伸肌优势)。充分了解偏瘫患者的痉挛模式对于患者的评价和治疗是非常重要的。

身体结构与功能评定中应用最广泛、最为临床关注的为运动功能评定,中枢性偏瘫的运动功能评定不宜采用肌力评价法,通常采用 Brunnstrom 评价法、Bobath 评价法、MAS、上田敏法及 Fugl-Meyer 评价法等。

Brunnstrom 对大量的偏瘫患者进行了观察,注意到偏瘫的恢复几乎是一个定型的连续过程,提出了著名的恢复六阶段理论,设计了六级评价法(表 5-1)。本方法简便易行,应用较广

Note

178

泛,但分级较粗,欠敏感。

表 5-1　Brunnstrom 偏瘫运动功能评价

分级	上肢	手	下肢
Ⅰ级	弛缓,无任何运动	无任何运动	无任何运动
Ⅱ级	弛缓,出现联合反应,不引起关节运动的随意肌收缩,出现痉挛	出现轻微屈指动作	出现联合反应,不引起关节运动的随意肌收缩,出现痉挛
Ⅲ级	痉挛加剧,可随意引起共同运动	能全指屈曲,钩状抓握,但不能伸展,有时可由反射引起伸展	痉挛加剧,坐位和立位时髋、膝可屈曲
Ⅳ级	痉挛开始减弱,出现一些脱离共同运动模式的运动。①手能置于腰后。②上肢前屈 90°(肘伸展)。③屈肘 90°,前臂能旋前、旋后	能侧捏及松开拇指,手指能半随意、小范围伸展	痉挛开始减弱,开始脱离共同运动,出现分离运动。①坐位,足跟触地,踝能背屈。②坐位,足可向后滑动,踝背屈
Ⅴ级	痉挛减弱,共同运动进一步减弱,分离运动增强。①上肢外展 90°(肘伸展,前臂旋前)。②上肢前平举并上举过头(肘伸展)。③肘呈伸展位,前臂能旋前、旋后	①用手掌抓握,能握圆柱状及球形物,但不熟练。②能随意全指伸开,但范围大小不等	痉挛减弱,共同运动进一步减弱,分离运动增强。①立位,髋伸展位能屈膝。②立位,膝伸直,足稍向前踏出,踝能背屈
Ⅵ级	痉挛基本消失,协调运动大致正常,Ⅴ级动作的运动速度达健侧 2/3 以上	①能进行各种抓握。②全范围的伸指。③可进行单指活动,但比健侧稍差	协调运动大致正常。下述运动速度达健侧 2/3 以上。①立位,伸膝位,髋外展。②坐位,髋交替地内、外旋,并伴有踝内、外翻

其他功能的评定如言语障碍、认知障碍、平衡功能等的评定,详见第三章相关内容。

（二）个体活动能力评定

多采用 Barthel 指数（Barthel index of ADL）和功能独立性评定（functional independence measure,FIM）,详见第三章相关内容。

（三）社会参与能力评定

可采用生活满意度或生活质量评定,常用的量表有 SF-36,WHO-QOL100、生活满意度量表（SWLS）等,详见第三章相关内容。

三、康复治疗

脑卒中康复的目标是通过以运动疗法、作业治疗等为主的综合措施,最大限度地促进功能障碍的恢复,防治废用和误用综合征,减轻后遗症;充分强化和发挥残余功能,使用代偿手段和

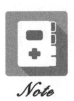

辅助工具等,以争取患者达到生活自理;通过生活环境改造、精神心理再适应等使患者最大限度地回归家庭和社会。脑卒中的临床康复根据病情演变一般分为急性期(软瘫期)、痉挛期、相对恢复期和后遗症期四期。脑卒中的康复治疗原则主要为早期康复、全面康复、循序渐进、团队协作。

(一)急性期的康复治疗

急性期是指发病 1~3 周内(脑梗死 1 周左右,脑出血 2~3 周)。待病情稳定后 48 小时后即可与临床诊治同时进行,越早开始康复,功能恢复越好。目的是预防并发症和继发性损害,同时为下一步功能训练做准备。主要措施包括:

(1)正确的体位摆放:正确的体位摆放又称良肢位,是指为防止或对抗痉挛模式的出现,保护肩关节以及早期诱发分离运动而设计的一种治疗性体位,又称抗痉挛体位,能预防和减轻上肢屈肌、下肢伸肌的典型痉挛模式,是早期抗痉挛治疗的重要措施之一,每两小时更换一次体位即可。若出现下列情况应禁忌变换体位:头部轻屈即出现瞳孔散大;玩偶眼睑征消失;病灶侧瞳孔散大,对光反应消失;呼吸不规则;频繁呕吐;频发全身痉挛;低血压,收缩压在 12 kPa 以下;双侧迟缓性瘫痪;去皮质强直发作;发病后 1 小时内深昏迷。常见的体位有仰卧位、患侧卧位及健侧卧位三种。

①仰卧位(图 5-1):该体位易引起压疮及增强异常反射活动,应尽量少用,或与健侧卧位、患侧卧位交替使用。具体方法:头部放在枕头上,稍偏向健侧,面部朝向患侧,枕头高度要适当,胸椎不得出现屈曲;患侧臀部下方垫一软枕使患侧骨盆前突,以防止髋关节屈曲、外旋;患侧上肢肩关节下方垫一软枕使肩胛骨向前突,肘关节伸展,置于枕头上,腕关节伸展,手指伸展;下肢大腿及小腿中部外侧各放一沙袋防止髋关节外展、外旋,腘窝处垫一小枕头以防止膝关节过伸;仰卧位时也可定时将患侧上肢抬高过头,一些患者在阅读时可采取这个姿势(图 5-2)。任何时间均应避免半坐卧位,这可以加重躯干屈曲及下肢伸展(图 5-3)。健侧肢体自然放置,足底不放任何东西,以防止增加不必要的伸肌模式的反射活动。

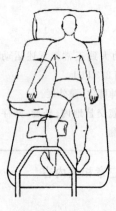
图 5-1 仰卧位

图 5-2 将上肢抬高过头

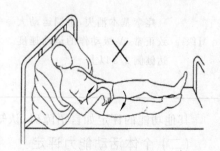
图 5-3 避免半坐卧位

②患侧卧位:患侧卧位对偏瘫患者非常重要,能增加患侧的感觉输入,伸展患侧肢体,避免诱发或加重痉挛,在早期即可采取该体位(图 5-4)。具体方法:患侧躯体在下,患侧上肢肩关节前屈 90°,伸肘、伸指、伸腕、掌心向上;患侧下肢伸髋,膝屈曲 5°~10°,踝背屈 90°,健侧上肢放在患者身体上部,如果将其放在身体后面,可引起躯干后倾,导致患者的肩胛骨后缩,健侧髋关节及膝关节弯曲放在枕头上。对头部进行支持,如头部感到舒适,患者可很好保持这个位置并可入睡。头应在上颈部屈曲,避免后伸;躯干略向后旋,后背垫一硬枕。患侧卧位时间不宜过长,应与健侧卧位交替进行。

③健侧卧位:这对偏瘫患者是一个较好的体位,易将患侧肢体置于抗痉挛体位,而且可防

止压疮的发生及促进患侧的胸式呼吸(图5-5)。具体方法:健侧在下,躯干与床面成直角,即患者身体不能向前呈半俯卧位,患侧上肢用枕头支撑,上臂与躯干呈直角或大于直角,肩胛骨前伸,伸肘,伸腕,伸指,掌心向下;患侧下肢屈髋、屈膝呈向前迈步状态,踝背屈90°,患足不能悬空。健侧下肢伸髋、轻微屈膝5°～10°。健侧上肢放在最舒适的位置上,健侧下肢平放在床上,髋关节伸直,膝关节轻度弯曲,背后挤放一个枕头,使躯干呈放松状态。

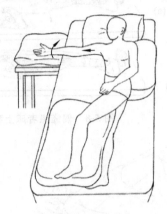 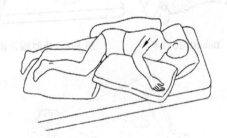

图5-4　患侧卧位　　　　　　　　　　图5-5　健侧卧位

(2) 肢体关节被动运动:只要生命体征平稳,即可进行被动运动。为防止关节挛缩,在病后第3、4日起患肢所有的关节都应做全范围的关节被动运动。被动运动原则:①关节活动范围的被动活动应包括身体的各个关节;②每个关节必须进行功能范围的关节活动,固定关节的近端,被动活动远端;③运动时动作要平稳、缓慢、均匀,训练项目要尽量集中,避免频繁变换体位;④每日训练两次,每次各方向进行3～5遍;⑤每次活动只针对一个关节,固定的位置应尽量接近关节的中心为佳;⑥维持正常关节活动度的被动训练不得出现疼痛;⑦关节的被动活动前,要对患者做好解释工作,以取得患者合作;⑧患者的体位应舒适,被固定的部位要稳定、牢固,如对骨折或肌腱缝合术后的患者;⑨对昏迷、肢体瘫痪的患者,应与肌力训练同时进行,尤其是负重关节,防止加重关节的不稳定性。

(3) 向心性按摩:对患侧肢体进行向心性按摩可促进血液、淋巴回流,防止和减轻水肿,同时又是一种运动-感觉刺激,有利于运动功能恢复。按摩要轻柔、缓慢、有节律地进行,不使用强刺激性手法。对肌张力高的肌群用安抚性质的推摩,对肌张力低的肌群则予以摩擦和揉捏。

(4) 主动运动:急性期的所有主动训练都是在床上进行的,主要原则是利用躯干肌的活动以及各种手段,促使肩胛带和骨盆带的功能恢复。

①翻身训练:尽早使患者学会向两侧翻身,以免长期固定于一种姿势,出现继发压疮及肺部感染等并发症。可采用伸肘摆动翻身法:双手十指交叉,患手拇指压在健手拇指的上方,即Bobath式握手(图5-6);伸肘;屈膝;先将伸握双手摆向健侧,再反向摆向患侧,利用摆动惯性向患侧翻身。如翻向健侧,则摆动方向相反(图5-7)。

②床上移动:健足伸向患足后方;健腿抬起,患腿向左(右)移动;健足和肩支撑臀部并移动;以健腿、臀部为支点,移动头、肩部(图5-8)。

③桥式运动:桥式运动可以抑制躯干及下肢痉挛,促进患侧髋关节的选择性伸展运动。双桥运动是患者取仰卧位,双腿屈曲,足踏床,主动将臀部抬离床面,下肢保持稳定,注意两侧骨盆需保持同一水平面,每次持续5～10秒,然后臀部慢慢放下。通常偏瘫侧骨盆比健侧低,治疗师或护士可帮助患者将患足平放床面,另一只手可通过叩打臀大肌刺激其收缩以协助抬臀;当患者能完成双桥运动后,可让患者练习健腿悬空,仅患腿屈曲,足踏床,主动抬臀训练,为单桥运动(图5-9)。

Note

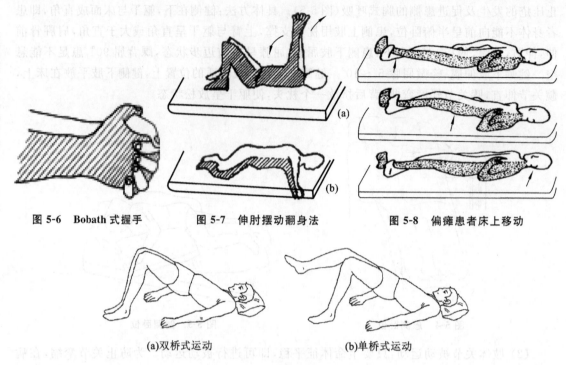

图 5-6　Bobath 式握手　　　图 5-7　伸肘摆动翻身法　　　图 5-8　偏瘫患者床上移动

(a)双桥式运动　　　　　　　　　　(b)单桥式运动

图 5-9　桥式运动

④体位变换训练:对一般情况良好、症状较轻的患者,可在医师指导下尽早地进行体位变化的适应性训练,可有效预防直立性低血压、骨质疏松症、深静脉血栓等并发症。利用可调角度的电动起立床,从倾斜 45°、训练 5 分钟开始,每日增加电动起立床倾斜的角度 10°~15°,维持时间 5~15 分钟。一般情况下,可在 10 日内达到 80°。

(二)痉挛期的康复治疗

一般在急性期 2~3 周后,由于脊髓下位中枢支配作用的增强,患者运动功能进入痉挛阶段,一般持续 3 个月左右。此期的康复目标是控制肌痉挛和异常的运动模式,促进正常运动模式的出现,并在此基础上加强实用性动作的训练。

(1)抗痉挛治疗:大部分患者患侧上肢以屈肌痉挛占优势,下肢以伸肌痉挛占优势。主要表现为肩胛骨后缩,肩带下垂,肩内收、内旋,肘屈曲,前臂旋前,腕屈曲伴一定的尺偏,手指屈曲内收;骨盆旋后并上提,髋伸、内收、内旋,膝伸,足趾屈内翻。常采用的措施如下。

①不同体位的抗痉挛训练:早期卧床时可指导患者采用 Bobath 式握手,上举上肢,做此动作时应注意使患侧肩胛骨向前,患肘伸直;坐位时可借助滚筒、砂磨板进行训练或指导患者将患肘伸直,手指伸展分开,撑于椅面上,然后将身体的重心缓慢移至患侧;站立时,双手平放抵于墙壁上,肘关节伸直,身体重心向前;以上这些方法有利于抑制上肢屈肌痉挛模式。而针对下肢可采用仰卧位,双腿屈曲,Bobath 式握手抱住双膝,将头抬起,轻轻前后摆动使下肢更加屈曲,该运动不仅可降低下肢伸肌痉挛,同时也可以抑制上肢屈肌痉挛;此外,桥式运动也有利于抑制下肢伸肌痉挛。

②患肢的功能训练:由于此阶段患者患侧处于异常运动模式、痉挛时期,所以在进行患肢的功能活动时,应以抑制其痉挛、控制异常的运动模式、促进分离运动出现为主。上肢主要包括肩胛带和肩关节的被动活动、肘关节的控制训练、前臂的旋前和旋后训练、腕-指关节伸展训练、手的抓握训练。下肢主要包括膝关节屈曲训练、伸髋屈膝训练、踝关节屈曲训练、伸髋屈膝屈踝训练。

(2)实用性动作训练:实用性动作训练按照运动发育的顺序和不同姿势反射水平进行,如翻身→坐→坐位平衡→坐到站→站立平衡→步行来进行。

①坐起训练:患者首先侧移床边,将健腿插入患腿下,用健腿将患腿移于床边外,患膝自然屈曲;然后头向上抬,躯干向患侧旋转,健手横过身体,在患侧用手推床,把自己推至坐位,同时摆动健腿下床;必要时治疗人员将一手放在患者健侧肩部,另一只手放于其髋部帮助。

②坐位平衡训练:坐位平衡训练包括左右平衡训练和前后平衡训练。a.左右平衡训练:患者取坐位,治疗人员坐于其患侧,一手放在患者腋下,一手放在其健侧腰部,嘱患者头部保持直立,将重心移向患侧,然后患者将重心逐渐向健侧转移;此时,治疗人员一手抵住患者患侧腰部,另一只手压在患者同侧肩部,嘱患者尽量拉长健侧躯干,并且头部保持直立位;随着患者主动性逐渐增加,治疗人员可相应减少辅助力量。b.前后平衡训练:指导患者用双手拾起地面上的一件物品或是双手向前伸,拿起桌上一件物品,再向后伸手取一件物品。

③坐到站起的训练:当患者下肢有一定负重能力时,即可开始从坐到站起的训练,其训练的要点是掌握重心的移动。具体方法:患者 Bobath 式握手,双上肢前伸,头和躯干前倾,重心前移至双足上,然后抬起臀部,髋、膝伸展而站起;必要时治疗人员可站于患者患侧,一手将患膝向前拉,另一手放在健侧臀部帮助患者抬起臀部。

④站位平衡训练:患者取立位,嘱患者转头向躯干后方看,然后回到中立位,再从另一侧向后看;或是嘱患者分别从前方、侧方及后方的桌上取物品。随着功能的改善,可让患者一手或双手从地上拾起大小不同的物品,或者嘱患者接住治疗人员从前方、侧方抛来的球。

⑤步行训练:偏瘫患者步行训练需具备的条件:站立平衡达到 2 级或接近 3 级,患侧下肢能支撑身体 3/4 的重量,患侧下肢具有主动屈伸髋、膝能力。步行训练方法包括单腿负重→靠墙伸髋→离墙站立→患腿上下台阶→患腿伸髋负重,健腿跨越障碍→靠墙伸髋踏步→侧方迈步、原地迈步。

⑥上下楼梯训练:通过主动屈伸髋、膝、踝关节及躯干配合的左右旋转和屈伸,有利于改善患者整体协调运动,提高步行能力。上下楼梯时必须遵循健侧先上、患侧后上;患侧先下、健侧后下的原则。

(三)相对恢复期的康复治疗

痉挛期过后即进入相对恢复期,脑卒中患者相对恢复期约为 1 年。此期的康复目标是进一步促进选择性主动运动和速度运动的恢复,发展多种模式,增大正常的运动感觉输入,协调多个肌群的组合运动。

(1)运动治疗:此期主要应用各种偏瘫康复技术促进运动功能的恢复,常用的神经生理学疗法主要为 Bobath 技术、Brunnstrom 技术、Rood 技术、PNF 技术及运动再学习疗法,内容包括抑制和促进两大技术,详见第四章。通过治疗,进一步加大上述痉挛阶段训练中各种运动方式的难度,并将各种训练方式融入日常生活活动中。

(2)作业治疗:一般在患者达到坐位平衡后开始作业治疗。主要内容如下:①日常生活活动能力训练:如吃饭、个人卫生、穿脱衣服(图 5-10、图 5-11、图 5-12)、移动、洗澡及家务活动等,掌握一定的技巧后单手多可完成。必要时可应用生活辅助具,如粗柄勺子、带套圈的筷子、有吸盘固定且把手加长的指甲刀、穿袜器、四脚手杖和助行器等。从训练的角度出发,应尽量使用患手。②工艺活动:如用斜面磨砂板训练上肢粗大的运动,通过编织、剪纸等训练两手的协同操作,通过垒积木、书写、拧螺丝、拾小物品等训练患手的精细活动。经过一段时间的训练后,如预测瘫痪的利手恢复差,应开始利手转换训练。

(3)物理治疗和针灸治疗:功能性电刺激、生物反馈及针灸治疗等对增加感觉输入、促进功能恢复与运动控制等有一定的作用。

(4)针对言语障碍、认知障碍、吞咽障碍以及肩关节疼痛等并发症也需进行针对性训练,

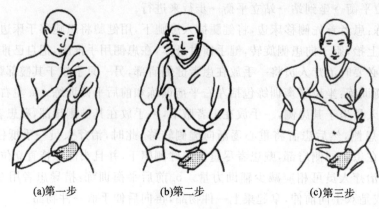

(a)第一步　　　　(b)第二步　　　　(c)第三步

图 5-10　穿套头衫

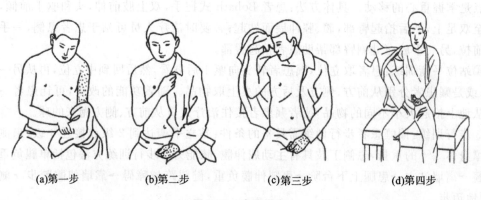

(a)第一步　　(b)第二步　　(c)第三步　　(d)第四步

图 5-11　穿开襟衣

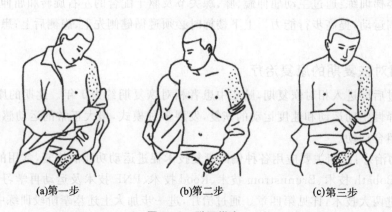

(a)第一步　　　　(b)第二步　　　　(c)第三步

图 5-12　脱开襟衣

可到专业康复机构进行,详见第四章。

知识链接

肩手综合征(SHS)

　　肩手综合征又称反射性交感神经营养不良,其发生机制尚不清楚。SHS 可突然发生,亦可发展缓慢、隐蔽,据估计,在脑卒中患者发生率为 12.5%～70%,较典型的表现是肩痛、手水肿和疼痛(被动屈曲手指时尤为剧烈)、皮温升高,部分伴有足水肿。重症者晚期可出现手部肌肉萎缩,甚至挛缩畸形。

（四）后遗症期的康复治疗

一般病程经过约 1 年，患者经过治疗或未经积极康复，可以留有不同程度的后遗症，主要表现为肢体痉挛、关节挛缩畸形、运动姿势异常等。此期康复目的是指导患者继续训练和利用残余功能，训练患者使用健侧肢体代偿部分患侧肢体的功能，同时指导家属尽可能改造患者的周围环境，如尽量住平房或电梯房、去除门槛、将台阶改为坡道或两侧安装扶手、厕所改为坐式并加扶手、地面不宜太滑或太粗糙、所有用品要方便患者取放和使用等，以便于争取最大程度的生活自理。

四、康复宣传教育

由于脑卒中具有高发病率、高致残率、高致死率及高复发率等特点，因此，应针对易患人群和已患病者进行相关健康知识宣传教育。

对于脑卒中易患人群应采取各种有效措施主动控制危险因素，改变不良生活方式，戒烟限酒，多运动，保持理想体重，保持情绪稳定，合理膳食营养，养成有规律的运动习惯，保证充足睡眠，避免过度疲劳，预防脑卒中发生。

对于脑卒中患者应积极进行早期康复干预及综合康复治疗，提高患者日常生活活动能力，同时保持血压稳定，维持血糖、血脂在正常范围，预防脑卒中的复发。教育患者按时服药，定期复查，避免病情复发和加重。当出现头晕头痛、一侧肢体麻木无力、讲话吐词不清时应立即去医院就诊。

第二节 小儿脑性瘫痪的康复

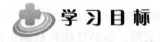

学 习 目 标

掌握：小儿脑瘫的概念以及康复评定。
熟悉：小儿脑瘫的分型及其康复治疗。
了解：小儿脑瘫的健康宣教。

技 能 目 标

通过本节学习，具有对小儿脑瘫患者进行康复评定并根据病情制订康复方案并实施的能力。

案例引导 5-2

患儿张某，女性，4 岁，出生时因产程过长致缺血缺氧性脑病，发育迟缓。体检评估患儿目前存在的主要问题是：左侧上肢肌张力高，屈肌痉挛模式，肩关节被动活动受限；左侧下肢肌张力高，伸肌痉挛模式，跟腱挛缩，病理征左侧阳性。

请根据上述情况，思考：

（1）脑瘫患儿如何进行发育水平评定？

（2）脑瘫如何分型？

（3）脑瘫患儿康复治疗措施主要有哪些？

一、概述

小儿脑性瘫痪（cerebral palsy，CP）简称脑瘫，是指从受孕开始至出生后 1 个月内因各种原因所致的一种非进行性的脑损伤和发育缺陷所导致的综合征，其主要表现为中枢性运动障碍及姿势异常，同时伴有智力、语言、视听觉等多种障碍，是严重影响儿童生长发育及功能的疾病。脑瘫的主要危险因素是早产、低体重、胎儿宫内窘迫、出生窒息、高胆红素血症等。脑瘫患病率在发达国家为 0.1%～0.4%，我国为 0.15%～0.5%。

根据运动障碍的性质可分为痉挛型、手足徐动型、强直型、共济失调型、肌张力低下型和混合型六种类型；按瘫痪的部位分类可分为：①单瘫：指一个肢体的瘫痪，临床上很少见。②偏瘫：指一侧上下肢的瘫痪，尤其上肢障碍较重。③四肢瘫：指四肢及躯干瘫痪，四肢瘫痪程度无大的差别。④截瘫：指双下肢的瘫痪，临床上被称为截瘫的患儿，多为双瘫的轻症，其躯干和上肢并不是完全正常。⑤双瘫：四肢瘫的一种类型，双下肢瘫痪较重，双上肢和躯干瘫痪较轻。⑥双重偏瘫：指四肢瘫痪，双上肢重于双下肢或一侧上下肢重于另一侧上下肢。⑦三肢瘫：指三个肢体的瘫痪或四肢瘫的不完全型。

二、康复评定

脑瘫患儿的功能障碍表现复杂，评定必须采用全面的、综合性的功能评定方法。由于脑瘫儿童处于一个发育过程，因此，功能评定也是一个动态的过程。通过评定，详细了解患儿功能障碍的性质、程度和影响范围；对患儿所具有的能力进行分析和量化；掌握患儿功能障碍的特点及关键因素，为制订康复训练计划、判断治疗效果提供依据；也为判断患儿残疾等级提供依据，为患儿享有平等权利、义务及参与社会提供客观依据。

（一）发育水平评定

小儿反射发育十分准确地反映中枢神经系统发育情况。原始反射的时间超过了应该消失的时间，是神经发育异常或受损的表现。自动反应包括翻正反应、平衡反应、保护性伸展反应等，自动反应出现延迟或消失是神经发育迟缓和受损的表现。小儿原始反射、姿势反射、翻正反应和平衡反应出现时间如下。

1. 原始反射

（1）交叉伸肌反射：出生时～2 个月。

（2）Galant 反射（躯干侧弯反射）：出生时～2 个月。

（3）Moro 反射（拥抱反射）：出生时～4 个月。

（4）抓握反射：出生时～6 个月。

2. 姿势反射

（1）紧张性迷路反射：出生时～6 个月。

（2）非对称性紧张性颈反射：出生后 2～4 个月。

（3）对称性紧张性颈反射：出生后 4～10 个月。

（4）紧张性迷路反射：出生时～6 个月。

3. 翻正反应

（1）颈部翻正反应：出生时～6 个月。

（2）躯干翻正反应：出生后 6～18 个月。

（3）头部迷路翻正反应：出生后 2～6 个月。

（4）视觉翻正反应：出生后 2 个月出现，终生存在。

4. 平衡反应

（1）倾斜反应：出生后 6 个月～终生。

（2）坐位平衡反应：出生后 6 个月～终生。

（3）立位平衡反应：出生后 12 个月～终生。

（4）降落伞反应：出生后 6 个月～终生。

（5）迈步平衡反应：出生后 15 个月～终生。

（二）肌张力评定

肌张力的变化可反映神经系统的成熟程度和损伤程度，脑瘫患儿均存在肌张力的异常。肌张力评定的指标量化比较困难，目前评定多从以下几个方面进行。

（1）静止性肌张力检查：指肌肉处于安静状态的肌张力。检查时患儿保持安静、不活动、精神不紧张，临床多取仰卧位。检查包括肌肉形态、肌肉硬度、肢体运动幅度的改变以及关节伸展度。通过观察可以判定肌肉形态；通过触诊可以了解肌肉硬度；用手固定肢体的近位端关节，被动摆动远位端关节，观察摆动幅度大小，判定肌张力状况；检查关节伸展度。

（2）姿势性肌张力检查：在主动运动或被动运动时，姿势变化产生的肌张力。姿势性肌张力在姿势变化时出现，安静时消失。可以利用四肢的各种姿势变化，观察四肢肌张力的变化。利用各种平衡反应观察躯干性姿势性肌张力，也可转动小儿头部，在发生姿势改变时观察肌张力的变化。

（3）运动性肌张力检查：多在身体运动时，观察主动肌与拮抗肌之间的肌张力变化。主动或被动伸展四肢时，检查肌张力的变化。锥体系损伤时，被动运动各关节，开始抵抗增强然后突然减弱，称为折刀现象。锥体外系损伤时，被动运动时抵抗始终增强且均一，称为铅管样或齿轮样运动。锥体系损伤时，肌张力增高有选择地分布：上肢以内收肌、屈肌及旋前肌明显；下肢以伸肌明显。锥体外系损伤时，除上述表现外，可有活动时肌张力的突然增强。

（4）异常肌张力的几种主要表现：肌张力低下时可有以下几种表现：蛙位姿势（俯卧位或仰卧位），W 字姿势（仰卧位），二折姿势（坐位），倒"U"字姿势（俯悬卧位），外翻或内翻扁平足，站立时腰椎前弯，骨盆固定差而走路左右摇摆似鸭步，翼状肩，膝反张等。肌张力增高时可有以下异常姿势：头背屈，角弓反张，下肢交叉，尖足，特殊的坐位姿势，非对称性姿势等。对肌张力增高的传统分度是分为轻度、中度和重度三个等级，比较粗略。目前较为通用的评定标准多采用改良 Ashworth 量表。

（三）肌力评定

肌力评定是脑瘫评定的组成部分，对于判定功能障碍的程度、制订康复治疗计划、辅助器具的选择等都十分重要。临床上可在全身各个部位，通过一定的动作姿势，分别对各个肌群做出评定，参见第三章相关内容。

（四）关节活动度评定

关节活动度评定是在被动运动下对关节活动范围的测定。当关节活动受限时，还应同时测定主动运动的关节活动范围，并与前者相比较。决定关节活动度的因素有：关节解剖结构的变化，产生关节运动的原动肌（收缩）的肌张力，与原动肌相对抗的拮抗肌（伸展）肌张力。测量可采用目测，但准确的测量多使用量角器。脑瘫易发生挛缩，患儿容易出现关节的变形。变形后容易造成肢体的形态变化，因此还要注意测量肢体的长度以及肢体的周径。步态分析系统是目前最为先进的综合分析下肢功能的系统。

（五）日常生活活动能力评定

脑瘫患儿正处于生长发育阶段，日常生活活动能力的学习和训练是获得生活和学习的基本能力、建立生活信心和乐趣、取得全面康复效果的重要内容。因此,对于脑瘫儿童的日常生活活动能力评定已经成为康复评定的重要组成部分。应用于儿童的评定方法以 PALCI 评定法最为广泛使用,P(posture)为身体姿势、A(ADL)为日常生活动作、L(locomotion)为移动能力、C(communication)为交流能力、I(IQ)为智能。此评定方法适用于 1 岁以上儿童。

(六)其他方面的评定

许多脑瘫患儿伴有语言障碍,部分伴有听力障碍和视觉障碍,因此专业人员对脑瘫患儿进行语言障碍评定、听力障碍评定和视觉障碍评定,对于制订正确全面的康复治疗方案,评定康复效果是十分必要和重要的。评定需要采用必要的辅助器具。

三、康复治疗

小儿脑瘫康复治疗的目标是采用综合治疗手段,最大限度地减少功能障碍,减少继发性残疾,使患儿在身体、心理、职业等方面达到最大的恢复,提高生活质量,最大限度回归社会。康复治疗应遵循早发现、早干预、早治疗的"三早原则",采用运动治疗、作业治疗、言语治疗、心理治疗等各种治疗技术,并与日常生活活动相结合,符合儿童发育特点和需求,选择安全有效、具有趣味性的治疗技术,引导和诱导患儿主动参与自主运动,反复学习和实践,促进患儿身心发育。

(一)物理治疗(physical therapy,PT)

目前治疗脑瘫的几种主要疗法简述如下。

(1)Bobath 疗法:婴幼儿强调以下七种模式训练的重要性:①整个机体的伸展模式;②竖头以抵抗重力模式;③对称性姿势模式;④保护性伸展模式;⑤伸腿坐模式;⑥以躯干为轴心的旋转模式;⑦各种平衡反应模式。

Bobath 疗法需要一定的场所和辅助用具,如玩具、垫子、三角垫、圆滚、Bobath 球、重心移动板、平衡板、站立位训练架等。

(2)Vojta 疗法:Vojta 疗法是德国学者 Vojta 创建的小儿脑瘫疗法之一。这种方法是通过对身体一定部位(诱发带)的压迫刺激,诱导产生全身性、协调化的反射性移动运动,促进和改善患儿的移动运动功能,因此又称为诱导疗法,有学者还称其为运动发育疗法。Vojta 疗法所诱导的运动为反射性翻身(R-U)和反射性腹爬(R-K)两种,通过使这种移动运动反复规则地出现,促进正常反射通路和运动模式,抑制异常反射通路和运动模式,达到治疗目的。Vojta 疗法无需特殊工具,每次治疗时间为 10～32 分钟,R-U、R-K 每侧每次治疗 3～5 分钟。Vojta 疗法利用一定的出发姿势,选择身体一定部位的主诱发带和辅助诱发带,按照一定的方向给予一定时间和强度的刺激,观察患儿出现反应的特点,调整手法、刺激强度和刺激时间。要避免患儿的哭闹,不要单纯为了追求出现反应而对患儿过分刺激,造成患儿的痛苦。Vojta 还创造了七种姿势反射检查方法,是早期诊断的一种手段。

(3)引导式教育(conductive education):由匈牙利学者 Andras Peto 教授创建的,又称 Peto 疗法。引导式教育是通过教育的方式,使功能障碍者的异常功能得以改善或恢复正常,即应用教育的概念体系进行康复治疗。因此引导式教育并不是单纯的物理治疗,而是通过一定的手段,诱导和实现预先所设定的目标,引导功能障碍者学习各种功能动作。这种功能动作的学习是通过功能障碍者本身的内在因素与外界环境的相互作用,主动地、相对独立地完成功能动作,达到学习、掌握、主动完成功能动作的目的,与单纯一对一、患儿被动接受治疗完全不同。引导的方式是通过引导者与功能障碍者的整体活动,诱发功能障碍者本身的神经系统形成组织化和协调性。引导式教育体系中所说的康复,并不是仅仅促进功能障碍者的功能障碍本身,同时引导人格、个性的变化,即智能、认知能力、人际交往能力的提高,进而又促进功能障碍的改善。目前,引导式教育已经成为脑瘫康复治疗的一个重要方法。

引导式教育需要有辅助用具:大小不等的靠背椅,椅背上有等距的排列光滑的横木、用木条组成床面的床、各种粗细长短不同的木棒、直径不同的胶圈或塑料圈、各种球等。引导式教育适用于各种原因引起的功能障碍以及并发智力低下、语言障碍、行为异常等的康复治疗,但不适于重症智力低下的患儿,小年龄组的治疗需有家长的辅助。

(二)作业治疗(occupational therapy,OT)

作业治疗是指有计划、有针对性地从患儿日常生活、学习、劳动、认知等活动中,选择一些作业,对患儿进行训练,以恢复和学习各种精细协调动作,解决生活、学习、工作及社交中所遇到的困难,取得一定程度的独立性和适应性。其具体内容如下。

(1)保持正常姿势:按照儿童发育的规律,通过包括游戏在内的各种作业活动训练,保持患儿的正常姿势,奠定进行各种随意运动的基础。

(2)促进上肢功能的发育:上肢的功能发育、随意运动能力是生活自理、学习以及将来能否独立从事职业的关键。通过应用各种玩具,以游戏的形式促进患儿正常的上肢运动模式和视觉协调能力;通过使用木棒、鼓棒、拔起插棒等方法,促进患儿手的抓握能力;矫正患儿拇指内收。

(3)促进感觉、知觉运动功能的发育:脑瘫不只是随意运动功能的障碍,而且存在感觉运动障碍。因此进行感觉综合训练,对于扩大患儿感知觉运动的领域,促进表面感觉和深部感觉的发育,正确判断方向、距离、位置关系等都十分重要。

(4)促进日常生活动作能力:作业治疗的最终目的是达到患儿的生活自理能力。促进运动发育、上肢功能、感知认知功能的训练,应与日常生活动作训练相结合。如训练饮食动作时需要头的控制、手眼协调、手的功能和咀嚼、吞咽时相应部位的运动。

(5)促进情绪的稳定和社会适应性:身体功能障碍越重,行动范围越受限,经验越不足,社会的适应性越差。脑瘫患儿多以自我为中心,情绪常不稳定,将来常不适应工作和社会环境。因此应注意从婴幼儿起,调整其社会环境,通过游戏、集体活动来促进脑瘫患儿的社会适应能力和情绪的稳定。

(三)言语治疗(speech therapy,ST)

脑瘫患儿约有80%具有不同程度的语言障碍。其发生机制为语言发育迟缓,发音器官功能障碍,交流意愿障碍及其他障碍所致。特点为语言发育迟缓和(或)构音障碍。言语治疗的主要内容包括:①日常生活交流能力的训练;②进食训练;③构音障碍训练;④语言发育迟缓训练;⑤利用语言交流辅助器具进行交流的能力训练等。

(四)其他疗法

主要有药物治疗、心理康复与教育、传统医学康复疗法(如中药疗法,针刺疗法的头针、体针、耳针,按摩疗法的各种手法,穴位注射等)、外科手术治疗、辅助器具及矫形器治疗、水疗等物理因子治疗。

四、康复宣传教育

小儿脑瘫的早期发现、早期干预、早期康复治疗是抑制异常运动发育、促进正常运动发育、防止挛缩和畸形的关键,同时持之以恒、正确、综合性的康复治疗有利于脑瘫的预后。脑瘫的三级预防对脑瘫的防治至关重要。

(1)一级预防:是脑瘫预防的重点,主要目的是防止脑瘫的产生,即研究预防能够导致脑瘫的各种原因以及所采取的干预措施。

(2)二级预防:对已经造成损害的脑瘫患儿,采取各种措施防止发生残疾。预防和治疗并发症、继发症,积极进行综合康复,使脑瘫患儿得以身心全面发育。

(3)三级预防:对已经发生残疾的脑瘫儿,应通过各种措施,预防残障的发生。尽可能保存现有的功能,通过各种康复治疗方法和途径,积极预防畸形、挛缩的发生,包括教育康复、职业康复和社会康复在内的综合康复,使脑瘫的残疾不会成为残障。辅助器具的使用,社会环境的改善等是防止残障的重要因素。

总之,深入进行脑瘫的临床和基础理论研究,积极采取综合措施,通过全社会的共同努力和网络化建设,可以有效预防脑瘫的发生,减少残疾和残障。

第三节 颅脑损伤的康复

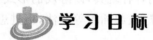

学习目标

掌握:颅脑损伤的概念、康复评定及恢复期康复治疗。
熟悉:颅脑损伤急性期及后遗症期的康复治疗。
了解:颅脑损伤的健康宣教。

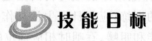

技能目标

通过本节学习,具有对颅脑损伤的患者进行康复评定并根据病情制订康复方案并实施的能力。

 案例引导 5-3

患者,女,23岁,因车祸头部外伤,导致左颞顶叶硬膜外血肿,意识丧失,给予手术引流,监护3周,此后意识恢复,转至康复科,检查发现右侧偏瘫,下肢为伸肌痉挛,上肢为屈肌痉挛,失语,认知障碍。

请根据上述情况,思考:
(1)颅脑损伤的康复评定有哪些?
(2)颅脑损伤的严重程度如何评定?
(3)颅脑损伤的康复治疗有哪些?

一、概述

颅脑损伤(traumatic brain injury,TBI)是指由于创伤所致的脑部损伤,可导致意识丧失、记忆缺失及神经功能障碍,又称脑外伤,占全身各部位外伤的20%左右,其发生率仅次于四肢损伤,而死亡率却居首位。损伤的主要原因是交通事故、高处坠落、失足跌倒、建筑物倒塌及火器、利器伤等。我国颅脑损伤的年发病率为783.3/10万,在美国,颅脑损伤发生率为200/10万,每年有50万颅脑损伤患者住院。轻度、中度、重度颅脑损伤的病死率分别为0%、7%、58%,而致残率分别为10%、66%和100%。

颅脑损伤按照损伤方式分为闭合性损伤和开放性损伤两类,直接或间接的暴力作用于头

 Note

部而引起头皮、颅骨、硬脑膜破裂,脑组织与外界相通,称为开放性颅脑损伤;而外伤未引起脑组织与外界相通的称为闭合性颅脑损伤(脑震荡、脑挫裂伤等)。临床上大多数颅脑损伤为闭合性损伤。颅脑损伤的临床表现随损伤原因、部位及范围不同而有很大的差异。轻症患者多可以很快地恢复正常,但部分患者会出现持续不同时间的头痛、易疲劳、记忆力差、眩晕、情绪不稳定和烦躁等脑外伤综合征表现,影响正常的工作与生活。而严重颅脑损伤的患者则表现为不同程度的意识、运动、感觉、认知、行为和心理等方面的障碍,甚至植物状态、死亡等。

康复治疗可不同程度地促进这些功能障碍的恢复,预防并发症发生,提高患者的生活自理能力和生活质量,减轻患者家庭及社会的负担。因此,积极开展早期康复是非常必要的。

二、康复评定

对颅脑损伤后各种障碍的康复评定应包括颅脑损伤引起的神经精神障碍的评定、伴发的其他系统损伤的功能评定及继发的功能障碍的评定,以及日常生活活动能力和生活质量的评定等。其目的是了解患者障碍的类型及程度,为制订康复方案、判断康复治疗的疗效和预后提供依据。

(一)颅脑损伤严重程度评定

(1)昏迷期间依据格拉斯哥昏迷量表(GCS)对损伤严重程度进行评定,最低分为3分,最高分为15分。评分≤8分为昏迷;评分≥9分无昏迷;3~5分为特重型;6~8分为严重损伤;9~12分为中度损伤;13~15分为轻度损伤(表5-2)。

表5-2 格拉斯哥昏迷量表(GCS)

睁眼反应(E)	评分	言语反应(V)	评分	运动反应(M)	评分
自动睁眼	4	回答正确	5	遵嘱活动	6
呼唤睁眼	3	回答错误	4	刺痛活动	5
刺痛睁眼	2	语无伦次	3	躲避刺痛	4
不能睁眼	1	只能发声	2	刺痛肢伸	2
不能发声	1	不能活动	1		

(2)清醒后依据损伤后遗忘(Post Traumatic Amnesia,PTA)间期长短评定损伤严重程度:遗忘间期<10分钟为极轻型;10分钟至1小时为轻型;1小时至1天为中型;1天至1周为重型;>1周为极重型。

(二)功能及预后评测的评估量表

(1)格拉斯哥预后量表(GOS):对颅脑损伤患者恢复及其结局进行评定,根据患者能否恢复工作、学习、生活能否自理、残疾严重程度分为五个等级:脑强直死亡、植物状态、重度残疾、中度残疾、恢复良好(表5-3)。

表5-3 格拉斯哥预后量表(GOS)

等级	标准
恢复良好(good recovery)	能恢复正常生活:生活能自理,成人可恢复20%,学生能继续学习,但可能仍存在轻微的神经或病理缺陷
中度残疾(moderate disability)	日常生活能自理,可乘坐交通工具,在专门环境或机构可以从事某些工作或学习
重度残疾(severe disability)	生活不能自理,需他人照顾,严重精神及躯体残疾,但神志清醒
植物状态(vegetable state)	长期昏迷,可以有睁眼及周期性睁眼-清醒,但大脑皮质无任何功能,呈去皮质状态或去脑强直

（2）认知功能、人格与情绪障碍的评定：认知功能包括感觉、知觉、注意力、记忆力、定向力、思维和智能等，有许多单项评定方法，目前临床上应用较多的是简易的综合评定方法，如简易精神状态检查法。人格是指个性心理特征，其测量可采用明尼苏达多相人格问卷（MMPI）或艾森克人格问卷。情绪障碍包括抑郁和焦虑等，其评定可采用抑郁量表和焦虑量表。详见第三章相关内容。

（三）言语障碍评定

详见第三章相关内容。

（四）运动障碍评定

与脑卒中所致运动障碍评定相似。

三、康复治疗

颅脑损伤的康复可分为急性期、恢复期、后遗症期三个阶段进行。康复治疗的基本原则为早期介入、全面康复、循序渐进、个体化原则、持之以恒。

（一）急性期康复

颅脑损伤患者的生命体征，包括体温、呼吸、脉搏、血压稳定，颅内压稳定在 20 mmHg 持续 24 小时即可进行康复治疗。该期康复的目标是稳定病情、促醒、预防并发症及促进功能恢复。运动治疗方法基本同脑卒中急性期，详见本章第一节。这里主要介绍颅脑损伤患者的综合促醒治疗。

综合促醒治疗：颅脑损伤患者常合并严重意识障碍，昏迷存在于损伤早期阶段，通常持续不超过 3 或 4 周，但也有损伤严重的患者长期处于持续植物状态。亚低温有显著脑保护作用，能降低患者颅内压，维持正常脑血流可改善严重脑外伤预后。早期高压氧治疗可使受损脑细胞获得充足氧供应，促进昏迷苏醒，常规的治疗方法为每次 90 分钟，每日 1 次，10～12 次为 1 个疗程，可连续 2～3 个疗程，还可以配合对患者进行多种感官刺激，促进患者苏醒。

知识链接

高压氧治疗

高压氧治疗是指在超过一个大气压的环境中呼吸纯氧气，一般在高压氧舱内进行。1974 年 Hayakwa 试验证明，在 200 kPa 氧压下，椎动脉血流量增加 18%，使脑干网状结构系统氧分压增高，有利于上行激活系统，促进觉醒及生命中枢功能活动，在高压氧舱中呼吸，因肺泡与肺静脉氧分压差的增大，血氧弥散量可增加近 20 倍，从而大大提高组织氧含量，中断因脑缺血、缺氧所致脑水肿的恶性循环，对防治颅脑外伤后脑水肿的发展和减轻颅脑外伤后遗症有重要作用。高压氧治疗可以及时纠正代谢障碍、防止心肌缺血、缺氧及肺水肿、肺内感染，改善肝、肾功能，促进解毒、排尿功能，保持水、电解质平衡，改善营养等，有利于提高机体整体防卫功能。

（1）听觉刺激：可以给患者放生病前喜欢的音乐或歌曲或播放亲人的说话声，同时观察患者的面部表情和躯体反应。

（2）视觉刺激：让患者观看色彩变换频繁的电视广告节目或在患者头上方放置五彩灯，用彩光灯刺激患者视网膜和大脑皮层，观察患者反应，每日 2 次，每次 1 小时。

（3）肢体运动觉和皮肤感觉刺激：由治疗师或家属为患者做四肢关节被动活动，一次约 30 分钟，大约每隔 3 小时 1 次；用毛巾或毛刷从肢体远端到近端进行擦拭或刺激。

（4）穴位刺激：采用头针刺激感觉区、运动区、语言区等或刺激百会、四神聪、印堂、太阳等穴位。

（二）恢复期康复

颅脑损伤患者病情稳定后1～2年内进入恢复期,该期康复目标为提高认知能力,最大限度地恢复感觉、运动、认知、言语功能和生活自理能力,提高生存质量。其运动、言语、心理等治疗可参见本章第一节相关内容,本节主要介绍认知、知觉和行为障碍的康复。颅脑损伤的认知障碍主要表现为注意障碍、记忆障碍、思维障碍、失认症等,可依据评定结果,进行相应的康复治疗。

（1）注意障碍的康复训练:颅脑损伤患者往往不能集中注意力去做某件事情,易受外界干扰而分散注意力。注意障碍的康复训练主要包括猜测游戏、删除作业、时间感、数目顺序等。

（2）记忆障碍的康复训练:记忆是过去感知过、体验过和做过的事物在大脑中留下的痕迹。进行记忆训练时,注意进度要慢,训练从简单到复杂;开始时训练时间短,要求患者记住的信息量要少,信息呈现的时间要长,然后逐步增加信息量及延长训练时间。患者成功时应及时强化,予以鼓励。常用的方法有内部策略、外部策略和环境适应法。

①内部策略:在患者记忆损伤的严重程度不同的情况下,以损伤较轻或正常的部分来从事主要的记忆工作,或者以另一种新的方式去记忆的方法。常用的方法有编故事法、联想法、复述法、图像法等。

②外部策略:主要利用身体以外的提示或辅助物来帮助记忆的方法。常用的辅助物有记事本、时间表、标签、地图等。

③环境适应:对于记忆损伤较重的患者,可通过环境改造,例如,在房间贴上明显的标签,在地板上贴上方向标记以便患者较少依赖记忆,满足他们日常生活的需求。主要方法有简化环境、标志醒目、物品固定位置摆放等。

（3）思维障碍的康复训练:针对不同的思维障碍,采用不同的训练方法,主要方法有报纸信息提取、排列顺序、物品分类。

（4）失认症的康复治疗:失认症是指在没有感官功能障碍、智力减退、意识不清、注意力不集中的情况下,不能通过感觉器官正确认识身体部位和熟悉物体的临床症状。通常针对不同的失认症状,通过重复刺激、反复训练恢复认知功能。常见的失认症的训练方法如下。

①单侧忽略训练法:主要出现在左侧。改变环境,如工作人员在查房或治疗、交流中,站在忽略侧的一方,增加患者对患侧的关心和注意;将闹钟、手机、寻呼机放在忽略侧或忽略侧的衣服口袋里,提醒患者注意;将食物、电话、呼叫铃放在健侧;进行一些忽略侧的活动,如被动关节活动训练以增加患者感觉输入;患侧肢体负重训练促进本体感觉出现;触摸患侧肢体,让患者判断触及部位;在患者的注视下用手、粗糙的毛巾、毛刷、冰或振动按摩器摩擦患侧上肢;患者用健侧手在注视下摩擦患侧上肢,进行视扫描训练等。

②视觉失认训练法:a.面容失认:向患者展示亲人或朋友的照片,让患者反复观看,然后混入几张照片中,让患者把亲人或朋友的照片挑出来。b.颜色失认:可采用各种颜色的拼图,让患者辨认学习,然后进行颜色匹配和拼图,反复训练。

（三）后遗症期康复

颅脑损伤病程达2年以上,各器官功能障碍恢复到一定水平不再进步即进入后遗症期。该期康复的目标是使患者学会用新的方法代偿功能不全,应对功能不全状况,增强患者在各种环境中的独立和适应能力,促进患者回归社会。

（1）加强日常生活活动能力训练,逐步适应外界环境。

（2）矫形器和辅助器具的应用:运动障碍患者需使用矫形器和辅具改善功能。

（3）继续维持或强化认知、言语等障碍的功能训练。

（4）职业康复：针对患者情况，进行有关工作技能的训练，促使其早日重返工作岗位。

（5）其他：物理因子治疗与传统治疗，如针灸、按摩、中药等。

四、康复宣传教育

颅脑损伤患者的预后与损伤的程度、康复治疗的介入、家庭的支持等众多因素有关，尽管有及时的康复介入和良好的家庭支持，患者仍有 $14\%\sim18\%$ 为永久性残疾。因此，加强安全生产和交通安全教育对减少颅脑损伤的发生是很重要的。

功能康复中应注意维持合理的体位，防治痉挛和挛缩畸形的发生；预防各种并发症的出现，减少后遗症；加强吞咽障碍、构音障碍康复训练的护理指导，注意观察患者不同时期的心理变化，给予针对性的心理护理，鼓励患者增强康复的信心和勇气，坚持长期、系统、合理的康复训练。

教学 PPT

第四节 脊髓损伤的康复

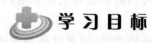
学 习 目 标

掌握：脊髓损伤的概念及 ASIA 评定。

熟悉：脊髓损伤的康复治疗。

了解：脊髓损伤的预后及康复宣教。

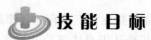
技 能 目 标

通过本节学习，具有对脊髓损伤患者进行康复评定并根据病情制订康复方案并实施的能力。

案例引导
5-4 答案

案例引导 5-4

患者，男，28 岁，工人。因石块砸伤造成胸第 11～12 椎体骨折脱位，相应节段有完全性脊髓损伤。经椎板减压椎弓钢钉内固定术后 3 个月，患者可独立起坐，但平衡掌握不稳，不能翻身、移乘，不能自己穿衣、裤、鞋、袜，尿自溢，日常生活大部分依赖。体检评估患者存在的主要问题是：双髋、膝、踝关节活动明显受限；坐位平衡能力丧失，不能移乘；上肢肌力差。

请根据上述情况，思考：

（1）脊髓损伤患者如何进行康复评定？

（2）如何为脊髓损伤患者制订三期康复目标？

（3）脊髓损伤患者的常见并发症如何处理？

Note

一、概述

脊髓损伤（spinal cord injury，SCI）是指由于外伤或疾病等因素引起的脊髓结构和功能的损害,导致损伤水平以下运动、感觉和自主神经功能的障碍。根据损伤水平的高低,脊髓损伤可分为四肢瘫、截瘫;根据损伤程度的轻重,又可分为不完全性瘫痪及完全性瘫痪。

引起脊髓损伤的原因有很多,其中常见的原因是车祸、意外的暴力损伤、从高处跌落等。常以男性多见,年龄在 40 岁以下者占 80%。脊髓损伤所导致的瘫痪是一种严重的残疾。近年来,随着医学和康复技术的发展,康复治疗不仅已介入急性期处理,而且是恢复期的主要手段。

> **知识链接**
>
> **正确搬运脊髓损伤患者的方法**
>
> 脊髓损伤发生后正确的急救运送方法至关重要,可以防止脊髓损伤的加重和并发症的发生。应用担架等硬的板状物运送,患者取仰卧位,固定脊柱损伤部位。搬运脊髓损伤患者时,应一人在头前两手抱其下颌略施牵引,平卧于硬板上后,头两侧用枕围以固定头颈部。胸腰椎损伤患者宜 4~5 人同时上抬至担架上,以保持躯干的伸直位,防止脊柱的再度扭伤和错位。切忌一人背送或一个抱肩一人抱腿的搬运方法,以免加重脊柱骨折的移位及损伤的程度。据统计,有受过专门训练的急救运送人员及恰当的运送工具者,比没有受过急救训练的运送人员及恰当的运送工具者完全性与不完全性损伤的比例大不相同,前者少得多。

二、康复评定

脊髓损伤可以引起患者的运动功能、感觉功能、排泄功能等多方面的功能障碍。正确的评估脊髓功能,对制订最佳康复措施和选择康复治疗方法有重要意义,参见图 5-13。

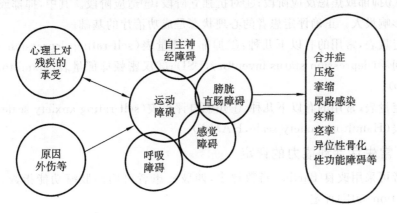

图 5-13 脊髓损伤的基本障碍

(一) 神经损伤平面的评定

神经损伤平面的脊髓具有身体双侧正常感觉、运动功能的最低节段,即具有正常感觉功能的皮节平面和肌肉力量能抗重力的肌节平面中的最低者,要求该平面以上的感觉和运动功能正常。目前常用 2019 年修订的脊髓损伤神经学分类国际标准来评定。

1. 运动损伤平面的确定 关键肌指确定神经平面的标志性肌肉。由于一支神经支配多块肌肉和一块肌肉受多支神经支配的特性,因此根据神经节段与肌肉的关系,将肌力Ⅲ级的关键肌定位运动神经平面,但该平面以上的关键肌的肌力必须≥Ⅳ级。运动积分是将肌力(0~5级)作为分值,把各关键肌的分值相加。正常者两侧运动平面总积分为 100 分。

2. 感觉损伤平面的确定 关键点指标志感觉神经平面的皮肤标志性部位。感觉检查包括身体两侧 28 对皮区关键点。每个关键点要检查针刺感和轻触觉,并按三个等级分别评定打分。0=缺失;1=障碍(部分障碍或感觉改变,包括感觉过敏);2=正常;NT=无法检查。正常者两侧感觉总积分为 112 分。

(二) 损伤程度的评定

在神经损伤平面以下,包括骶段保留部分运动与感觉功能时,可判定为不完全性损伤。近年来一般主张以会阴部感觉和肛门指检时肛门外括约肌是否存在随意收缩功能为判定标准,存在时为不完全性损伤,丧失时为完全性损伤。检查须在脊髓休克期度过以后进行。完全性损伤病例在最低的正常平面以下,运动与感觉功能部分保留的节段,即为部分保全区(ZPP)。ASIA 提出的损伤程度分级为五级,其中 A 级和 B 级也合称完全性运动(motor complete)损伤,见表 5-4。

表 5-4 ASIA 损伤程度分级

级别		指标
A	完全性损伤	骶段($S_4 \sim S_5$)无任何感觉或运动功能保留
B	不完全性损伤	损伤平面以下包括骶段有感觉但无运动功能
C	不完全性损伤	损伤平面以下存在运动功能,大部分关键肌肌力在 3 级以下
D	不完全性损伤	损伤平面以下存在运动功能,大部分关键肌肌力在 3 级或以上
E	正常	感觉与运动功能正常

(三) 心理评定

脊髓损伤后患者会产生一系列心理变化,一般要经历五个不同的心理过程:①震惊阶段;②否定阶段;③抑郁或焦虑反应阶段;④对抗独立阶段;⑤适应阶段。其中,抑郁或焦虑反应阶段对患者的影响最大。正确评定患者的心理状态是成功治疗的基础。

抑郁评定量表,常用的有以下几种:①抑郁自评量表(self-rating depression scale,SDS);②抑郁状态问卷(depression status inventory,DSI);③汉密顿抑郁量表(Hamilton depression scale;HAMD)。

焦虑评定量表,常用的有以下几种:①焦虑自评量表(self-rating anxiety scale,SAS);②汉密顿焦虑量表(Hamilton anxiety scale,HAMA)。

(四) 日常生活活动能力的评定

截瘫患者可采用改良 Barthel 指数评定,四肢瘫患者可用四肢瘫功能指数(quadriplegic index of function,QIF)评定。

三、康复治疗

脊髓损伤康复分为急性期康复、恢复期康复及合并症康复。急性期康复着重预防并发症,恢复期康复着重改善活动能力。完全性损伤主要是加强残存肌肉的功能,促进关节活动度的恢复,掌握轮椅支具的使用以便生活自理、重返社会;不完全性损伤主要是加强麻痹肌的功能,减轻肌肉的痉挛以改善功能障碍。

(一) 急性期康复

当患者生命体征和病情基本稳定,脊柱稳定即可开始康复训练,主要采用床边训练法。康复目标主要是预防并发症(如压疮)防止废用综合征(包括预防骨质疏松、关节挛缩、肌肉萎缩等)。

康复训练的内容主要包括保持肢体的功能位及关节被动运动、压疮的预防、呼吸训练及排痰训练、防止泌尿系统感染和便秘、翻身、起坐和移动训练、残存肌力训练、生活自理和家务能力训练、心血管-耐力训练、职业前评价和训练。

（二）恢复期康复

患者骨折部位稳定、生命体征平稳、神经损害症状或压迫症状稳定便可进入恢复期治疗。此期康复目标为进一步加强患者的残存功能，训练患者的平衡及姿势控制能力，尽可能让患者生活独立。此期以运动治疗为主。

（1）肌力训练：可采取多种体位训练，要尽量迅速加大训练强度，应用哑铃、铅球、沙袋、杠铃等辅助器械进行大运动量活动，还可进行俯卧撑、仰卧起坐等，这不仅可以强化躯干肌和上肢肌肉，而且能锻炼膈肌，促进胃肠蠕动，协调神经性膀胱排尿，有利于防止泌尿系统感染。下肢可采用滑轮吊环、电动自行车、按摩、神经肌肉电刺激，以防止肌肉萎缩及关节畸形，增加血液及淋巴液的回流，防止下肢静脉血栓及水肿。离床时可采用支具、双拐、站立架、步行车及平行杠进行训练。

（2）轮椅训练：包括上下轮椅及驱动轮椅两方面。脊髓损伤后在 3~6 个月内完成轮椅训练。C_7 以下损伤用撑起动作完成向前、向后移动来上下轮椅；C_7 以上取坐位，身体重心放在一侧，另侧臀部前移，重心移向对侧，这侧臀部前移，如此来回移动来上下轮椅。驱动轮椅训练包括在不同路面（柏油路→沙地→石子地→坡地）的训练，应注意训练患者熟练掌握闸的使用，以保证转移动作、驾驶轮椅行进及上下台阶等动作的安全性。

（3）站立和步行训练：开始站立需安装矫形器、有人保护或采用一定器具（如起立床、起立桌等）作为支撑，逐步增加站立时间，站立既是使用动作的训练，又可训练躯干和下肢肌肉的肌力和耐力。借助站立架让患者站立时，可让患者做手工作业或阅读书报以转移注意力，逐步增强耐力。站立的顺序为平台站立→扶床站立→靠墙站立→平行杠站立→扶拐站立→扶人站立。平行杠步行为四点步行→两点步行→脱步走→小摆动步走→大摆动步走，再过渡到扶腋杖站立、行走，训练步骤同上。值得注意的是，现在国外采用功能性电刺激，帮助脊髓损伤患者进行控制性站立和步行，有可能取得新的进展。

在站立和步行训练中需选择适宜的下肢矫形器。下胸段损伤、腰椎不稳者用带骨盆带的髋膝踝矫形器；上腰椎或胸腰段损伤有膝、髋不稳，但腰腹肌尚有功能者用膝踝足矫形器；下腰节段损伤有踝关节不稳者用踝足矫形器。

（4）作业治疗：仰卧时可折纸玩具、编织；乘轮椅后可用锤、锯等做木工练习及坐位套圈、投球游戏；用起立桌练站立时可于站立时做些手工艺制作。通过以上活动可锻炼躯干、肢体的肌力、耐力及手的灵活性，并进一步进行日常生活动作的训练。

后期宜行体育和娱乐活动，如轮椅乒乓球、射箭、轮椅篮球、轮椅马拉松、游泳、举重等，对于体质、心肺功能的增强和情绪改善均有好处。

（三）合并症康复

脊髓损伤合并症甚多，如自主神经反射增强、异位骨化、深静脉血栓、痉挛、疼痛等。

（1）痉挛：对于其影响日常生活活动及训练者，可采用自主性放松训练、药物（如巴氯芬）、肉毒毒素注射、直肠电刺激等治疗。

（2）疼痛：脊髓损伤的主要合并症之一。大致可分为周围型（损伤局部神经根性痛）、中枢型（损伤平面以下皮肤痛觉已丧失区域的中枢性疼痛）及结合型（前二者并存）三类。其中中枢性疼痛是发生普遍、剧烈的疼痛。由于其发病机制不明，缺乏系统的研究，长期以来找不到满意的治疗方法。戴红等依据 Melzack 和 Bedbrook 提出的中枢兴奋性改变的发生机制设计的气功、耳压结合低频电刺激、振动刺激的中西医结合疗法，取得了比较显著的疗效，提示采用综合疗法有可能在治疗方面取得较大的进展。

（3）自主神经反射增强：由于脊髓损伤后自主神经系统中交感与副交感神经系统平衡失衡，损伤水平以下的刺激引起交感神经肾上腺素能的介质突然释放而引起的一个可能导致脑出血和死亡的严重并发症。多见于 T_6 以上的脊髓损伤，在脊髓休克结束后发生。主要症状是头痛（有时剧烈跳痛）、视物不清、恶心、胸痛和呼吸困难，有突发性高血压、脉搏缓慢或变快，面部潮红、多汗，有时出现皮疹。

治疗方法：立即抬高床头或采用坐位以减少颅内压力、监测血压脉搏。使用利多卡因凝胶导尿或排空直肠，立即检查和排除一切可能的自主神经过反射的诱因（对脊髓损伤平面以下麻痹区域刺激是自主神经反射亢进的诱因，特别是膀胱、直肠的扩张，插导尿管时可以引起这一反射。因此给高位脊髓损伤患者进行导尿、内镜检查时必须注意）。应用硝苯地平 10 mg 舌下含服，必要时 10～20 分钟后可重复应用。对经常发生自主神经过反射者，应使患者及家属了解其处理方法。

（4）异位骨化：指在软组织中形成骨组织。在 SCI 患者中的发病率为 16%～58% 不等，常发生于伤后 1～4 个月，好发于髋关节，其次为膝关节、肩关节、肘关节及脊柱等，发病机制不明。诱发因素可能是神经和生物电因素。通常发生在损伤水平以下，早期局部有明显肿痛，关节活动受限。晚期由于骨组织形成，导致关节活动限制。出现异位骨化，原则上应避免早期对受累局部进行热疗、超声波、按摩。缓慢而柔和的运动可预防挛缩。治疗措施有应用消炎止痛药、冷敷，内服活血化瘀消肿、利湿通络的中药，可使骨化消退，促进炎症吸收、钙化。对妨碍活动的骨化的切除，必须等到骨化成熟，骨化静止后才可进行。

四、康复宣传教育

脊髓损伤可造成终生残疾，康复宣教是让患者和家属掌握康复基本知识、方法和技能，学会自我护理，回归家庭和社会。

1. 饮食调节　制订合理膳食，保证蛋白质、纤维素、水、钙等各种营养物质的摄入。

2. 皮肤护理　教会患者自己检查皮肤受压情况，可使用气垫床，每小时双手支撑抬臀，经常翻身，更换体位。

3. 心理调适　教育患者培养良好的心理素质，正确对待自身疾病，以良好的心态去面对困难，尽最大努力去独立完成各种生活活动，成为一个身残志坚、对社会有用的人。

4. 出院后的继续治疗　在住院期间，指导家属掌握基本康复知识和训练技能，包括关节被动活动、转移技巧、轮椅使用等。同时，教会患者发生紧急情况时的处理，如摔倒。

5. 预防并发症　在长期的康复过程中，预防泌尿系统感染尤为重要。应指导患者和家属掌握二便管理方法，保持会阴部的清洁卫生，如需间歇导尿要严格技术操作。颈髓损伤患者要坚持呼吸功能锻炼，保持呼吸道通畅，正确翻身拍背，预防感染。

6. 回归社会　配合社区康复机构，帮助家庭和工作单位改造环境设施，使其适合患者生活和工作。

第五节　周围神经损伤的康复

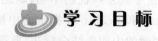 学习目标

掌握：周围神经损伤的临床表现、康复评定内容及方法、常见并发症的康复处理。

教学PPT

Note

理解:康复治疗的措施和方法,常见周围神经损伤的临床特点。

了解:神经损伤的原因。

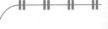

技能目标

通过详细的病史采集和体格检查,可以初步判断神经受损的部位和程度,并以此为依据,通过进一步检查及一系列的功能检查和评定,确定神经受损的性质、做出预后判断、确定康复目标、制订康复计划、评价康复效果。

案例引导 5-5

患者,男,34岁,右上臂刀砍伤,伤后在外科行神经血管吻合术。术后2个月来康复科就诊,体检评估患者存在的主要问题是右前臂及右手肌肉明显萎缩,腕关节下垂,手指下垂,浅感觉减退,痛觉过敏,右手无力。

请根据上述情况,思考:

(1) 针对患者以上情况,初步判断患者存在哪些神经损伤。

(2) 如何进行康复评定?

(3) 如何实施早期康复治疗?

案例引导
5-5 答案

一、概述

周围神经是指中枢神经(脑和脊髓)以外的神经,包括12对脑神经、31对脊神经和自主神经,遍及全身皮肤、黏膜、肌肉、骨关节、血管及内脏等。

(一) 定义

周围神经损伤(peripheral nerve injuries,PNI)是指周围神经干或其分支受到外界直接或间接力量作用而发生的损伤。损伤后的典型表现为运动障碍、感觉障碍和自主神经功能障碍。

(二) 损伤原因

造成周围神经损伤的原因很多,大致可分为两类:一类是解剖因素,另一类是损伤因素。

1. 解剖因素 在解剖结构中,周围神经有一段或一点受某些坚韧的、狭窄的组织结构压迫或肢体在活动过程中,神经不断遭受摩擦而致损伤。例如肿瘤压迫。

2. 损伤因素 主要指外力直接或间接导致的神经损伤,主要有神经切割伤、挤压伤、牵拉伤、电击伤、注射伤(如臀部注射伤及坐骨神经)、手术误伤(多见于神经鞘瘤剥离术及骨折内固定术)等。

(三) 临床表现

1. 主要功能障碍

(1) 运动功能障碍:受损神经所支配的肌肉表现为弛缓性瘫痪,主动运动、肌张力及反射均消失,随着时间的延长,肌肉逐渐发生萎缩,程度和范围与神经损伤的程度和部位有关。

(2) 感觉功能障碍:可因神经损伤的部位和程度不同而有不同的表现。

(3) 自主神经功能障碍:神经损伤后,其支配区皮肤无汗,光泽消失,皮肤发红或发绀、无汗、少汗或多汗、皮肤表面粗糙并出现脱屑,指甲粗糙脆裂等。

2. 常见并发症

(1) 肿胀:伤及血管周围的交感神经,血管张力丧失;肌肉瘫痪,肌肉对内部及附近血管的交替挤压与放松停止,"肌肉泵"的作用消失,静脉与淋巴回流受阻;广泛瘢痕形成及挛缩,压迫

Note

静脉血管及淋巴管等。其后果是加重关节挛缩和组织粘连。

（2）挛缩：周围神经损伤后由于肿胀、疼痛、不良肢位、受累肌与拮抗肌之间失去平衡等因素的影响，常易出现肌肉、肌腱挛缩。其结果是影响运动，助长畸形发展。

（3）继发性外伤：受损神经分布区感觉障碍和受损神经所支配的肌肉运动功能障碍，无疼痛保护机制，无力躲避外界刺激，其结果是造成新的创伤，且难以愈合。

（四）临床诊断与治疗

1. 诊断要点 根据病史、临床表现和体征，结合相关辅助检查即可诊断。在周围神经损伤的诊断中，体征、症状以及查体所见是最关键的，而电生理检查及其他影像学诊断，均应作为辅助手段。叩击试验（Tinel 征）既可帮助判断神经损伤的部位，亦可检查神经修复后，再生神经纤维的生长情况。汗腺功能的检查对神经损伤的诊断和神经功能恢复的判断亦有重要的意义，一般采用碘淀粉实验、茚三酮试验进行检查。神经电生理检查包括 EMG、NCS、SEP、CMAP、SNAP、NCV 等，通常应在神经损伤后 4 周进行，神经损伤之后，瓦勒氏变性大约需要 4 周才能逐渐完成，因此在神经损伤之后，电生理检查 4 周之内一般不能得到正确的结果。

2. 治疗要点

（1）一般处理原则：修复神经断裂，解除骨折端压迫，松解瘢痕粘连，锻炼恢复肢体功能。

（2）治疗方法。

①非手术治疗：目的是为神经和肢体功能恢复创造条件，伤后和术后均可采用。保持肢体循环、关节活动度和肌肉张力，预防畸形和外伤。注意保护，防止外伤、冻伤、烫伤及压伤。

②手术治疗：神经损伤后，原则上应尽早修复，因为神经损伤的治疗具有一定的时效性，损伤后时间过长，神经中板结构包括运动中板和感觉中板会发生蜕变，纤维化、瘢痕化，若在这之后，即使进行了有效的神经修复，可能也达不到正常的、有效的临床结果。具体方法如下。

a. 神经松解术：如神经瘢痕组织包埋应行神经松解术。沿神经纵轴切开瘢痕，切除神经周围瘢痕组织，然后检查有无神经内瘢痕粘连和压迫，如发现神经病变部位比较粗大，触之较硬或有硬结，需进一步做神经内松解术，进一步打开神经的束膜，暴露神经纤维，仔细分离束间的瘢痕粘连。术毕将神经放置在健康组织内加以保护。

b. 神经吻合术：神经吻合术是临床上最常使用的方法，包括端端吻合、端侧吻合、侧侧吻合和部分断裂的修复。其中使用最多的是端端吻合。步骤：显露神经、切除神经病变部位、克服神经缺损、缝合。

c. 神经移植：因神经缺损过多，采用屈曲关节、游离神经等方法仍不能克服缺损，对端吻合有明显张力时，可以考虑神经移植。神经移植供体一般采取自体的腓肠神经，桡神经前肢，前壁内侧皮神经、隐神经、骨外侧神经等等。

d. 肌肉转移术：在神经伤不能修复时，可试行肌肉转移术重建功能。

e. 术后处理：用石膏固定关节后屈曲位，使吻合的神经不受任何张力。一般术后 4～6 周去除石膏，按摩有关肌肉，促进功能恢复。注意保护患肢，防止损伤。

二、康复评定

针对周围神经损伤的患者，通过详细的病史和体检，可初步判断神经受损的部位和程度。为进一步确定神经受损的性质、做出预后判断、确定康复目标、制订康复计划、评价康复疗效还必须进行一系列的康复评定。

（一）运动功能的评定

1. 观察畸形、肌肉萎缩、肿胀的程度及范围 需要用尺子或容积仪器测量受累肢体周径并与健侧肢体对比。

2. 肌力和关节活动范围评定 测定肌力与关节活动范围。可用徒手肌力检查法（MMT）和器械检查（如捏力计等）测定肌力。注意昏迷患者可进行轻瘫试验、坠落试验。

3. 运动功能恢复的评定 英国医学研究院神经外伤学会将神经损伤后的运动功能恢复情况分为 6 级（表 5-5），简单易行，是评定运动功能恢复最常用的方法。

表 5-5 周围神经损伤后的运动功能恢复等级

恢复等级	评定标准
0 级	肌肉无收缩
1 级	近端肌肉可见收缩
2 级	近、远端肌肉均可见收缩
3 级	所有重要肌肉能抗阻力收缩
4 级	能进行所有运动，包括独立的或协同的运动
5 级	完全正常

（二）感觉功能的评定

1. 感觉检查 周围神经病损后感觉消失区往往较实际损伤小，且感觉消失区周围存在感觉减退区。感觉功能的评定包括浅感觉（触觉、痛觉、温度觉）、深感觉（位置觉、振动觉）和复合感觉（两点辨别觉、实体觉）。

2. 感觉功能恢复评定 对感觉功能的恢复情况，英国医学研究院神经外伤学会也将其分为 6 级（表 5-6）。

表 5-6 周围神经损伤后的感觉功能恢复等级

恢复等级	评定标准
0 级	感觉无恢复
1 级	支配区皮肤深感觉恢复
2 级	支配区浅感觉和触觉部分恢复
3 级	皮肤触觉和痛觉恢复，且感觉过敏消失
4 级	感觉达到 S_3 水平外，两点辨别觉部分恢复
5 级	完全恢复

（三）自主神经功能检查

自主神经功能检查常用发汗试验。无汗表示神经损伤，从无汗到有汗则表示神经功能恢复，而且恢复早期为多汗。一般采用碘淀粉试验，即在患肢检查部位涂抹 2.5% 碘酒，待其干燥后再扑以淀粉，若有出汗则局部变为蓝色。

（四）反射检查

反射检查需患者充分配合，并进行双侧对比检查。常用的反射有肱二头肌反射、肱三头肌反射、膝反射、踝反射等。

（五）电生理评定

对于周围神经损伤，电生理检查具有重要的诊断和功能评定价值。常用的方法有以下几种。

1. 强度-时间曲线检查 通过时值测定和曲线描记判断肌肉为完全失神经支配、部分失神经支配还是正常神经支配。以电流刺激肌肉，观察肌肉的反应，求取肌肉的阈反应，并描计出强度-时间反应曲线，并能对神经损伤程度、恢复程度、损伤的部位、病因进行判断，对康复治疗有指导意义。

2. 肌电图检查　采用同心圆针电极检查肌肉电活动,记录其静止及不同程度自主收缩时所产生的动作电位及声响的变化,分析肌肉、运动终板及其支配神经的生理和病理状况,可以用来确定有无神经损伤及神经损伤的程度,鉴别是神经源性损害还是肌源性损害,观察神经再生情况等,一般可比肉眼和手法检查早1～2个月发现肌肉是否重新获得神经支配。

3. 神经传导速度的测定　利用肌电图测定神经在单位时间内传导神经冲动的距离,可判断神经损伤部位、神经再生及恢复的情况。

4. 体感诱发电位检查　体感诱发电位(SEP)是刺激从周围神经上行到脊髓、脑干和大脑皮层感觉区时在头皮记录的电位,具有灵敏度高、对病变进行定量估计、对传导通路进行定位测定、重复性好等优点。对常规肌电图难以查出的病变,用SEP比较容易做出诊断。

（六）ADL 能力评定

周围神经病损,不管是单神经或多神经,均会部分或全部地、轻度或严重地影响患者的日常生活活动。ADL能力评定对了解患者的能力,制订康复计划,评价治疗效果,安排重返家庭或就业都十分重要。

三、康复治疗

（一）康复治疗的目标

周围神经病损临床康复的总目标是预防和治疗并发症,促进损伤神经的再生,保持肌肉质量,促进运动、感觉功能的恢复,改善患者的日常生活活动能力和工作能力,提高其生活质量。具体方法应根据患者的病程而有不同,一般临床上将其康复分为早期康复、恢复期康复和后遗症期康复。

1. 早期康复　消除炎症和水肿,促进损伤神经再生,预防患肢肌肉萎缩和关节挛缩等失用性改变,调整患者心理,使其积极主动参与康复训练。

2. 恢复期康复　促进损伤神经再生,促进运动、感觉和自主神经功能的恢复。

3. 后遗症期康复　促进神经肌肉的功能代偿,或通过矫形器和自助具等辅助技术最大程度地恢复患者日常生活活动能力和工作能力,使患者早日回归家庭、社会和工作岗位。

（二）康复措施与方法

1. 早期康复　神经损伤早期的康复主要是去除病因,消除炎症和水肿,预防肌肉萎缩和关节挛缩,为神经再生准备一个良好的环境。

（1）病因治疗:尽早去除神经损伤的因素,防止神经损伤进一步加重。

（2）运动治疗:运动治疗在周围神经损伤的康复中占有非常重要的地位,应注意在神经损伤的早期,动作要轻柔,运动量不能过大。

①主动运动:若神经病损程度较轻,肌力在2～3级及以上,在早期也可进行主动运动。

②保持功能位:为了预防关节挛缩,保留受累处最实用的功能,应将损伤部位及神经所支配的关节保持在功能位。

③被动运动:被动运动的主要作用为保持和增加关节活动度,防止肌肉挛缩变形。被动运动时应注意:a. 只在无痛范围内进行;b. 在关节正常活动范围内进行,不能过度牵拉麻痹肌肉;c. 运动速度要慢;d. 周围神经和肌腱缝合术后,要在充分固定后进行。

（3）物理因子治疗。

①温热疗法:早期应用短波、微波透热疗法,每天1～2次,以消除炎症、促进水肿吸收好神经再生。应用热敷、蜡疗、红外线照射等,可改善局部血液循环、缓解疼痛、松解粘连、促进水肿吸收。治疗时应注意温度适宜,避免烫伤。若患者感觉丧失或治疗部位机体内有金属固定物时,应选择脉冲短波或脉冲微波治疗。

②激光疗法:常用氦-氖激光(10～20 mW)疗法或半导体激光(200～300 mW)照射病损部位或沿神经走向选取穴位照射,每部位照射 5～10 分钟,有消炎、促进神经再生的作用。

③水疗法:用温水浸浴、漩涡浴,可以缓解肌肉紧张,促进局部循环,松懈粘连。在水中进行被动运动和主动运动,可防止肌肉挛缩。水的浮力有助于瘫痪肌肉的运动,水的阻力使瘫痪肌肉在水中的运动速度变慢,从而可防止运动损伤。

(4)高压氧治疗:临床实践中高压氧治疗也被用于周围神经损伤。

(5)矫形器治疗:早期预防挛缩畸形。

(6)中医治疗:①针刺治疗:以选取损伤经络穴为主,循经取穴,配合止痛活血、通经活络等作用的穴位。②推拿治疗:以祛瘀消肿、通经活络为原则,推拿按摩的主要作用是改善血液循环、防止软组织粘连,也能延缓肌肉萎缩。但手法要轻柔,强力的按摩对软瘫的肌肉多有不利,长时间的按摩也有加重肌肉萎缩的危险。选穴参照针刺穴位,手法施以擦法、按法、揉法、搓法、擦法等。③其他治疗:电针、艾灸、火罐、中药治疗等。

2. 恢复期康复 急性期炎症水肿消退后即进入恢复期。此期康复的重点在于促进神经再生,保持肌肉质量,增强肌力和促进感觉功能恢复。

(1)促进神经再生:①物理疗法:脉冲磁疗法、直流电场法。②药物治疗:维生素 B_1、维生素 B_{12}、烟酸等药物具有营养神经的作用,早期应用可以促进神经再生。近年来,神经营养因子对刺激神经细胞的再生也取得了很好的效果。

(2)减慢肌肉萎缩:周围神经病损后,应采取措施以防止、延缓、减轻失神经肌肉萎缩,保持肌肉质量,以迎接神经再支配。①神经肌肉电刺激:神经肌肉电刺激(neuromuscular electric stimulation, NES)是指任何利用低频脉冲电流刺激神经或肌肉引起肌肉收缩,达到提高肌肉功能或治疗神经肌肉疾病的一种治疗方法。NES 能使失神经支配的肌肉收缩,延迟萎缩的发生,肌肉收缩能改善血液循环,减轻水肿或失水的发生,抑制肌肉纤维化,适当的电能加快神经恢复。②按摩和被动运动:按摩和被动运动也能减慢肌肉萎缩的速度,但应该注意不能过度牵拉和按压完全瘫痪的肌肉。

(3)增强肌力,促进运动功能恢复:当神经再生进入肌肉内,肌电图检查出现较多的动作电位时,应开始增强肌力训练,以促进运动功能的恢复。

①运动治疗:根据病损神经和肌肉瘫痪程度,编排训练方案,运动量循序渐进,由助力运动、主动运动至抗阻运动,注意动作应缓慢,范围应尽量大。a.当肌力为 1～2 级时,使用助力运动。由治疗师帮助患者做,患者健侧肢体辅助患侧肢体运动,借助滑轮悬吊带、滑板、水的浮力等减轻重力运动。b.当肌力为 2～3 级时,采用范围较大的助力运动、主动运动,逐渐减少辅助力量,但应避免肌肉过度疲劳。c.当肌力增至 3～4 级时,就进行抗阻运动,同时进行速度、耐力、协调性和平衡性的训练。可用哑铃、沙袋、弹簧、橡皮条,也可用组合器械来抗阻负重。增加肌力的抗阻运动方法包括渐进抗阻运动、短暂最大负载等长收缩练习、等速练习等。原则是大重量、少重复。运动治疗与温热疗法、水疗配合效果更佳。

②电疗法:可选用肌电生物反馈疗法,该种疗法涉及物理医学、控制学、生理学、解剖学、心理学及康复医学的知识和技术,是多学科综合应用的新技术。它借助肌电接收设备记录自主收缩肌肉时的微弱电信号,并以此为源,通过视觉或听觉通路提供反馈信号。将人们平时不易感知的体内功能变化转变为可以感知的视听信号,并让患者根据这些信号通过指导和自我训练学会控制自身不随意功能的治疗方法。适用于神经、肌肉损伤性疾病的康复治疗,对外周神经损伤、肌肉萎缩效果更好,并能帮助患者了解在神经再支配早期阶段如何使用肌肉。

③作业治疗:根据功能障碍的部位及程度、肌力和耐力的检测结果,进行有关的作业治疗,如 ADL 训练、编织、打字、木工、雕刻、缝纫、刺绣、泥塑、修理仪器、文艺和娱乐活动等。治疗中不断增加训练的难度与时间,以增强肌肉的灵活性和耐力。应注意防止由于感觉障碍而引

起机械摩擦性损伤。

（4）促进感觉功能的恢复：周围神经病损后，出现的感觉障碍主要有局部麻木、灼痛，感觉过敏，感觉缺失。不同症状采用不同的治疗方法。局部麻木、灼痛，常用药物（镇静、镇痛剂，维生素）治疗，交感神经节封闭，物理疗法，手术治疗，脊髓电刺激疗法等。感觉训练不宜过长，过频，以每天训练 10～15 分钟为度。感觉过敏采用脱敏疗法。感觉丧失在促进神经再生治疗的基础上，采用感觉重建的方法。

（5）心理康复：周围神经损伤患者，往往伴有心理问题，担心损伤后不能恢复、就诊的经济负担、损伤产生的家庭和工作等方面的问题。主要表现为急躁、焦虑、忧郁、躁狂等。可采用医学教育、心理咨询、集体治疗、患者示范等方式来消除或减轻患者的心理障碍，使其发挥主观能动性，积极进行康复治疗。也可通过作业治疗来改善患者的心理状态。

（6）手术治疗：对保守治疗无效而又适合或需要手术治疗的周围神经损伤患者，应及时进行手术治疗。手术治疗可分为神经探查修复术和早期肌腱移位术。

①神经探查修复术：手术指征如下。a. 开放性损伤；b. 闭合性损伤或经过神经修复术的病例，经过一定时间后无神经再生的表现、功能障碍加重、神经疼痛加剧者；c. 经过保守治疗已恢复一定功能而停留在某一水平，但主要的功能未恢复者；d. 神经损伤的平面较高、程度严重者；e. 损伤部位有明显压痛的神经瘤、神经功能恢复不满意者；f. 神经移植术后，神经生长停留在第二缝合口的时间超过 1 个月而不长入远段者。

②肌腱移位术：用于严重的上肢神经损伤，虽经修复术仍无良好的恢复。如臂丛损伤，高位桡神经、正中神经麻痹，可用麻痹肌肉附近的正常肌肉移位至麻痹肌，代替其功能，以期较早地恢复手的功能，减少挛缩。

3. 后遗症期康复　恢复期的治疗措施在后遗症期仍可有选择地继续使用。此期的重点是促进神经肌肉的功能代偿，或通过矫形器和自助具等辅助技术最大程度地恢复患者的日常生活活动能力和工作能力，回归家庭、社会和工作岗位。

（三）常见并发症的康复处理

1. 肿胀

（1）抬高患肢：将肢体抬高至心脏水平以上，可促进静脉回流。

（2）向心性按摩和被动运动：可促进静脉和淋巴回流，减轻水肿。

（3）顺序充气式四肢血液循环治疗：几个气囊按顺序依次从远端向近端充气挤压肢体，促进血液回流，对肢体肿胀疗效较好。

（4）热疗：如温水浴、蜡疗、电光浴等，必须注意温度不能太高，以免烫伤感觉丧失的部位。

（5）高频透热疗法：如短波、超短波、微波等，能改善局部血液循环，促进水肿吸收。

（6）其他疗法：可用弹力绷带压迫，但压力不能太高。

2. 关节挛缩和僵硬　挛缩一旦发生治疗就比较困难，故重点在于预防。挛缩发生后，常用的治疗方法为被动运动和牵伸手法、器械锻炼和牵引、主动运动、关节松动术、理疗。

3. 继发性外伤

（1）局部治疗：①清创、换药，防止伤口感染。②紫外线疗法。③He-Ne 激光、半导体激光、TDP 照射，具有消炎、促进伤口愈合作用。④低频电疗法。⑤直流电碱性成纤维细胞生长因子导入。⑥温水浴。

（2）全身综合治疗：如改善营养状况、促进神经再生、治疗水肿、控制糖尿病等。

四、常见周围神经损伤

（一）正中神经

1. 概述　正中神经由臂丛内外束的内外侧头所组成。

2. 临床特点 在前臂上部损伤后，桡侧屈腕肌和屈拇指、中指、示指的肌肉功能丧失，大鱼际肌萎缩。在前臂或腕部水平损伤后，由于大鱼际肌麻痹、萎缩变平，拇指不能对掌及因第一、第二蚓状肌麻痹致使示指与中指 MP 关节过度伸展，形成"猿手"畸形。肘关节水平损伤时，临床上表现为拇指、示指屈曲功能受限。拇指、示指、中指及环指桡侧半感觉消失。若腕部受伤，前臂肌肉功能良好，只有拇指外展和对掌功能障碍。

（二）桡神经

1. 概述 臂丛后束分出腋神经后，即向下延续为桡神经。

2. 临床特点 桡神经损伤后，临床上出现垂腕、垂指、前臂旋前畸形，手背桡侧尤其是虎口部皮肤有麻木区或感觉障碍。桡神经高位损伤（肘关节以上）导致肘关节不能伸展和旋前，发生垂腕、垂指、垂拇畸形。损伤发生在前臂时，临床仅表现伸指、伸拇功能障碍。

（三）尺神经

1. 概述 尺神经来自臂丛内侧束。

2. 临床特点 尺神经损伤后，尺侧腕屈肌、第四和第五指指深屈肌、小鱼际肌、骨间肌、第三和第四蚓状肌功能丧失，呈爪形手。小指及环指尺侧半感觉消失。

（四）臂丛神经

1. 概述 臂丛分为根、干、股、束、支五个部分，终末形成腋神经、肌皮神经、桡神经、正中神经、尺神经。

2. 临床特点 主要表现为神经根型分布的运动、感觉障碍。臂丛上部损伤表现为整个上肢下垂，上臂内收，不能外展外旋，前臂内收伸直，不能旋前、旋后或弯曲，肩胛、上臂和前臂外侧有一狭长的感觉障碍区。臂丛下部损伤表现为手部小肌肉全部萎缩而呈爪形，手部尺侧及前臂内侧有感觉缺失，有时可出现霍纳综合征。

（五）腋神经损伤

1. 概述 腋神经为臂丛后束的分支。

2. 临床特点 腋神经损伤后出现上肢外展困难、外旋无力，三角肌萎缩，失去肩部丰满外形，三角肌区皮肤感觉障碍。

（六）腓总神经

1. 概述 腓总神经损伤在下肢神经损伤中最多见。

2. 临床特点 损伤后，出现足和足趾不能背伸，不能外展，足下垂并转向内侧而成为马蹄内翻足，足趾亦下垂，行走时呈"跨阈步态"。小腿前外侧及足背面感觉障碍，疼痛不多见。运动障碍比感觉障碍大。

（七）胫神经

1. 概述 股骨髁上骨折和膝关节脱位是损伤胫神经的常见原因。

2. 临床特点 胫神经损伤后表现为足跖屈、足内收及内翻动作困难，呈外翻足，足趾亦不能跖屈，足弓的弹性和强度丧失，小腿消瘦。跟腱反射消失。如果损伤部位在腓肠肌和趾长屈肌分支以下时，只出现足趾运动障碍和足底感觉障碍。胫神经部分损害时，常出现灼性神经痛，并伴有出汗和营养障碍。

（八）坐骨神经

1. 概述 坐骨神经总干的损伤远比其终支的损伤少见。

2. 临床表现 坐骨神经损伤部位高时，出现小腿不能屈曲，足及足趾运动完全消失，呈"跨阈步态"。跟腱反射消失，小腿外侧感觉障碍或出现疼痛，足底感觉丧失常导致损伤和溃疡。

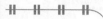

五、康复教育

（1）主动、积极、长期的康复训练是保证其康复疗效的关键。

（2）无感觉区的保护是一项长期要做的工作，经常检查患处皮肤有无发红、水疱、烫伤、青肿、抓伤、切伤等。

（3）自主神经功能障碍者的皮肤会出现一系列障碍，每天可在温水内浸泡 20 分钟，然后涂上油膏，防止皮肤干燥和皲裂。

（4）患者出院后应保持随访，有条件的患者可以定期来医院治疗，接受医师或治疗师的指导。一旦出现病情加重、矫形器不适、皮肤破损等，应立即就诊。另外可利用社区康复站的条件继续进行康复治疗，另外患者回家后应积极参与一些力所能及的家务活动，如打扫卫生、煮饭、种花等，这是一种有效的功能训练，同时进行一些简单的康复训练，如缝纫、木工、工艺、娱乐等作业活动等。家庭成员应学会一些被动活动、简易器械牵引等方法，协助患者在家里进行治疗。

第六节 骨折后的康复

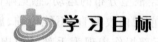

掌握：骨折的康复治疗，常见骨折的康复。
熟悉：骨折的康复评定，骨折的临床表现及处理原则。
了解：骨折的愈合过程，成人常见骨折的临床愈合时间。

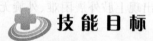

通过本节学习，能对骨折患者手术后实施正确的康复措施，能预防、发现、及时处理骨折患者的并发症，并对骨折患者康复训练进行指导。

案例引导 5-6

患者，男，46 岁，外伤致左胫骨骨折，在某医院行带锁髓内钉固定，出院后回家，由于不知道功能锻炼方法，术后 3 个月发现膝关节、踝关节僵硬，活动受限。患者左侧下肢疼痛、肿胀，无法行走，饮食睡眠差，在术后 3 个月时被家人送至康复中心。

请根据上述情况，思考：
（1）如何对患者进行康复评定？
（2）患者的具体康复治疗方法及注意事项有哪些？

一、概述

（一）骨折的定义

骨的完整性或连续性遭到破坏，即称骨折（fracture），骨骺发生分离也属骨折。

（二）骨折的临床表现

1. 全身表现

（1）休克：严重外伤后，强烈的疼痛刺激可引起休克，因此应给予必要的止痛药。但脑、胸部损伤者不可注射吗啡，以免抑制呼吸中枢。此外，骨折后大量出血也可导致休克，特别是骨盆骨折、股骨骨折和多发骨折。严重的开放性骨折或并发重要内脏器官损伤时亦可导致休克。

（2）发热：骨折后一般体温正常，出血量较大的骨折，血肿吸收时可出现低热（体温＜38℃）。开放性骨折合并高热时，应考虑感染的可能。

2. 局部表现

（1）骨折的一般表现：①疼痛：剧烈疼痛，伴有明显的压痛。②肿胀：骨折时，骨髓、骨膜及周围软组织内的血管破裂出血，软组织亦因受伤而发生水肿，造成肢体肿胀。③功能障碍：因疼痛、肿胀使患肢活动受限，肢体部分或完全丧失活动功能。

（2）骨折的特有体征。

①畸形：主要表现为短缩、成角或旋转畸形。

②异常活动：骨折后，在肢体非关节部位出现不正常的活动。

③骨擦音或骨擦感：骨折后，两骨折断端相互摩擦时，可产生摩擦音或摩擦感。

具有以上三个骨折特有体征之一者，即可诊断为骨折。

3. 骨折的 X 线检查 X 线片是骨折的常规检查，也是重要检查，其对了解骨折的类型、移位情况、复位固定情况和骨折愈合情况等均有重要的价值。

（三）骨折的愈合过程

骨的再生能力很强，经过良好复位后的外伤性骨折，一般在 3～4 个月或更长一些时间内，可完全愈合。骨外、内膜中成骨母细胞的增生和产生新生骨质是骨折愈合的基础。骨折后经血肿机化、骨痂形成、骨性愈合及骨痂塑形的过程而完全愈合，使骨在结构和功能上恢复正常。

1. 血肿机化期 骨折局部组织坏死引起无菌性炎症反应，断端形成血肿，来自骨外膜、髓腔和周围软组织的新生血管伸入血肿，大量间质细胞增生分化，血肿被吸收、机化而演变为肉芽组织，进而转化为纤维组织，将骨折端连在一起形成纤维愈合。这一过程在骨折后 2～3 周内完成。

2. 骨痂形成期 骨膜增生形成骨样组织，经钙化形成内、外骨痂。髓腔内纤维组织转变为软骨，软骨骨化形成环形骨痂和腔内骨痂，骨折达到初步骨性连接。这一过程在伤后 6～10 周内完成。

3. 骨性愈合期 原始骨痂大体形态不规则，组织结构紊乱，是不成熟的骨结构，尚不能完全满足力学要求。在成熟骨板期，原始骨痂中骨量进一步增多，骨小梁排列趋于规则，原始骨痂不断被破骨细胞清除，同时形成成熟的骨单位结构。这一过程反复进行，直至形成成熟坚硬的板状骨。这一过程在伤后 8～12 周内完成。

4. 塑形期 这一时期新形成的骨组织进一步成熟，按人体力学需要，不足的部分骨组织进一步增多，多余的部分得以清除。骨折愈合经过塑形期，骨结构变得规则，髓腔重新开通，最终恢复骨的正常结构。这一阶段实际上是一个修整过程，2～4 年才能完成。

（四）骨折的临床处理原则

复位、固定和康复治疗是治疗骨折的三大原则。

1. 复位 复位是治疗骨折的基础，是用手法或手术使骨折部位恢复到正常或接近正常的解剖关系。根据对位和对线是否良好，复位可分为解剖复位和功能复位。解剖复位是指复位后达到完全对位、对线，没有任何移位和成角畸形。功能复位是指复位后有轻度移位或轻度成角，愈合后不影响肢体的运动功能。复位方法包括手法复位、牵引复位和切开复位。

Note

2. 固定　固定是治疗骨折的关键。固定可分为内固定和外固定。外固定是在骨折皮肤外所采取的固定方法,如小夹板、牵引及石膏绷带等。内固定是指通过手术将内固定材料固定于骨折断端的方法,如钢板内固定。固定可以减轻疼痛,避免周围组织、血管、神经进一步受损,减少出血和肿胀,防止闭合性骨折转化为开放性骨折,同时便于搬运、转送患者。

> **知识链接**
>
> **骨折急救**
>
> 　　严重创伤现场急救的首要任务是抢救生命。如发现伤员心跳、呼吸已经停止或濒临停止,应立即进行胸外心脏按压和人工呼吸;昏迷患者应保持其呼吸道通畅,及时清除其口咽部异物;患者有意识障碍者可针刺其人中、百会等穴位;开放性骨折伤员伤口处可有大量出血,一般可用敷料加压包扎止血。严重出血者若使用止血带止血,一定要记录开始使用止血带的时间,每隔30分钟应放松1次(每次30~60秒),以防肢体缺血坏死。如遇有生命危险的骨折患者,应快速运往医院救治。
>
> 　　在伤口处理时,如为闭合性骨折,尚未肿胀时,应先进行冷敷处理,使用冰水、冰块或者冷冻剂敷住骨折部位防止肿胀。如有伤口则不宜冷敷,伤口的处理除应及时恰当地止血外,还应立即用消毒纱布或干净布包扎伤口,以防伤口继续被污染。伤口表面的异物要清除掉,外露的骨折端切勿推入伤口,以免污染深层组织。有条件者最好用高锰酸钾等消毒液冲洗伤口后再包扎、固定。

3. 康复治疗　骨折复位与固定后,合理的康复治疗和功能锻炼,可促进患肢血液循环,消除肿胀,减少肌萎缩、保持肌肉力量,防止骨质疏松、关节僵硬和促进骨折愈合。康复治疗是骨折治疗的重要阶段,是防止发生并发症和尽早恢复功能的重要保证。

二、康复评定

(一) 功能评定

1. 一般情况评定　包括疼痛和压痛,局部肿胀,畸形与功能障碍。

2. 关节活动度评定　当骨折累及关节面时,需要重点了解关节活动有无受限和受限程度,可通过量角器测量进行双侧对比。

3. 肌力评定　了解患部肌群的肌力情况,多用徒手肌力检查法评定。

4. 肢体长度和周径测量　两侧肢体进行对比,判断骨折后肢体长度及围度有无改变及改变程度。

5. 步态分析　下肢骨折后,可影响到下肢的步行功能,通过步态分析可了解下肢功能障碍程度。

6. 感觉功能评定　主要进行深、浅感觉的评定,判断有无神经损伤及损伤程度。

7. ADL 能力评定　对上肢骨折患者重点评定生活自理能力情况,如穿衣、洗漱、清洁卫生、进餐等。下肢骨折患者重点评定步行、负重等功能。

骨折后的康复评定旨在了解骨折的愈合情况和功能障碍的程度,为康复治疗方案的制订和康复治疗效果的判断提供依据。

(二) 骨折愈合情况的评定

1. 骨折愈合时间　骨折愈合时间因年龄、部位、营养状况、处理方法、骨折类型等不同而异(表 5-7)。

表 5-7 成人常见骨折临床愈合时间

上肢骨折	时间/周	下肢骨折	时间/周
锁骨骨折	5～7	股骨颈骨折	12～24
肱骨骨折	4～6	股骨转子骨折	8～10
肱骨干骨折	5～8	股骨干骨折	12～14
肱骨髁上骨折	4～5	髌骨骨折	4～6
尺、桡骨干骨折	8～12	胫腓骨骨折	10～12
桡骨远端骨折	4～6	跟骨骨折	6～8
掌、指骨骨折	3～4	踝部骨折	6～10
腕舟骨骨折	10～12	脊柱椎体压缩骨折	10～12

2. 临床愈合标准

（1）局部无压痛，无纵向叩击痛。

（2）骨折断端局部无异常活动。

（3）X 线片显示骨折线模糊，有连续性骨痂通过骨折线。

（4）功能测定：在解除外固定的情况下，上肢能向前平举 1 kg 重物达 1 分钟，下肢能连续徒步 3 分钟，并且不少于 30 步。

（5）连续观察 2 周，骨折处不变形，则观察的第 1 天即为临床愈合日期。

3. 骨性愈合标准

（1）具备临床愈合标准的条件。

（2）X 线片显示骨小梁通过骨折线。

三、康复治疗

各种类型的骨折经妥善性复位、固定处理后均应及时开展康复治疗。骨折早期要求患肢制动，但长时间制动会造成患者心肺功能下降和制动肢体的肌肉萎缩，肌力和耐力下降、组织粘连、关节囊挛缩、关节僵凝等诸多并发症。康复治疗的作用是协调长期制动与运动功能锻炼之间的矛盾，预防或者减少上述并发症的发生。

（一）康复治疗的目标

主要是采取综合性的措施，尤其是有计划、有目的地运动训练，减轻或消除可能出现的康复问题，促进骨折愈合和身体功能恢复。强调早期进行康复的重要性，可以最大限度地减少制动所产生的不良影响。通过康复治疗，可促进血肿和渗出物的吸收，促进骨痂形成和重塑，预防或减轻软组织的挛缩和粘连，促进 ROM 的恢复，预防和减轻肌肉萎缩，促进肌力的恢复，防止发生制动综合征，尽早恢复 ADL 能力。最大限度恢复患者功能，减少致残，并重返工作岗位。

（二）康复治疗方法

四肢各种类型的骨折，包括开放性骨折和闭合性的骨折，经过妥善处理以后，均需进行康复训练。骨折后的康复治疗一般分为两个时期来进行，一是在愈合期，也就是在固定期。二是在恢复期，也就是固定拆除以后，包括石膏、牵引等拆除以后，进行功能康复。

1. 愈合期康复 骨折经复位后固定或牵引 2～3 天后，生命体征平稳，内外固定稳定时可尽早开始康复治疗。此期康复治疗的目的是改善血液循环、促进血肿吸收、抑制炎症渗出、消除肿胀、预防肌肉萎缩、预防关节挛缩等。

（1）患肢主动运动:患肢近端与远端未被固定的关节主动运动可改善血液循环,消除肿胀,防止关节挛缩。关节活动在各个活动平面上都要进行,每天 2～3 次,每次各个活动轴位 10～20 次,注意避免影响骨折断端的稳定性,逐渐增加活动范围和运动量;关节面骨折患者,在固定 2～3 周后,若有可能应每天取下外固定,在保护下进行短时间的关节不负重主动运动,并逐渐增加活动范围,运动后继续维持固定。

（2）健肢与躯干正常运动训练:训练内容包括健侧肢体和躯干的正常活动,鼓励患者在条件允许时早期起床活动。必须卧床的患者,应每天做床上保健操,如深呼吸和咳嗽训练、腹背肌训练、健肢的正常活动等,防止压疮、呼吸系统疾病等并发症。

（3）患肢肌肉等长收缩训练:肌肉等长收缩训练可预防失用性肌萎缩及增强肌力,能促进两骨断端的紧密接触,有利于骨折愈合。无痛情况下可逐渐增加用力程度,每次收缩持续 5 秒,每次练习收缩 20 次,每天进行 3～4 次。注意运动时骨折部位邻近的上、下关节应固定不动。

（4）患肢抬高:患肢抬高有助于减轻或消除肿胀,患侧肢体的远端必须高于近端,近端要高于心脏平面。

（5）持续被动关节活动(continuous passive motion,CPM):利用一个简单的机械或电动活动装置,使手术肢体在术后能进行早期、持续性、无痛范围内的关节被动活动。CPM 可缓解疼痛、改善 ROM、防止术后粘连与关节僵硬、消除手术与制动所致的并发症。CPM 主要用于四肢关节骨折术后及关节挛缩的治疗。

（6）物理因子治疗:常用方法有温热疗法、经皮神经电刺激、电体操疗法、功能性电刺激、超声波、光疗法、磁疗法、冷疗法等。物理因子治疗有改善肢体血液循环、促进肿胀消退、减少瘢痕粘连、减轻疼痛、促进骨痂生长、加速骨折愈合等作用。

2. 恢复期康复 此期骨折已临床愈合,外固定去除,患侧肢体有不同程度的关节活动受限和肌肉萎缩。康复训练的主要目的是促进关节活动范围扩大与肌力的迅速恢复,提高日常生活活动能力。

（1）扩大关节活动范围训练:①主动运动:受累关节进行各方向的主动运动并逐渐增加运动幅度。②被动运动:最好由康复人员进行,动作应平稳、缓和,不引起明显疼痛和肌痉挛。切忌动作过猛,以免引起新的损伤和骨化性肌炎。③助力运动:注意应以主动运动为主,助力为辅。④关节松动术:对骨折愈合良好但有僵硬的关节,可进行手法松动,以改善关节活动范围,关节松动术前可配合行温热疗法。⑤关节功能牵引:对僵硬的关节可进行牵引,将受累关节的近端固定,远端按正常的关节活动方向施加适当的力量,到达最大活动范围时要维持数分钟,以松解粘连,每天 2～3 次,每次 15 分钟左右。

（2）增强肌力训练:①肌力为 0～1 级时,可选用神经肌肉电刺激、被动运动、助力运动等;②肌力为 2～3 级时应以主动运动为主,辅以助力运动或水中运动;③肌力为 4 级时,进行渐进抗阻运动训练。有关节损伤时,应采用等长收缩训练,避免再损伤。肌力与关节活动训练可同步配合进行。

（3）日常生活活动能力训练:当关节活动范围和肌力有所恢复时,即应开始生活自理能力训练,不仅可促进运动功能的恢复,也可减轻他人照料之负担。起居活动一般包括清洁、饮食、穿脱衣服、如厕等,一般活动则包括起立、步行、上下楼梯、弯腰拾物等。

（4）物理因子治疗:局部紫外线照射可促进钙质沉积与镇痛;超声波、音频电可软化瘢痕,松解粘连;温热疗法可促进血液循环,软化纤维瘢痕组织,可在功能训练前运用;治疗结束后进行冷敷有利于消肿止痛等。

（三）常见骨折的康复

1. 肱骨干骨折 复位固定后立即开始伸指、主动握伸拳练习。内固定者于术后 1 周可适当进行肘关节屈伸活动和肩部的主动活动,但应避免直立位外展练习。外固定:通常外固定时间为4~6周,3周左右可在悬吊带支持下做屈伸肘的等长肌肉收缩训练和前臂内外旋活动,活动中要注意保持骨折复位后的位置,外固定去除后,增加肩、肘关节各个方向的活动及活动幅度,加强肌力训练。

2. 肱骨髁上骨折 好发于儿童,预后良好,但容易合并正中神经、肱动脉损伤以及肘内翻畸形。伸直型骨折复位后,用石膏托固定患肢与90°肘屈曲功能位4~6周;屈曲型则固定于肘关节伸直位。达到临床愈合并解除外固定后,主动做肘关节屈伸练习,伸直型骨折主要练习屈肘位的肌肉等张收缩,屈曲型骨折主要练习伸肘位的肌肉等张收缩。注意防止缺血性肌挛缩、骨化性肌炎等并发症。

3. 尺桡骨干双骨折 手法复位较为困难,预后较差。稳定性骨折经复位后,石膏固定时间一般为8~10周,并根据临床愈合程度决定拆除时间,切勿过早。不稳定性骨折一般需要手术切开复位内固定。外固定期间不宜进行前臂旋转功能锻炼,外固定解除后可逐步进行前臂旋转及腕关节屈伸练习。

4. Colles骨折 Colles骨折即伸直型桡骨下端骨折,好发于老年人,手法复位简单,预后较好。复位后,一般采用小夹板固定于前臂中立位,屈肘悬吊于胸前4~5周。固定期间,可行前臂肌群的等长收缩练习,解除外固定后,逐步进行腕关节各方向活动锻炼。

5. 股骨颈骨折 好发于50~70岁老年人,容易导致股骨头缺血坏死,预后欠佳。无移位骨折可采用皮牵引或石膏托外固定,固定期间可行下肢肌肉等长收缩练习。有移位骨折一般采用手术治疗。股骨颈骨折后需要长期卧床,注意防止压疮、坠积性肺炎、泌尿系统感染等并发症。

6. 股骨干骨折 治疗中易出现各种并发症,可影响下肢负重及关节活动。康复治疗重点是防止膝关节伸膝装置粘连,应尽早开始股四头肌的肌力练习和膝关节功能练习。在骨折未愈合前,禁止做直腿抬高运动。

7. 胫腓骨干骨折 治疗目的是恢复小腿长度及纠正骨折断端间的成角与旋转移位,以免影响日后膝、踝关节的负重功能和发生创伤性关节炎。骨折固定后即开始踝关节伸屈练习和股四头肌的肌力练习。避免平卧位练习直腿抬高及屈膝位练习主动伸膝,根据骨折愈合程度可分级进行悬吊负重练习。

四、康复教育

(一)骨折的预防

骨折在日常生活、工作中较常发生,随着交通事故、工伤事故的增加,骨折的发病率有增加的趋势。所以在日常生活或工作中预防骨折的发生极为重要。老年人要加强体育锻炼,练习身体的平衡和协调能力。此外加强运动健身还可以增强骨骼的硬度,防止意外的骨骼脱臼。另外老年女性还应该积极注意预防和治疗骨质疏松,避免骨质疏松引起骨折。

(二)预防并发症的发生

1. 预防压疮 骨折患者卧床时间相对较长,多数患者因身体某部位固定、制动使活动受限或术后怕疼痛不愿意活动容易出现压疮。所以应定时翻身,按摩受压处、骨突处,促进局部血液循环。避免物理性刺激,保持床铺平整、干燥无碎屑,发现污湿应及时更换,防止便器擦伤皮肤。

2. 预防肺部感染 应鼓励患者不断做深呼吸及咳嗽动作,或自上而下拍打背部,或吹气球,以增加肺活量。保持病室空气流通,避免呼吸道感染,引发坠积性肺炎。

3. 预防尿路感染 鼓励患者多饮水,保持患者每日尿量1500 mL以上,保持会阴部清洁

Note

干燥,防止泌尿系统感染。另外要多食青菜、水果及纤维素多的食物,多饮水,每日按顺时针方向按摩腹部3~4次,每3分钟左右一次,以促进胃肠蠕动,保持大便通畅。

(三)功能锻炼指导

功能锻炼在入院后即可开始,以主动活动为主,被动活动为辅,功能锻炼要遵循循序渐进的原则,根据患者病情和耐受情况而制订锻炼计划。护士应向患者及家属讲解功能锻炼在疾病恢复中的重要性,鼓励患者患肢的主、被动运动,逐渐加大活动力度和增加活动时间。

功能锻炼原则上每天要坚持3~4次,每次肌肉收缩控制在5~10分钟,关节活动要坚持10~15分钟。早期合理的功能锻炼可促进患肢的血液循环,消除肿胀,减少肌萎缩,保持肌肉力量,防止骨质疏松、关节僵硬和促进骨折愈合,是恢复患肢功能的保证。

(四)营养饮食的指导

饮食平衡有助于疾病的康复,而营养本身就是一种积极的治疗因素,能起到促进骨折愈合、缩短病程的作用。往往营养饮食常不为患者所理解,需要我们让患者认识到骨折后食用含钙食物的重要性。根据骨折患者的代谢营养特点,鼓励患者多饮水,给予高蛋白、高糖、高维生素、含钙多的食物。

第七节 类风湿关节炎的康复

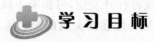
学习目标

掌握:类风湿关节炎诊断、功能评定的方法、康复治疗原则及康复治疗方法。
熟悉:类风湿关节炎临床表现,运动功能训练方法。

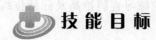
技能目标

通过本节学习,能对类风湿关节炎患者实施正确的康复措施,对类风湿关节炎患者制订适合的运动处方。

案例引导 5-7

患者,男,43岁,双手各指关节疼痛僵直5年。患者从事汽车修理行业,5年前冬天发现双手手指疼痛,怕凉,症状逐渐加重,晨起时手指僵硬,工作劳累或受凉时明显,休息数天后可明显缓解。此后,逐渐出现双腕、肘、膝、踝、足等关节游走性疼痛。类风湿相关检查提示:类风湿因子(十),血沉70 mm/h,考虑类风湿关节炎。

请根据上述情况,思考:

(1)如何对患者进行康复评定?

(2)请给该患者制订合理的运动处方。

一、概述

1. 定义 类风湿关节炎(rheumatoidarthritis,RA)是一种常见的慢性疾病,以累及四肢关节主的多系统性炎症性自身免疫病,多见于青壮年,男女比例 1 : 3。由于侵蚀性的关节损伤和周围组织的破坏反复发作,使关节出现各种畸形和功能障碍。其发病率和致残率均较高。临床上常表现为缓解与复发交替的慢性过程。

2. 临床表现

(1)关节肿痛受累关节常对称分布,以腕、手、膝、足最为常见。绝大多数患者是以关节肿胀开始发病的。关节疼痛的轻重通常与其肿胀的程度相平行,关节肿胀愈明显,疼痛愈重,甚至剧烈疼痛。

(2)晨僵:95%以上的患者有关节晨僵,常是关节受累的第一个症状。晨僵是指病变关节在夜间静止不动后,晨起时出现较长时间的受累关节僵硬和活动受限。

(3)关节僵硬、畸形:晚期关节可出现不同程度的僵硬畸形。

(4)肌力下降:晚期骨骼肌萎缩,肌力下降。

3. 诊断要点 目前对 RA 诊断没有特异性指标,RF 因子及 X 线检查虽具有重要诊断意义,但并非 RA 特有,1987 年美国风湿病协会(ARA)提出的 RA 诊断标准被广泛应用(表5-8)。

表 5-8 RA 诊断标准

条件	定义
晨僵	关节及其周围僵硬感至少持续 1 h
三个或者更多的关节炎症	医师观察到下列 14 个关节区(两侧的近端指间关节、掌指关节、腕关节、肘关节、膝关节、踝关节及跖趾关节)中至少 3 个有软组织肿胀或积液(不是单纯骨隆起)
手关节炎	腕、掌指或近端指间关节区中,至少有一个关节区肿胀
对称性关节炎	左右两侧关节同时受累(两侧近端指间关节、掌指关节及跖趾关节受累时,不一定绝对对称)
类风湿结节	医师观察到在骨突部位、伸肌表面或关节周围有皮下结节
RF 阳性	任何检测方法证明血清中 RF 含量升高(该方法在健康人群中的阳性率<5%)
影像学改变	在手和腕的后前位相上有典型的 RA 影像学改变,必须包括骨质侵蚀或受累关节及其邻近部位有明确的骨质脱钙

注:以上 7 个条件满足 4 个或者 4 个以上并排除其他关节炎可诊断 RA,条件 1~4 必须持续至少 6 周。

4. 治疗

(1)药物治疗:常用非甾体抗炎药(NSAID)、抗风湿药(DMARD)、生物制剂、糖皮质激素、植物制剂等。非甾体抗炎药对缓解患者的关节肿痛、改善全身症状有重要作用。改善病情抗风湿药:可延缓或控制病情的进展。生物制剂:目前积极有效控制炎症的主要药物,可减少骨破坏,减少激素的用量和骨质疏松。糖皮质激素:能迅速改善关节肿痛和全身症状。植物制剂:如雷公藤、白芍总苷,对缓解关节肿痛有效。

(2)外科治疗:类风湿关节炎患者经过积极内科正规治疗,病情仍不能控制,为纠正畸形,改善生活质量可考虑手术治疗。但手术并不能根治类风湿关节炎,故术后仍需药物治疗。常用的手术主要有滑膜切除术、人工关节置换术、关节融合术及软组织修复术。

(3)康复治疗:包括物理因子疗法、运动治疗及中医传统康复方法等。

二、康复评定

1. 疼痛评定 常用 Ritchie 关节指数作为疼痛评定的标准。对指定关节进行压诊,视其产生反应对每个关节评分。反应分为:无压痛为"0",有压痛为"1",有压痛且压诊时患者有躲避为"2",有压痛且压诊时患者不仅躲避而且回缩为"3"。将各关节评分累计即 Ritchie 关节指数。

2. 运动功能评定 包括关节活动度、肌力的评定和步态分析。

（1）关节活动度的评定：类风湿关节炎患者由于滑膜炎引起关节疼痛、肿胀、软骨破坏、融合、脱位导致关节活动功能受限，表现为 ROM 减少和僵硬。常采用关节量角器测量。

（2）肌力的评定：一般采用徒手肌力测定法，有条件的可采用等速肌力测试仪来评价患者肢体大关节的肌肉力量，对手和手指的肌力测定可以采用握力计法和捏力计法。

（3）步态分析：RA 常见异常步态有双腿不等长所致跛行、髋膝关节活动受限步态、疼痛性步态、肌无力步态、关节不稳定等。

3. 日常生活活动能力评定 日常生活活动能力评定是功能评估和康复诊断的重要组成部分，常采用 Barthel 指数分级法。类风湿关节炎患者功能障碍的评定可采用功能病损信号（SOFI）评定表、Fries 功能障碍调查表等方法。

（1）SOFI 评定表：包括手功能、上肢功能、下肢功能测定 3 个大项，每项有 3～4 个具体完成活动，能完成为 0 分，部分完成为 1 分，不能完成为 2 分。总分越高，病损程度越重。

（2）Fries 功能障碍调查表：该表共有 8 个大项，即穿衣打扮、起立、进食、步行、梳洗、上肢上举、手的功能、活动。每项里有若干小项目，患者能无困难完成为 0 分，有困难完成为 1 分，需要帮助为 2 分，不能完成为 3 分。分值越高，功能受限越严重。

4. 社会参与能力评定 类风湿关节炎患者的生活质量评定可采用 WHO 生存质量测定量表简表（WHOQOL-BREF）和 SF-36 量表，全面评定类风湿关节炎患者的生活质量。

5. 心理功能评定 中重度类风湿关节炎患者由于肢体不同程度的障碍，其心理活动有着与一般人群不同的特点，并在日常行为中不自觉地表现出来，如焦虑、敏感、自卑而孤僻、情绪反应强烈等。在对患者进行针对性的心理干预之前，必须进行心理功能评定。一般可采用焦虑自评量表（SAS）和抑郁自评量表（SDS）对患者进行评定。

三、康复治疗

> **知识链接**
>
> ### Eular RA 指南部分治疗推荐
>
> 欧洲风湿病联盟类风湿关节炎（RA）治疗推荐意见和临床实践，其工作组对 RA 形成了 75 条治疗推荐，其中重要内容如下。
>
> （1）RA 一经诊断，应使用改变病情抗风湿药（DMARD）治疗。
>
> （2）RA 治疗目标：尽可能在短时间内（3～6 个月）达到临床缓解，如未缓解，应每 1～3 个月随检一次，根据疾病活动度调整治疗方案。
>
> （3）对于活动性 RA 患者，甲氨蝶呤（MTX）作为首选 DMARD。
>
> （4）如 MTX 禁忌或不耐受，选用其他 DMARD。
>
> （5）非生物 DMARD 的单药治疗与联合治疗，要注意并非所有联合治疗都比单药治疗有效。
>
> （6）低-中高剂量糖皮质激素可与非生物 DMARD 联合治疗。
>
> （7）按照是否有预后不良因素分层。
>
> （8）首选的生物制剂，对 MTX 或其他传统 DMARD 疗效不佳时，加用生物制剂。
>
> （9）备选的生物制剂，一种 TNF-α 制剂无效可换用另一种生物制剂。
>
> （10）早期使用生物制剂，未使用过 DMARD 但有预后不良因素存在的患者，可以考虑初始即 MTX 和生物制剂联合使用。

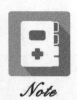

类风湿关节炎目前尚无特效治疗方法。康复治疗的目的在于控制炎症,减轻症状,延缓病情进展,减少残疾发生,尽可能维持关节功能,改善患者的生活质量。

1. 休息 炎症急性期时应嘱患者完全卧床休息,但长期休息对康复并无益处,反而可引起多种继发性损害。

2. 制动与活动 急性期可使用夹板、石膏、热塑材料固定受累关节,可减轻关节炎症,防止继发畸形。固定时间不宜过长,连续固定时间不应超过 1 个月,应间断去除固定物,活动关节,预防固定制动后并发症。关节活动练习是维持关节功能的重要方法。急性炎症期做轻柔的被动活动,范围以不引起疼痛为限。慢性期可进行主动功能锻炼,逐渐增加活动范围,改善关节功能,进行渐进抗阻练习,增强肌力。急性炎症缓解期可进行功能锻炼,缓解标准如下:晨僵时间小于 15 分钟;无乏力;无关节痛;活动时无关节压痛或疼痛;软组织或腱鞘无肿胀;红细胞沉降率,女性<30 mm/h,男性<20 mm/h。

3. 作业治疗 类风湿关节炎病程长,大部分康复治疗都是在家庭完成的。指导患者采用日常生活项目,练习手、指、腕、肘关节的灵活性、协调性和控制能力。鼓励日常生活自理。改造生活用具结构,使患者日常生活方便、省力。

4. 物理疗法 可采用蜡疗、蒸气浴、高频疗法、红外线疗法等,起到镇痛、消炎、消除肌痉挛、增加血液循环等作用;急性炎症期可采用冷疗法,起到镇痛、减少渗出、消肿等作用。水疗可帮助受累关节功能锻炼,有利于增加关节活动度,减轻关节负重。

5. 运动功能训练

(1)维持和改善关节活动度:对每一个受累关节做被动的或轻柔的辅助主动运动,应在控制疼痛和无抗阻的情况下缓慢地进行。训练最好在晨僵已消退,并用药物或温热疗法缓解疼痛后进行。

(2)维持和增加肌力:有等长训练法、等张训练法、等速训练法。急性期最好用等长收缩肌力增强训练。

(3)维持和改善耐力:应把握治疗的强度,如果患者对训练过于积极,可能会导致相反的结果,加重关节的破坏。一般认为中等负荷的运动对关节炎患者是安全可靠的。

6. 中医中药治疗 针对本病痹症的辨证,针对不同的症状和病程采用中药治疗。按经络循行部位选穴针刺,还可采用当归、红花等注射液穴位进行注射治疗。推拿按摩具有行气活血、疏通经络、消除肌肉疲劳、滑利关节等作用而对 RA 具有良好效果,但急性炎症期、局部红肿则不宜应用。

7. 日常生活活动能力训练 鼓励患者尽量独立完成日常生活动作,必要时可选用长柄勺等自助具或矫形器。助行器有助于步行困难的肢体残疾者进行运动功能训练。

8. 类风湿关节炎患者运动处方 视疾病发展的不同阶段选择不同的运动种类。急性炎症期的患者,宜进行床上运动,协调全身及局部休息,疼痛等症状缓解后,由被动运动开始,必要时做主动助力活动,后逐渐过渡到主动运动、抗阻力运动,内容包括:关节活动度训练,增强肌力训练,日常生活活动训练,并配合必要的全身体力训练。慢性期的患者,为预防和纠正畸形,可根据病情进行改善关节功能、恢复肌力的运动训练及日常生活活动指导训练,同时加强体力锻炼以提高康复训练效果。类风湿关节炎患者运动处方示例如下。

(1)锻炼目的:保持关节的可动性,预防关节挛缩畸形,恢复关节功能;增强和恢复肌肉力量和耐力,提高关节韧带的柔韧性,维持关节稳定;增强体质,恢复体力,促使疾病恢复。

(2)康复锻炼项目:床上康复训练,关节活动度训练,增强肌力训练,日常生活活动训练。

(3)运动强度:以低中强度为主。以运动时不引起明显疼痛、运动后疼痛不超过 2 小时为宜,心率控制在100～120 次/分。主观感觉以无持续疲劳感和其他不适为宜。每次锻炼时间:20～30 分钟。

Note

（4）运动频度：每天 2～5 次，每周至少锻炼 5 天。

（5）锻炼方法：略。

（6）注意事项：略。

四、康复教育

类风湿关节炎多侵犯中青年人群，可造成严重残疾，增加家庭和社会负担，是康复医学重要的防治对象。本病病因不明，无特效疗法，但经过积极合理的康复和护理，能够促进病情缓解，避免残疾或减轻残疾程度，改善患者的生活质量。

1. 饮食指导　给予高蛋白质、高维生素、低脂饮食，注意补充钙质。急性期禁食海鲜及辛辣刺激性食物。用激素治疗时，给予低盐、低糖饮食，预防水、钠潴留和血糖升高。

2. 休息与活动指导　急性期卧床休息，限制活动。疼痛明显时，用热水袋热敷局部关节。观察疼痛的部位、性质。恢复期可适当进行床上活动并逐步过渡至下床活动，活动前，可按摩关节及肌肉，缓解肌肉痉挛，增强伸展能力。有晨僵症状的患者应在服镇痛药后出现疲劳或发僵前进行活动。

3. 日常生活指导

（1）类风湿关节炎患者在经受寒冷、潮湿的刺激时，关节局部肿胀和疼痛可加重。要注意避寒、保暖，注意休息，避免劳累。

（2）指导患者手指避免用力撑床、提重物，以免加重畸形。

（3）患者由于长期风湿性疼痛、关节变形、功能丧失，易产生自卑、悲观情绪，因此要做好患者的心理护理，使其保持良好的心理状态。

（4）观察激素及免疫抑制剂治疗的副作用，定期复查肝功能和血常规等。

第八节　骨性关节炎的康复

教学PPT

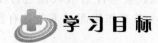学习目标

掌握：骨性关节炎的康复评定内容和方法。

熟悉：骨性关节炎的康复治疗目标、措施和方法。

了解：骨性关节炎的流行病学、病因和发病机制。

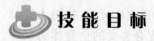技能目标

通过本节学习，能对骨性关节炎患者实施正确的康复措施，教育患者和家属正确认识 OA，并对其康复训练进行指导。

案例引导
5-8 答案

案例引导 5-8

患者，男，74 岁，因间断右膝关节肿痛伴活动受限 1 年，加重 2 周就诊，体检：右膝关节肿胀，浮髌试验阳性，过伸过屈试验阳性，麦氏征阴性，右膝关节活动度为 0°（伸展）至 70°（屈曲），下肢感觉、肌力正常。

Note

请根据上述情况,思考:

(1) 如何对患者进行康复评定?

(2) 患者的具体康复治疗方法有哪些?

一、概述

1. 定义 骨性关节炎(osteoarthritis,OA)是一种非对称性、非炎症性、发病率随年龄增加的以关节软骨退变、破坏及伴有相邻软骨下骨板、关节边缘骨质增生、骨赘形成为特点,主要影响膝关节、髋关节、远端指间关节及脊柱关节,使其功能受损的慢性进行性关节疾病。不同关节部位的骨性关节炎患病率不同,最常见的为膝关节骨性关节炎。美国第三次全国健康和营养调查数据显示,症状性膝骨性关节炎的患病率为12.1%,欧洲相似。加拿大区域性流行病学报告的膝骨性关节炎患病率为10.5%。根据最新的中国流行病学调查数据显示,中国目前症状性膝骨性关节炎的患病率为8.1%,这意味着我国目前大约有1.1亿膝骨性关节炎患者。

2. 病因与发病机制 根据有无局部和全身致病因素,将骨性关节炎分为继发性和原发性两大类。

(1) 继发性骨性关节炎。

①机械性或解剖学异常:髋关节发育异常,股骨头骨骺滑脱、股骨颈异常、多发性骨骺发育不良、陈旧性骨折、半月板切除术后、关节置换术后、急慢性损伤。

②炎症性关节疾病:化脓性关节炎、骨髓炎、结核性关节炎、类风湿关节炎、血清阴性脊柱关节病、贝赫切特综合征、Paget病。

③代谢异常:痛风、糖尿病、进行性肝豆状核变性、软骨钙质沉着症、羟磷灰石结晶。

④内分泌异常:肢端肥大症、性激素异常、甲状旁腺功能亢进、甲状腺功能减退伴黏液性水肿、肾上腺皮质功能亢进。

⑤神经性缺陷:周围神经炎、脊髓空洞症、Charcot关节病。

(2) 原发性骨性关节炎:其病因尚不清楚,可能与高龄、女性、肥胖、职业性过度使用等因素有关。

3. 临床表现 OA的临床特点是起病缓慢,早期常无明显主观症状,当病情发展到一定阶段时,会出现关节疼痛、僵硬、肿胀、膨大,活动时有响声等症状和体征。OA大多数情况下为单个或少数几个关节发病,主要表现为非对称性多关节OA,偶有对称的关节病变或合并软组织肿胀和渗出液。具体表现如下。

(1) 关节疼痛及压痛:本病最常见的表现是关节局部的疼痛和压痛。负重关节及双手最易受累。一般早期为轻度或中度间断性隐痛,休息时好转,活动后加重,随病情进展可出现持续性疼痛,或导致活动受限。关节局部可有压痛,在伴有关节肿胀时尤为明显。疼痛在阴冷、潮湿和雨天会加重。

(2) 关节肿大:早期为关节周围的局限性肿胀,随病情进展可有关节弥漫性肿胀、滑囊增厚或伴关节积液。后期可在关节部位触及骨赘。

(3) 晨僵:患者可出现晨起或关节静止一段时间后僵硬感,称为晨僵,活动后可缓解。本病的晨僵时间一般为数分钟至十几分钟,很少超过半小时。

(4) 关节摩擦音(感):多见于膝关节。由于软骨破坏、关节表面粗糙,关节活动时出现骨摩擦音(感)。

(5) 关节活动受限:由于关节肿痛、活动减少、肌肉萎缩、软组织挛缩等引起关节无力,活动受限,多缓慢发生,早期表现为关节活动不灵,以后关节活动范围减小,还可因关节内的游离体或软骨碎片出现活动时的"绞锁"现象。

4. 诊断　诊断要点:根据慢性病史、临床表现和X线检查所见,诊断不难。必要时可做关节滑液检查,以证实诊断。应从病史中明确病损是继发性还是原发性。

5. 临床治疗

(1) 休息制动:在急性期,患肢需休息制动。

(2) 药物治疗:包括延迟疾病进展的药物(如氨基葡萄糖、硫酸软骨素)、单纯止痛药(如对乙酰氨基酚等)、局部外用药(如双氯芬酸二乙胺乳胶剂软膏、吲哚美辛巴布膏等)、非甾体抗炎药(如布洛芬等)、抗氧化剂(如维生素E等)、骨吸收抑制剂(如二磷酸盐、降钙素、维生素D、雌激素等)以及关节腔内注射药物(如糖皮质激素、透明质酸钠等)。

(3) 手术治疗:早期患者常用手术有截骨术和肌肉松解术,晚期患者可采用关节融合术、关节成形术、关节游离体摘除术及人工关节置换术等。在全身情况能耐受手术的条件下,行人工关节置换术是目前公认的消除疼痛、矫正畸形、改善功能的有效方法,可以大大提高患者的生活质量。

> **知识链接**
>
> ### 骨性关节炎治疗误区
>
> 1. 盲目服中药治疗　在传统的中医理念中,有"通则不痛,痛则不通"的说法。骨性关节炎因为有关节疼痛,所以往往归为痹证。这种痹证通常是指外部环境,如寒冷、潮湿等原因导致的关节疾病,所以也有人认为是"老寒腿"。但现代医学却认为骨性关节炎的病因远远超出了痹证的范围,而是多种因素造成的关节软骨的损害。如果不充分认识这一点,盲目地服中药治疗,会带来严重的不良后果。
>
> 2. 盲目按风湿治疗　许多风湿病均有关节疼痛,所以患者常在没有确诊之前就主观认为只要有关节痛就是风湿病,按风湿病到处求医。骨性关节炎按类风湿关节炎治疗的病例屡见不鲜。类风湿关节炎的治疗是长期的,患者需应用非激素类抗炎药止痛,还要应用控制病情的药物。这些药物除了治病作用以外,还有许多不良反应,如对血液系统的影响,对肝、肾的毒性作用等。
>
> 3. 盲目服"软化骨刺"药物　许多患者往往有病乱投医,为了急于解除病痛,到处寻找消除骨刺的药物,实际上这种做法是没有科学根据的。骨刺就是增生的骨质,是关节软骨退化后产生的,所以骨刺也是骨头。骨头怎么可能通过药物消除呢?所以,药物能软化骨刺完全是一种误导,万万不可相信。
>
> 4. 盲目补充微量元素　补充微量元素对病情有一定帮助,如补钙对骨质疏松有益处,但骨性关节炎的病因并非是缺微量元素,所以补充微量元素没有直接的治疗作用。
>
> 5. 长期仅对症治疗　为了减轻病痛,对症治疗是需要的,但一般是暂时和短期的治疗方法,而许多患者却长期服用非激素类抗炎药对症治疗。这类药物对骨性关节炎患者来说比较熟悉,可能也常选用,如吲哚美辛、扶他林、布洛芬、芬必得等。这类药物无疑在减轻病痛方面起到了积极的作用,但它们也有许多对身体的不利影响。

(4) 康复治疗:包括能量节约技术、物理因子治疗、支具与辅助器具应用、运动治疗以及传统中医康复治疗等。

二、康复评定

1. 疼痛评定　采用视觉模拟评分指数(VAS)评定,结果判断:0~3分为轻度疼痛,4~7分为中度疼痛,8~10分为重度疼痛。

2. 肢体围度和关节周径的测量 主要了解患肢和患病关节周围的肌肉有无萎缩,患病关节有无肿胀或膨大。

3. 肌力评定 ①膝关节 OA:主要检测股四头肌、腘绳肌肌力。②髋关节 OA:主要检测髋屈、伸肌群肌力,髋内收、外展肌群肌力,髋内、外旋肌群肌力。③手关节 OA:主要检测掌指关节、近端指间关节、远端指间关节屈伸有关肌肉的肌力,手指内收、外展肌肉肌力及握力。④脊柱关节 OA:主要检测颈椎和腰椎屈伸活动有关肌群肌力。

4. 关节活动度测量 评定目的在于了解受累关节活动受限程度。

5. 日常生活活动能力评定 日常生活活动能力评定主要测试患者的日常生活活动情况,可采用 Barthel 指数评定。对于下肢 OA 患者活动能力评定还可以使用站立行走测试、膝关节评分标准等。

6. 社会参与能力评定 OA 导致关节结构异常、功能障碍及活动受限,可影响患者工作、社会交往及休闲娱乐,降低患者生活质量。因此对患者进行社会参与能力评定十分必要,如职业评定、生存质量评定。

三、康复治疗

1. 康复治疗原则 由于 OA 是一种退变性疾病,因此,到目前为止没有治愈的方法。各种治疗方法的最终目的不是治愈 OA,而是消除或减轻疼痛等症状,改善关节功能,提高生活质量,同时尽量减少治疗所带来的不良反应。

2. 康复治疗方法

(1) 减轻关节负荷,调整和限制活动量:适当卧床休息,减少每日活动量,避免跑、跳等剧烈活动形式,避免持续屈膝作业,减少每次步行的距离和时间。

(2) 物理因子治疗:温热疗法、高频电疗法、中低频电疗法、超声波疗法、经皮神经电刺激(TENS)疗法、电磁疗法、体外震波技术。

(3) 运动治疗:采用运动治疗应遵循的原则因人而异,以主动运动为主、被动运动为辅,循序渐进、持之以恒,舒适、无痛,局部运动与全身运动相结合,避免过度运动。运动治疗的形式:主动运动、助力运动、抗阻运动、伸展运动、全身性耐力运动、被动运动。

(4) 关节松动技术:急性期关节肿胀、疼痛明显时,采用Ⅰ、Ⅱ级手法;慢性期伴有关节僵硬和关节周围组织粘连、挛缩时,采用Ⅲ、Ⅳ级手法。

(5) 辅助工具的使用:矫形器常用软式膝矫形器、软式脊柱矫形器、踝-足矫形器;助行器常用手杖、拐杖、步行器、轮椅。

(6) 中医药治疗:中医治疗骨性关节炎,方法众多,配合治疗,往往能取得较好的疗效,主要包括中药治疗、内服汤药治疗、针灸治疗、针刀治疗、推拿按摩、熏蒸治疗、外敷治疗、中药离子导入等,主要分为内治和外治两大类。

①内治:骨痹的辨证分型分为四种,即寒湿痹阻、湿热痹阻、肝肾亏虚、痰瘀互结。可根据辨证分型选用薏苡仁汤、四妙丸合宣痹汤、独活寄生汤、当归没药丸合指迷茯苓丸加减运用。

②外治:

a. 针灸治疗:针灸治疗通过刺激局部或全身穴位,可有效疏通全身或局部经络,起到祛风散寒,活血通络作用。

b. 针刀治疗:选取关节周围痛点及硬结,松解剥离组织粘连,恢复肌腱、韧带动态平衡,疏通经络,缓解疼痛。根据生物力学松解高张部位,重建动态平衡。

c. 推拿按摩:具有疏通经络、行气活血、舒筋缓急、调理关节、调节脏腑的作用。主要方法有松解法、拨离手法、屈伸牵引法、整理法等。

d. 中药熏蒸、中药外敷、中药离子导入法:常选用具有温经散寒除湿,活血化瘀通络的药物,如川乌、草乌、桂枝、桑枝、羌活、独活、透骨草、伸筋草、骨碎补、牛膝、续断、延胡索、当归、木香、制乳没、木瓜、防风、刘寄奴、路路通、桃仁、红花、三棱、莪术、川芎、艾叶等。

(7)心理治疗:有助于预防和控制疼痛及关节活动障碍。

四、康复教育

1. 精神调理　正确认识本病,患者要解除思想压力,树立乐观的态度积极配合治疗;避免对本病治疗不利的各种因素,建立合理的生活方式。

2. 饮食调节　饮食宜清淡,进食高钙食品,以确保骨质代谢的正常需要,宜多食牛奶、蛋类、豆制品、鱼虾、蔬菜和水果,必要时补充钙剂,增加多种维生素的摄入。

3. 保护关节　肥胖者应减轻体重,减少关节负荷;注意关节保暖;避免长时间站立、跪位和蹲位,避免关节长时间保持一个动作及持续用力;尽量少上下楼梯、少登山、少提重物,不穿高跟鞋,可利用手杖等协助活动。

4. 运动指导　适当的关节活动是必要的,有氧运动如游泳、散步、骑自行车、仰卧直腿抬高或抗阻力训练及不负重的关节屈伸活动等都是不错的锻炼项目;参加体育锻炼时要做好准备活动;我国传统的养生保健方法如气功、太极拳、五禽戏等能增强体质和抗病能力。

第九节　颈椎病的康复

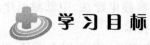

掌握:颈椎病运动治疗的主要方法,颈椎病的牵引疗法的治疗作用。

熟悉:颈椎病的定义、分型及特点。

了解:颈椎病的预后及康复宣传教育。

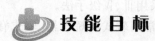

通过本节学习,能对颈椎病做出正确的康复评定和康复治疗,能指导颈椎病患者进行功能锻炼。

案例引导 5-9

患者,男,50岁,受凉后左侧颈部、肩部、上臂疼痛1天,咳嗽、喷嚏时加重,检查发现该患者颈部僵硬,向右侧倾斜,颈部活动受限,头颈后仰及向左侧旋转时疼痛加剧,C_5、C_6左侧棘旁压痛,左侧肩胛骨内侧缘、肩胛区均有压痛,并向左侧上肢放射,压、叩顶试验阳性,左侧椎间孔挤压试验及臂丛神经牵拉试验阳性,Hoffmann征阴性。X线检查提示:颈曲有轻度侧弯,$C_5 \sim C_6$椎间隙变窄。

请根据上述情况,思考:

(1)针对患者目前情况,需进行哪些康复评定?

(2)请帮患者制订颈椎病急性期的康复治疗方案。

一、概述

颈椎病是临床常见病和多发病,据统计,目前我国约有 1.5 亿人患有颈椎病。其中 50 岁左右的人群中大约有 25% 的人患过或正患此病,60 岁左右达 50%,70 岁左右接近 100%。近年的流行病学调查也发现,颈椎病发病年龄正在不断提前,呈现年轻化趋势。

1. 定义 颈椎病(cervical spondylosis)是由于颈椎椎间盘组织退行性改变及其继发病理改变累及其周围组织结构(神经根、脊髓、椎动脉、交感神经等),从而引起的一系列临床症状和体征。颈椎病多发于中老年人,高发年龄为 30～50 岁。颈椎病的诱发因素很多,如不良的睡姿、不当的工作姿势、不当的锻炼、头颈部外伤、寒冷潮湿的气候等。近年来随着人们生活、工作方式的改变,颈椎病的患病率不断上升。

2. 病因与发病机制 颈椎病的致病因素有外伤、慢性劳损、先天性因素(如 C_1 发育不全)、咽部炎症等,发病机制迄今尚不清楚,可能与颈椎间盘、颈椎及其附属结构的退行性改变等因素有关。

(1)椎间盘退变:30 岁以后颈椎间盘开始退变明显,椎间盘含水量减少,髓核内基质变异,纤维环结构紊乱,椎间盘失去原有生物力学性能,应力分布异常,承载能力降低,容易在 C_4～C_5、C_5～C_6 椎间盘发生突出,压迫或刺激神经根、椎动脉及交感神经,引起相应症状。

(2)关节退变:随着椎间盘的改变,椎间隙逐渐变窄,力学关系遭到破坏,引起颈椎不稳。

(3)血管及化学因素:神经根外膜受压后产生神经根内微静脉淤血,导致神经水肿,使压迫症状进一步加重;椎间盘突出时,髓核通过释酶和致酶作用,诱发神经根炎症,引起疼痛;钩椎关节增生或变位则会引起椎动脉受压,导致脑部供血不足。

3. 临床分型 根据受累组织和结构与临床表现的不同,颈椎病分为颈型、神经根型、脊髓型、椎动脉型及交感型。如果两种以上类型同时存在,称为混合型。

(1)颈型颈椎病:也称局部型颈椎病,是指具有头、肩、颈、臂的疼痛及相应的压痛点,X 线片上没有椎间隙狭窄等明显的退行性改变,但可以有颈椎生理曲度的改变、椎体间不稳定及轻度骨质增生等变化。

(2)神经根型颈椎病:在各型中发病率最高,占 60%～70%,是临床上最常见的类型,好发于 C_5～C_6、C_6～C_7 间隙,多见于 30～50 岁者。主要表现为颈肩痛和颈部发僵,上肢沉重、疼痛、麻木、肌肉萎缩。疼痛和麻木沿着受累神经根的走行和支配区放射。C_5 神经根受累时,肩部前臂外侧痛觉减退,三角肌肌力减弱。C_6 神经根受累时拇指痛觉减退,肱二头肌肌力减弱,肱二头肌腱反射减弱或消失。C_7 或 C_8 神经根受累则中指、小指痛觉减退,肱三头肌肌力减弱,握力差,手内在肌萎缩,肱三头肌腱反射消失。

(3)脊髓型颈椎病:由于颈髓受到压迫或刺激而出现感觉、运动和反射障碍。发病缓慢,逐渐加重或时轻时重,初发症状常为双下肢无力、发紧、沉重,逐渐进展出现足下踩棉花感,步态不稳。上肢通常多以下运动神经元通路损害为主,手笨拙,无力,表现为写字、系鞋带纽扣、用筷子等精细动作困难,随病情发展可有手内在肌萎缩,可出现上位其他上肢肌力减退。Hoffmann 征多阳性。少数高位脊髓病变可有肌张力增高,腱反射亢进等上运动神经元损害表现。下肢多为上运动神经元通路异常,表现为肌张力不同程度的增高和肌力损害,膝反射和跟腱反射活跃、亢进,出现踝阵挛、髌阵挛、Babinski 征阳性。肌张力增高,腱反射亢进导致走路不稳,尤其快走易跌倒、步态蹒跚、可出现痉挛步态。少数脊髓型颈椎病可引起排尿排便困难及括约肌功能障碍。

(4)椎动脉型颈椎病:该型是由于椎动脉遭受刺激或压迫,而造成以椎基底动脉供血不足为主要特征的症候群。主要表现为发作性眩晕,有时伴随恶心、呕吐、耳鸣或听力下降,下肢突然无力猝倒,但是意识清醒。

（5）交感型颈椎病：该型是由于椎间盘退变或外力作用导致颈椎出现节段性不稳定，从而对颈部的交感神经节以及颈椎周围的交感神经末梢造成刺激，产生交感神经功能紊乱。主要表现为：①头晕、头痛、记忆力减退、注意力不易集中；②眼胀、干涩、视物不清；③耳鸣、听力下降、鼻塞、咽部异物感；④恶心、呕吐、腹胀；⑤心悸、胸闷；⑥面部或某一肢体多汗、无汗。

（6）混合型颈椎病：在实际临床工作中，混合型颈椎病也比较常见，常以某一类型为主，其他类型不同程度地合并出现，病变范围不同，其临床表现也各异。

4. 诊断原则

（1）具有颈椎病的临床症状或体征。

（2）颈椎 X 线检查：常规 X 线片能直接观察颈椎的骨性结构，能判断出骨折、滑脱、结核、肿瘤、脊柱侧弯等病变。

（3）CT、MRI 检查：可显示与临床表现相应的椎间盘膨隆或突出、脊髓受压、椎管及椎动脉异常等。

（4）肌电图检查：肌电图检查能够敏感地反映器质性颈椎病神经根受累的范围和程度，评估神经根型颈椎病的神经功能状态。

临床表现与影像学所见符合者，可以确诊；具有典型临床表现而影像学所见正常者，应注意进行鉴别诊断；影像学检查异常而无临床症状者，也可诊断为颈椎病（隐性）。除上述临床表现外，可通过特殊试验进行检查，如压顶试验、臂丛牵拉试验等。

二、康复评定

1. 疼痛评定　疼痛是最常见的症状，疼痛的部位与病变的类型和部位有关，一般有颈后部和肩部的疼痛，神经根受到压迫或刺激时，疼痛可放射到患侧上肢及手部。常用的疼痛评定方法有视觉模拟评分法（VAS）、数字疼痛评分法、口述分级评分法、麦吉尔（McGill）疼痛调查表法。

2. 颈椎活动范围评定

（1）旋转：嘱患者在尽可能舒服的情况下向一侧转头，然后再向另一侧转头。旋转的范围约 70°。

（2）伸展：嘱患者在尽可能舒服的情况下向上看。在颈椎主动伸直过程中，患者应能在感觉很舒服的情况下看到天花板。伸展使关节突关节间隙及椎间孔截面积减小，如果存在关节突关节固定或关节囊刺激，则会引发局限性疼痛。伸展时枕骨下肌群紧张，会引起枕骨下区疼痛；若颈前肌群已受损，则会引起颈前区疼痛；肩头区或肩胛区的牵涉痛提示关节受刺激。臂或手相应皮节的牵涉剧痛提示神经根疾病。

（3）屈曲：嘱患者在尽可能的情况下屈头至前胸部。在颈椎主动屈曲时，下颌与前胸间有两个手指尖宽的距离属于正常范围。屈曲时，椎骨关节突关节张开，使关节疾病得到缓解。

（4）侧屈：嘱患者使耳朵尽可能地向肩部靠。正常侧屈范围约 45°，侧屈时同侧疼痛通常提示关节疾病，对侧疼痛或紧张通常提示肌肉损伤或肌张力增加。侧屈使同侧关节突关节间隙和椎间孔截面积减小，可引发肩头的弥散性牵涉痛。颈部侧屈受限则提示关节囊纤维化或退变性关节病。

3. 肌力评定

（1）以徒手肌力评定法（MMT）对易受累的肌肉进行肌力评定，并与健侧对照。

（2）握力测定：使用握力计进行测定，测试姿势为上肢在体侧下垂，用力握 2～3 次，取最大值，反映屈指肌肌力。正常值为体重的 50%。

4. 感觉和反射的评定　详见第三章相关内容。

5. 日常生活活动能力评定　对进食、洗澡、穿衣、修饰、大小便控制、如厕、床-椅转移、平地行走、上下楼梯等功能评定。详见第三章相关内容。

6. JOA 评定 即日本骨科学会（Japanese Orthopaedic Association Scores，JOA）评定。颈椎 JOA 评定于 1975 年由日本学者首次提出，从运动、感觉及膀胱功能障碍共三个方面进行评分，最高分总计 17 分为正常，也称 17 分法，分数越低表明功能障碍越明显。可用于评定手术治疗前后功能的变化，也可用于评定康复治疗效果。评分标准见表 5-9。

表 5-9 颈椎 JOA 评定

项目	类别	评分
运动（8 分）	A.上肢运动功能（4 分）	
	①自己不能持筷或勺进餐	0
	②能持勺，但不能持筷	1
	③虽手不灵活，但能持筷	2
	④能持筷及一般家务劳动，但手笨拙	3
	⑤正常	4
	B.下肢运动功能（4 分）	
	①不能行走	0
	②即使在平地行走也需用支持物	1
	③在平地行走可不用支持物，但上楼时需用	2
	④平地或上楼行走不用支持物，但下肢不灵活	3
	⑤正常	4
感觉（6 分）	A.上肢	
	①有明显感觉障碍	0
	②有轻度感觉障碍或麻木	1
	③正常	2
	B.下肢	
	①有明显感觉障碍	0
	②有轻度感觉障碍或麻木	1
	③正常	2
	C.躯干	
	①有明显感觉障碍	0
	②有轻度感觉障碍或麻木	1
	③正常	2
膀胱功能（3 分）	①尿潴留	0
	②高度排尿困难，尿费力，尿失禁或淋漓	1
	③轻度排尿困难，尿频，尿潴留	2
	④正常	3
总分		

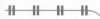

三、康复治疗

1. 康复治疗原则　由于颈椎病的病因复杂，症状体征各异，而且治疗方式多种多样，因此在治疗时，应根据不同类型颈椎病的不同病理阶段，选择相应的治疗方案。

（1）颈型颈椎病：以非手术方法治疗为主，牵引、按摩、理疗、针灸均可选用。

> **知识链接**
>
> **颈椎病的非手术治疗**
>
> 1. 合乎生理要求的生活和工作体位是防治颈椎病的基本前提，应避免高枕、长时间低头等不良习惯。
>
> 2. 非手术治疗应视为颈型、神经根型以及其他型颈椎病的首选和基本疗法。
>
> 3. 非手术治疗的基本疗法及应用原则。
>
> （1）头颈牵引：以安全、有效为前提，强调小重量、长时间、缓慢、持续的原则。牵引重量为患者体重的 1/14～1/12。可在牵引下进行颈背部肌肉锻炼。
>
> （2）物理治疗：颈托制动、热疗、电疗等治疗方法，可能有助于改善症状。
>
> （3）运动疗法：适度运动有利于颈椎康复，但不提倡使颈椎过度活动的高强度运动。
>
> （4）药物疗法：非甾体抗炎药物、神经营养药物及骨骼肌松弛类药物有助于缓解症状。
>
> （5）传统医学：可予以适度按摩，但应慎重操作。手法治疗颈椎病（特别是旋转手法）有造成脊髓损伤的风险，应谨慎使用。

（2）神经根型颈椎病：以非手术治疗为主。牵引有明显的疗效，但要掌握牵引角度、时间和重量。药物治疗能缓解疼痛和减轻神经根水肿，疗效也较明显。推拿手法应用得当，可明显减轻神经根压迫症状，但切忌操作粗暴而引起意外。

（3）脊髓型颈椎病：对于症状和体征较轻者主张以非手术治疗为主，若出现脊髓受损的体征时，应尽早手术治疗。该类型症状和体征较重者牵引和手法治疗多视为禁忌。

（4）椎动脉型颈椎病：以非手术治疗为主，90%的病例均可获得满意疗效。有明显的颈性眩晕或猝倒发作者可考虑手术治疗。

2. 康复治疗方法　我国多采用中西医结合疗法治疗颈椎病，大多数患者通过非手术治疗可获得较好的疗效，只有极少数病例因神经、血管、脊髓受压症状进行性加重，或反复发作，严重影响工作和生活，才需手术治疗。

（1）卧床休息：卧床休息可减少颈椎负载，有利于椎间关节的创伤性炎症消退，症状可以消除或减轻。卧床休息要注意枕头的选择与颈部姿势。枕头应该是硬度适中、圆形或有坡度的方形枕头。习惯于仰卧位休息，可将枕头高度调至 12～15 cm，将枕头放置于颈后，使头部保持略带后仰姿势；习惯于侧卧位休息，将枕头调到与肩等高水平以维持颈椎生理曲度，使颈部和肩胛带的肌肉放松，解除颈肌痉挛。

（2）颈围领及颈托：颈围领和颈托可起到制动和保护颈椎，减少对神经根的刺激，减轻椎间关节创伤性反应，并有利于组织水肿的消退和巩固疗效，防止复发的作用。长期应用颈托和颈围领可以引起颈背部肌肉萎缩，关节僵硬，所以穿戴时间不可过久。

（3）颈椎牵引治疗：颈椎牵引疗法对颈椎病是较为有效且应用广泛的一种治疗方法，必须掌握牵引力的方向、重量和牵引时间三大要素，以保证牵引的最佳治疗效果。牵引时间一般为 15～30 分钟。牵引角度：颈椎前倾 10°～25°，原则是上颈椎疾病前倾度数小些，下颈椎疾病前倾度数大些。牵引重量一般从 3～5 kg 逐渐过渡到 8～10 kg，逐渐增大。

（4）物理治疗：在颈椎病的治疗中，物理治疗可起到多种作用，也是较为有效和常用的治疗方法。常用的方法有直流电离子导入疗法、低中频电疗、高频电疗法、石蜡疗法、磁疗、超声波治疗、光疗、水疗、泥疗等。

（5）针灸治疗：针法常取绝骨穴和后溪穴，再配以阿是穴、大椎、风府、天柱等，每次留针20～30分钟，每日1次灸法施用艾条或艾炷，点燃后熏烤穴位进行刺激。

（6）推拿和手法治疗：推拿和手法治疗对颈椎病有较好的疗效。其手法大致分为三类：一为传统的按摩、推拿手法，二为旋转复位手法，三为关节松动术。

（7）运动治疗：运动治疗可以增强颈部肌力和韧带的弹性，对保持颈椎的稳定性，提高颈椎关节功能，改善局部血供，解除肌痉挛，防止肌萎缩等有着积极的作用。功能锻炼的方法要因人而异，应在医师或治疗师指导下进行，急性发作期限制活动，尤其是脊髓型和椎动脉型患者，动作应缓慢，幅度由小逐渐增大，肌力训练多进行等长收缩。

四、康复教育

1. 明确认识 正确认识颈椎病，树立战胜疾病的信心。

2. 卧床休息 颈椎病急性发作期或初次发作的患者，要适当注意卧床，病情严重者宜卧床休息2～3周。待急性期症状基本缓解后，患者可在围领保护下逐渐离床活动，并积极进行项背肌的功能锻炼。

3. 医疗体操 有助于改善颈部血液循环，促进炎症的消退，解除肌肉痉挛，减轻疼痛，防止肌肉萎缩。相关医疗体操包括提托头颈、与颈争力、往后观望、颈项侧弯、前伸探海、回头望月、金狮摇头等动作。上述各项锻炼可有机地结合起来进行，亦可单独选择一两项进行。

第十节 腰椎间盘突出症的康复

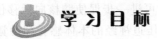

掌握：腰椎间盘突出症的康复评定方法，康复治疗方案。

熟悉：腰椎间盘突出症的分型及临床表现。

了解：腰椎间盘突出的基本概念及病因。

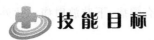

通过本节学习，掌握腰腿痛的一般查体及特殊查体，能指导患者行腰背肌功能锻炼，预防腰椎间盘突出症复发。

案例引导 5-10

患者，男，50岁，因"反复腰痛5年，加重伴右下肢疼痛1周"就诊，5年前出现腰痛，反复间断发作，卧床休息后能缓解。1周前因弯腰搬重物后出现腰痛加剧，伴右下肢放射性疼痛。专科检查：腰椎生理曲度变直，腰肌紧张，$L_4 \sim L_5$棘间及右侧棘旁压痛，伴右下肢放射痛，坐骨神经循线压痛。直腿抬高试验：左侧60°，右侧40°，直腿

教学 PPT

案例引导
5-10 **答案**

Note

抬高加强试验阳性,屈颈挺腹试验阳性。腰椎间盘 CT 提示:腰椎退行性变,L₄~L₅椎间盘突出伴椎管狭窄。

请根据上述情况,思考:

(1) 如何对该患者目前功能情况进行康复评定?

(2) 该患者如何进行康复治疗?

一、概述

1. 定义　腰椎间盘突出症(lumbar disc herniation,LDH)主要是指腰椎的纤维环破裂,髓核组织突出压迫神经根造成以腰腿痛为主要表现的疾病。在腰椎间盘突出症的患者中,L_4~L_5、L_5~S_1 突出占 90% 以上,年龄以 20~50 岁多发。诱发因素有椎间盘退行性变、职业、体育活动、过度负重、不良体位、外伤、肥胖、妊娠等。

2. 临床分型

(1) 膨出型:纤维环没有完全破裂,髓核从破损处凸出压迫神经根。一般症状较轻,保守治疗均有效。

(2) 突出型:纤维环破裂,髓核从破裂处挤出,压迫神经根,症状较明显。

(3) 脱出型:纤维环破裂,髓核从破裂处挤出后,突破后纵韧带,游离到椎管,压迫神经根脊髓,一般保守治疗效果不佳。

(4) 游离型:破裂的椎间盘碎块穿透纤维环及后纵韧带,游离于椎管内,压迫神经根或马尾,此型不但可引起神经根症状,还容易导致马尾神经症状,出现大小便障碍,会阴和肛周感觉异常,非手术治疗往往无效。

3. 临床表现

(1) 腰痛及下肢放射痛:腰椎间盘突出症患者多表现为下背痛,疼痛涉及腰背部及患侧臀部。神经根受到刺激时,可出现患侧下肢放射性疼痛,多表现为股后部、小腿外侧、足跟、足背外侧及足趾疼痛。

(2) 腰部活动受限:大部分患者都会有不同程度的腰部活动受限,急性期尤为明显,其中以前屈受限最明显,因为前屈位时可进一步促使髓核向后移位,并增加对受压神经根的牵拉。

(3) 感觉异常:因椎间盘组织压迫神经的本体感觉和触觉纤维引起。

(4) 脊柱侧凸:一种为减轻疼痛的姿势性代偿畸形。视髓核突出的部位与神经根之间的关系不同而表现为脊柱弯向健侧或弯向患侧。若髓核突出的部位位于脊神经根内侧,因脊柱向患侧弯曲可使脊神经根的张力减低,腰椎弯向患侧。

4. 临床诊断　诊断要点如下。

(1) 症状:患者常见症状主要有腰痛、下肢放射痛。此外可并见腰椎活动障碍、感觉异常、肌力改变、肌萎缩、马尾综合征等。

(2) 体征:患者表现出来的体征有步态、脊柱外形、压痛点、腰椎活动度、肌肉神经反射等方面。

(3) 辅助检查:X 线、CT、MRI 等辅助检查对其诊断有重要的价值。

二、康复评定

1. 残损评定

(1) 疼痛评定:常采用视觉模拟评分法(VAS)、数字评分法、口述分级评分法、麦吉尔(McGill)疼痛调查表法。

(2) 腰椎关节活动度的评定:测定腰椎主动运动和被动运动范围,根据测量结果,评价腰椎活动受限程度。

（3）肌力评定：主要评定下肢肌力和腰腹肌肌力，有条件者可借助设备进行定量肌力检测。

（4）电诊断及肌电图评定：肌电图和诱发电位可确定神经、肌肉病变的性质、位置及严重程度。

（5）其他评定：如下肢感觉和特殊试验（直腿抬高及加强试验，股神经牵拉试验，梨状肌试验，屈颈试验和仰卧挺腹试验）的评定。

2. 失能评定

（1）步态及步行能力的评定：详见第三章相关内容。

（2）ADL 评定：常用改良的 Barthel 指数评定法。详见第三章相关内容。

三、康复治疗

1. 康复治疗原则　急性发作期，神经根水肿和炎症明显，理疗时禁用温热疗法；牵引距离不要太大；手法治疗以肌松类手法为主。恢复期可用温热治疗，手法治疗以松动手法为主，如推拿的斜扳手法。

突出物的位置和大小直接影响治疗效果，未破裂型突出以非手术治疗为主。破裂型特别是后纵韧带型和游离型非手术治疗欠佳，主张以手术治疗为主。

2. 康复治疗方法

（1）制动和卧床休息：制动时合理使用腰围。卧床休息一般以 3 周左右为宜，牵引、推拿后均应卧床休息。腰围不应该长期使用，以免造成腰背部肌力下降和关节活动度降低，从而引起肌肉失用性萎缩，对腰围产生依赖性。腰围佩戴时间一般不超过 1 个月，在佩戴期间可根据患者的身体和疼痛情况，做一定强度的腰腹部肌力训练。

（2）腰椎牵引：牵引是治疗腰椎间盘突出症的有效方法之一。牵引重量一般从自身体重的 50% 开始，逐渐增加到相当于自身体重的 80% 为宜。牵引重量大时牵引时间要短，牵引重量小则时间要长，但牵引重量一般不小于体重的 25%。注意患者在牵引中的反应，尤其对老年人或有心肺疾病的患者应特别谨慎。

（3）物理因子治疗：腰椎间盘突出症康复疗法的主要治疗手段，具有消炎、镇痛，改善局部微循环，消除神经根水肿，松解粘连，促进组织再生，兴奋神经肌肉等作用。物理因子治疗方法主要有超短波疗法、中频电疗法、红外线照射疗法、直流电离子导入疗法、磁疗等。

（4）手法治疗：包括按摩术、推拿术、关节松动术。按摩术手法比较简单柔和，手法强度低，主要作用于皮肤、皮下组织肌肉等。推拿术手法范围小、强烈、快速、技巧性强，作用于脊柱和四肢关节，多在关节活动的终末端，趁患者不注意而突然发力，常用的治疗手法有肌松类、牵伸类、被动整复类。急性期推拿手法宜轻柔，被动动作幅度宜小，慢性期则手法刺激可适当加重。推拿治疗时，对突出物巨大或有钙化者、马尾神经受压者、继发椎管狭窄者，不宜用后伸扳法或踩跷法。关节松动术手法比推拿术慢，针对性很强，作用于关节及其周围组织，主要用来治疗关节疼痛、肌肉紧张、痉挛等引起的功能障碍。

（5）运动治疗：常用的有五点支撑法、三点支撑法、前屈练习、后伸练习、侧弯练习、弓步行走等。

（6）针灸疗法：常用腧穴为腰夹脊、肾俞、大肠俞、环跳、秩边、承扶、殷门、委中、阳陵泉、足三里、承山、昆仑、悬钟、阿是穴等。

（7）封闭疗法：对于诊断明确且经药物或理疗效果不满意的腰痛患者，可行封闭治疗。常用的药物有皮质激素、局部麻醉药。

腰椎间盘突出症的微创介入治疗

传统开放式手术损伤大、对脊柱稳定性有影响。微创治疗的特点在于其疗效与传统手术相似,却能最大限度地保持脊柱结构,在减压和减少破坏之间达到一个平衡,因而逐渐成为治疗椎间盘突出症的主要治疗方法。微创介入治疗技术可部分解决突出问题,适用于保守治疗无效、不愿意手术或手术风险大的患者。

1. 椎间盘化学溶解术(chemonucleolysis)　椎间盘化学溶解术是应用胶原酶的水解作用,使髓核或突出物降解,缓解神经根的刺激和压迫达到治疗目的。该技术主要用于突出型、脱出型LDH。

2. 经皮椎间盘切吸术(percutaneous lumbar discectomy,PLD)　PLD的机制是通过去除椎间盘组织降低椎间盘压力,从而减弱或消除引起神经根损害的张力机制。临床报告随机对照研究优良率不足70%,适应证只有10%～15%。需手术患者可适用于此技术,但操作盲目性大,术中出血较多、术后复发率高。疗效和可靠性不如化学溶解术和内镜下椎间盘摘除术,目前多不单独应用此技术。

3. 经皮激光椎间盘减压术(percutaneous laser disc decompression,PLDD)、经皮臭氧减压术　操作与PLD相似,它是利用激光产生热能,使椎间盘组织气化,干燥脱水,减轻髓核组织对神经根产生的张力和压力,缓解根性症状。臭氧是一种强氧化剂,半衰期短,20～30分钟,其治疗椎间盘的主要机理有强氧化作用、抗炎作用、镇痛作用。

4. 射频椎间盘成形术　靶点射频可以减少椎间盘体积同时灭活痛觉神经末梢。双极射频可以增加热凝面积和提高安全性,现已被临床广泛使用。水冷射频可以增大安全性,但设备昂贵,难以普及。经皮腰椎射频消融髓核成形术是经皮引导下穿刺,通过双极射频汽化棒在椎间盘中产生等离子体薄层,以打断髓核的有机分子键,汽化部分椎间盘髓核组织,然后精确加温至70 ℃,确保胶原蛋白分子螺旋结构收缩,使髓核体积缩小,达到减压目的,又能保持髓核细胞的活力,使髓核组织保持原有的生理活性。

四、康复教育

(1) 保持腰椎的正确姿势,坐姿时应选择有靠背的椅子,腰后置靠垫以维持腰椎的生理性前凸,可减轻腰椎间盘的压力,卧位应选择硬板床。

(2) 长时间固定一种腰姿工作时,要定时改变姿势或做一些放松运动,例如,汽车司机要定时下车活动,多做伸腰动作。

(3) 适度功能锻炼可增强肌力,保持关节柔韧性,提高腰椎稳定性,预防损伤,可能延缓脊柱的退行性改变。方法包括腰椎关节活动度练习,腰背肌、腹肌锻炼及全身或腰部的保健操等。

(4) 注意腰背部保暖,避免因受风寒的刺激而诱发。

(5) 已患腰椎间盘突出症的患者,平时应佩戴腰围,限制腰部活动,尤其避免弯腰和腰椎受力过大。腰围不可长期佩戴,通过功能锻炼来加强腰背肌的锻炼,以免肌肉萎缩和退化。

(6) 饮食宜营养丰富,鼓励进食高蛋白、高维生素、含钙丰富的饮食,多喝水,保持大便通畅,忌食生冷、辛辣、滋腻之品。

第十一节　骨质疏松症的康复

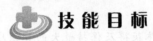 学习目标

掌握:骨质疏松症的康复评定和康复治疗方法,骨质疏松症的运动治疗。
熟悉:骨质疏松症的临床表现、药物治疗、饮食疗法及预防宣教。
了解:骨质疏松症的定义、流行病学。

教学 PPT

技能目标

通过本节学习,具有对骨质疏松症患者在社区和家庭进行康复指导的能力,教会患者骨质疏松症的防治知识。

案例引导 5-11

　　患者,男,78 岁,因"腰背疼痛伴活动受限半个月"入院,既往有高血压、冠心病、慢性阻塞性肺病史,自行服药控制。半个月前因受凉咳嗽后引起腰背部疼痛,为酸胀样疼痛,坐站时疼痛明显,卧床后略缓解,弯腰、翻身等活动均明显受限。查体:脊柱轻度后凸,$T_{11} \sim L_2$ 棘突及双侧棘旁压痛明显,双下肢感觉、肌力正常。胸椎和腰椎 MRI 提示:T_8 椎体陈旧性压缩性骨折;T_{11} 椎体压缩性骨折,T_{12} 椎体许莫氏结节。双能 X 线吸收法骨密度测定:严重骨质疏松,T 值为 -4.6。

　　请根据上述情况,思考:

　　(1) 如何对患者目前功能情况进行康复评定?

　　(2) 患者目前可采取哪些康复治疗方法?

案例引导
5-11 答案

一、概述

1. 定义　骨质疏松症(osteoporosis,OP)是以骨量减少,骨质量受损及骨强度降低,导致骨脆性增加,易于发生骨折为特征的全身性骨病。其产生的主要原因是雌激素缺乏和钙摄入不足导致骨吸收大于骨形成。原发性骨质疏松症多见于中老年人,尤其是绝经期妇女。

2. 流行病学　骨质疏松症已成为全球性的公共健康问题,其并发脆性骨折可使患者残疾,并严重影响患者的生活质量。2009 年 9 月 22 日,由中国健康促进基金会在北京正式发布的《骨质疏松症中国白皮书(2008 年)》显示,按调查估算,全国 2006 年 50 岁以上人群中,约有 6944 万人(男性 1534 万,女性 5410 万)患有骨质疏松症。骨质疏松基金会主持的一项最新研究估计,至 2020 年,中国骨质疏松症或骨密度低患者将达到 2.86 亿,而 2050 年,这一数字还将上升至 5.333 亿。

Note

知识链接

骨质疏松症的防治知识要点

(1) 骨质疏松症是可防可治的慢性病。

(2) 人的各个年龄阶段都应当注重骨质疏松的预防,婴幼儿和年轻人的生活方式都与成年后骨质疏松的发生有密切联系。

(3) 富含钙、低盐和适量蛋白质的均衡饮食对预防骨质疏松有益。

(4) 无论男性或女性,吸烟都会增加骨折的风险。

(5) 不过量饮酒。每日饮酒量应当控制在标准啤酒 570 mL、白酒 60 mL、葡萄酒 240 mL 或开胃酒 120 mL 之内。

(6) 步行或跑步等能够起到提高骨强度的作用。

(7) 平均每天至少 20 分钟日照。充足的光照会对维生素 D 的生成及钙质吸收起到非常关键的作用。

(8) 负重运动可以让身体获得及保持最大的骨强度。

(9) 预防跌倒。老年人 90% 以上的骨折由跌倒引起。

(10) 高危人群应当尽早到正规医院进行骨质疏松检测,早诊断。

(11) 相对不治疗而言,骨质疏松症任何阶段开始治疗都不晚,但早诊断和早治疗会大大受益。

3. 临床分型及表现　骨质疏松症分为原发性和继发性两大类。原发性骨质疏松症主要是由于年龄增加、器官生理功能退行性改变和性激素分泌减少引起的骨质疏松,包括绝经后骨质疏松症、老年性骨质疏松症和特发性骨质疏松症三类。继发性骨质疏松症是由于某疾病或药物等诱因引发的骨质疏松。根据发病原因可分为以下几种:先天性骨质疏松症,如成骨不全、高胱氨酸尿症;内分泌性骨质疏松症,如肾上腺皮质引起的库兴病、垂体功能减退、糖尿病、甲状腺功能减退、甲状腺功能亢进、甲状旁腺功能亢进等;营养缺乏性骨质疏松症,如维生素 D 缺乏;血液系统性骨质疏松症,如骨髓疾病、白血病;药物性骨质疏松症,如长期使用糖皮质激素、抗癫痫药;肾性骨质疏松症,如慢性肾病。

骨质疏松症的主要临床表现有周身疼痛、身高降低、驼背、脆性骨折及呼吸系统受影响等。

二、康复评定

骨质疏松症患者常由于骨质疏松导致的疼痛、骨折而出现功能障碍、活动受限,严重影响其社会活动,导致生存质量降低。骨质疏松症的康复评定主要包括以下三个方面。

(一) 身体结构和功能水平的评定

1. 骨量和骨质量的评定　骨量是诊断骨质疏松的重要指标,也是影响骨折发生率的重要指标。骨密度(BMD)是指骨骼单位面积中矿物质的含量,骨矿物含量减少即骨密度下降是骨质疏松发生的主要病理表现。目前 WHO 制订的骨质疏松诊断应用的是双能 X 线骨密度测量(DEXA)的标准,骨密度测定 T 值小于 2.5 时临床确诊骨质疏松。骨质量不仅能反映骨骼的结构,同时还能提示骨骼的内在生物力学性能,是骨质疏松危险性评估的最佳选择,主要包括骨转换率、矿化程度、微损伤的堆积、骨基质蛋白、骨结构和骨大小。遗憾的是,目前临床上还没有适用的评价骨质量的方法。

2. 疼痛评定　采用视觉模拟评分法(Visual Analogue Scale/Score,VAS),McGill 疼痛问卷(McGill pain questionnaire,MPQ)也可用于对疼痛的定级和描述。

3. 平衡功能评定　平衡功能下降是骨质疏松症患者易跌倒并由此而发生骨折的重要原

因之一,通过平衡功能评定可预测被试者跌倒的风险及其程度,可用 Berg 平衡量表进行评定。

4. 骨质疏松症的风险评估及预测 临床评估骨质疏松症风险的方法较多,常用的有国际骨质疏松基金会(IOF)骨质疏松症测试题、亚洲人骨质疏松自我筛查工具(osteoporosis self-assessment tool for Asian,OSTA)。WHO 推荐应用骨折风险预测简易工具(fracture risk assessment tool,FRAX),用于计算受试者未来 10 年发生髋部骨折及重要骨质疏松性骨折的风险。

(二)活动水平的评定

骨质疏松症的患者因全身骨痛,活动受限,或并发骨折长期卧床导致肌肉失用、萎缩,生活不能自理,活动水平评价主要是日常生活活动能力的评估,最常用的是 Barthel 指数、功能独立性评价量表(FIM)等。

(三)参与水平的评定

目前国内外在临床研究中已经将生活质量作为评价骨质疏松症患者参与水平的一个重要指标。健康调查简表 SF-36 是国际上最为常用的生活质量标准化测量工具之一,已广泛应用于医疗领域。

三、康复治疗

(一)康复目标与原则

1. 康复目标 缓解疼痛,增加肌力,延缓骨量丢失,防治骨折,提高日常生活活动能力,提高社会参与能力,回归家庭及社会。

2. 康复原则 早期诊断、早期治疗的原则;综合治疗的原则,即坚持基础治疗、药物治疗、运动治疗与饮食疗法的综合治疗;长期治疗的原则。

(二)康复治疗方法

1. 运动治疗 运动不仅是骨矿化和骨形成的基本条件,而且能促进性激素分泌,促进钙的吸收、利用和在骨骼内沉积;增加骨皮质血流量,促进骨形成,阻止骨量丢失;增加肌肉力量,改善身体的灵敏性、协调性和平衡性。长期有计划、有规律地运动,建立良好的生活习惯,可延缓骨量的丢失。

(1)运动方式:选择运动方式时应遵循的原则是全身整体运动与局部运动相结合,循序渐进,运动量从小到大。不同人群应选择不同的运动项目。大负重、有爆发力的运动对骨骼的应力刺激大于有氧运动,因此,这些运动方式在维持和提高骨矿密度上有优势,但单纯采用此方式会对患者的循环系统不利。美国运动医学会推荐的 OP 预防运动方案是力量训练、健身跑和行走。在身体机能允许的条件下,适当采用大负荷、爆发性训练方式。如利用综合训练器械健身时,可以采用中、大负荷或爆发性运动方式进行锻炼等。但是中老年人应以有氧运动为主,如行走、慢跑、登山、跳中老年健美操、打太极拳、登楼梯、游泳、骑自行车、打网球、打羽毛球等。

若已发生骨折,则按照本章第六节骨折后的康复进行运动训练。

(2)运动强度及频率:视年龄和体力而定,一般应从低强度开始,在耐受强度范围内,每周3～5次,以次日不感到疲劳为度。

(3)运动治疗的禁忌证:严重的心功能不全及严重心律失常、近期的心肌梗死、主动脉瘤、严重的肝肾功能不全和严重的骨关节病。

2. 物理因子治疗

(1)脉冲电磁场疗法:脉冲电磁场作用于骨骼,促进骨细胞的分化、生长,促进骨的愈合及神经再生。适当强度的脉冲电磁场对骨的生长有促进作用,可增加骨细胞 DNA 合成的速率,促进骨细胞的增长,还可促进骨折血肿的吸收,使纤维性骨痂转变为骨性骨痂的过程加快,从而使骨折的愈合率大大提高。另外,脉冲电磁场治疗可提高骨密度和骨生物力学性能,对骨质疏松可起到一定的预防和治疗作用。

(2)紫外线疗法:正常人所需的维生素 D 主要来源于 7-脱氢胆固醇的转变。在肝脏和皮肤的生发层内合成的 7-脱氢胆固醇在紫外线的作用下可转化为维生素 D_3。采用无红斑量紫外线全身照射或经常接受阳光照射,可预防及治疗骨质疏松症。

(3)高频电疗:可采用短波、超短波、微波及分米波等治疗仪治疗,具有止痛、改善循环的作用。

3. 药物治疗　目前,可用于治疗骨质疏松症的药物大致有以下三类:促进骨矿化类药物,刺激骨形成的药物,抑制骨吸收的药物。目前临床上常用的有基础治疗及强力治疗两种治疗方案。基础治疗是钙+维生素 D 治疗。一般来说,基础治疗比较安全,很少有副作用的发生,但是提高骨密度、降低骨折发生率的效果尚不肯定。强力治疗包括双磷酸盐类药、降钙素类药、绝经后的雌激素替代治疗、雌激素受体调节剂治疗等。一般认为这些药物能有效提高骨密度,较快地改善骨质疏松症的症状,并能有效降低骨折率,但需在专科医师的指导下使用,才能避免副作用的发生。临床上常用三联疗法:一是钙+维生素 D+周期性的双磷酸盐/降钙素的应用,适合于老年性的骨质疏松合并疼痛较明显的患者;二是钙+维生素 D+选择性雌激素受体调节剂,则较适用于绝经后骨质疏松症的预防和治疗,可使雌激素对于骨的有益作用最大化,又能有效避免其对乳腺和子宫的副作用。国内常用的药物有双膦酸盐类、降钙素类、雌激素类、甲状旁腺素(PTH)、选择性雌激素受体调节剂、锶盐、活性维生素 D 及其类似物、维生素 K_2(四烯甲萘醌)、植物雌激素、中药等。

四、康复教育

(1)控制饮食结构,避免酸性物质摄入过量,加剧酸性体质。大多数的蔬菜、水果都属于碱性食物,而大多数的肉类、谷物、糖、酒、鱼虾等类食物都属于酸性食物。多摄入富含钙质及维生素 D 的食物,以强化骨骼,促进钙质的吸收。如花椰菜、栗子、燕麦、芝麻、虾、含骨沙丁鱼、黄豆、豆腐及小麦胚芽等。富含类黄酮的黄豆制品对于更年期妇女特别有益,具有预防骨质流失的作用。

(2)吸烟会影响骨峰的形成,过量饮酒不利于骨骼的新陈代谢,喝浓咖啡能增加尿钙排泄、影响身体对钙的吸收,摄取过多的盐以及蛋白质过量亦会增加钙流失。日常生活中应该避免形成上述不良习惯。

(3)运动可促进人体的新陈代谢。进行户外运动及接受适量的日光照射,都有利于钙的吸收。

(4)防止缺钙还必须养成良好的生活习惯,避免酸性物质摄入过量,加剧酸性体质。如彻夜唱卡拉 OK、打麻将、夜不归宿等生活无规律,都会加重体质酸化。应当养成良好的生活习惯,从而保持弱碱性体质,预防骨质疏松症的发生。

(5)不要食用被污染的食物,如被污染的水、农作物、家禽鱼蛋等,要吃一些绿色有机食品,要防止病从口入。

(6)保持良好的心情,不要有过大的心理压力,压力过重会导致酸性物质的沉积,影响代谢的正常进行。适当地调节心情和自身压力可以保持弱碱性体质,从而预防骨质疏松的发生。

第十二节　带状疱疹后遗神经痛的康复

学习目标

掌握：带状疱疹患者的康复评定和康复治疗。

熟悉：带状疱疹的临床症状和体征、临床诊断和治疗。

了解：带状疱疹的定义、损伤原因和健康教育。

技能目标

通过本节学习，具有对带状疱疹患者在医院和社区进行康复指导的能力，能教会患者带状疱疹的防治知识、必要的自我监测技能和自我保健能力。

教学 PPT

案例引导 5-12

　　患者，女，60 岁，因"右腰肋部疼痛 3 个月"就诊。3 个月前患者自觉劳累后右腰肋部疼痛，出现疱疹，到外院皮肤科就诊，诊断为"带状疱疹"。予以抗病毒及营养神经等药物治疗，3 周后带状疱疹逐渐愈合，但遗留有腰肋部疼痛，口服普瑞巴林，局部涂抹扶他林，效果均不佳，患者考虑普瑞巴林的副作用大，自行停用。现为求进一步治疗来康复科求诊。发病以来，患者饮食可、睡眠较差、大小便均正常，体重略有减轻。

　　请根据上述情况，思考：

　　(1) 带状疱疹患者康复评定有哪些内容？

　　(2) 带状疱疹的综合治疗方法有哪些？

案例引导
5-12 答案

一、概述

(一) 定义

　　带状疱疹是由水痘带状疱疹病毒引起的一种传染性疾病，俗称"蛇丹""缠腰龙""蜘蛛疮"。水痘带状疱疹病毒同时还是水痘的病原体，该病毒对无免疫性宿主的原发感染在临床上表现为一种儿童多发疾病——水痘。带状疱疹在 60 岁以上的老年人中的发病率较高。

(二) 损伤原因

　　研究者认为，在原发感染 VZV 的过程中，病毒移居至脊髓背根神经节或脑神经节，之后病毒在神经节内保持休眠状态，无任何临床表现。

　　在某些患者体内，病毒会被再次激活，沿外周或颅脑的感觉传导通路蔓延达神经末梢，产生疼痛及以带状疱疹为特征的皮肤病损。目前，病毒在少数患者体内被再次激活的机制尚不清楚，从理论上推理，细胞免疫减弱可使病毒在神经节内繁殖，并向相关感觉神经蔓延，从而产生临床症状。

Note

恶性肿瘤(尤其是淋巴瘤)患者、正在接受免疫抑制疗法的患者(放疗、化疗、激素治疗)或慢性病患者等,比健康人群更易患急性带状疱疹。这类患者的体质通常很虚弱,都有细胞免疫反应降低的共性,这可能是他们易患带状疱疹的原因。

(三) 临床症状与体征

1. 疱疹 大多数患者会出现皮疹,同水痘一样,带状疱疹的皮疹以斑点状成批出现,之后发展为丘疹,继而水疱。随着疾病发展,小水疱融合并结痂。病变累及区域极为疼痛,任何运动和接触均会加剧疼痛(如接触衣物或床单)。开始愈合时,痂皮脱落,皮疹分布区留下粉红色瘢痕,至瘢痕颜色逐渐变浅并萎缩。带状疱疹皮肤病损的严重程度个体差异很大。通常,患者的水疱出现得越快,其皮疹治愈也越快,且年龄越大,皮损及瘢痕越重。

一些具有免疫能力的患者,当病毒被再次激活时,速发型免疫反应可削弱疾病的自然病程,可能不出现疱疹,这种无疱疹的节段性疼痛被称作无疹性带状疱疹,必要时需做排除诊断。

2. 疼痛 当病毒被再次激活时,神经节炎及周围神经炎就会引发疼痛。疼痛常定位于受累的脊髓后角或脑神经节的节段性分布区,约52％的患者累及胸段皮区,20％累及颈部,17％累及三叉神经,11％累及腰骶部皮区。有极少数病例,病毒侵犯膝状神经节,导致面神经麻痹、听力缺失、耳内起小囊泡,并引起疼痛,该组症状被称为拉姆齐·亨特综合征(Ramsay Hunt syndrome)。

疼痛伴随流感样症状,从钝痛、酸痛开始,发展至单侧、节段性、带状感觉迟钝以及痛觉过敏。因带状疱疹性疼痛常先于皮肤病损5～7天出现,故易被误诊为其他疼痛性疾病(如心肌梗死、阑尾炎、胆囊炎、青光眼)。

大多数患者随着皮损的愈合,其感觉过敏和疼痛也会随之消失。但是,部分患者在皮损愈合之后疼痛仍会持续存在,这就是带状疱疹最令人担忧的并发症——带状疱疹后遗神经痛。带状疱疹后遗神经痛的症状差异很大,可从轻微的自限性疾病到令人虚弱的持续性烧灼样痛,且可因轻微触摸、活动、焦虑和(或)温度改变而加剧。这种疼痛可能极其严重,且从不间断,以致常严重影响患者的生活,并可能导致患者自杀。在患急性带状疱疹的普通人群中,老年人患带状疱疹后遗神经痛的发生率比较高。

带状疱疹通常是一种良性自限性疾病,最好对急性带状疱疹患者进行各种治疗以尽力避免发生上述严重的后遗症。

(四) 临床诊断与治疗

1. 诊断要点 发疹前数日可能有发热、乏力、食欲不振、局部淋巴结肿大,但亦可无前驱症状;患处感觉过敏或神经痛,神经痛可在发疹前或伴随皮疹出现;局部皮肤潮红,继而出现簇集性粟粒大小丘疹,迅速变为水疱,疱液澄清,疱壁紧张发亮,周围有红晕,皮损沿一侧神经分布,排列成带状,各簇水疱群之间皮肤正常,一般不超过正中线;发病迅速,病情急剧,全程约2周,愈后可留有暂时性色素沉着,若无继发感染一般不留瘢痕;从疱疹液内分离病毒以确诊(鉴别于单纯感染的局限性疱疹);对水疱基底部进行 Tzanck 涂片后可发现多核巨细胞及细胞核内嗜伊红包涵体。

2. 治疗 急性带状疱疹患者的治疗有两个方面,既要缓解急性疼痛和症状,又要预防包括带状疱疹后神经痛在内的并发症。越早治疗,患者发生带状疱疹后神经痛的概率越小。由于老年患者发生带状疱疹后神经痛的危险性最高,所以应早期进行积极治疗。

因带状疱疹的临床表现与自然病史千差万别,而且其并发症(包括带状疱疹后神经痛)不可准确预期,所以治疗方法也各不相同。

（1）神经阻滞：交感神经阻滞对缓解急性带状疱疹症状及预防带状疱疹后神经痛似乎是一种较好的治疗方法，发病初期应用更有效，其可能在发生不可逆性粗纤维损害之前阻断神经的局部缺血。急性带状疱疹累及三叉神经、膝状神经节颈神经及上胸段神经分布区的患者，需立即每日用局部麻醉药进行星状神经节阻滞；急性带状疱疹累及胸段、腰段或骶部的患者，需立即每日用局部麻醉药进行硬膜外腔阻滞；当水疱开始结痂后，在局麻药中加入类固醇可减少神经瘢痕的形成，并进一步降低带状疱疹后神经痛的发生率。持续应用交感神经阻滞直至患者疼痛消失，且当疼痛复发时，需再次行交感神经阻滞。

（2）药物治疗：抗抑郁药、抗惊厥药、弱安定剂（如地西泮等）、抗病毒药物（如泛昔洛韦、阿昔洛韦、干扰素等）等能起到一定的辅助作用，但要监测各类药物的副作用。

二、康复评定

采集病史，进行一般体格检查，包括患者的神志和精神状态、胸廓运动、双肺听诊，检查皮肤和疱疹情况，皮温如何，有否皮肤过敏。

评定疼痛的部位、范围及疼痛程度（可采用视觉模拟评分法 VAS 等方法），评定患者的日常生活活动能力（Bathel 指数、FIM 量表等），评定患者的生活质量（SF-36 量表等）。

三、康复治疗

（一）康复目标

减轻患者的疼痛不适，促进神经修复，提高生活质量。

（二）康复措施与方法

1. 物理因子治疗 在急性带状疱疹皮损区局部敷以冰袋可能对缓解多数患者的疼痛较有效，少数患者热疗有效；对于不能或不愿做交感神经阻滞患者，也可采用经皮神经电刺激及振动疗法等，若仍无效，可考虑脊髓电刺激。

短波、超声、激光等物理因子也可考虑，对增加局部血液循环、促进炎性因子代谢、提高神经疼痛阈值有较大的作用。

2. 药物治疗 受累区域 A 型肉毒素多点皮内注射，100 U/2 mL，每位点 2.5～5 U，共 60 U，可用于减轻疼痛；复发倍他米松注射液痛点封闭能有效缓解患者疼痛；局部利多卡因贴片也可缓解疼痛，但这种贴片不能用于有破损或发炎的皮肤，也不用于有活动性损伤的皮肤。为促进神经修复，可口服甲钴胺片，每日 3 次，每次 0.5 mg；口服维生素 B_1，每日 3 次，每次 10 mg。

局部应用硫酸铝，对急性带状疱疹皮损区的痂皮和渗液可提供良好的干燥作用。氧化锌软膏也可用作一种保护剂，尤其是在当温度觉受损时。一次性尿布亦可作为吸收剂贴在正在治疗的皮损上，免得接触衣服或床单。

四、康复教育

1. 疾病有关的康复教育 向患者讲解带状疱疹的病因、发病过程、主要症状和治疗措施。使其了解该病的多发季节，做好预防工作，避免感冒等以减少疾病发作，同时消除患者的恐惧心理，树立战胜疾病的信心。

2. 用药知识教育 向患者介绍所用药物的目的、副作用及注意事项。

3. 自我康复 适当增加体育锻炼，以增加机体抵抗力；消除对疼痛的恐惧感，不急躁，疼痛严重时可采用物理因子、针灸治疗或药物治疗；多进食高蛋白、高维生素的易消化的食物。

教学 PPT

第十三节　冠状动脉粥样硬化性心脏病的康复

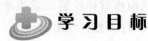

掌握：冠心病的基本概念、康复评定方法、康复治疗方案及实施。

熟悉：冠心病的危险因素、主要功能障碍、康复分期及临床应用。

了解：冠心病的临床分型及临床表现，康复治疗原理及健康教育。

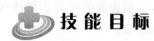

通过本节学习，具有对冠心病患者在医院和社区进行康复指导的能力，能教会患者冠心病的防治知识、必要的自我监测技能和自我保健能力。

案例引导
5-13 答案

案例引导 5-13

患者，男，64 岁，因"反复胸闷 2 个月"入院。患者于入院前 2 个月开始出现反复胸闷、心前区不适，无明显头晕、头痛，无晕厥，无恶心、呕吐，发作无明显规律，有时夜间睡眠时发生，每次发作持续时间不等，自行休息后可有所改善。1 个月前查心电图示：窦性心律，$V_3 \sim V_6$ 导联的 T 段波倒置；行冠脉造影术提示"左主干（一），左前降支近段第一对角支分叉处 95% 偏心狭窄，第一对角支开口 80% 狭窄，回旋支中段 85% 狭窄，右冠中段 40% 狭窄"，行经皮冠状动脉介入治疗，于左前降支狭窄处置入药物支架 1 枚。术后规律服用拜阿司匹灵、波立维、阿托伐他汀、倍他乐克治疗，胸闷较前减轻，现为进一步治疗入住康复科。

请根据上述情况，思考：

（1）冠心病患者康复评定有哪些内容？

（2）冠心病的综合治疗方法有哪些？

一、概述

（一）定义

冠状动脉粥样硬化性心脏病（coronary artery heart disease，CHD），简称冠心病，是由于血脂增高、血管壁损伤等导致冠状动脉壁脂质沉积而形成粥样硬化斑块，在粥样硬化斑块的基础上逐渐形成血栓，造成冠状动脉管腔狭窄甚至阻塞，导致心肌缺血、缺氧甚至坏死，主要表现为心绞痛、心律失常、心力衰竭，重者发生急性心肌梗死，甚至猝死。

由于心肌供血不足严重限制患者的体力活动和生活质量，而体力活动的降低加剧了脂质代谢异常，使冠状动脉粥样硬化发展加快，病情恶化，形成恶性循环，冠心病已经成为致死和致残的主要原因之一。

冠心病康复是指通过积极主动的身体、心理、行为和社会活动的训练与再训练，帮助患者缓解症状，改善心血管功能，在生理、心理、社会、职业和娱乐等方面达到理想状态，提高患者的

Note

生活质量。康复治疗同时强调积极干预冠心病的危险因素,阻止或延缓疾病的发展过程,减轻残疾和减少再次发作的危险。冠心病康复涵盖心肌梗死、心绞痛、冠状动脉分流术(CABG)后和冠状动脉腔内成形术(PTCA)后、隐匿性冠心病等,其康复治疗措施还会影响周围人群对冠心病危险因素的认识,从而有利于尚未患冠心病的人改变不良的生活方式,达到预防冠心病的目的。

（二）发病原因

冠心病是最常见的心血管疾病之一,多发于 40 岁以后,男性多于女性,脑力劳动者多于体力劳动者,城市多于农村,北方高于南方。随着生活方式的改变,近年来我国冠心病患病呈现年轻化趋势,发病率也在不断增加。

冠心病的病因是多因素的,常见的有遗传、饮食、行为等,其发病危险因素常见的有高胆固醇血症、糖尿病、高血压、肥胖症、代谢综合征、吸烟、寒冷刺激、精神紧张等。

1. 遗传和性别 冠心病的发生有家族发病倾向,有调查研究发现,大约每 500 人中有 1 人的动脉硬化是通过基因缺陷遗传的。女性冠心病的发病率明显低于男性,主要是雌激素通过对血脂的影响抑制了动脉粥样硬化进程,绝经期后女性由于雌激素分泌减少,该保护作用明显减弱,因此冠心病的发病率转而上升。

2. 饮食 高胆固醇血症是冠心病发病的重要原因之一,而高胆固醇血症又与饮食有密切关系。胆固醇和甘油三酯是导致心血管病发病的最具有临床意义的两种血脂,它们来源于食物。若摄入过多的动物脂肪,血液中的胆固醇和甘油三酯就会增高。正常情况下,碳水化合物的主要生理功能是为机体提供热量,但食入过量时,未被消耗的部分就会被肝脏转化为脂肪,储存在体内。高胆固醇血症时血脂含量长期处于高水平,机体对血脂的调节紊乱。此时,若有精神紧张、情绪剧烈波动、血压升高及吸烟过多等情况,就会导致动脉内膜损伤,使本来不能渗入动脉血管壁内的血脂成分渗入了管壁中,并逐渐在那里沉积形成微小血栓,进而管腔逐渐变窄,血流受阻,管壁弹性降低、质地变硬,形成动脉粥样硬化。因此经常饮食不加节制的人易罹患冠心病。

3. 糖尿病 糖尿病是冠心病发展及再发的最重要的危险性因素之一,由于胰岛素分泌不足,作为能量来源的葡萄糖大量流失,人体靠分解脂肪供给能量,使大量胆固醇、甘油三酯和游离脂肪酸进入血液,从而为动脉粥样硬化和糖尿病的血管病变提供了条件,促进了冠心病的发生和发展。严格控制血糖,可减缓动脉粥样硬化的形成,并减少后续并发症(如肾型高血压),可降低冠心病的风险。

4. 高血压 重症高血压患者或病程较长的高血压患者一般会伴发轻重不等的冠心病。血管内的压力持续增高,血液对管壁的冲击力显著加大,结果使血管内壁发生机械性损伤。血管内膜一旦损伤,胆固醇、甘油三酯就渗入血管壁,并在那里沉积形成微血栓,进而这些微血栓又不断吸引血脂,增加沉积。此外,高血压患者的血管长期处于痉挛状态,使管壁营养不良,也易引起胆固醇等脂质沉着。因而,有效的血压控制对于冠心病患者是极为重要的。

5. 肥胖 肥胖使心脏的负担加重和血压上升,由于过多地食用高热量食物,使血脂增高,冠状动脉粥样硬化形成并加重,同时体力活动减少又妨碍了冠状动脉粥样硬化部位侧支循环的形成。减肥可以减轻高血压、高血脂等危险因素,也可减轻心脏负担。因此,为了预防冠心病,应坚持运动锻炼,预防肥胖。

6. 代谢综合征 代谢综合征是多个危险性因素并存的状态,包括高血压、血脂异常、腹型肥胖和胰岛素抵抗。当出现代谢综合征时,患者发生致死性冠心病的概率增加 4 倍。要预防代谢综合征,主要是改变行为习惯和控制体重增长,如增加锻炼、避免久坐、减少热量和盐的摄入等。

Note

7. 吸烟 吸烟是最主要的可逆性心血管危险因素之一。卷烟的烟雾中含有 3000 多种有害物质,其中危害最大的是尼古丁、煤焦油、一氧化碳等。血红蛋白与一氧化碳结合力比与氧的结合力大约 250 倍。吸烟后进入血液的一氧化碳抢先与血红蛋白结合,导致血液含氧量明显减少,碳氧血红蛋白可引起动脉内壁水肿,阻碍血液流通,此时胆固醇易于沉积,血小板易于附着,从而为动脉粥样硬化奠定了基础。冠心病患者戒烟后,心绞痛的发生次数明显减少。因此,戒烟对防治冠心病有积极作用。

8. 寒冷刺激 我国北方寒冷地区,冠心病的发病率明显高于南方,低温刺激引起体表小血管痉挛,导致动脉血管的收缩、舒张功能障碍,血液流速减慢。为了进行功能补偿,心脏必须加强工作以维持正常的血流速度,从而加重了心脏负担,进而导致心肌缺血、缺氧,轻则发生心绞痛,重则导致心肌梗死。

（三）临床分型

在临床上,冠心病可分为心绞痛型、心肌梗死型、无症状型(隐匿型)、心力衰竭和心律失常型、心源性猝死五种类型。

1. 心绞痛型 典型发作表现为突然发生胸骨上中段闷胀性、压榨性或窒息性疼痛,可放射至心前区,左肩及左上肢,历时 1~5 分钟,休息或舌下含服硝酸甘油片 1~2 分钟内消失。常见的诱因有体力劳动、精神刺激、受寒、饮食等。

2. 心肌梗死型 疼痛的性质和部位与心绞痛类似,但程度较重,范围较广,持续时间也较长,休息或含服硝酸甘油不能缓解。常伴有烦躁不安、恐惧、面色苍白、出冷汗等症状。

3. 无症状型(隐匿型) 存在冠心病的诱发因素,如高血压、糖尿病、肥胖或超体重等,虽无明显症状,但静息或负荷试验有心电图 S-T 段压低、T 波倒置等心肌缺血的表现。

4. 心力衰竭和心律失常型 有心绞痛、心肌梗死病史,心脏逐渐增大,心律失常,最终心力衰竭。

5. 心源性猝死 突然发病,心搏骤停而突然死亡,多为缺血心肌局部电生理紊乱,引起严重的室性心律失常所致。

（四）主要功能障碍

冠心病患者除了由于心肌供血不足直接导致的心脏功能障碍之外,还有一系列继发的躯体和心理障碍,这些功能障碍往往被临床忽视,然而对患者的生活质量有直接影响,因此是康复治疗的重要目标。

1. 心血管功能障碍 因冠心病患者的体力活动减少,导致心血管系统的适应性降低,从而导致循环功能降低,这种心血管系统的功能衰退只有通过适当的运动训练才能逐渐恢复。

2. 呼吸功能障碍 长期心血管功能障碍可导致肺循环功能障碍,肺血管和肺泡气体交换的效率降低,吸氧能力下降,诱发或加重缺氧症状。因而,呼吸功能训练是需要引起重视的环节。

3. 运动功能障碍 冠心病患者因缺乏运动导致机体吸氧能力减退、氧化代谢能力降低,导致肌肉萎缩,从而限制了全身运动耐力。康复治疗中,机体对运动训练的适应性改变是提高运动功能的重要环节。

4. 代谢功能障碍 主要是脂类代谢和糖代谢障碍,血胆固醇和甘油三酯增高,高密度脂蛋白胆固醇降低,脂肪和能量物质摄入过多和缺乏运动是基本原因。缺乏运动还可导致胰岛素抵抗,除引起糖代谢障碍外,还可促使形成高胰岛素血症和血脂升高。

5. 行为障碍 冠心病患者往往有不良的生活习惯和心理障碍等,这也是影响患者日常生活和康复治疗的重要因素。

急性心肌梗死诊断标准（WHO）

严重胸痛：持续 30 分钟以上。

发病时间：8 小时以内。

心电图：至少有两个相邻导联 ST 段抬高（胸前导联抬高＞0.2 mV，肢导联≥0.1 mV）。

心肌酶标记物：TnT、TnI、CK-MB 或 CK 升高大于正常值上限的 2 倍，且有特征性动态改变。

二、康复评定

（一）心功能分级

目前主要采用美国纽约心脏病学会（NYHA）1928 年提出的一项分级方案，主要是根据患者自觉的活动能力划分为四级（表 5-10）。

表 5-10 NYHA 心功能分级

心功能	临床情况
Ⅰ级	患有心脏病，但活动量不受制，平时一般活动不引起疲乏、心悸、呼吸困难或心绞痛
Ⅱ级	体力活动受到轻度限制，休息时无自觉症状，但一般体力活动下可出现疲乏、心悸、呼吸困难或心绞痛
Ⅲ级	体力活动明显受限，小于平时一般活动即引起上述症状
Ⅳ级	不能从事任何体力活动，休息状态下出现心衰症状，体力活动后加重

1994 年美国心脏病学会（AHA）对 NYHA 的心功能分级方案再次修订，采用以下并行的两种分级方案。

（1）第一种即上述的四级方案。

（2）第二种是客观地评估，即根据客观检查手段，如负荷试验、心电图、X 线、超声心动图等来评估心脏病变的严重程度，分为 A、B、C、D 四级（表 5-11）。

表 5-11 AHA 心脏病变的严重程度评估

分级	依据
A 级	无心血管疾病的客观依据
B 级	客观检查示有轻度心血管疾病
C 级	有中度心血管疾病的客观依据
D 级	有严重心血管疾病的表现

Killip 分级用于评估急性心肌梗死患者的心功能状态。

Ⅰ级：无肺部啰音和第三心音。

Ⅱ级：肺部有啰音，但啰音的范围小于 1/2 肺野。

Ⅲ级：肺部啰音的范围大于 1/2 肺野（肺水肿）。

Ⅳ级：休克。

（二）运动功能评定

1. 心电运动试验 心电运动试验（exercise stress testing，ECG）是指通过分级运动的方

Note

式,充分调动心血管的生理储备能力,诱发相应的生理和病理生理表现以确定最大心脏负荷能力,或通过运动试验了解患者运动训练的安全性。心电运动试验是心脏康复训练最常用的评定方法,也是制订康复训练方案的重要基础,常用的运动试验类型如下。

(1)症状:限制性运动试验以运动诱发呼吸或循环不良的症状和体征和心电图异常等,并以心血管运动反应异常作为运动终点的试验方法。这是将主观和客观指标结合的最大运动量试验,常用于诊断冠心病、评定心功能和体力活动能力、制订运动处方等。

(2)低水平运动试验:以预定较低水平的运动负荷、心率、血压和症状为终止指标,适用于急性心肌梗死后或病情较重者。

(3)简易运动试验:采用定量步行(定时间或定距离)的方式进行心血管功能评定的试验方法,试验过程中可没有心电图监护条件,适用于没有运动试验条件或病情较严重而不能耐受平板运动的患者。

2. 超声心动图运动试验 超声心动图可以直接反映心肌活动的情况,揭示心肌的收缩和舒张功能,还可以反映心脏内血流变化的情况,所以能够提供运动心电图所不能显示的重要信息。运动超声心动图比安静时检查更有助于揭示潜在的异常,从而提高试验的敏感性。检查一般采用卧位踏车的方式,以保持在运动时超声探头可以稳定地固定在胸壁,减少检测干扰,较少采用坐位踏车或活动平板等方式。运动方案可以参照心电运动试验。

3. 代谢当量测定 代谢当量(METs)是以安静、坐位时的能量消耗为基础,表示各种活动的相对能量代谢水平的常用指标。METs 可由 VO_2max 推算而来,1 METs 相当于 $VO_2max 3.5\ mL/(kg \cdot min)$,稍高于基础代谢[约 $3.3\ mL/(kg \cdot min)$],是能量代谢的另一种表达方式。METs 的最大优点是将人体所消耗的能量标准化,从而使不同年龄、性别、体重的个体可以进行比较。METs 在康复医学中有极其重要的应用价值,具体表现在以下几个方面。

(1)判断体力活动能力和预后情况详见第三章。

(2)判断心功能及相应的活动水平(表5-12)。

表 5-12 各级心功能的代谢当量及可进行的体力活动

心功能	METs	可进行的体力活动
Ⅰ级≥7	携带 10.90 kg(24 磅)重物连续上 8 级台阶,携带 36.32 kg(80 磅)重物	进行滑雪、铲雪、打篮球、回力球、手球或足球,慢跑或走(速度为 8.045 km/h)
Ⅱ级≥5,<7	携带 10.90 kg(24 磅)以下的重物上 8 级台阶	性生活,养花种草类型工作,步行(速度为 6.436 km/h)
Ⅲ级≥2,<5	徒手走下 8 级台阶,可自己淋浴、换床单、擦窗、拖地、步行(速度为 4.023 km/h)	打保龄球,连续穿衣
Ⅳ级<2	不能进行上述活动	—

(3)METs 可提示运动强度,制订运动处方不同的人在从事相同的活动时,其 METs 基本相等,因比,可用 METs 来表示任何一种活动的运动强度。此外,METs 与能量消耗直接相关,所以在需要控制能量摄取与消耗比例的情况下(如糖尿病和肥胖症的康复),采用 METs 是最佳选择,热量是指能量消耗的绝对值,METs 是能量消耗水平的相对值,两者之间的计算公式:

$$热量 = METs \times 3.5 \times 体重(kg) \div 200$$

计算时,可以先确定每周的能量消耗总量(运动总量)以及运动训练次数或天数,将每周总量分解为每天总量,然后确定运动强度,再查表选择适当的活动方式,将全天的 METs 总量分解到各项活动中,形成运动处方。

(4) 区分残疾程度:一般将最大 METs<5 作为残疾标准。

(5) 指导日常生活活动与职业活动:心血管疾病患者不可能进行所有的日常生活活动或职业活动,因此,需要在确定患者的安全运动强度后,根据 METs 表选择合适的活动。注意职业活动(每天 8 小时)的平均能量消耗水平不应该超过患者峰值 METs 的 40%,峰值强度不可超过峰值 METs 的 70%~80%。

(三) 行为类型评定

许多冠心病患者表现出共同而典型的行为特点,如雄心勃勃、争强好胜,但缺乏耐心,容易产生敌意情绪,常有时间匆忙感和紧迫感等,这类患者的行为表现特点称为 A 型行为类型(TABP),此类患者应激反应较强烈,因此需要将应激处理作为康复的基本内容。B 型行为类型是与 A 型行为类型相反的一种类型,该类患者喜欢不紧张的工作,喜欢过松散的生活,缺乏竞争性,无时间紧迫感,有耐心,无主动的敌意。

三、康复治疗

1. 康复分期 1990 年美国心肺康复学会建议,将冠心病康复的不同发展阶段分为住院期、恢复期、持续发展维持期和维持期。

(1) Ⅰ期(住院期):急性心肌梗死发病后或心脏手术后的住院阶段,主要康复内容为低水平体力活动和教育,一般为 1~2 周。

(2) Ⅱ期(恢复期):出院后回家或在疗养院,主要康复内容为逐渐增加体力活动,继续接受卫生宣教,并经职业咨询恢复工作,一般为 5~6 周。

(3) Ⅲ期(持续发展期):依据临床情况将患者分低危、中危、高危三个组别。其中,中、高危组列为必须监护和防止在康复过程中发生意外的重点对象,本期持续 4~12 个月不等。这对于判定预后,指导冠心病预防、治疗、康复有重大意义。

(4) Ⅳ期(维持期):坚持冠心病的二级预防,进行合适的体育锻炼,是维持期康复疗效的主要内容。

2. 适应证和禁忌证

(1) 适应证:①Ⅰ期患者生命体征稳定,无明显的心绞痛,安静心率<110 次/分,无心力衰竭、严重心律失常和心源性休克,血压基本正常,体温正常;②Ⅱ期患者生命体征稳定,运动能力达到 3 METs 以上,家庭活动时无显著症状和体征;③Ⅲ期临床病情稳定者,包括陈旧性心肌梗死、稳定型劳力性心绞痛、隐匿性冠心病、冠状动脉分流术和腔内成型术后、心脏移植术后、安装起搏器后。过去被列为禁忌证的一些情况如病情稳定的心功能减退、室壁瘤等现正在逐步被列入适应证的范畴。

(2) 禁忌证:凡是康复训练过程中可诱发病情恶化的情况都被列为禁忌证,包括原发病病情不稳定或合并新的病症。稳定与不稳定是相对的概念,与训练监护条件、康复医疗人员的技术水平,治疗方案理念等都有关系,若患者不理解或不合作,不宜进行康复治疗。

3. 康复治疗目标

(1) Ⅰ期康复治疗目标:①低水平运动试验阴性,按正常节奏连续行走 100~200 m 或上下 1~2 层楼而无症状和体征;②运动能力达到 2~3 METs,能够适应家庭生活;③使患者理解冠心病的注意事项及危险因素,在心理上适应疾病的发作和处理生活中的相关问题。

(2) Ⅱ期康复治疗目标:①逐步恢复日常生活活动能力,包括轻度家务劳动、娱乐活动等;②运动能力达到 4~6 METs,提高生活质量。对体力活动没有更高要求的患者可停留在此期。

Note

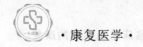

（3）Ⅲ期康复治疗目标：①巩固Ⅱ期康复的成果，控制危险因素；②提高体力活动能力和心血管功能，恢复发病前的生活和工作。

4. 康复治疗方案与实施

（1）Ⅰ期康复：生命体征一旦稳定，无并发症时即可开始，应循序渐进地增加活动量。康复治疗采用团队合作模式，即由心脏科医师、康复科医师、康复治疗师（物理治疗、作业治疗、心理治疗等）、护士、营养师等共同工作。基本原则是根据患者的自我感觉，尽量进行可耐受的日常活动。

①床上活动：一般从床上的肢体活动开始，包括呼吸训练。肢体活动一般从远端肢体的小关节活动开始，从不对抗地心引力的活动开始，强调活动时呼吸自然、平稳，没有任何憋气的现象。然后，逐步开始抗阻活动，可采用捏气球、拉皮筋、徒手操等。吃饭、洗脸、刷牙、穿衣等日常生活活动可以早期进行。②呼吸训练：主要指腹式呼吸，要点是在吸气时腹部浮起，让膈肌尽量下降，呼气时腹部收缩，把肺内气体尽量排出，吸气与呼气间要均匀连贯，可比较缓慢，但不可憋气。③坐位训练：坐位是重要的康复起始点，应从第一天就开始。开始坐时可以有依托，例如，将枕头或被子放在背后，或将床头抬高。有依托坐的能量消耗与卧位相同，但是上身直立体位使回心血量减少，同时射血阻力降低，心脏负荷实际上低于卧位。在适应有依托坐之后，患者可以逐步过渡到无依托独立坐。④步行训练：从床边站立开始，先克服直立性低血压。适应站立之后，开始床边步行（1.5～2.0 METs），在疲劳或不适时应及时上床休息。此阶段患者的活动范围明显增大，因此监护要加强，开始时最好进行若干次心电监护活动，要特别注意避免上肢高于心脏水平的活动，例如，患者自己手举盐水瓶上厕所，此类活动的心脏负荷增加很大，常是诱发意外的原因。⑤大便：患者大便务必保持通畅。卧位大便时由于臀位提高，回心血量增加，使心脏负荷增加，同时由于排便时必须克服体位所造成的重力，所以需要额外用力（4 METs），因此卧位大便对患者不利。而在床边放置简易的坐便器，让患者坐位大便，其心脏负荷和能量消耗均小于卧位大便（3.6 METs），也较容易排便。因此应尽早让患者坐位大便，但是禁忌蹲位大便或在大便时过分用力。若出现便秘，应该使用通便剂。患者有腹泻时也需要严密观察，因为过分的肠道活动可以诱发迷走反射，导致心律失常或心电不稳。⑥上楼：上下楼活动是保证患者出院后家庭活动安全的重要环节。下楼的运动负荷不大，而上楼的运动负荷主要取决于上楼的速度。保持缓慢的上楼速度，一般每上一级台阶可以稍事休息，以保证没有任何症状。⑦心理康复与常识宣教：在急性发病后，患者往往有显著的焦虑和恐惧感，必须安排对患者的医学常识教育，使其理解冠心病的发病特点、注意事项和预防再次发作的方法，特别强调戒烟、低盐低脂饮食、规律的生活和个性修养等。⑧康复方案调整与监护：若患者在训练过程中无不良反应，运动或活动时心率增加<10 次/分，次日训练可以进入下一阶段；若运动中心率增加在 20 次/分左右，则需继续同一级别的运动；心率增加超过 20 次/分，或出现任何不良反应，则应退回到前一阶段运动，甚至停止运动训练。为了保证活动的安全性，可在医学或心电监护下开始所有的新活动，在无任何异常的情况下，重复性的活动不一定要连续监护。⑨出院前评估及治疗策略：当患者顺利达到训练目标后，可进行症状限制性或亚极量心电运动试验，或在心电监护下进行步行。若确认患者可连续步行 200 m 无症状，且无心电图异常，可安排出院。患者出现并发症或运动试验异常者则需要进一步检查，并适当延长住院时间。⑩发展趋势：由于患者住院时间日益缩短，国际上主张 3～5 天出院，所以Ⅰ期康复趋向于具有并发症及较复杂的患者。早期出院患者的康复治疗完全不一定遵循固定的模式。

（2）Ⅱ期康复：主要进行室内外散步、医疗体操（如降压舒心操、太极拳等）、气功（以静功为主）、厨房活动、家庭卫生、园艺活动、在邻近区域购物等。活动强度为 40%～50% 的 HRmax（最大心率），活动时 RPE（主观感觉疲劳程度）不超过 15。一般活动无须医学监测，在进行较大强度活动时，可采用远程心电图监护系统监测，或由有经验的康复治疗师观察数次康复治疗过程,以确立安全性。无并发症的患者可在家属的帮助下逐渐用力,活动时不可有气喘和疲劳。所有上肢超过心脏平面的活动均为高强度运动,应避免或减少。日常生活和工作时应采用能量节省策略,如制订合理的工作或日常活动程序、减少不必要的动作和体力消耗等,以尽可能提高工作和体能效率,每周需要门诊随访一次。若有任何不适均应暂停运动,及时就诊。

（3）Ⅲ期康复:

①运动方式:有氧训练、力量训练、柔韧性训练、作业训练、医疗体操、气功等。运动形式可分为间断性和连续性运动。间断性运动:指基本训练期有若干次高峰靶强度、高峰强度之间强度降低。其优点是可获得较强的运动刺激,同时时间较短,不至于引起不可逆的病理性改变;缺点是需要不断调节运动强度,操作比较麻烦。连续性运动:指训练的靶强度持续不变,这是传统的操作方式,主要优点是简便,患者相对较易适应。

②运动量:运动量要达到一定的阈值才能产生训练效应,每次的总运动量应在 2931～8374 kJ(700～2000 kcal)(相当于步行或慢跑 10～32 km)。每周运动量小于 2931 kJ 只能维持身体活动水平,而不能提高运动能力;每周运动量超过 8374 kJ 则不增加训练效应。运动总量无明显性别差异。METs 消除了体重影响,比热量在计算上更为实用。合适运动量的主要标志:运动时稍微出汗,轻度呼吸加快但不影响对话,早晨起床时感到舒适,无持续疲劳感和其他不适感。运动量的基本要素:运动强度、运动时间和运动频率。运动强度:运动训练所规定达到的强度称为靶强度,可用 HR、HR 储备、METs、RPE 等方式表达。靶强度与最大强度的差值是训练的安全系数。靶强度一般为 40%～85% VO_2max,或 METs,或 70%～85% HRmax,或 80%HR 储备。靶强度越高,产生心脏中心训练效应的可能性就越大。运动时间:每次运动训练的时间。靶强度运动一般持续 10～60 分钟。在额定运动总量的前提下,训练时间与强度成反比。准备活动和结束活动的时间另外计算。运动频率:每周运动的次数,国际上多采用每周 3～5 天的频率。

③注意事项:

a.选择适当的运动,避免竞技性运动。

b.在感觉良好时运动。感冒或发热后,要在症状和体征消失 2 天以上才能恢复运动。

c.注意周围环境因素对运动反应的影响,在寒冷或炎热气候下,要相对降低运动量和运动强度,训练的理想环境是 4～28 ℃,空气湿度<6%,风速≤7 m/s。运动时穿戴宽松、舒适、透气的衣服和鞋。上坡时要减慢速度,饭后不做剧烈运动。

d.患者需要了解个人能力的限制,应定期检查和修正运动处方;药物治疗发生变化时,要注意相应调整运动方案。训练前应进行尽量充分的身体检查,参加剧烈运动者尽量先进行运动试验。

e.警惕症状:运动时如出现上身不适(包括胸、臂、颈或下颌酸痛、烧灼感、缩窄感或胀痛)、无力、气短、骨关节不适(关节痛或背痛)等,应停止运动,及时就医。

f.训练必须持之以恒,如间隔 4 天以上,运动时宜稍降低强度。

（4）训练实施:每次训练都必须包括准备活动、训练活动和结束活动。①准备活动:主要目的是预热,让肌肉、关节、韧带和心血管系统逐步适应训练期的运动应激。准备活动的运动强度较小,要确保全身主要关节和肌肉都有活动,运动方式包括牵伸运动及大肌群活动,一般采用医疗体操、太极拳等,也可附加小强度步行。②训练活动:指达到靶强度的训练活动。中低强度训练的主要目的是达到最佳外周适应,高强度训练的目的在于刺激心肌侧支循环生成。③结束活动:主要目的是冷却,让高度兴奋的心血管应激逐步降低,适应运动停止后血流动力学改变。运动方式可与训练方式相同,但强度逐步减小。充分的准备与结束活动是防止训练意外的重要环节。训练时,有 75% 的心血管意外发生在这两个时期。此外,合理的准备与结束活动对预防运动损伤也有积极的作用。

5. 康复训练与药物治疗的关系　康复训练和药物治疗是心脏病康复中相辅相成的两个主要方面。适当的药物治疗可以相对增强患者的运动能力,提高训练水平和效果;同时,运动训练的有益效应有助于减少用药量,有的患者甚至可以基本停止用药。因此,在制订运动处方的时候,必须要慎重考虑药物的作用。

(1) 硝酸甘油:代表药品为硝酸甘油和硝酸异山梨酯(消心痛)。该类药物有较强的扩张血管作用,通过降低心脏的前后负荷,降低心肌耗氧量,从而提高患者的运动能力。在使用此类药物时,准备和结束活动要充分,应注意少数患者可产生过分的血管扩张,导致直立性低血压,扩张性头痛是常见的副作用。

(2) β受体阻滞剂:β受体阻滞剂包括普萘洛尔(心得安)、阿替洛尔(氨酰心安)、美托洛尔(美多心安)等,其药理作用主要通过减慢心率和降低心肌收缩力,降低心肌耗氧量,从而提高运动能力。在运动训练时,患者的心率增加可明显减少,因而所能达到的靶心率可能低于不用药时。制订运动处方时,可参考患者在用药状态下心电图运动负荷试验结果,或以 RPE 为尺度。调整药物剂量时,应相应改变靶心率或运动强度。必须停止用药或降低药物剂量时,应注意防止撤药综合征,一般在两周左右的时间内逐渐减少并停止用药。

(3) 钙离子拮抗剂:钙离子拮抗剂包括硝苯地平(心痛定)、维拉帕米(异博停)和硫氮卓酮,主要作用为降低外周血管阻力和心肌的收缩性,从而降低心肌耗氧量,增强运动能力。使用硫氮卓酮可轻度减慢心率,而在使用硝苯地平期间,心率可有所加快,因此在康复训练时应注意患者的心率反应。该类药物的典型不良反应与血管扩张有关,包括头痛、颜面潮红及头晕等,踝部水肿和心悸也是常见的不良反应,应与心源性症状鉴别。

(4) 肾素:血管紧张素转换酶抑制剂:肾素-血管紧张素转换酶(ACE)抑制剂目前在高血压、心衰和冠心病患者治疗中的应用日趋广泛,主要不良反应是直立性低血压。在运动时要密切注意患者血压反应,特别是在合并使用血管扩张剂或β受体阻滞剂时,要有适当和充分的准备和结束活动。该药的不良反应还有干咳。

四、康复教育

(一) 冠心病的三级预防

1. 一级预防　进行冠心病疾病知识的宣传教育,预防危险因素,包括改变不良的生活方式、戒烟、限酒、控制血糖、控制血压等。

2. 二级预防　对冠心病患者做到早期检出,早期诊断,及时采取药物和非药物手段,预防病情发展和并发症的发生。

3. 三级预防　对后期冠心病患者进行疾病康复相关知识的宣传教育,使患者采取合理、适当的康复治疗,从而预防并发症和伤残的发生,包括必要的康复锻炼、心理康复指导、坚持服药和定期复查等。

(二) 出院后的家庭活动

出院后的家庭活动可以分为以下六个阶段。

(1) 第一阶段:①活动:可以缓慢上下楼,但要避免任何疲劳。②个人卫生:可以自己洗澡,但要避免洗澡水过热或过冷,也要避免处于过热或过冷的环境。③家务:可以洗碗筷、洗蔬菜、铺床、提 2 kg 左右的重物,进行短时间园艺工作。④娱乐:可以看电视、阅读、打扑克、下棋、缝纫、短时间乘车。⑤需要避免的活动:提超过 2 kg 的重物、过度弯腰、情绪沮丧、过度兴奋、应激。

(2) 第二阶段:①个人卫生:可以外出理发。②家务活动:可以洗小件衣服或使用洗衣机

（但不可洗大件衣物）、晾衣服、坐位熨小件衣物、使用缝纫机、掸尘、擦桌子、简单烹饪、提 4 kg 左右的重物。③娱乐活动：可以进行有轻微体力活动的娱乐。④性生活：在患者可以上下两层楼或可以步行 1 km 而无任何不适时，可恢复性生活，但要注意采取相对比较放松的方式。性生活前可服用或备用硝酸甘油类药物，必要时可咨询相关医师，适当的性生活对恢复患者的心理状态有重要作用。⑤需要避免的活动：长时间活动、烫发等高温环境、提举超过 4 kg 的重物、参与涉及经济或法律问题的活动。

（3）第三阶段：①家务活动：可以长时间熨烫衣物、铺床、提 4.5 kg 左右的重物。②娱乐活动：可以开展轻度园艺工作、在家练习打桌球、打高尔夫球、室内游泳（放松性）、短距离公共交通、短距离开车、探亲访友。③步行活动：连续步行 1 km，每次 10～15 分钟，每天 1～2 次。④需要避免的活动：提举过重的物体，活动时间过长。

（4）第四阶段：①家务活动：可以与他人一起外出购物、正常烹饪、提 5 kg 左右的重物。②娱乐活动：可以进行小型油画制作、家庭小修理、室外打扫、木工制作。③步行活动：连续步行，每次 20～25 分钟，每天 2 次。④需要避免的活动：提举过重的物体，使用电动工具如电钻、电锯等。

（5）第五阶段：①家务活动：可以短时间吸尘或拖地、独立外出购物、提 5.5 kg 左右的重物。②娱乐活动：可以进行家庭修理性活动、钓鱼、保龄球类活动。③步行活动：连续步行，每次 25～30 分钟，每天 2 次。④需要避免的活动：提举过重的物体，过强的等长收缩运动。

（6）第六阶段：①家务活动：可以清洗浴缸、窗户，可以提 9 kg 左右的重物（如果没有任何不适）。②娱乐活动：可以慢节奏跳舞，外出野餐，去影院和剧场。③步行活动：可列为日常生活活动，每次 30 分钟，每天 2 次。④需要避免的活动：剧烈运动，如举重、锯木、开大卡车、攀高、挖掘等，以及竞技性活动。

第十四节　慢性阻塞性肺疾病患者的康复

🔖 学习目标

掌握：慢性阻塞性肺疾病的定义，严重程度分级与病程分期，呼吸训练、排痰训练和运动训练。

熟悉：慢性阻塞性肺疾病患者的康复评定，生活指导及健康教育。

了解：慢性阻塞性肺疾病的主要危险因素及合并肺外表现。

🔖 技能目标

通过本节学习，具有对慢性阻塞性肺疾病患者在医院和社区进行康复指导的能力，能教会患者慢性阻塞性肺疾病的康复治疗知识、必要的自我监测技能和自我保健能力。

教学 PPT

案例引导 5-14

患者，男，75 岁，因"反复咳喘 30 年，2 周前加重一次"就诊。30 年前起，患者无明显诱因下出现咳痰喘，每年冬天或气候变化时多见。2 周前患者着凉后，胸闷气促

Note

加重,稍活动即感喘憋明显,休息时无法平卧,且咳嗽、咳痰,咳痰不畅,伴流涕、心慌、出冷汗、乏力等。医院急诊查血常规:WBC $11.1 \times 10^9/L$,GR 73.4%;血气 pH 7.287,$PaCO_2$ 60.4 mmHg,$PaCO_2$ 50.0 mmHg。心电图:窦性心动过速,132次/分。胸部CT:两肺慢性支气管病变,肺气肿。予以对症处理后收入院,入院当晚患者出现呼吸困难加重,查血氧饱和度低于90%,HR 140次/分,给予BIPAP辅助通气后心率降至105次/分,血氧饱和度升至98%左右。后依据辅助检查结果及患者症状调整用药(洛贝林、可拉明兴奋呼吸,拜复乐抗感染,沐舒坦化痰、平喘,舒利迭吸入,安体舒通、速尿利尿等)。患者症状好转,住院1周后出院,现活动后仍稍有喘息、易疲劳,稍咳嗽,有少量白痰,为进一步康复来求诊。患者自发病以来精神萎靡,饮食睡眠差,体重无明显变化,大小便如常。

根据上述情况,思考:

(1) 慢性阻塞性肺疾病患者的康复评定有哪些内容?

(2) 慢性阻塞性肺疾病的综合治疗方法有哪些?

案例引导 5-14 答案

一、概述

(一) 定义

慢性阻塞性肺疾病(chronic obstructive pulmonary disease,COPD)是以持续存在的气流受限为特征的呼吸道疾病,包括具有气流阻塞特征的慢性支气管炎以及合并的肺气肿。气流受限呈进行性发展,伴气道和肺对有害颗粒或有害气体所致的慢性炎症反应的增加。

COPD是一种发病率和死亡率较高的疾病,造成严重的经济和社会负担。据世界银行和世界卫生组织报告,至2020年,COPD将位居世界疾病经济负担的第5位。近年来,我国北部和中部地区成人COPD的患病率为3.17%。45岁后,随着年龄的增加,该病的患病率也随之增加,据调查该病的死亡率也在逐年增加。

(二) 损伤原因

COPD的确切病因尚不清楚,所有与慢性支气管炎和阻塞性肺气肿发生有关的因素都可能参与COPD的发病。

1. 外因

(1) 吸烟:包括主动吸烟和被动吸烟,长期吸烟使支气管上皮纤毛变短、不规则、运动障碍,从而降低局部抵抗力,削弱吞噬细胞的吞噬和灭菌作用,引起支气管痉挛,增加气道阻力。

(2) 空气污染:化学气体如氯气、二氧化硫等,其他粉尘如二氧化硅、煤尘等,或烹调时产生的大量油烟和燃料产生的烟尘等,对支气管黏膜有刺激和细胞毒性作用,损害气道的清除功能,为细菌入侵创造条件。

(3) 呼吸道感染:肺炎链球菌和流感嗜血杆菌为COPD急性发作的主要病原,病毒也对COPD的发生和发展起重要作用。儿童期的重度呼吸道感染与成年时的肺功能降低及呼吸系统症状有关。

2. 内因

(1) 遗传因素:涉及多个基因,目前比较肯定的是不同程度的 α_1-抗胰蛋白酶缺乏,其他如谷胱甘肽S转移酶基因、基质金属蛋白酶组织抑制物-2基因、血红素氧合酶-1基因,白细胞介素(IL)-13基因、IL-10基因、肿瘤坏死因子(TNF)-α基因等可能与COPD发病也有一定关系。

(2) 气道反应性:流行病学研究结果均表明,气道反应性增高者其COPD的发病率也明显增高,二者关系密切。

(3) 肺发育、生长不良:孕期、新生儿期、婴儿期或儿童期由于各种原因导致肺发育或生长不良的个体在成人后容易罹患 COPD。

(三) 严重程度分级与病程分期

1. 严重程度分级标准

Ⅰ级(轻度):$FEV_1/FVC<70\%$,$FEV\geqslant80\%$预计值,有或无慢性咳嗽、咳痰。

Ⅱ级(中度):$FEV_1/FVC<70\%$,$50\%\leqslant FEV_1<80\%$预计值,有或无慢性咳嗽、咳痰。

Ⅲ级(重度):$FEV_1/FVC<70\%$,$30\%\leqslant FEV_1<50\%$预计值,有或无慢性咳嗽、咳痰、呼吸困难。

Ⅳ级(极重度):$FEV_1/FVC<70\%$,$FEV<30\%$预计值,或 $FEV_1<50\%$预计值,伴慢性呼吸衰竭。

注:FEV_1 为用力呼气第一秒的排气量;FVC 为用力肺活量;呼吸衰竭为动脉血氧分压(PaO_2)<8.0 kPa(60 mmHg)伴或不伴动脉血二氧化碳分压($PaCO_2$)>6.7 kPa(50 mmHg);COPD 诊断、处理和预防全球策略(2011 年修订版)(以下简称全球策略修订版)取消了 0 级,以吸入支气管扩张剂后的 FEV_1 为基础的分级。

2. 病程分期 急性加重期(COPD 急性加重)是指在疾病过程中,短期内咳嗽、气短和(或)喘息加重,痰量增多,呈脓性或黏液脓性,可伴发热等症状;稳定期则指患者咳嗽、咳痰、气短等症状稳定或症状较轻。

(四) COPD 合并肺外表现

1. 外周骨骼肌功能障碍 COPD 患者特别是中度到重度患者外周骨骼肌普遍存在不同程度的功能障碍,患者的骨骼肌尤其外周骨骼肌质量和脂肪质量均下降、骨骼肌纤维转换、骨骼肌氧化代谢表型改变,表现为肌力下降、肌耐力下降、易疲劳等功能障碍,这也是患者活动能力下降、生活质量下降、预后差、影响患者最终存活率的重要原因。此外,COPD 患者合并骨质疏松率高达 $36\%\sim60\%$,Ⅳ期 COPD 患者中有 75% 出现骨量减少,$10\%\sim15\%$ 的轻、中度患者也出现骨量减少。COPD 患者易发生骨质疏松,可能与缺氧和营养不良、骨血液循环障碍、糖皮质激素的使用、全身炎症反应、运动能力下降和吸烟等因素有关。

2. 心血管事件发生风险增高 COPD 患者较非 COPD 患者心血管疾病发生的风险增加 $2\sim3$ 倍,COPD 可能是缺血性心脏病和心源性猝死的重要危险因素,目前发生机制尚未完全明确。这可能与气流受限、缺氧、全身炎症反应与氧化应激、血管内皮功能减退、弹性蛋白的生成和降解失衡、治疗药物的使用等因素相关。

3. 抑郁和焦虑 COPD 患者有不同程度的心理紊乱,最主要的是抑郁或焦虑,约 50% 的 COPD 患者同时存在抑郁、焦虑。这主要是由于疾病的反复发作和迁延不愈,肺功能每况愈下,营养不良和体重下降等诸多因素使患者的劳动力、生活自理能力丧失,长期居家静养,社交活动明显减少,同时诊疗费用不断增加,家庭经济地位下降有关。另外,COPD 患者存在不同程度的抑郁和(或)焦虑可能仅仅是疾病的生理学反应,也可能与全身炎症反应有关。此外,一些常用的治疗药物如 β_2 受体激动剂、大剂量糖皮质激素、茶碱、喹诺酮类抗生素也可诱发加重抑郁、焦虑。

4. 其他肺外效应 COPD 尚存在其他肺外效应。如:COPD 患者的自主神经系统发生改变,尤其在低体重患者中表现得更明显,自主神经反射被慢性缺氧及全身炎症反应激活后,可引起心律不稳定,导致心律失常;COPD 患者贫血的总患病率与慢性心力衰竭患者接近,且患者易患胃食管反流病。

(五) 临床诊断与治疗

1. 诊断要点 根据危险因素接触史、临床表现、体征和实验室检查等可确诊。其中,肺功能测定指标是诊断 COPD 的金标准,影像学检查有助于判断肺气肿充气的程度与鉴别诊断。

2. 治疗戒烟 急性加重期酌情使用抗生素、祛痰剂和支气管扩张剂等,积极治疗并发症;稳定期坚持治疗,继续使用支气管扩张剂、β_2 受体激动剂、抗胆碱药物等减轻咳嗽、咳痰和呼吸困难症状,防止加重,维护肺功能;积极进行康复治疗,充分发挥残存的肺功能,减少肺部感染,增加运动耐力,改善患者的日常生活活动和社会参与能力。

二、康复评定

(一)病史

了解患者咳嗽、咳痰及呼吸困难等情况;既往特殊的心脏和呼吸疾病史、手术史等;生活环境、吸烟史、职业史等。

(二)全身体格检查

包括肺气肿的程度、横膈的活动度、呼吸方式;肺部啰音的分布、性质与强弱;心脏的大小、心音和杂音的性质、响度;肝脏的大小,有无肝颈静脉回流征;下肢有无水肿等与心肺功能相关的症状。

(三)营养评价

营养状态对于 COPD 患者既是判断预后的指标又是指导运动治疗的指标,最常用的指标是体重指数(body mass index,BMI),BMI 的计算公式为体重/身高²。BMI<21 为低体重;21<BMI<25 为正常体重;BMI>30 为超重。

(四)影像学检查

通过影像学检查可以支持 COPD 诊断,了解肺气肿的程度,排除不适宜进行肺康复的情况,如气胸、严重感染、大量胸腔积液、心包积液、心肌病等。

(1)前后位胸片检查:X 线表现为胸廓呈桶状,前后径增加,肋间隙增宽,侧位片可见胸骨后间隙增宽;两膈位置低下,膈顶变平,呼吸运动显著减弱,附着于肋骨的肌肉表现为弧形阴影;肺叶透亮度增加,容积增大,表现为肺气肿,可以出现肺大疱;狭长垂直形心脏;肺纹理稀疏,可以有较长的一段变细、变直,失去正常时逐渐变细的形态,肺野中外带纹理可消失,近肺门处的纹理反而增强。

(2)胸部 CT:横断面观察肺、气管、纵隔情况,比胸部平片观察更为全面和细致。

(五)血气分析

主要评价指标是氧饱和度。若运动前氧饱和度持续低于 90%,不宜进行运动训练;运动后氧饱和度低于 90%,应减少运动量或在吸氧状态下进行运动。

(六)症状评估

目前有数种评估 COPD 症状的问卷,全球策略修订版选用改良英国 MRC 呼吸困难指数(mMRC)或 COPD 评估测试(COPD assessment test,CAT)。CAT 包括八个常见临床问题,以评估 COPD 患者的健康损害,评分范围 0~40 分。CAT 与圣乔治呼吸问卷相关性很好,其可靠性和反应性均较满意。

(七)肺功能评估

1. 气流受限程度 COPD 的严重程度分级是基于气流受限的程度,FEV_1 与气流受限有很好的相关性。COPD 临床严重度分为四级。

Ⅰ级:轻度 $FEV_1/FVC<70\%$,$FEV_1 \geqslant 80\%$ 预计值。

Ⅱ级:中度 $FEV_1/FVC<70\%$,$50\% \leqslant FEV_1 < 80\%$ 预计值。

Ⅲ级:重度 $FEV_1/FVC<70\%$,$30\% \leqslant FEV_1 < 50\%$ 预计值。

Ⅳ级:极重度 $FEV_1/FVC<70\%$,$FEV_1<30\%$预计值。

2. 最大吸气压及最大呼气压 反映呼吸肌的力量,有条件时可作为评价指标。

(八)运动能力的评定

1. 平板或功率车运动试验 采用分级运动试验测定 VO_2max、最大心率、最大 MET、运动时间、RPE 等相关量化指标来评定患者的运动能力。

2. 定量行走评定 采用6分钟或12分钟步行,记录行走距离。本方法与上述分级运动试验有良好的相关性。定距离行走,计算行走时间,也可以作为评定方式。

(九)呼吸功能评估

1. 自觉气短、气急分级法

(1)1级:无气短、气急。

(2)2级:稍感气短、气急。

(3)3级:轻度气短、气急。

(4)4级:明显气短、气急。

(5)5级:气短、气急严重,不能耐受。

2. 呼吸功能改善或恶化程度

(1)-5:明显改善。

(2)-3:中等改善。

(3)-1:轻度改善。

(4)0:不变。

(5)1:加重。

(6)3:中等加重。

(7)5:明显加重。

(十)精神心理评价

COPD患者由于呼吸困难和对窒息的恐惧,经常处于焦虑、紧张状态。此外,由于慢性缺氧,可能引起器质性的脑损害,表现出认知和情绪障碍等,因此需要评价患者的精神心理状态。

1. 情绪方面 抑郁、焦虑、内疚、愤怒、困窘,避免表达强烈的情绪。

2. 认知方面 轻度缺失、解决问题的能力减弱,注意力受损。

3. 社会方面 社会活动减少、家庭角色改变,独立性降低。

4. 行为方面 日常生活活动能力受损、吸烟、营养失调、运动容量减低、不服从医疗。

(十一)日常生活活动能力评定

COPD患者日常生活活动能力评定分级表现。

(1)0级:存在不同程度的肺气肿,但活动正常,对日常生活无影响,活动时无气短。

(2)1级:一般劳动时出现气短。

(3)2级:平地步行无气短,速度较快或登楼、上坡时,同龄健康人不觉气短而自己有气短。

(4)3级:慢走不及百步即有气短。

(5)4级:讲话或穿衣等轻微动作时即有气短。

(6)5级:安静时出现气短,无法平卧。

此外,康复评定还包括健康相关生活质量评价、上下肢肌肉力量评估,并发症的评估。

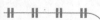

三、康复治疗

（一）适应证与禁忌证

1. 适应证 病情稳定的 COPD 患者,只要患者存在呼吸困难、运动耐力减退、活动受限就是康复治疗的适应证。

2. 禁忌证 合并严重肺动脉高压,不稳定型心绞痛及近期发生的心肌梗死,认知功能障碍,充血性心力衰竭,明显肝功能异常,转移癌,近期的脊柱损伤、肋骨骨折、咯血等。

（二）康复治疗目标

改善顽固和持续的功能障碍(气道功能和体力活动能力),稳定或逆转肺部疾病引起的生理或精神病理学的改变,以期在肺障碍程度和生活条件允许下恢复至最佳功能状态,提高生活质量,降低住院率、延长寿命、减少经济损耗。

（三）康复治疗方法

1. 呼吸训练 指导患者掌握正确的呼吸技术,并融入日常生活。呼吸训练必须在开始运动训练之前进行,要点是建立膈肌呼吸,减少呼吸频率,协调呼吸(即在呼气动作完成后吸气,调整吸气和呼气的时间比例)。

（1）机制和意义:呼吸是由脑桥和延髓中的呼吸中枢控制,同时受大脑皮质调节,正常平静呼吸时主要靠膈肌收缩下降,使胸腔内压减小,主动吸气,由于胸廓和肺的弹性回缩而被动呼气。而深呼吸时,肋间外肌参与主动吸气,肋间内肌参与主动呼气。

正常呼吸时,膈肌运动占呼吸功的 70%(呼吸功是肺与胸廓扩张时做的功)。COPD 患者的横膈下降,平坦而松弛,加之肺膨胀过度失去弹性回缩力,横膈难以上升,深呼吸时也只能活动 1~2 cm,其运动只占呼吸功的 30%;为弥补呼吸量的不足,在平静呼吸时,肋间肌甚至辅助呼吸肌也参与,即以胸式呼吸代替,此时吸气费力,呼气也主动进行,且频率加快。重度膈肌疲劳时,可出现错误的呼吸,即吸气时腹肌收缩,使横膈无法活动,同时吸气时肋间肌参与,胸内负压增加,横膈被动上移,结果腹压下降,腹壁回缩,称腹部矛盾呼吸(反常呼吸)。

膈肌呼吸是通过增大横膈的活动范围以提高肺的伸缩性来增加通气的,横膈的活动范围增加 1 cm,肺通气量可增加 250~300 mL。膈肌较薄,活动时耗氧不多,又减少了辅助呼吸肌不必要的使用,因而膈肌呼吸可以提高呼吸效率、缓解呼吸困难。此外,缓慢膈肌呼吸还可防止气道过早萎陷,减少功能残气量。

深而慢的呼吸可减少呼吸频率,增加潮气量和肺泡通气量,提高血氧饱和度。

（2）建立腹式呼吸模式。

①放松:用辅助呼吸肌群减少呼吸肌的耗氧量,缓解呼吸困难。

前倾依靠位:患者坐于桌前或床前、头靠于枕上放松颈肌、两臂置于棉被或枕下以固定肩带并放松肩带肌群。此体位还可降低腹肌张力,使腹肌在吸气时易隆起,增加腹压,有助于腹式呼吸模式的建立。

椅后依靠位:患者坐在有扶手的座椅上,头稍后仰靠于椅背,完全放松坐 5~15 分钟。

前倾站位:自由站立,身体稍前倾以放松腹肌,两手指互握置于身后并稍向下拉以固定肩带;亦可前倾站立时,两手支撑于前方的低桌上以固定肩带。该体位不仅可放松肩部和腹部肌群,且有利于腹式呼吸。

②缩唇呼气法:经鼻腔吸气,呼气时将嘴唇缩紧,如吹口哨样,在 4~6 秒内将气体缓慢呼出。此法可增加呼气时的阻力,该阻力可向内传至支气管,使支气管内保持一定压力,防止支气管及小支气管被增高的内压过早压瘪,促进肺泡内气体排出,减少肺内残气量,从而可以吸入更多的新鲜空气,缓解缺氧症状。

③暗示呼吸法:通过触觉诱导腹式呼吸。

双手置上部法:患者取仰卧位或坐位,双手置于上腹部(剑突下、脐上方),吸气时腹部缓缓隆起,双手加压做对抗练习,呼气时腹部下陷,两手随之下沉,在呼气末稍用力加压,以增加腹内压,使膈肌进一步抬高。反复练习可增加膈肌的活动度。

两手分置胸腹法:患者仰卧位或坐位,一手置胸部(通常是两乳间胸骨处),另一手置于上腹部,位置同。呼吸过程中置于胸部的手基本不动,呼气时置于腹部的手随之下沉,并稍加压,吸气时腹部对抗加压的手缓缓隆起。此法可用于纠正不正确的腹式呼吸。

下胸季肋部布带束胸法:患者坐位,用一宽布带交叉束于下胸季肋部,两手抓住布带两头。呼气时收紧布带(约束胸廓下部,增高腹内压),吸气时对抗加压的布带而扩展下胸部,同时徐徐放松束带,反复进行。

抬臀呼气法:患者仰卧位,两足置于床架上,呼气时抬高臀部,利用腹内脏器的重量将膈肌向胸腔推压,迫使膈肌上抬,吸气时还原,以增加潮气量。

④缓慢呼吸:有助于减少解剖无效腔,提高肺泡通气量。但过度缓慢呼吸可增加呼吸功,反而增加耗氧,因此每分呼吸频率宜控制在 10 次左右。通常先呼气后吸气,呼吸方法同前。每次练习的次数不宜过多,即练习 3～4 次,休息片刻再练,逐步做到习惯于在日常活动中使用腹式呼吸。

COPD 患者有低氧血症时,主要依靠二氧化碳来刺激呼吸,腹式呼吸后二氧化碳含量常较快降低,从而使呼吸的驱动力下降。呼吸过频则容易出现过度换气综合征(头昏、头眩、胸闷等),有的患者还可因呼吸过分用力而加重呼吸困难,因此每次练习的次数不宜过多。

⑤膈肌体外反搏呼吸法:使用体外膈肌反搏仪或低频通电装置,刺激电极置于胸锁乳突肌外侧,锁骨上 2～3 cm 处(膈神经部位)。先短时间低强度刺激,当确定刺激部位正确时,即可用脉冲波进行刺激治疗。每天 1～2 次,每次 30～60 分钟。

2. 排痰训练 排痰训练包括体位引流、胸部叩击、震颤及咳嗽训练,目的是促进呼吸道分泌物的排出,降低气流阻力,减少支气管和肺部的感染。

(1) 体位引流:利用重力促使各个肺段内积聚的分泌物排出,不同病变部位采用不同的引流体位,从而使病变部位的肺段向主支气管垂直引流。引流频率视痰量而定,痰量少者可每天上、下午各引流 1 次,量多者宜每天引流 3～4 次,餐前为宜。每次引流一个部位,时间 5～10分钟,如有数个部位,则总时间不超过 45 分钟,以免疲劳。

(2) 胸部叩击、震颤:该方法有助于黏稠的痰液脱离支气管壁。治疗者手指并拢,掌心成杯状,运用腕动力量在引流部位胸壁上双手轮流叩击拍打 30～45 秒,患者可自由呼吸。叩击拍打后治疗者以手按住胸壁部加压,整个上肢用力,此时嘱患者做深呼吸,在深呼气时震颤,连续做 3～5 次震颤后,再做叩击。如此重复 2～3 次,再嘱患者咳嗽以排痰。

(3) 咳嗽训练:咳嗽是呼吸系统的防御机能之一,COPD 患者的痰液较黏稠,加上咳嗽机制受损,最大呼气流速下降,纤毛活动受损,因而应教会患者正确的咳嗽方法,以促进痰液排出,减少感染机会。训练方法:第一步,先深吸气,以达到必要吸气容量。第二步,吸气后短暂闭气,以使气体在肺内得到最大分布,同时使气管到肺泡的驱动压尽可能保持持久。第三步,当肺内气体分布达到最大范围后紧闭声门,以进一步增强气道中的压力。第四步,通过增加腹内压来继续增加肺内压,以使呼气时产生高速气流。第五步,当肺泡内压力明显增高时,突然将声门打开,即可形成由肺内冲出的高速气流,从而促使痰液移动,随咳嗽排出体外。

(4) 物理因子治疗:如超声雾化治疗、超短波治疗等有助于消炎、解除痉挛,利于排痰及保护黏液毯和纤毛的功能。超声雾化治疗每次 20～30 分钟,每日 1 次,7～10 次为一个疗程。超短波治疗每日 1 次,15～20 次为一个疗程。

3. 运动训练 采用有氧训练和医疗体操,包括下肢训练、上肢训练及呼吸肌训练,以改善肌肉代谢、肌力、全身运动耐力和气体代谢,从而提高机体的免疫力。

(1)下肢训练:下肢训练可明显增加患者的活动耐量,减轻呼吸困难,改善精神状态;且COPD患者常伴有下肢肌力减退,从而限制患者的活动,因此应重视下肢训练。通常应用有氧训练的方法,如快走、划船、骑车、登山等。若有条件,患者可以先进行平板或功率车运动试验,从而得到实际最大心率及最大 MET 值,然后查表(表 5-13)确定其运动强度。

表 5-13　运动训练强度的选择

运动实验终止的原因	靶心率	靶 MET 值
呼吸急最大心率未达到	75%~85%	70%~85%
达到靶心率	65%~75%	50%~70%
心血管原因	60%~65%	40%~60%

运动后不应出现明显的气短、气促(以轻中度为宜)或剧烈咳嗽,频率为每周 2~5 次,靶强度的运动时间为 10~45 分钟,疗程 4~10 周。为保持训练效果,患者应终生坚持训练。有运动诱发哮喘的患者可在监护下,进行小强度的运动训练,让患者逐步适应运动刺激。多数患者最终可以进行一定的运动而不导致哮喘发作,这可看作一种"脱敏"治疗。

运动训练需分准备活动、训练活动和结束活动三个部分进行,注意呼气时必须放松,不应用力。病情严重者可边吸氧边活动,以增强患者的信心。

(2)上肢训练:肩带部有很多肌群为辅助呼吸肌群,如胸大肌、胸小肌、斜方肌、背阔肌、前锯肌等。在躯干固定时,这些肌群起辅助肩带和肩关节活动的作用;而当上肢固定时,这些肌群又可作为辅助呼吸肌群参与呼吸活动。

COPD 患者在上肢活动时,由于少了这些肌群对胸廓的辅助运动,易产生气短、气促,从而对上肢活动不能耐受。为了加强患者对上肢活动的耐受性,需对患者进行上肢训练。上肢训练包括手摇车训练和提重物训练。手摇车训练从无阻力开始,每阶段递增 5 圈,运动时间为20~30 分钟,速度 50 rpm,以运动时出现轻度的气急、气促为宜。提重物训练要求患者手持重物,从 0.5 kg 开始,以后渐增至 3 kg,做高于肩部的各方向活动,每活动 1~2 分钟,休息 2~3分钟,每天 2 次,以出现轻微的呼吸急促及上臂疲劳为度。

(3)呼吸肌训练:目的是改善呼吸肌耐力,缓解呼吸困难。

①吸气训练:采用口径可以调节的呼气管,在患者可耐受的前提下,将吸气阻力逐步增大,吸气阻力每周递增 2 cmH$_2$O。初始练习每次 3~5 分钟,每日 3~5 次,以后可增加至每次20~30 分钟,以增加吸气肌的耐力。

②呼气训练:腹肌是腹肌训练最主要的呼气肌,COPD 患者常有腹肌无力,使腹腔失去有效压力,从而减少了对膈肌的支托能力和外展下胸廓的能力。训练时,患者取仰卧位,腹部放置沙袋做挺腹练习(腹部吸气时隆起,呼气时下陷),初始沙袋为 1.5~2.5 kg,以后可渐增至10 kg,每次练习 5 分钟。也可在仰卧位做双下肢屈膝、两膝尽量贴近胸壁的练习,以增强腹肌肌力。

吹蜡烛法将点燃的蜡烛放在口前 10 cm 处,吸气后用力吹蜡烛,使蜡烛火焰飘动。每次训练 3~5 分钟,休息数分钟再反复训练。每 1~2 日将蜡烛与口的距离加大,直到距离增至90 cm。

吹瓶法用两个有刻度的玻璃瓶,容积为 2000 mL,各装入 1000 mL 水。将两个瓶用胶管或玻璃管连接,在其中一个瓶内插入吹气用的胶管或玻璃管,另一个瓶内插入一根排气管。训练时用吹气管吹气,使另一个瓶的液面升高 30 mm 左右,休息片刻后反复进行。以液面升高的程度作为呼气阻力的标志,可逐渐增加训练时的呼气阻力,直到达到满意的程度为止。

（4）中国传统康复方法。

①医疗体操：中国传统的康复方法，医疗气功、太极拳、八段锦、五禽戏等对 COPD 有明确的治疗作用。这些方法强调身心调整训练，基本锻炼方法和要领有相同之处。例如，调息——调整呼吸，柔和匀畅，以横膈呼吸为主；调身——调整体态，放松自然；调心——调整神经、精神状态以诱导入静。

②穴位按摩、针灸、拔罐等也有一定的治疗作用。

4. 物理因子治疗 ①日光浴选择安静的地点，如空旷的森林等，身体尽可能裸露。锻炼时间从 5 分钟开始，如无不良反应，时间可逐步延长，注意避免暴晒，防止皮肤灼伤。日光浴可与游泳、步行等锻炼结合，但要避免疲劳。②冷水淋浴初学者要遵循循序渐进的原则，一般从夏季用冷水洗脸开始，过渡到冷水擦浴，逐步增加冷水淋浴的面积和时间，逐步降低水温，最后过渡到冷水淋浴。在身体不适时，应适当增加水温或暂停冷水淋浴。锻炼时可与身体按摩相结合，即在冷水淋浴的同时对洗浴部位进行按摩和搓揉，直到身体发红、发热，按摩一般从四肢开始，逐步到胸腹部。

5. 日常生活指导 在训练时要求患者费力，以提高身体功能，但是在实际生活和工作中，要强调省力，以节省体力，完成更多的活动，需要患者掌握能量节省技术。基本方法如下：①物品摆放有序化，即事先准备好日常家务或活动所需的物品或材料，并按照一定规律摆放；②活动程序合理化，按照特定的工作或生活任务规律，确定最合理的流程，以减少不必要的重复劳动；③操作动作简化，尽量采用坐位，并减少不必要的伸手、弯腰等动作；④劳动工具化，搬动物品或劳动时尽量使用推车或其他省力的工具。

营养状态是 COPD 患者的症状、残疾及预后的重要决定因素，包括营养过剩和营养不良两个方面。营养过剩是由于进食过度和缺乏体力活动造成的，表现为肥胖。肥胖者呼吸系统做功增加，从而加剧症状，减肥锻炼是这类患者的重要康复内容。营养不良的主要原因是进食不足，能量消耗过大。约 25% 的 COPD 患者 BMI 下降，是患者死亡的独立危险因素。改善营养状态可增强呼吸肌的力量，最大限度地改善患者的整体健康状态。

6. 心理行为矫正 COPD 患者常合并抑郁症，抑郁症的心理及行为干预也是基本的康复治疗内容。

四、健康教育

健康教育除疾病相关知识的教育，如呼吸系统的解剖、生理、病理生理、药物的使用等，还应包括以下内容。

1. 氧气的使用 长期低流量吸氧可提高患者的生活质量，使 COPD 患者的生存率提高 2 倍。在氧气的使用过程中应防止火灾及爆炸。

2. 感冒预防 COPD 患者易患感冒，继发细菌感染后而加重支气管炎症，可采用防感冒按摩、冷水洗脸、食醋熏蒸等方法来预防。

3. 戒烟 各年龄及各期的 COPD 患者均应戒烟，戒烟有助于减少呼吸道的黏液分泌，降低感染的危险性，减轻支气管壁的炎症，使支气管扩张剂发挥更大作用。

第十五节　糖尿病的康复

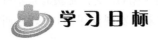 学习目标

掌握：糖尿病的饮食、运动治疗及糖尿病足的康复治疗。

教学 PPT

Note

熟悉：糖尿病的诊断标准、生化控制目标。

了解：糖尿病的定义、流行病学、药物、健康教育、自我监测血糖及心理治疗。

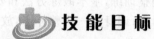

通过本节学习，具有对糖尿病患者在医院和社区进行康复指导的能力，能教会患者糖尿病的防治知识、必要的自我监测技能和自我保健能力。

 案例引导 5-15

案例引导
5-15 答案

　　患者，男，既往有 2 型糖尿病病史，患者经医师建议采取饮食控制及长期坚持长跑，每天 5500～6500 m，每周 5～7 天，血糖长期控制在 5.4 mmol/L 左右。近半年患者无明显诱因血糖升高，空腹血糖 6.8～7.6 mmol/L，遂就诊。医师建议口服降糖药物治疗，并要求其仍然坚持体育锻炼。

　　根据上述情况，思考：

　　(1) 糖尿病的综合治疗方法有哪些？

　　(2) 糖尿病患者康复评定有哪些内容？

　　(3) 糖尿病患者的运动处方的内容有哪些？

一、概述

(一) 定义

糖尿病(diabetes mellitus，DM)是一种具有遗传倾向的代谢障碍性疾病，主要是由体内胰岛素的相对或绝对不足而导致糖、脂肪和蛋白质的代谢紊乱引起。糖尿病既可因糖尿病酮症酸中毒、高渗性昏迷、乳酸酸中毒等急性并发症而危及生命，也可因糖尿病肾病、糖尿病视网膜病变、糖尿病足、糖尿病大血管病变等慢性并发症而使得患者致残或致死，危害巨大。若能尽早防治，严格和持久控制血糖、高血压、高血脂，可明显减少慢性并发症。

(二) 损伤原因

糖尿病的病因和发病机制目前尚未完全阐明，不同类型糖尿病的病因和发病机制不尽相同。一般认为除遗传因素外，还有饮食、运动等生活习惯因素和心理社会应激等环境因素，糖尿病的发生是多因素综合作用的结果。

(三) 临床分型

1. 1 型糖尿病(T1DM)　β细胞破坏，常导致胰岛素绝对缺乏。

(1) 自身免疫性：急性型及缓发型。

(2) 特发性：无自身免疫证据。

2. 2 型糖尿病(T2DM)　以胰岛素抵抗为主伴胰岛素分泌不足转变为胰岛素分泌不足为主伴胰岛素抵抗，而胰岛素抵抗(指正常剂量的胰岛素产生低于正常生物学效应的一种状态，即人体细胞对胰岛素产生了抵抗，使其不能发挥应有的作用)是 2 型糖尿病发病的重要因素。此型在临床上多隐匿起病，病情进展缓慢，症状一般较轻，无明显酮症倾向，部分患者在饮食控制、口服降糖药物后即可稳定控制血糖，严重者需胰岛素治疗。

3. 妊娠糖尿病　妊娠妇女原来未发现糖尿病，在妊娠期间初次发现的任何程度的糖尿病或糖耐量受损。

4. 其他特殊类型　糖尿病此型临床不多见，如感染所致的糖尿病、G 细胞功能遗传性缺

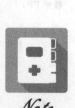

陷所致的糖尿病、药物或化学品所致的糖尿病等。

（四）临床表现

糖尿病的基本临床表现可归纳为以下几个方面。

1. 代谢紊乱症状群 血糖升高后因渗透性利尿引起多尿，继而口渴多饮；由于胰岛作用缺陷，使外周组织对葡萄糖利用障碍，脂肪分解增多，蛋白质代谢负平衡，渐见乏力、消瘦，儿童生长发育受阻；为了补偿损失的糖、维持机体活动，患者常易饥、多食，故糖尿病的临床表现大常被描述为"三多一少"，即多饮、多食、多尿和体重减少。患者可有皮肤瘙痒，尤其是外阴瘙痒。

2. 并发症 部分患者无明显的"三多一少"症状，仅因各种并发症而就诊，化验后发现高血糖。急性并发症主要有糖尿病酮症酸中毒、高血糖高渗状态、感染等，其中糖尿病酮症酸中毒、高血糖高渗状态病情急重，不及时抢救可引起患者死亡。慢性并发症主要包括大血管病变、微血管病变、神经病变、糖尿病足及眼部并发症等。

> **知识链接**
>
> ### 糖尿病酮症酸中毒与糖尿病足
>
> 当胰岛素依赖型糖尿病患者胰岛素治疗中断或剂量不足，非胰岛素依赖型糖尿病患者遭受各种应激刺激时，糖代谢紊乱加重，脂肪分解加快，酮体生成增多超过利用而积聚时，血中酮体堆积，称为酮血症，其临床表现称为酮症。当酮体积聚而发生代谢性酸中毒时称为糖尿病酮症酸中毒。此时除血糖增高、尿酮体强阳性外，血 pH 值下降，血二氧化碳结合力小于 13.5 mmol/L。病情严重时可发生昏迷，称糖尿病酮症酸中毒昏迷。糖尿病酮症酸中毒是糖尿病的严重并发症，在胰岛素应用之前是糖尿病的主要死亡原因。胰岛素问世后其病死率大大降低，目前仅占糖尿病死亡率的 1%。
>
> 由于糖尿病患者的血管硬化导致斑块形成，支端神经损伤，血管容易闭塞，而足部离心脏最远，闭塞现象最严重，易引发水肿、发黑、腐烂、坏死，形成坏疽。糖尿病足患者大多数年岁已高，手术创伤面大，伤口很难愈合，很容易感染和复发，而且患者截肢后，两年内死亡率为 51%，对侧肢体截肢率大于 50%，因此，糖尿病足的传统治疗风险非常高。

（五）诊断治疗

1. 诊断要点 糖尿病的诊断标准为：糖尿病症状加任意时间血浆葡萄糖≥11.1 mmol/L（200 mg/dL），或空腹血浆葡萄糖（FPG）≥7.0 mmol/L（126 mg/dL），或口服葡萄糖耐量试验 2 小时血糖≥11.1 mmol/L（200 mg/dL）。辅助检查一般包括尿糖测定、血葡萄糖测定、口服葡萄糖耐量试验（OGTT）、糖化血红蛋白 A1 和糖化血浆白蛋白测定及血浆胰岛素和 C-肽测定等。

2. 治疗 糖尿病是终生性疾病，目前还没有根治的方法，但如能积极控制血糖，维持血糖稳定，糖尿病患者可以获得与正常人一样的寿命和生活质量。

（1）治疗原则：早期治疗、长期治疗、综合治疗、治疗措施个体化。

（2）治疗方法：糖尿病现代治疗包括五个方面，分别是饮食控制、运动治疗、血糖监测、药物治疗和糖尿病教育。

二、康复评定

（一）生理功能评定

1. 生化指标测定 包括血糖、糖化血红蛋白 A1、血脂、肝肾功能等，尤其糖化血红蛋白

A1 测定可反映取血前 2～3 个月血糖的总水平,可弥补空腹血糖只反应瞬时血糖值的不足,是糖尿病控制的重要检测指标之一,其正常值为 3.2%～6.4%,糖尿病患者常高于正常值。

2. 靶器官损害程度的评定　主要包括心、脑、肾、视网膜、周围神经及足等器官功能水平的评定。

3. 心理功能的评定　用汉密尔顿焦虑量表和汉密尔顿抑郁量表评定患者的情绪。

（二）活动水平的评定

可用 Barthel 指数评定患者日常生活自理能力。

（三）参与水平的评定

可以用糖尿病生活质量量表、糖尿病生活质量测定和 SF-36 量表进行评定。

三、康复治疗

（一）康复治疗的目标

（1）消除高血糖等代谢紊乱所引起的各种症状。

（2）纠正糖代谢紊乱,控制高血糖,使血糖降到正常或接近正常水平。

（3）纠正脂肪代谢紊乱及其他代谢异常。

（4）防治各种急、慢性并发症的发生和发展,减少患者的致残率和死亡率。

（5）保证儿童、青少年患者的正常生长发育。

（6）保证孕龄期妇女的正常妊娠、分娩和生育。

（7）通过糖尿病教育,使患者掌握糖尿病的防治知识,必要的自我监测技能和自我保健能力。

（8）改善糖尿病患者的生活质量,使其能和正常人一样参与正常的社会劳动和社交活动,享有并保持正常人的心理状态。

（二）康复措施与方法

1. 饮食治疗　控制饮食是糖尿病患者基础治疗之一。

（1）饮食总热量:按照患者性别、年龄和身高查表计算出理想体重,理想体重(kg)＝身高(cm)－105;然后根据理想体重和工作性质,参考原来生活习惯等因素,计算每日所需总热量。成人卧床休息状态下每日每千克理想体重给予热量 105～125 kJ(25～30 kcal),轻体力劳动126～145 kJ(30～35 kcal),中度体力劳动 146～167 kJ(35-40 kcal),重体力劳动 167 kJ(40 kcal)以上,青少年、孕妇、哺乳、营养不良和消瘦伴有消耗性疾病的患者应酌情增加,肥胖患者酌减,体重逐渐控制在理想体重的±5%范围内。

（2）饮食结构:比例要合理,同时要个体化,根据患者的病情、不同阶段、饮食习惯、生活方式等加以调整。较合理的饮食结构:碳水化合物约占总热量的 60%;脂肪少于总热量的 30%;蛋白质占总热量的 10%～20%;以及丰富的食物纤维。严格控制碳水化合物的摄入,同时增加脂肪和蛋白质摄取以达到控制血糖的方式,是错误和无益的。多数糖尿病患者有高血压和肥胖,这是冠心病和脑血管意外的危险因素。因此,饮食中限制钠的摄入,有利于血压的控制,建议每天食盐摄入量为 5～6 g。

（3）进食方法:宜少食多餐,每日不少于 3 餐,少食零食,进餐时间要有规律。建议早、午、晚三餐的热量分布为 1/5、2/5、2/5,或分为四餐,即 1/7、2/7、2/7、2/7。同时依据生活饮食习惯、用药情况及病情情况做必要的调整。

2. 运动治疗

（1）运动方式:适用于糖尿病患者的训练是低等至中等强度的有氧运动。常采用有较多肌肉参加的持续性周期性运动。一般选择患者感兴趣、简单、易坚持的项目,如步行、慢跑、登楼、游泳、划船、有氧体操、球类等活动,也可利用活动平板、功率自行车等器械进行。运动方式因人而异。

(2)运动强度:运动量是运动方案的核心,运动量的大小由运动强度、运动持续时间和运动频率三个因素决定。运动量是否合适,应以患者运动后的反应作为评判标准。运动后精力充沛,不易疲劳,心率常在运动后 10 分钟内恢复至安静时心率说明运动量合适。运动强度决定了运动治疗的效果,一般以运动中的心率作为评定运动强度大小的指标,靶心率的确定最好通过运动负荷试验获得,即取运动负荷试验中最高心率的 60%~80% 作为靶心率。开始时宜用低运动强度进行运动,适应后逐步增加至高运动强度。

(3)运动时间:一般以餐后 30 分钟至 1 小时运动为宜。

(4)运动频率:一般每周运动 3~4 次或每天 1 次。次数过少,运动间歇超过 3~4 天,则运动训练的效果及运动蓄积效应将减少,已获得改善的胰岛素敏感性将会消失,这样就难以达到运动效果。

(5)注意事项:制订运动方案前,应对患者进行全面检查,详细询问病史,并进行血糖、血脂、血酮体、肝肾功能、血压、心电图、运动负荷试验、X 线片、关节和足的检查。为避免心脑血管意外或肌肉、骨关节损伤的发生,运动实施前、后必须要有准备运动和放松运动;适当减少口服降糖药或胰岛素的剂量,注意胰岛素注射部位原则上以腹壁脐旁为好,避免诱发低血糖。适当补充糖水或甜饮料,预防低血糖发生;定期测量体重、肌力、血糖和血脂等代谢指标。

3. 药物治疗

(1)口服抗糖尿病药物:促胰岛素分泌剂,胰岛素增敏剂,α-糖苷酶抑制剂。

(2)胰岛素治疗:适用于 1 型糖尿病和 2 型糖尿病患者经饮食治疗、运动治疗和口服降糖药疗效不明显者。由于胰岛素制剂类型不同,产生药效时间也不同,可根据患者情况选用不同剂型的胰岛素制剂。

4. 自我监测血糖 自我监测血糖可为糖尿病患者和医务人员提供动态数据。通过血糖自我监测,可了解糖尿病的控制是否达标;也可以作为评价康复治疗疗效和调整治疗方案的依据;能够真实反映血糖水平,以及一天内血糖波动幅度、血糖平均值;帮助患者了解自己病情,调动患者进行自我保健的主动性和积极性。

5. 心理治疗

(1)精神分析法:也称为心理分析。通过有计划、有目的的同糖尿病患者交流,听取患者对病情的叙述,帮助患者对糖尿病有完整的认识,建立起战胜疾病的信心。

(2)生物反馈疗法:借助于肌电或血压等生物反馈训练,放松肌肉,同时消除心理紧张,有利于血糖的控制。

(3)音乐疗法:通过欣赏轻松、愉快的音乐,消除患者烦恼、焦虑和心理障碍。

(4)其他:可举办形式多样的糖尿病教育与生活指导座谈会、经验交流会、观光旅游等活动,帮助患者消除心理障碍,有利于病情的稳定。

6. 中医传统康复治疗

(1)中药治疗:糖尿病属于中医学"消渴"范畴,常以上、中、下三消辨证论治。

(2)气功疗法:适合糖尿病患者的气功锻炼方法有静功、动功和瑜伽功,每日 1~2 次,每次 30~60 分钟。

(3)针灸疗法:针灸治疗对改善临床症状、降低血糖有一定作用。临床上按辨证论治的原则,选择相应的针刺部位和针法。

四、康复教育

糖尿病康复教育是防治糖尿病的核心,也被公认是其他治疗成败的关键,良好的健康教育课可充分调动患者的主观能动性,积极配合治疗,有利于疾病控制达标、防止各种并发症的发生和发展,降低耗费和负担,使国家和患者均受益。对患者及其家属进行康复教育,正确认识疾病,树立战胜疾病的信心。让患者了解糖尿病的基础知识和治疗控制要求,学会测定尿糖或正确使用便携式血糖计,掌握医学营养治疗的具体措施和体育锻炼的具体要求,使用降糖药物的注意事项,学会胰岛素注射技术,从而在医务人员指导下长期坚持合理治疗并达标。让患者学会自我观察和记录病情,包括每天饮食、精神状态、体力活动、胰岛素注射以及血糖、尿糖、尿酮的检查结果等;学会如何进行皮肤护理和足部护理,处理各种应急情况。

能力检测

一、选择题

1. 脑卒中患者偏瘫侧肢体分级处于 Brunnstorm Ⅱ期,康复治疗的措施正确的是(　　)。

A. 控制肌痉挛和异常运动模式,促进分离运动的出现

B. 增强患侧肌力、耐力训练

C. 增强患侧平衡和协调性的训练

D. 恢复提高肌张力,诱发主动运动

E. 控制肌痉挛,促进选择性运动和速度运动更好地恢复

2. 急性期脑卒中患者并发症的预防包括(　　)。

A. 使用翻身床、气垫等预防压疮

B. 按摩等促进血液淋巴回流,减轻水肿,预防深静脉血栓形成

C. 床上被动运动尽快过渡到主动活动,防治呼吸道感染、泌尿道感染

D. 床上被动运动维持肌张力和关节活动度,预防关节挛缩变形

E. 上述说法均正确

3. 患者,男,60 岁,脑卒中后右侧肢体偏瘫。目前患侧能捏及松开拇指,手指能半随意地小范围伸展,其 Brunnstorm 分期处于(　　)。

　　A. 1 期　　　　B. 2 期　　　　C. 3 期　　　　D. 4 期　　　　E. 5 期

4. 改良 Barthel 指数评分总分在多少分以下表示患者完全需要帮助?(　　)

　　A. 30 分　　　　B. 20 分　　　　C. 15 分　　　　D. 10 分　　　　E. 5 分

5. 中枢性瘫痪的特点不包括(　　)。

　　A. 肌张力增高　　　　　　B. 浅反射消失　　　　　　C. 失神经电位出现

　　D. 神经传导速度正常　　　E. 病理反射阳性

6. 患者,男,68 岁,脑梗死后 2 个月,用汉语失语成套测验评估时,发现患者自发言语流利,但语言错乱,听理解严重障碍,朗读困难,书写形态保持,但书写错误,该患者的失语类型为(　　)。

　　A. 感觉性失语　　B. 运动性失语　　C. 传导性失语　　D. 球性失语　　E. 命名性失语

7. 下列哪种情况是肌力评定的禁忌证?(　　)

　　A. 小儿脑瘫　　　　　　　B. 脊髓损伤　　　　　　　C. 急性渗出性滑膜炎

　　D. 重症肌无力　　　　　　E. 骨关节炎

8. 脑性瘫痪最常用的康复方法是(　　)。

　　A. 神经发育治疗法　　　　B. 手术疗法　　　　　　　C. 传统康复疗法

D. 药物疗法   E. 言语疗法

9. 下列哪项不是脑性瘫痪的治疗方法?(　　)

A. 引导式教育   B. Bobath 法   C. Maitland 法   D. Vojta 法   E. Peto 疗法

10. TNR 的表现为(　　)。

A. 颈部扭转—面向侧上下肢伸肌占优势,对侧屈肌占优势

B. 颈屈曲—上肢屈肌占优势,下肢伸肌占优势

C. 颈伸展—上肢伸肌占优势,下肢屈肌占优势

D. 仰卧位—上下肢伸肌占优势

E. 以上均不是

11. 人体总体活动模式的发展为(　　)。

A. 单侧-对侧-对称-不对称-反转-斜线反转

B. 对侧-单侧-对称-不对称-反转-斜线反转

C. 不对称-对称-反转-单侧-对侧-斜向反转

D. 对称-不对称-反转-单侧-对侧-斜向反转

12. 患儿,6 岁,跛行步态,右下肢肌肉萎缩,且比左下肢缩短 3 cm,2 岁时患脊髓灰质炎,现全身状况良好,目前最佳方案是(　　)。

A. 肌力训练   B. 电刺激疗法   C. 矫形手术后功能训练

D. 药物   E. 以上均不对

13. 颅脑外伤的康复与脑卒中的康复重点区别是(　　)。

A. 前者以认知康复为主   B. 言语康复   C. 心理康复

D. 运动功能康复   E. 日常生活活动能力康复

14. 生活自理的 Barthel 指数评分结果是(　　)。

A. 80 分以上   B. 70 分以上   C. 60 分以上   D. 50 分以上   E. 40 分以上

15. 一位脑外伤患者,不能理解别人说话,自发语言不流畅,但复述功能良好,此患者最可能的失语类型(　　)。

A. Broca 失语   B. 经皮质运动性失语   C. 经皮质感觉性失语

D. 传导性失语   E. 以上均不是

16. 某患者的肌张力明显增加,被动运动困难,用改良 Ashworth 评定为(　　)。

A. 2 级   B. 3 级   C. 4 级   D. 5 级   E. 6 级

17. 脑损伤患者疼痛刺激甲床后可睁眼,有逃避反射或运动,完全不作声,该患者的 Glasgow 评分为(　　)。

A. 5 分   B. 6 分   C. 7 分   D. 8 分   E. 10 分

18. 对于评定创伤性脑外伤急性期预后最有用的方法是(　　)。

A. Glasgow 结局量表(GOS)   B. Rancho Los Amigos 量表(RLAS)

C. Glasgow 昏迷量表(GCS)   D. Galveston 定向与遗忘测试(GOAT)

E. 头部 CT

19. 脊髓损伤水平定位在 L_3 平面的关键肌为(　　)。

A. 踝跖屈肌(腓肠肌、比目鱼肌)   B. 长伸趾肌(趾长伸肌)

C. 踝背伸肌(胫骨前肌)   D. 伸膝肌(股四头肌)

E. 屈髋肌(髂腰肌)

20. 判断脊髓休克是否结束,下列选项不正确的是(　　)。

A. 球海绵体反射的消失为休克期,反射的再现表示脊髓休克结束

B. 损伤平面以下出现疼痛感觉和肌肉张力升高表示脊髓休克结束

C.损伤平面以下可引出反射表示脊髓休克结束

D.患者意识清醒表示脊髓休克结束

E.损伤平面以下出现肌肉收缩运动表示脊髓休克结束

21.下列关于脊柱损伤的急救搬运的描述中哪项是错误的?(   )

A.用木板或门板搬运   B.一人抬头,一人抬足

C.用担架搬运   D.有颈椎损伤的要有专人托扶头部

E.有颈椎损伤的可由自己托住头部

22.感觉神经平面的关键点中脐水平为(   )。

A. T_9 B. T_{10} C. T_{11} D. T_{12} E. S_1

23.脊髓损伤程度的 ASIA 损伤分级中 $S_4 \sim S_5$ 无感觉,亦无骶残留属于(   )。

A. A   B. B   C. C   D. D   E. E

24.四肢瘫痪的患者适合选用(   )。

A.一般轮椅   B.低靠背轮椅   C.高靠背轮椅   D.电动轮椅   E.以上均不是

25.三角波电流常用于失神经肌肉的治疗,对重度失神经肌肉治疗常用的间歇时间为(   )。

A. 1000～5000 ms   B. 1000～3000 ms   C. 500～1000 ms

D. 50～150 ms   E. 20 ms

26.徒手肌力检查最适宜(   )。

A.脑瘫患者   B.卒中患者   C.周围神经损伤患者

D.帕金森患者   E.脑外伤患者

27.关节被动活动正常,但主动活动受限最可能为(   )。

A.神经麻痹   B.关节内粘连   C.肌肉痉挛

D.皮肤瘢痕挛缩   E.关节骨折

28.主动关节活动度训练的适宜对象是(   )。

A.肌力 2 级,伴有痉挛   B.肌力 3 级或以上   C.肌力 1 级

D.肌张力低下   E.肌力 0 级,但意识清楚

29.增强下肢肌力的作业训练是(   )。

A.踏功率自行车   B.保龄球   C.套圈

D.刨木   E.黏土塑形

30.正常肌肉在放松状态下应是(   )。

A.出现纤颤电位   B.出现正尖波   C.电静息电位

D.束颤电位   E.肌纤维抽搐放电

31.类风湿关节炎治疗药物不包括(   )。

A.非甾类消炎药   B.抗风湿药   C.生物制剂

D.糖皮质激素   E.维生素

32.类风湿关节炎康复治疗目的(   )。

A.控制炎症,减轻症状   B.减少残疾发生   C.维持关节功能

D.增强肌力   E.改善患者的生活质量

33.类风湿关节炎的临床表现不包括(   )。

A.关节肿痛   B.晨僵   C.间歇性跛行

D.关节僵硬、畸形   E.肌力下降

34.骨性关节炎的临床表现不包括(   )。

A.关节肿胀   B.关节活动正常   C.关节疼痛

D. 关节摩擦音　　　　　　　　　　E. 关节活动受限

35. 考虑患者是否存在膝关节骨性关节炎时,采用的临床诊断标准不应包括(　　)。

A. 晨僵>3 分钟　　　　　　B. 晨僵≤3 分钟　　　　　　C. 活动时有关节摩擦音

D. 年龄>40 岁　　　　　　E. X 线检查示关节间隙变窄

36. 骨性关节炎患者的疼痛评估常采用(　　)。

A. VAS　　　　B. MBI　　　　C. MAS　　　　D. ROM　　　　E. SF-36

37. 临床上对膝骨性关节炎患者行关节活动训练时应处于(　　)。

A. 负重状态　　B. 站立位　　C. 坐位　　D. 非负重状态　　E. 卧位

38. 门诊接诊一例早期的骨性关节炎患者,可以进行的治疗不包括(　　)。

A. 口服药物　　　　　　　　B. 物理因子治疗　　　　　　C. 康复锻炼

D. 适当休息　　　　　　　　E. 手术治疗

39. 急性期膝关节骨性关节炎患者经及时治疗后其疼痛明显缓解,此时对患者进行的健康教育不包括(　　)。

A. 避免不良姿势　　　　　　B. 坚持跑、跳训练　　　　　　C. 适当运动

D. 减少爬楼梯　　　　　　　E. 不适时及时就诊

40. 颈椎病的发病人群最常见于(　　)。

A. 青少年　　B. 老年人　　C. 婴儿　　D. 绝经后妇女　　E. 年轻人

41. 脊髓型颈椎病最重要的诊断依据为(　　)。

A. 头痛、头晕　　　　　　　　　　B. 双上肢麻木

C. 眼痛,面部出汗失常　　　　　　D. 四肢麻木、无力,病理反射阳性

E. 肢体发凉,无汗或少汗

42. 颈椎间盘突出最多见的间隙是(　　)。

A. $C_2 \sim C_3$　　B. $C_3 \sim C_4$　　C. $C_4 \sim C_5$　　D. $C_5 \sim C_6$　　E. $C_6 \sim C_7$

43. 交感神经型颈椎病的临床表现,应除(　　)外。

A. 持物不稳　　　　　　　　B. 视物模糊　　　　　　　　C. 血压升高或下降

D. 胃肠胀气　　　　　　　　E. 头痛、头晕

44. 下列哪项颈椎病不宜做枕颌带牵引?(　　)

A. 神经根型　　B. 脊髓型　　C. 椎动脉型　　D. 交感型　　E. 混合型

45. 直腿抬高试验阳性,提示(　　)。

A. 髋关节脱位　　　　　　　B. 梨状肌综合征　　　　　　C. 腓总神经损伤

D. 腰椎间盘突出症　　　　　E. 跟腱短缩

46. 以下选项中哪个节段的腰椎间盘突出症最易引起坐骨神经痛?(　　)

A. $T_{12} \sim L_1$　　B. $L_4 \sim L_5$　　C. $L_1 \sim L_2$　　D. $L_2 \sim L_3$　　E. $L_3 \sim L_4$

47. 腰椎间盘突出症的基本因素是(　　)。

A. 遗传　　　　　　　　　　B. 椎间盘退行性病变　　　　C. 损伤

D. 腰扭伤　　　　　　　　　E. 炎症

48. 绝经后骨质疏松症的特点包括(　　)。

A. 常见于高龄男性和女性　　　　　　B. 同时有松质骨和皮质骨的丢失

C. 与雌激素的丢失有密切关系　　　　D. 长期累积的衰老性失骨的结果

E. 以上均是

49. 雌激素最严重的副作用是使下列哪种疾病的发生率增高?(　　)

A. 肥胖　　B. 肺癌　　C. 骨折　　D. 乳腺癌　　E. 高血压

50. 老年带状疱疹治疗的主要目标是(　　)。

Note

A. 缩短皮损持续时间　　　　　B. 限制皮损的扩散　　　　　C. 缓解或消除疼痛

D. 预防并发症　　　　　E. 以上均不是

51. 带状疱疹经治疗后皮肤损害愈合,但仍有疼痛,持续数月,可能原因是(　　　)。

A. 肌肉营养不良　　　　　B. 诊断错误　　　　　C. 治疗不彻底

D. 病情再发　　　　　E. 疱疹后遗神经痛

52. 冠状动脉粥样硬化性心脏病可分为五型,不包括(　　　)。

A. 猝死　　　　　B. 心脏神经症　　　　　C. 心绞痛

D. 心肌梗死　　　　　E. 无症状性心肌缺血

53. 目前确诊冠状动脉粥样硬化性心脏病的金标准是(　　　)。

A. 心脏 X 线检查　　　　　B. 超声心动图　　　　　C. 放射性核素检查

D. 冠状动脉造影　　　　　E. 心电图

54. 下列关于慢性阻塞性肺疾病呼吸肌训练的方案,说法错误的是(　　　)。

A. 吸气训练,开始训练 3～5 分/次,3～5 次/天,以后训练时间增加至 20～30 分/次

B. 吸气训练,采用呼气管,吸气阻力每周逐步增加 2 cmH₂O

C. 吹蜡烛法,每 1～2 天将蜡烛与口的距离减小,直至减到 10 cm

D. 吹蜡烛法,每次训练 3～5 分钟,休息数分钟,再反复进行

E. 腹肌训练,腹部放置沙袋,开始重量为 1.5～2.5 kg,以后可逐步增加至 10 kg,每次训练 5 分钟

55. 下列哪一项不是慢性阻塞性肺疾病的临床处理原则?(　　　)

A. 脱敏治疗　　　　　B. 抗生素　　　　　C. 避免发作诱因

D. 增强体质　　　　　E. 舒张支气管药物

56. 诊断糖尿病的血糖浓度是(　　　)。

A. 空腹血糖浓度＜6 mmol/L　　　　　B. 空腹血糖浓度 6～7 mmol/L

C. 空腹血糖浓度 7～8 mmol/L　　　　　D. 随机取样血糖浓度≥11.1 mmol/L

E. 以上均不是

57. 下列糖尿病的康复方案说法不正确的是(　　　)。

A. 2 型糖尿病通常采用口服降糖药物,严重者可以使用胰岛素

B. 对于 1 型糖尿病患者,不应进行运动治疗

C. 2 型糖尿病患者,运动治疗以低至中等强度有氧训练为主

D. 1 型、2 型糖尿病患者均需注意无糖饮食,保持适当的营养平衡

E. 对于 1 型糖尿病患者,胰岛素使用是其他康复措施的基础

58. 用心率评估糖尿病患者的运动量,运动时最合适的心率为(　　　)。

A. 170－年龄　　　　　B. 130－年龄　　　　　C. 220－休息时的心率

D. 190－年龄　　　　　E. 以上均不是

59. 1 型糖尿病患者的康复治疗最少应用的是(　　　)。

A. 低强度有氧训练　　　　　B. 高强度肌力训练　　　　　C. 医疗体操

D. 饮食控制　　　　　E. 文体训练

60. 1 型糖尿病的典型症状不包括(　　　)。

A. 多饮　　　　B. 多食　　　　C. 多尿　　　　D. 体重减轻　　　　E. 呼吸困难

二、简答题

1. 脑卒中的康复评定有哪些?

2. 简述脑卒中康复分期及各期康复目标。

3. 脑瘫患儿如何进行分型?

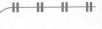

4. 简述脑瘫患儿的康复评定。

5. 简述颅脑损伤的概念及临床分型。

6. 如何对颅脑损伤严重程度进行评定?

7. 简述脊髓损伤的概念及常见原因。

8. 脊髓损伤患者神经损伤平面如何评定?

9. 周围神经损伤如何进行康复评定?

10. 简述周围神经损伤的康复目标及康复分期。

11. 胸腰椎骨折的康复治疗是什么?

12. 骨折的基本愈合过程有几期?

13. 骨质疏松的诊断标准有哪些?

14. 美国运动医学会推荐 OP 预防运动方案是什么?

15. 类风湿关节炎康复治疗的主要目的是什么?

16. 简述运动治疗在类风湿关节炎康复中的作用和方法。

17. 简述骨性关节炎康复治疗的原则。

18. 简述腰椎间盘突出症的定义。

19. 腰椎间盘突出症的诊断主要依靠什么?

20. 简述颈椎病的诊断依据。仅有临床表现或仅有 X 线或 MRI 的阳性表现是否可诊断颈椎病?

21. 如何对神经根型颈椎病进行定位诊断?

22. 带状疱疹的诊断要点有哪些?

23. 带状疱疹的康复教育包括哪些方面?

24. 冠心病分为哪几种类型?

25. 冠心病康复如何分期?

26. 冠心病的主要功能障碍有哪些?

27. 怎样评定 COPD 患者的运动能力?

28. 针对 COPD 患者的健康教育包括哪些内容?

29. COPD 患者的呼吸肌训练有哪些方法?

30. 糖尿病患者如何选择运动量?

31. 糖尿病运动治疗的注意事项有哪些?

32. 糖尿病患者的健康教育包括哪些内容?

(李海峰　邹玮庚　李文惠)

第五章
能力检测答案

Note

第六章 临床常见症状及问题的康复

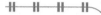

教学PPT

第一节 失 眠

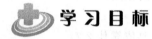

掌握：失眠的康复治疗及康复评定。
熟悉：失眠的定义、临床表现及诊断标准。
了解：失眠的发病机制、评估方法、药物治疗、健康教育。

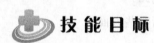

通过本节学习，具有对失眠患者在医院和社区进行康复指导的能力，能教会患者失眠的防治知识及自我调理能力。

案例引导
6-1答案

 案例引导 6-1

患者，女，失眠5余年，5年前患者因失恋后，出现彻夜不眠，患者未予以重视，未行治疗及调理，两月后，渐出现食欲减退，体重下降，肤色暗沉发黄，脱发明显，后于诊所治疗，西药、中药效果均欠佳，每天24时后才上床，睡上两个小时就会醒，后再难以入睡。该患者白天困乏，无精打采，但一躺在床上就毫无睡意。医师建议口服安眠药物治疗，并要求改善睡眠习惯。

根据上述情况，思考：
（1）失眠的治疗方法有哪些？
（2）对失眠患者的健康宣教的内容有哪些？

一、概述

（一）定义

失眠是指睡眠的始发（sleep onset）和睡眠维持（sleep maintenance）发生障碍，致使睡眠的质和量不能满足个体生理需要而明显影响患者白天活动（如疲劳、注意力下降、反应迟钝等）的一种睡眠障碍综合征。其表现形式包括入睡困难、睡眠不实（觉醒过多）、睡眠表浅（缺少深睡）、早醒和睡眠不足等。

Note

264

（二）发病机制

正常睡眠分为非快速眼动（NREM）睡眠和快速眼动（REM）睡眠，呈周期性交替过程，一夜 4~6 个周期。NREM 睡眠占总睡眠的 75%~80%，分为Ⅰ、Ⅱ、Ⅲ、Ⅳ期，由浅入深。Ⅰ、Ⅱ期为浅睡眠，Ⅲ、Ⅳ期为深睡眠。睡眠的发生机制极为复杂，至今未完全清楚。它涉及中枢神经系统众多的神经网络和一系列神经介质、神经内分泌和神经调节物质。神经生理学研究证明，睡眠不是觉醒的简单终结，而是中枢神经系统内主动的节律性过程，这一节律独立于自然界昼夜交替之外而自我维持。睡眠-觉醒节律是人类和其他哺乳动物先天具有的一种相对独立的生物节律，不依赖于自然界的昼夜交替。这些特殊结构包括以下几点。

1. 视交叉上核 包含自我控制昼夜节律的生物钟，使内源性昼夜节律系统和外界光-暗周期耦合。

2. 丘脑、下丘脑 睡眠-觉醒的机制是一个双重调节系统，它包含开启觉醒和开启睡眠状态两部分。丘脑网状核产生的纺锤波是从觉醒到失去感知进入睡眠的标志。

3. 脑干中缝核、孤束核 它们组成上行抑制系统，能诱发睡眠。

4. 网状结构 蓝斑和脑桥的去甲肾上腺素能神经元对维持觉醒起作用。脑干网状结构的头端有维持清醒所必需的神经元。

5. 大脑皮质 意识活动可激活网状结构上行激活系统而影响皮质。另外，褪黑素、肿瘤坏死因数（TNF）、白细胞介素-1（IL-1）等均可影响睡眠。

（三）临床表现

失眠患者的临床表现主要有以下几个方面。

1. 睡眠过程的障碍 入睡困难、睡眠质量下降和睡眠时间减少。

2. 日间认知功能障碍 记忆功能下降、注意功能下降、计划功能下降从而导致白天困倦，工作能力下降，在停止工作时容易出现日间嗜睡现象。

3. 大脑边缘系统及其周围的自主神经功能紊乱 心血管系统表现为胸闷、心悸、血压不稳定；消化系统表现为便秘或腹泻、胃部闷胀；运动系统表现为颈肩部肌肉紧张、头痛和腰痛。情绪控制能力降低，容易生气；男性容易出现阳痿，女性常出现性功能减低等表现。

4. 其他系统症状 容易出现短期内体重减低，免疫功能减低和内分泌功能紊乱。

（四）诊断

《中国精神疾病分类方案与诊断标准》中指出，失眠以睡眠障碍为主要症状，其他症状均继发于失眠，包括入睡困难、睡眠不深、多梦、早醒、醒后不易再入睡、醒后不适、疲乏或白天困倦。上述睡眠障碍每周至少发生 3 次，并持续 1 个月以上。失眠引起显著的苦恼或精神障碍，活动效率下降或妨碍社会功能。

（五）鉴别诊断

主要是病因鉴别，包括疼痛、慢性阻塞性肺疾病和帕金森病等系统性疾病引起的失眠、抑郁症性失眠、β 受体阻滞剂、SSRI 等药物所致失眠、睡眠行为异常所致失眠、昼夜节律紊乱所致失眠及下肢不宁综合征和睡眠呼吸暂停综合征等原发性疾病所致失眠。

（六）治疗

1. 总体目标 尽可能明确病因，达到以下目的。

（1）改善睡眠质量和（或）增加有效睡眠时间。

（2）恢复社会功能，提高患者的生活质量。

（3）减少或消除与失眠相关的躯体疾病或与躯体疾病共病的风险。

（4）避免药物干预带来的负面效应。

2. 干预方式 失眠的干预方式主要包括药物治疗和非药物治疗。对于急性失眠患者宜早期应用药物治疗。对于亚急性或慢性失眠患者,无论是原发还是继发,在应用药物治疗的同时应当辅助以心理行为治疗,即使是那些已经长期服用镇静催眠药物的失眠患者亦是如此。针对失眠的有效心理行为治疗方法主要是认知行为治疗。

目前国内能够从事心理行为治疗的专业资源相对匮乏,具有这方面专业资质认证的人员不多,单纯采用认知行为治疗也会面临依从性问题,所以药物治疗仍然占据失眠治疗的主导地位。除心理行为治疗之外的其他非药物治疗,如饮食疗法、芳香疗法、按摩、顺势疗法、光照疗法等,均缺乏令人信服的大样本对照研究。传统中医学治疗失眠的历史悠久,但囿于特殊的个体化医学模式,难以用现代循证医学模式进行评估。应强调睡眠健康教育的重要性,即在建立良好睡眠卫生习惯的基础上,开展心理行为治疗、药物治疗和传统医学治疗。

3. 失眠的药物治疗 尽管具有催眠作用的药物种类繁多,但其中大多数药物的主要用途并不是治疗失眠。目前临床治疗失眠的药物主要包括苯二氮䓬类(benzodiazepines,BZD),最常用的失眠治疗药物是新型非苯二氮䓬类药物、抗精神病药物、抗组胺药、松果体素(褪黑素)及抗抑郁药。

二、康复评定

1. 阿森斯失眠量表(AIS) AIS 是根据 ICD-10 失眠症诊断标准制订的失眠严重程度评估量表,具有较好的信度、效度和诊断效能,且具有简洁适用的特点。

2. 睡眠障碍评定量表(SDRS) 张宏根等自行设计的睡眠障碍量表(SDRS),无论是在内容还是条目设置方面,SDRS 都与 AIS 相似(表 6-1)。

表 6-1　睡眠障碍评定量表(SDRS)

	量表条目	主要功能
1	睡眠充分否	睡眠时间及其对社会功能影响的总体主观感受
2	睡眠质量	睡眠质量的主观体验
3	睡眠长度	总睡眠时间的客观记录
4	早段失眠频度	难以入睡发生频率
5	早段失眠程度	入睡困难程度及睡眠潜伏期的客观记录
6	中段失眠频度	睡眠不深,中途醒转频率
7	中段失眠程度	睡眠不深而醒转后再次入睡情况
8	末段失眠频度	早醒发生频率
9	末段失眠程度	早醒时间
10	醒后不适感	因失眠而造成的不适感,如头晕、困倦、疲乏等

3. 睡眠日记 睡眠日记是一项对失眠诊断、治疗和研究极具价值的信息,有助于了解个人睡眠的具体情况和提供失眠的数字化资料。在失眠期间,坚持记日记有助于回答以下问题。

(1) 失眠的诱因是什么?

(2) 什么原因导致失眠的持续存在?

(3) 失眠是否与每年、每月或每周的某一特定时间有关?

(4) 生活中,哪些特定事件可引起失眠? 哪些事件能改善睡眠?

4. 多次小睡潜伏期试验(MSLT) 多次小睡潜伏期试验是专门测定在缺乏警觉因素情况下生理睡眠倾向性。目前已将其用作评定白日过度嗜睡的严重程度、治疗效果与鉴别诊断的重要客观指标。

三、康复治疗

（一）心理治疗

帮助患者消除障碍,增强心理适应能力,改变其对失眠的认识。失眠发病的社会心理因素很多,要取得最佳疗效则应心理治疗和药物治疗相结合。

（二）物理因子治疗

物理因子治疗包括生物反馈疗法、光疗法及其他物理治疗（磁疗、直流电离子导入、水疗、负离子疗法等）。

（三）认知-行为治疗

认知-行为治疗（cognitive-behavioral therapy）即认为患者对现实表现出的一些不正常或适应不良的情绪和行为,是源自不正确的认知方式,而这种认知方式则是来自个体在长期生活实践中逐渐形成的价值观念,但自己不一定能明确意识到。因此,指出这种不正确的、不良的认知方式,分析其不现实和不合逻辑的方面,用较现实或较强适应能力的认知方式取而代之,以消除或纠正不良的情绪和行为。常用方法如下。

（1）行为干预:刺激控制疗法,告诉患者只在有睡意时才上床;若上床10～20分钟不能入睡,则应起床;无论夜间睡多久,清晨应准时起床,保持良好的睡眠习惯,睡眠时间适度并保持节律。

（2）睡眠限制疗法（sleep restriction therapy）:缩短在床上的时间及实际的睡眠时间,通过限制睡眠的方法来提高睡眠的效率。

（3）放松疗法（relaxation therapy）:适于那些因过度警醒而失眠的患者。常用的放松疗法有肌肉放松训练、沉思、瑜伽、太极拳等。

（4）森田疗法:20世纪20年代,日本的森田正马经过20多年的探索和实践,把当时的一些主要治疗方法如安静及隔离疗法、作用疗法、说理疗法、生活疗法加以取舍,择优组合而创立了一种治疗神经症的心理学疗——森田疗法。

（四）中医康复治疗

（1）中药治疗:失眠的原因很多,但总是与心、脾、肝、肾及阴血不足有关。治疗上以补虚泻实,调整阴阳为原则。

（2）针灸疗法:在应用中药的同时,也可以佐以针刺疗法或耳针疗法。

（3）推拿疗法:在头面四肢经穴进行推拿按摩,可以达到疏通经络、宁心安神、促进睡眠的目的。

（4）气功疗法:适合失眠患者的气功锻炼方法有静功、动功和瑜伽功,每日1～2次,每次30～60分钟。

四、康复宣传教育

（1）精神方面的调理:多与他人交谈,培养乐观开朗的健康心理,避免不良的精神刺激。

（2）生活习惯方面的调理:消除不良的睡眠卫生习惯,如把床当作工作和生活的场所、开灯睡觉等;不良的睡眠卫生习惯会破坏睡眠的正常节律,形成对睡眠的错误概念,引起不必要的睡前兴奋,从而导致睡眠障碍;定时休息,准时上床,准时起床;无论前晚何时入睡,次日都应该准时起床;床铺应该舒适、干净、柔软度适中;卧室保持安静,光线与温度适当;不要在床上读书、看电视或听收音机等;每天规律的运动有助于睡眠,但不要在傍晚后运动,尤其是睡前2小时不要运动,否则会影响睡眠。

（3）饮食方面的调理：注意饮食，避免油腻及不易消化的食物，不要在傍晚以后进食浓茶、酒、咖啡等使人兴奋的食物。可在睡前喝一杯热牛奶及一些复合糖类的饮料，帮助睡眠。

（4）如果上床 20 分钟后仍睡不着，可起来做些单调乏味的事情，等有睡意时再上床睡觉；睡不着时不要反复看时钟，也不要懊恼或有挫折感，应该放松并确信自己最后一定能睡着；如果存在睡眠障碍，午睡时间不宜过长，睡 30 分钟即可；尽量不要长期服用安眠药，如有需要，待睡眠改善后逐渐减量停用。

第二节　痉　挛

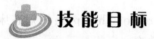

学习目标

掌握：痉挛的常用评定方法及常用康复治疗手段。
熟悉：痉挛的临床分型及表现。
了解：痉挛定义的演变。

技能目标

通过本节学习，具有对痉挛患者在医院和社区进行康复指导的能力，能教会患者对痉挛进行初步判断并进行早期的预防锻炼。

案例引导 6-2

患者，男，70 岁，因"左侧肢体运动障碍 4 个月"就诊于康复门诊。4 个月前患者晨起时突然发现左侧肢体运动不灵，不能完成翻身、坐起等动作。伴头痛，无恶心、呕吐等症状。后于神经内科治疗，诊断为脑梗死。2 周后病情稳定出院，患者回家自行锻炼及物理治疗，锻炼 1 月后患者感晨起右侧肢体僵硬，起床活动后稍缓解，用力时感左侧肢体紧张感增加，左侧肢体取物时关节活动困难。

根据上述情况，思考：

（1）该患者的临床表现是否提示痉挛？
（2）痉挛的临床表现有哪些？

一、概述

（一）定义

痉挛是上运动神经元损伤后，由于脊髓与脑干反射性亢进而导致的肌张力异常增高状态，是上运动神经元综合征常见的临床表现，许多疾病如脑血管疾病、脊髓损伤、多发性硬化、脑性瘫痪等均可引起痉挛。

（二）流行病学

目前临床上对痉挛的发病率和患病率尚无准确的统计数据，但是，大约 30% 的脑卒中、60% 的多发性硬化及 75% 的重度创伤性脑损伤患者会出现需要治疗干预的痉挛，全世界有超过 1.2 亿人受痉挛的影响。痉挛严重影响患者的功能活动,对患者的身心健康均有严重的不良影响,需要充分认识痉挛的严重性和危害,积极予以药物治疗、物理治疗和功能再训练等综合治疗,不同程度地减轻或缓解痉挛,使患者的生活质量得到改善。

(三) 分型及临床表现

痉挛常见于中枢神经系统疾病,如脑卒中、脑性瘫痪、脑外伤、脊髓损伤及多发性硬化等。根据病变部位不同分为以下几种类型。

(1)脑源性痉挛:一般在发病 3～4 周内出现。当病变损害到皮质、基底节、脑干及其下行运动通路的任何部位,均可出现瘫痪肢体的痉挛。多见于脑性瘫痪、脑卒中及脑外伤。临床表现主要是肌张力呈持续性增高状态,通过反复缓慢的牵拉刺激可暂时获得缓解,但维持时间短。精细活动困难,步行时常表现为画圈步态。脑性瘫痪儿童则出现剪刀步态。

(2)脊髓源性痉挛:一般在发病后 3～6 个月内出现。脊髓损伤可波及上运动神经元和与之形成突触的中间神经元,以及下运动神经元。中间神经元以上损伤,可引起损伤平面以下的肢体痉挛。可见于脊髓损伤、脊髓缺血、脊髓肿瘤、退行性脊髓病、颈椎病等。其主要的特点及临床表现如下:①节段性的多突触通路抑制消失;②通过对刺激和兴奋的积累,兴奋状态缓慢、渐进地提高;③从一个节段传入的冲动可诱发相连的多个节段的反应;④屈肌和伸肌均可出现过度兴奋。脊髓源性痉挛极易被皮肤刺激所诱发。

(3)混合型痉挛:多发性硬化引起的痉挛与脑源性痉挛及脊髓源性痉挛不同,该病常累及脑白质和脊髓的轴突,从而出现运动通路不同水平的病变而导致痉挛,其具体表现由病情程度和侵犯部位决定,可表现为全身性、区域性和局灶性痉挛。

(四) 影响

1. 有利的影响 不是所有的痉挛对患者都有害,有时痉挛是有利的。下肢伸肌痉挛患者可以依靠增高的肌张力来保持姿势、帮助其站立或行走;在负重下预防失用。此外,痉挛能保持肌肉的质量,可使瘫痪肢体的下垂性水肿减轻;同时,痉挛可使肌肉对静脉发挥泵的作用,从而减少深静脉血栓形成的危险。

2. 不利的影响

(1)运动功能:运动功能受影响后,出现异常运动模式,使随意运动减慢,选择性运动控制丧失,患者可出现姿势异常、行走困难、平衡障碍、吃饭困难、穿衣困难等问题。随着时间的推移,进一步产生肌肉、骨骼、皮肤和其他软组织的不良后果,出现骨折、脱位、异位骨化、骨质疏松、关节挛缩及由此产生的关节畸形、皮肤损伤、溃烂、压疮。

(2)外观和心理状态:痉挛使患者形象、自尊心受损,家庭关系也因此大受影响。

二、康复评定

评定痉挛不仅包括受累肢体部位,还应该考虑到痉挛对功能及其结局的影响,因此临床上很难找到一个比较理想的方法评定痉挛。痉挛的程度受发病时间、功能训练情况、患者情绪状况、伴发疾病和环境的影响。因此,痉挛评定必须综合考虑多方面因素。以下主要介绍两种评估方法。

1. 局部肢体评估:痉挛的局部肢体评估是损害层面的评估。例如,关节活动范围的测量,在髋内收肌痉挛时测量膝间距等。目前局部评估痉挛的方法主要有主观评定和客观评定两类。

(1)主观评定:主要依靠检查者徒手操作及观察来主观定性判断患者的痉挛状态,如 Ashworth 量表(ASS)(表 6-2)、改良 Ashworth 量表(表 6-3)、临床痉挛指数(CSI)、Penn 痉挛频率量表、Clonus 分级表(表 6-4)、Css 综合痉挛量表等,MAS 由于其简单易用而成为目前临床应用最广的肌张力的评定方法。

表 6-2 Ashworth 量表(ASS)

级别	评定标准
0级	肌张力不增加,被动活动患侧肢体在整个范围内均无阻力
1级	肌张力轻度增加,被动活动患侧肢体有轻微的阻力
2级	肌张力中度增加,被动活动患侧肢体阻力较大,但仍较容易活动
3级	肌张力重度增加,被动活动患侧肢体比较困难
4级	肌张力极重度增加,患侧肢体不能被动活动,肢体僵硬于屈曲或伸展位

表 6-3 改良 Ashworth 量表

级别	评定标准
0级	无肌张力增加
1级	在 ROM 之末,出现突然卡住,然后释放或出现最小的阻力
1+级	进行 ROM 检查时,在 ROM 的后 50%范围内突然出现卡住,当继续把 ROM 检查进行到底时,始终有小的阻力
2级	在 ROM 检查的大部分范围内均觉肌张力增加,但受累部分的活动仍算容易
3级	进行 ROM 检查有困难
4级	僵直于屈曲或伸展的某一位置上,不能被动活动

表 6-4 Clonus 分级表

级别	评定标准
0级	无踝阵挛
1级	踝阵挛持续 1~4 秒
2级	踝阵挛持续 5~9 秒
3级	踝阵挛持续 10~14 秒
4级	踝阵挛持续>15 秒

(2) 客观评定:主要依靠测量仪器从肌肉的电生理、机械特性、反射特性等方面,客观定量测试患者痉挛情况,如针极肌电图、表面肌电图、钟摆试验、等速肌力测试等。

2. 功能评估

(1) 主动功能评估:痉挛对患者主动功能影响较大,包括躯干和肢体的运动功能、日常生活活动能力、总体功能等。

总体功能可采用 Fugl-Meyer 运动功能评分、Barthel 指数、运动活动日志、FIM、生活质量评价等进行评估。

上肢主动功能测评方法有 Wolf 运动功能测试、Frenchay 手臂试验、上肢运动研究表、九孔柱试验等。

下肢主动功能测评的方法有功能性步行等级评分、10 m 行走时间,6 分钟行走距离(感到疲乏为止)、站位平衡测试、步态分析等。如果不能进行步态分析,也可以用纸上步行脚印分析。即使不能进行正式的运动功能试验,在治疗前和治疗后也要让患者做相同的活动,并录像记录,根据这些简单的记录,对功能变化进行客观评价。

(2) 被动功能评估:评价被动功能的方法如下:①用文字描述或直观模拟的方法评定"减轻护理困难"的情况;②确定护理工作所需要时间及需要辅助人员的人数,如穿衣或清洗所需时间;③佩戴夹板所需时间;④坐到轮椅上所需时间;⑤用护理负担评分评价患者的依赖性或护理人员的负担;⑥在重度痉挛的情况下,保持皮肤皱褶区域(如手掌、腋窝或肘部)的卫生比较困难,可用数码相机拍下皮肤情况进行比较。

三、康复治疗

痉挛治疗是综合性的,包括预防伤害性刺激、早期的预防体位、运动治疗和其他物理治疗、药物、神经阻滞和手术等。

(一)减少加重痉挛的处理和刺激

1. 抗痉挛模式　脑外伤、脑卒中、脊髓损伤等患者从急性期开始即应采取良姿体位,对于严重脑外伤,去皮质强直者采取俯卧位,去脑强直者宜取半坐卧位,使异常增高的肌力得到抑制;早期进行斜板站立和负重练习,避免不当刺激,如刺激抓握反射和阳性支持反射。

2. 消除加重痉挛的危险因素　压疮、便秘或泌尿系统感染等各种原因引起的疼痛(如合并骨折、嵌甲、关节疼痛),都可使痉挛加重。

3. 慎用某些抗抑郁药　用于抗抑郁的某些药可对痉挛产生不良影响,加重痉挛,应慎用或不用。

(二)物理治疗

保持软组织的伸展性和适当的训练,控制不必要的肌肉活动和避免不适当用力,痉挛的发展将会得到有效的控制。常用方法包括以下几种。

1. 持续被动牵伸　每日进行关节活动范围的训练是处理痉挛的最基本的因素。关节活动应缓慢、稳定而达全范围。每日持续数小时的静力牵伸,可使亢进的反射降低。站立是髋关节屈肌、膝关节屈肌和踝关节屈肌的静态牵伸,它可使早期的痉挛逆转和降低牵张反射的兴奋性。除良姿体位外(尽量不使用加重痉挛的仰卧位),应用充气夹板,使痉挛肢体得到持续缓慢的牵伸而暂时缓解。还可利用上、下肢夹板和矫形器做持续的静态肌肉牵伸,如膝分离器、全下肢外展枕、坐位下用分腿器(这种辅助具可用硬塑泡沫制作,简单实用),保持软组织长度,伸展痉挛的肌肉及维持功能位。踝-足矫形器可用于控制踝关节的痉挛性马蹄足畸形。

2. 放松疗法　对于全身性痉挛,放松是一种有效治疗方法。例如,脑卒中或脑性瘫痪患者,嘱其仰卧屈髋屈膝,治疗师固定患者膝、踝并左右摇摆,在不同体位下使用巴氏球,多体位下被动旋转躯干等。

3. 抑制异常反射性模式　使用控制关键点等神经发育技术抑制异常反射性模式;通过日常活动训练(如坐、站、行走)使患者获得再适应和再学习的机会,如要求偏瘫患者使用双上肢促进身体从坐位站起:首先患者在较高的座位上保持身体平衡、对称和稳定,双手十字交叉相握并双上肢抬起,骨盆前倾,腿脚适当放置负重,反复进行坐-站训练,使患者学习掌握肌肉活动的时间,由于座位升高减少了使用伸肌的力量,患者更容易站起,并有助于抑制下肢屈曲异常模式,从而抑制了痉挛。此外,鼓励非卧床患者参加某种形式的功能活动如散步、游泳、踏车练习等,有助于减少肌肉僵直,同时也可以作为有效的抗痉挛治疗。

4. 其他物理治疗　许多物理因子均可使肌张力得到不同程度上的暂时降低,从而缓解痉挛,包括以下几种方法。

(1)冷疗法:如冰敷、冰水浸泡,将屈曲痉挛的手放在冰水中浸泡5～10秒后取出,反复多次后手指比较容易被动松开。

(2)电刺激疗法:痉挛肌及其对抗肌的交替电刺激疗法(Hufschmidt电疗法)利用交互抑制和高尔基腱器兴奋引起抑制以对抗痉挛。另外,还有脊髓通电疗法、痉挛肌电刺激疗法、直肠电极植入电刺激法。

（3）温热疗法：各种传导热、辐射热（红外线）、内生热（微波、超短波）。

（4）温水浴：患者在具有一定水温的游泳池或 Hubbard 槽中治疗，利用温度的作用和进行被动关节活动，也能缓解痉挛。

（三）药物治疗

1. 口服药

（1）巴氯芬：一种肌肉松弛剂，脊髓内突触传递强有力的阻滞剂，同时作用于单突触反射和多突触反射而达到缓解痉挛的目的。该药对脊髓源性痉挛有效，对脑源性痉挛几乎无效。应用时从小剂量开始，每次 5～10 mg，每日 2 次，每 3 日增加 5 mg，直到痉挛缓解为止，通常每日最大量可达 80 mg。

（2）丹曲林：肌肉松弛剂，是目前作用于骨骼肌而非脊髓的唯一抗痉挛药。因作用于外周，合并使用中枢性用药，可适用于各种痉挛。初始治疗的常用剂量为每日 25 mg，每两星期增加 25 mg，最大剂量为每次 100 mg，每天 4 次，6 周无效应停药。

（3）替扎尼定：咪唑衍生物是相对选择性肾上腺素受体激动剂，有脊髓和脊髓上的降低张力和抑痛作用。该药临床疗效类似巴氯芬和安定，但耐受性更好。通常从每天睡前 2～4 mg 开始治疗，每隔 2～4 天增加 1 次日剂量，最大剂量为每日 36 mg，一日 3 次或 4 次，对主要为夜间痉挛所困扰的患者，夜间 1～2 次剂量治疗效果可能最佳。

（4）乙哌立松：属中枢性肌肉松弛剂，主要对 α 系、γ 系有抑制作用，并抑制脊髓、脑干等中枢内多突触反射及单突触反射。对中枢性肌肉痉挛早期用药效果较好。

（5）其他口服药：安定、复方氯唑沙宗、吩噻嗪类（氯丙嗪等）等中枢神经抑制剂，也可降低过高的肌张力。

2. 局部注射药　主要用于缓解靶肌肉或小肌群痉挛。局部注射可使药物集中在关键肌肉，减少了全身副作用。

（1）肌内注射：目前最常用的是肉毒毒素。其中 A 型肉毒毒素（botulinum toxin A，BTX A）是一种较强的肌肉松弛剂，肌内注射后在局部肌肉内弥散，与神经肌肉接头的胆碱能受体结合，阻滞神经突触乙酰胆碱的释放，从而缓解肌肉的痉挛。

靶肌肉的选择应根据异常运动模式、收缩肌和拮抗肌的张力及其平衡对关节畸形的影响和对功能的影响等综合因素确定，必要时可实施诊断性神经阻滞术，这也是制订临床治疗方案的依据。注射方法：根据体重和靶肌肉的需要剂量用生理盐水稀释 BTX A 制剂。稀释后用 1 mL 针管抽取，选用适当长度针头，在皮肤常规消毒后直接向靶肌肉注射，注射点主要在肌肉运动点。深层靶肌肉最好有肌电图检测定位，按照制剂的说明书、参考痉挛严重程度及个体状况计算临床治疗剂量。一般在注射后 2～10 天出现药物的有效作用，药效可维持 3～4 个月或更长时间。以后则根据需要再注射。

（2）鞘内注射：最初尝试用于下肢肌肉活动亢进，不能步行的患者（如脊髓源性的屈肌痉挛），后来鞘内给药亦用于脑源性痉挛患者。约 30% 的患者用口服药不能有效地控制痉挛，或不能耐受其不良反应，鞘内植入泵给予巴氯酚则是一个很好的选择。

（3）神经或运动点阻滞：应用酒精、酚或局麻药进行神经阻滞，所产生的影响持续时间长。

（四）手术治疗

当痉挛不能用药物和其他方法缓解时，可考虑手术治疗。通过破坏神经通路某些部分，而达到缓解痉挛的目的，包括常见的选择性背根切断术，周围神经切除手术，以及肌腱延长、肌腱切开等矫形外科手术，还有脑、脊髓切开，脊髓前侧柱切断等破坏性更大的手术。

四、康复宣传教育

（1）宣传教育针对日常生活活动、坐位、转移、睡眠和符合身体力学等方面的理想体位。

避免以前可使痉挛加重的代偿方式和体位,如下肢的剪刀姿势(双侧伸髋、内收、内旋)、蛙腿姿势等。学会在日常生活中抑制或控制痉挛的技巧,并学会利用痉挛进行转移等日常生活活动。

(2)宣传教育针对每个患者不同情况所制订的用于改善运动能力和减少不适当代偿的家庭训练任务。应预先告知患者痉挛减轻后的功能变化,教会患者知道治疗后运动平衡、体位和身体表现方面的变化,使患者能够迅速适应这种肌张力的改变并在此基础上进一步改善功能。

(3)要及时教育患者所有的注意事项并及时给予辅助用具、适应性设备、矫形器来保证患者功能和适应。

(4)应供给营养丰富和易消化的食品,必须满足蛋白质、无机盐和总热能的供给。

(5)根据引起瘫痪的病因,调整饮食宜忌。如脑卒中患者应控制食盐、胆固醇摄入,增加富含 B 族维生素的食品的摄入。

第三节 压 疮

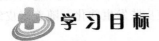

掌握:压疮的评定及压疮的治疗与预防方法。

熟悉:压疮的病因、力学机制,好发人群和好发部位。

了解:压疮的手术治疗方法。

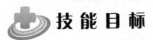

通过本节学习,具有对压疮患者在医院和社区进行康复指导的能力,能教会患者压疮的防治知识及自我调理能力。

案例引导 6-3

患者,女,76 岁,因头晕、头痛、呕吐半天,逐渐加重并不省人事 1 小时入院。查体:昏迷状态,生命体征平稳,左侧肢体瘫痪,左侧臀部皮肤出现潮红。

根据上述情况,思考:

(1)压疮的发病机制是什么?

(2)压疮患者的治疗与预防方法有哪些?

一、概述

(一)定义

压疮是指皮肤或皮下组织由于压力或剪切力和(或)摩擦力作用而发生在骨隆突处的局限性损伤,表现为局部皮肤组织缺血、坏死或溃烂,多见于颅脑损伤、脊髓损伤及年老体弱长期卧床者。压疮具有发病率高、病程发展快、难以治愈及易复发的特点,一直是医疗和护理领域的难题,不仅降低了生活质量,而且消耗了巨大的医疗资源。

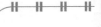

教学 PPT

案例引导
6-3 答案

Note

（二）形成压疮的危险因素

1. 压力　压疮形成的关键是压力的强度和持续时间,皮肤及其支持结构对压力的耐受力。压力经皮肤由浅入深扩散呈圆锥形分布,最大压力在骨突出的周围。因此最重的损伤常见于肌层而非皮肤。研究显示压力与时间关系为:低压长时间的压迫造成的组织危害＞高压短时间的压迫造成的组织危害。皮肤毛细血管最大承受压力为 16～33 mmHg(2.01～4.4 kPa),最长承受时间为 2 小时。肌肉及脂肪组织比皮肤对压力更敏感,最早出现变形坏死,萎缩的、瘢痕化的、感染的组织对压力的敏感性更高。

2. 剪切力　剪切力是仅次于压力、引起压疮的第二位原因,当皮肤保持不动而其下的组织移动时会产生剪切力,比压力更易致压疮。其作用于深层,引起组织的相对移位,能切断较大区域的小血管供应,导致组织氧张力下降,因此它比垂直方向的压力更具危害。有实验证明,剪切力只要持续存在 30 分钟以上,即可造成深部组织的不可逆损害。产生局部剪切力的常见原因包括痉挛、坐姿不良、卧姿不良、转移时滑动而不是抬起的。

3. 摩擦力　若皮肤在其承重面上移动则会产生摩擦力。最轻的摩擦力引起局部皮肤的损害,但破损限于表皮和真皮。在合并有压力和剪切力时,摩擦力会进一步加重受累皮肤的损害。

4. 潮湿　患者出汗、伤口引流及大小便失禁等都会引起皮肤潮湿,潮湿是压疮形成的一个重要促进因素,若不能控制会使皮肤发生软化。随着表皮组织的软化,皮肤张力会降低,受压及给予摩擦力时易破损。

（三）压疮的影响因素

1. 诱发因素　长时间坐卧姿势不良、搬动患者的方法不正确、大小便失禁和环境因素。

2. 内在因素　急性疾病、年龄、体重、血管病变、脱水、营养不良、运动障碍、感觉障碍等。

3. 外在因素　压力、剪切力、摩擦力和潮湿。

（四）发生机制

有研究表明,人体毛细血管内的压力为 10～30 mmHg,当作用于皮肤的外力(压力、剪切力和摩擦力)超过一定数值时,可导致毛细血管腔闭塞和局部淋巴回流受阻,阻断毛细血管对组织的灌注,从而引起局部皮肤组织的缺血、坏死和溃烂。

二、康复评定

压疮的评定有助于对疮面情况的详细了解,为去除病因、制订和实施相关的治疗方案提供科学依据。压疮的局部评定包括压疮的部位、范围、形状、分期、渗出液量,以及局部感染和疼痛情况。

（1）NPUAP(2007)压疮分期。

①可疑的深部组织损伤(suspected deep tissue injury):皮下软组织受到压力或剪切力的损害,局部皮肤完整但可出现颜色改变如紫色或褐红色,或导致充血的水疱。

a. Ⅰ期压疮:在骨隆突处的皮肤完整伴有压之不退色的局限性红斑。深色皮肤可能无明显的苍白改变,但其颜色可能与周围组织不同。与周围组织比较,这些受损区域的软组织可能有疼痛、硬块、表面变软、潮湿、发热或冰冷。

b. Ⅱ期压疮:真皮部分缺失,表现为一个浅的开放性溃疡伴有粉红色的伤口床(创面)、腐肉;也可能表现为一个完整的或破裂的血清性水疱。

c. Ⅲ期压疮:全层皮肤组织缺失,可见皮下脂肪暴露,但骨头、肌腱、肌肉未外露、有腐肉存在,但组织缺失的深度不明确,可能包含有潜行性伤口和隧道。

d. Ⅳ期压疮:全层组织缺失,伴有骨、肌腱或肌肉外露,伤口床的某些部位有腐肉或焦痂,常常有潜行性伤口和隧道。

②不明确分期(Unstageable)。

③全层组织缺失。

④溃疡底部有腐肉覆盖(黄色、黄褐色、灰色、绿色或褐色),或者伤口床有焦痂附着(碳色、褐色或黑色)。

(2) Branden 评分表:有助于量化相关指标,分数为 6~23 分,越低越危险。轻度危险:15~18 分。中度危险:13~14 分。高度危险:10~12 分。极度危险:9 分以下(表 6-5)。

表 6-5 Branden 评分表

项目	1分	2分	3分	4分
感觉	完全受限	非常受限	轻度受限	未受限
潮湿	持续潮湿	潮湿	有时潮湿	很少潮湿
活动力	限制卧床	可以坐椅子	偶尔行走	经常行走
移动力	完全无法行动	严重受限	轻度受限	未受限
营养	非常差	可能不足	足够	非常好
摩擦力和剪切力	有问题	有潜在问题	无明显问题	—

三、康复治疗

压疮在治疗时首先应明确并去除产生压疮的原因,否则即使给予了正确的局部和全身治疗也难达到治疗目的。

(一) 全身治疗

1. 加强营养 患者营养缺乏不利于压疮的愈合。对压疮患者,不仅要保证基本的营养需求,还应补充额外的蛋白质、维生素和矿物质,增强液体的摄入量(每 2 小时 240 mL,或至少每日 1100 mL)。

2. 蛋白质 压疮患者需根据体重提供 1.5~2 g/kg 的蛋白质。维生素 C 应每天补充,促进胶原蛋白合成。锌是蛋白质合成和修复的必要物质,若出现锌的缺乏,建议每天给予锌 15 mg,若锌明显缺乏,可每天给予锌 135~150 mg。

3. 贫血的治疗 压疮患者因感染、食欲差、压疮处丢失血清和电解质以及虚弱等因素,可导致贫血。血红蛋白低可引起低氧血症,导致组织内氧含量下降。

4. 抗生素治疗 如果有全身感染或压疮局部有蜂窝组织炎时需予以抗生素治疗。

(二) 局部治疗

压疮的康复治疗是在临床治疗的基础上进行的,除了要促进压疮创面本身的修复之外,还要着重于患者整体功能训练,包括感觉、运动、认知功能及日常生活活动能力的训练。

1. 疮面换药 换药是治疗压疮的基本措施。创面的愈合要求适当的温度、湿度、氧分压及 pH 值等。局部不用或少用外用药,重要的是保持创面清洁。可用普通盐水在一定压力下冲洗以清洁疮面,促进健康组织生长而且不会引起创面损害。每次清洗创面时要更换敷料,并清除掉创口表面的物质,如异物、局部残留的药物、残留的敷料、创面渗出物和代谢废物。如有坏死组织,则易发生感染且阻碍创面愈合,可用剪除、化学腐蚀或纤维酶溶解等方法来清除坏死组织,但应避免损伤正常的肉芽组织而影响上皮组织生长或引起感染扩散。

根据病情可用过氧化氢溶液和生理盐水冲洗创面。渗出多的创面应每日换药 2 次,无分泌物且已有肉芽组织生成时,换药次数宜逐渐减少,可由每日 1 次减少至每 3 日 1 次。压疮创面需覆盖,有助于平衡内环境和维持生理完整性,较理想的敷料应能保护创面,与机体相适应,并提供理想的水合作用。尽管潮湿环境中创口愈合更快,但过多渗出物能浸泡周围组织,因而应该从创面上吸去这些渗出物。

2. 抗感染　引起感染的细菌种类较多,其中铜绿假单胞菌常见且难控制,多数细菌对常用抗生素耐药。控制感染的主要方法是加强局部换药,压疮局部可使用抗生素。消除可以去除的坏死组织,促进创面的修复,创面用生理盐水浸透,创口引流要好。必要时可用2%硼酸溶液、3%过氧化氢溶液冲洗创面。同时,根据全身症状和细菌培养结果,可考虑全身使用敏感抗生素控制感染。

3. 氧疗　目前许多医院采用空气隔绝后局部持续吹氧法。其原理是利用纯氧抑制疮面厌氧菌的生长,提高疮面组织供氧,改善局部组织代谢并利用氧气干燥疮面,形成薄痂,利于愈合。

4. 紫外线治疗　紫外线具有杀菌、消毒和收敛的作用,能扩张血管,加速血流。小剂量紫外线可消炎、促进肉芽生长;较大剂量的紫外线可使疮面分泌物和坏死组织脱落,亦有促进皮肤组织再生的作用。

5. 中医传统康复治疗　清创后根据压疮的具体情况选择合适的药物。采用清热解毒、活血化瘀、去腐生肌、具有收敛作用的药物外敷。

四、康复宣传教育

(1)皮肤的检查与护理:定期检查全身皮肤,尤其是各个骨性凸起部位,保持皮肤清洁与干爽,并注意皮肤是否有发红、水疱、擦伤、肿胀等组织受损征象,发现有损伤应及时处理。

(2)减少摩擦:保持床单干燥、整洁、平整、无碎屑,注意随时检查清理,为患者定时更换床单,翻身时尽量将患者身体抬起,避免拖、拉、拽等动作,以避免因摩擦而使皮肤损伤。

(3)定期除压:给患者定时翻身,如1~2小时翻身1次。通过变换体位、采用特制的减压装置,使作用于皮肤的压力减小或均匀分布,缩短局部持续受压时间,恢复局部微循环。

(4)消除危险因素:积极治疗各种导致患者运动感觉功能障碍的疾病,改善患者的运动功能障碍。

(5)饮食护理:给予患者营养支持,改善营养状况,是防止压疮的重要措施。给予患者富含蛋白质、纤维素、热量的易消化食物。

第四节　耳　石　症

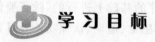

掌握:耳石症的常用评定方法及常用康复治疗手段。

熟悉:耳石症的临床分型及表现。

了解:耳石症的病因、发病机理。

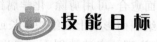

通过本节学习,具有为耳石症患者制订康复方案及在医院和社区进行康复指导的能力,能

教学PPT

Note

教会患者对耳石症引起的眩晕进行初步判断。

案例引导 6-4

　　患者,男,60 岁,因"反复眩晕 2 天"就诊于康复门诊。2 天前患者在突然仰头时,突然发生眩晕,眩晕持续约 60 秒,伴恶心及呕吐,休息片刻,患者症状缓解,间歇期无任何不适。诊断为耳石症,经耳石复位后症状好转出院。

　　根据上述情况,思考:

　　(1) 耳石症的临床表现有哪些?

　　(2) 耳石症的评估方法有哪些?

案例引导
6-4 答案

一、概述

(一) 定义

耳石症又名良性阵发性位置性眩晕(benign positional paroxysmal vertigo,BPPV),是头部运动到某一特定位置时诱发的短暂的眩晕,是一种具有自限性的周围性前庭疾病。可为原发性,也可为继发性。其发病率占末梢前庭疾病的 20%~40%,女性发病率比男性高,约2:1,平均发病年龄为 54 岁。

(二) 病因

一般可分为两类,一类为特发性,称之为耳石症;另一类为继发性,继发于梅尼埃病、突聋、病毒性迷路炎、内听道动脉缺血、偏头疼、头部外伤、中耳和内耳术后、人工耳蜗术后、耳毒性药物损害、耳硬化症、慢性中耳炎及颈性眩晕等,上述各种疾病导致了半规管的炎症或缺血损伤而致耳石脱落。

(三) 发病机理

发病机理尚不完全清楚,存在两种假说,分别为壶腹嵴顶耳石症及半规管耳石症,后者比较公认,其病理基础是耳石器尤其是椭圆囊病变,耳石变性脱落、异位于半规管所致,主要是后半规管,水平半规管次之。

(四) 临床表现

侧卧及转头时,数秒的潜伏期。一旦进入诱发体位,旋转性眩晕即刻出现,仅持续数十秒,一般不超过 1 分钟,变换体位后眩晕感立即消失,可伴有不同程度的恶心。眩晕停止后,患者再次快速坐起时又出现与原来侧卧诱发的旋转方向相反的眩晕。当反复重复诱发体位后,诱发性眩晕减轻或消失,这一特点又称为"疲劳性"。本病具有自限性。

二、康复评定

除对患者进行详细的病史采集及临床常规听力学检查之外,还应进行下列必要的评定项目。

(一) 位置诱发试验

1. Dix-Hallpike 变位性位置试验　本试验又称为 Barany 试验或 Nylen-Barany 试验,是BPPV 诊断中最常用的检查方法。具体操作步骤如下:患者坐于检查床上,检查者位于患者前方,双手扶其头部,头向右侧旋转 45°,保持此头位不变,同时将体位迅速改变为仰卧位,头向后悬垂于床外,头部 30°悬于床沿下,头位始终保持右转 45°不变。诱导出向上旋转性眼震,眼动快相向右侧(图 6-1)。

Note

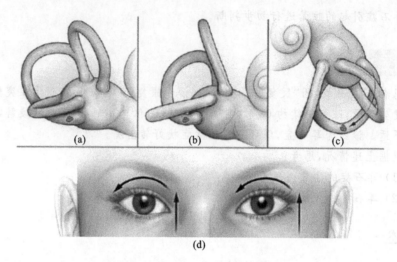

图 6-1   Dix-Hallpike 变位性位置试验

2. 滚转试验   滚转试验是确定水平半规管最常用的方法。患者坐于检查台上,迅速取平卧位,头部及身体向左侧做 90°桶状滚动,回复平卧位,再向右侧做 90°桶状滚动;BPPV 患者立刻出现剧烈旋转性眩晕和水平向性眼震(图 6-2)。

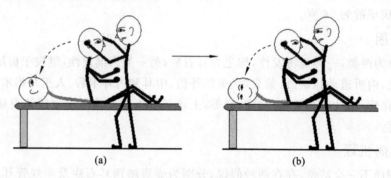

图 6-2   滚转试验

（二）听力学测试

患者通常无明显听力改变,但若 BPPV 由某种耳病而引起则可能伴有听力减退。

（三）眼震电图检查

多数为正常,如有内耳病史则可能呈现异常。

三、康复治疗

BPPV 虽属自限性疾病,但由于病程长短不一,部分可持续数月或数年,重者可长期丧失工作及生活自理能力,早期治疗和干预有助于早日康复。

（一）心理治疗

由于多数患者因反复眩晕突发而产生严重的恐慌和焦虑情绪,治疗中应耐心加以疏导,解释本病可治疗,预后好,使患者消除心理负担,积极地配合治疗,争取早日康复。

（二）避免采取诱发眩晕的体位

康复治疗过程中应避免采取诱发眩晕的体位。

（三）药物治疗

有学者提出,治疗 BPPV 时药物治疗不应作为首选的方式,但酌情用抗眩晕药物可以降低前庭神经的兴奋性,从而尽快减轻眩晕,缓解恶心、呕吐等自主神经症状。

（四）耳石复位手法

1. Epley 手法 患者坐于治疗床上,术者在背后扶其头由坐位快速转变为悬头仰卧位,头向患侧转 45°,患耳向下,保持此头位 3 分钟,使管石沉到后半规管中部;朝相反方向转头 180°,同时连同躯干一起向对侧翻滚侧卧于治疗床上,保持 3 分钟后慢慢坐起,使管石移近并通过总脚,回归椭圆囊。整个回转头过程应缓慢、轻柔,不少于 1 分钟。目前广泛采用的多是此方法（图 6-3）。

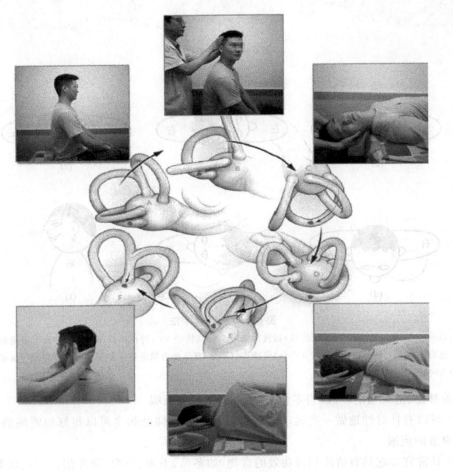

图 6-3 Epley 手法

2. Semont 手法 患者侧坐于治疗床上,医师面对患者,双手夹其头并向健侧转 45°,嘱其快速向患侧侧卧,保持该体位 4 分钟后,扶患者快速坐起并立即转向对侧（健侧）侧卧位 4 分钟,然后缓慢坐起（图 6-4）。

3. Lempert 手法 主要用于 HC-BPPV 的耳石复位治疗。患者自仰卧位或患侧卧位向健耳侧连续转头和翻身,头位转换应迅速,每一头位维持至眩晕和眼震消失后 1 分钟。为确保耳石颗粒自水平半规管完全排出,上述操作反复进行到任何一位置均无眩晕和眼震后再重复 1~2 个循环（图 6-5）。

四、康复宣传教育

（1）如果长时间蹲着或坐着,不能马上站起来,应该头稍微向下,微弯着腰,缓慢地站起来,因为如果站起来太猛,可能会因为脑部氧气供应不足而产生眩晕。

（2）要多吃补血的食物,如动物的肝脏（猪肝、鹅肝等）。可以在家里多备些红枣,红枣具

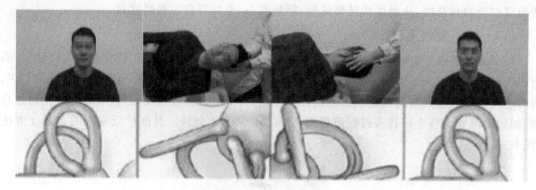

图 6-4 Semont 手法

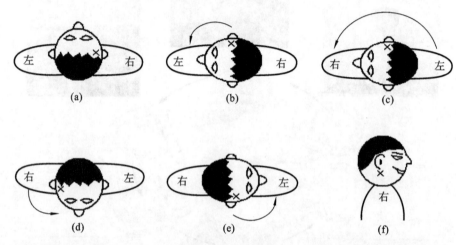

图 6-5 Lempert 手法

注：Lempert 翻滚复位法（"×"表示患耳）每次均迅速将头位转动 90°，每种体位保持 1 分钟直至眼震消失。
（a）起始位：仰卧；（b）头向健耳侧转 90°；（c）保持头位不变，身体变为俯卧位；（d）头向健耳侧转 90°，面朝下；
（e）头向健耳侧转 90°；（f）端坐位。

有很好的补血、造血功能，可以当零食吃，也可以泡水当茶喝。

（3）可以有针对性地做一些运动，加强体质。例如，仰卧起坐可以很好地锻炼筋骨，有利于全身血液的流通。

（4）日常宜多吃具有清淡利湿功效的食物，如冬瓜、玉米、小米、荷叶粥、萝卜、豆类及豆制品、黑木耳、茄子、豌豆苗、西红柿、莴笋、橘子、柚子、桃、豆油、茶、鲤鱼、海蜇等。

第五节　神经源性膀胱

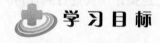 学习目标

掌握：神经源性膀胱的常用评定方法及常用康复治疗手段。

熟悉：神经源性膀胱的间歇性导尿术。

了解：神经源性膀胱的治疗方法。

教学 PPT

Note

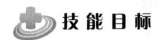

技能目标

通过本节学习,具有对神经源性膀胱患者在医院和社区进行康复指导的能力,能教会患者对神经源性膀胱进行初步判断并进行早期的预防锻炼。

案例引导 6-5

患者,男,25 岁,因重物砸伤胸背部,当时患者短暂昏迷 5 分钟。苏醒后患者感胸背部疼痛、双下肢无感觉且不能活动、运动丧失,无记忆丧失,无发热、咳嗽、咳痰及咯血,无胸闷,无呼吸困难。遂急送至当地医院就诊,因患者不能自主排尿予留置导尿管持续引流尿液,因患者病情稳定,后转入康复科行康复治疗。

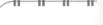

案例引导
6-5 答案

根据上述情况,思考:

(1)该患者的临床表现是否提示神经源性膀胱?

(2)神经源性膀胱的治疗方法有哪些?

(3)神经源性膀胱的评定方法有哪些?

一、概述

(一)定义

神经源性膀胱(neurogenic bladder)是控制膀胱的中枢或周围神经损伤引起的排尿功能障碍,多由药物、神经系统疾病、外伤等原因导致排尿功能减弱或丧失,最终表现为尿失禁或尿潴留。神经源性膀胱是康复医学中常见的合并症之一,尤其多见于脊髓损伤。

(二)分类

神经源性膀胱功能障碍的分类在国际常用的是根据尿流动力学特点制订的分类方法,临床多采用 Wein 分类(表 6-6)。

表 6-6 尿流动力学和功能分类(Wein 分类)

临床表现	尿流动力学特点
尿失禁	由膀胱引起逼尿肌无抑制性收缩;膀胱容量减少;膀胱顺应性降低;逼尿肌正常(但有认知、运动等问题);由出口引起膀胱颈功能不全;外括约肌松弛等
尿潴留	由膀胱引起神经源性逼尿肌松弛;肌源性逼尿肌松弛;膀胱容量增大,顺应性增加;逼尿肌正常(但有认知、运动等问题);由出口引起机械性因素;内括约肌功能性梗阻;外括约肌功能性梗阻
潴留与失禁混合	逼尿肌-括约肌失协调引起;逼尿肌和括约肌正常(但有认知、运动等问题)

二、康复评定

(一)病史资料

(1)应全面了解患者此前是否有排尿障碍及是否伴有排便障碍。

(2)了解是否有外伤、手术、糖尿病、脊髓炎等病史或用药史,如抗胆碱能药物、三环类抗抑郁药、α 受体阻滞药等。

(3)有无膀胱充盈感、排尿感等膀胱感觉的减退或丧失。

Note

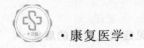

（4）了解患者的饮水和排尿习惯。

（二）体格检查

（1）精神状态：了解患者的神志及精神状态，评估患者的认知能力及语言表达能力。

（2）运动功能：检查评估患者的肌力及肌张力。

（3）检查：了解肛门括约肌的张力和主动运动、会阴部感觉、球海绵体反射。

（三）实验室检查

包括血常规、尿常规、细菌培养、细菌计数、药敏试验、血尿素氮、血肌酐等检查。

（四）特殊检查

1. 尿流动力学检查

（1）充盈期膀胱压力测定：了解膀胱顺应性、稳定性、本体感觉和膀胱容量。

（2）括约肌肌电图检查（EMG）和静态尿道压力描记（RUPP）：了解尿道功能。

（3）影像尿动力学检查：准确了解膀胱功能障碍的类型，判断下尿路有无梗阻和梗阻的水平以及有无输尿管反流。

2. 简易膀胱容量与压力测定方法 简易膀胱容量与压力测定方法可以评估患者的膀胱逼尿肌及括约肌功能。目前，公认的膀胱安全压力上限是 40 cmH$_2$O（1 cmH$_2$O＝0.098 kPa）。方法：患者仰卧位，无菌法插入三腔气囊导尿管，固定后在留置导尿管末端连接 1 个三通管：一端连接水柱式测压装置，一端连接无菌生理盐水输入瓶，一端连接引流管。平卧位时测压装置的零点为耻骨联合中点。排空膀胱，注入生理盐水（速度 50 mL/min，液体温度 37 ℃），当灌注量为 50 mL、150 mL、250 mL、350 mL 时观察测压装置，患者平静呼吸 1 分钟，水压计压面停止波动或波动范围相当稳定时的液面高度即为膀胱内压。膀胱压力容量测定包括膀胱内压、直肠内压（腹压）、逼尿肌压力。正常压力容量测定：①无残余尿；②膀胱充盈期内压一般不超过 40 cmH$_2$O，顺应性良好；③没有无抑制收缩；④膀胱充盈过程中，最初出现排尿感觉的容量为 100 mL；⑤膀胱总容量为 400～500 mL；⑥排尿及中止排尿受意识控制。排尿期膀胱内压：在膀胱充盈状态下，自行排出尿液过程中测定正常情况下排尿液时膀胱内压为排尿期膀胱压。正常范围是 4.41～7.84 kPa（40～60 cmH$_2$O），高于 9.8 kPa（100 cmH$_2$O）时可确定为下尿路梗阻，不足 4.0 kPa（40 cmH$_2$O）提示逼尿肌收缩无力。

3. 测定残余尿量 排尿后膀胱内残留的尿液称为残余尿。正常女性残余尿量不超过 50 mL，正常男性不超过 20 mL。残余尿量＞100 mL，需要采用导尿等方法辅助排出。测定残余尿量常用的方法为导管法和 B 超法。

4. 冰水试验 如果脊髓中枢以上损伤，向膀胱内注入冰水后，数秒钟内冰水将喷出；脊髓中枢以下损伤时，无此反应。

三、康复治疗

（一）治疗原则

神经源性膀胱康复治疗的原则如下：①控制或消除尿路感染；②使膀胱具有适当的排空能力；③使膀胱具有适当的控尿能力。

（二）治疗方法

1. 间歇性导尿 间歇性导尿（intermittent catheterization，IC）是指定期经尿道或腹壁窦道插入导尿管以帮助不能自主排尿的患者排空膀胱或储尿囊的治疗方法。根据操作时是否采用无菌操作，分为间歇性无菌导尿和间歇性清洁导尿，目前临床上多采用间歇性清洁导尿。膀胱残余尿量增多或尿潴留的患者，应对其进行导尿。持续性导尿所留置的导尿管破坏了膀胱尿道的无菌状态,易引起尿路感染。1844 年由 Stromeyer 最早提出 IC;1947 年 Guttmann 提出了用于脊髓损伤患者的间歇性无菌导尿术;1971 年,Lapides 提出的间歇性清洁导尿技术更是一个重大的进展。间歇性清洁导尿技术目前已为临床所采用。

开始间歇性导尿的时机多为脊髓损伤患者手术后 1～2 周。在开始导尿前,要向患者详细说明导尿的目的,消除患者的顾虑。住院患者先由医护人员进行示范操作。患者取仰卧位或侧卧位,手法要轻柔,当导尿管前端到达尿道括约肌处时要稍做停顿,同时嘱患者屏气增加腹压,或医护人员用手轻压膀胱区,使全部尿液引出,达到膀胱颈部时,稍做停顿,了解尿道括约肌部位的阻力,再继续插入。导尿完毕,拔管要慢,到达膀胱颈部时,稍做停顿,同时嘱患者屏气增加腹压,或医护人员用手轻叩膀胱区,使全部尿液引出,达到真正的膀胱排空。在操作时,成年人用 10～14 号导尿管,每 4～6 小时一次,临床一般每日不超过 6 次。导尿前先行诱导排尿,根据残余尿量调整时间:残余尿量达 300 mL,每 6 小时导尿 1 次;残余尿量达 200 mL,每 8 小时导尿 1 次;残余尿量达 100～200 mL,每日导尿 1～2 次;残余尿量减少,可逐渐延长时间,每 6、8、12、24、48、72 小时导尿 1 次。具体方案:①饮水要求:每日液体摄入量应限制在 2000 mL 以内,避免短时间大量饮水,以防止膀胱过度充盈;限制摄入液体量,早、中、晚各 400 mL,可在上午 10 时、下午 4 时、晚上 8 时各饮水 200 mL,晚上 8 时至次日凌晨 6 时,尽量不饮水。②导尿停止指标:膀胱容量不少于 200 mL,尿量自排量与残余尿量之比为 3∶1,平衡膀胱,连续 7 天残余尿量少于 100 mL,无泌尿系统病理变化。

尽管间歇性导尿是绝大多数神经源性膀胱患者愿意接受的膀胱管理方法,但对于肥胖的患者、内收肌痉挛的女性患者、不能依从的患者或不能获得持久帮助的患者可能仍不适应,需要使用留置导尿。间歇性清洁导尿继发膀胱结石和尿路感染的概率低于留置导尿,对于反复出现尿路感染的患者,可使用间歇性无菌导尿或无接触的一次性导尿管。

2. 膀胱训练

(1) 反射性排尿训练:适用于脊髓损伤者,需要患者手功能允许或照顾者愿意参与训练,以维持和改善反射性排尿。禁忌证:逼尿肌收缩不良;引发非协调性排尿,膀胱内压力长时间高于 40 cmH_2O;膀胱-输尿管反流;膀胱容量过小,复发性尿路感染持续存在。方法:在导尿前半小时,通过寻找刺激点,例如,轻轻叩击耻骨上区或大腿上 1/3 内侧,牵拉阴毛、挤压阴蒂(茎)或用手刺激肛门诱发膀胱反射性收缩,产生排尿。

(2) 逼尿肌收缩诱发训练:适用于早期逼尿肌反射未恢复的患者。方法:尿排空后在膀胱区频谱照射 15 分钟,排尿后用手按摩膀胱区 15 分钟,然后快速灌注 5～10 ℃生理盐水 500 mL 再按摩 15 分钟,快速排出全部灌注盐水。在膀胱区频谱照射 15 分钟。

(3) 耻骨上叩击法:适用于骶髓以上损伤但逼尿肌反射存在的患者。方法:用手指在耻骨上区进行有节奏的轻叩击,每次叩击 7～8 下,间歇 3 秒,再叩击 7～8 下,反复进行 2～3 次。

(4) 屏气法:适用于骶髓损伤者,逼尿肌无反射而尿道括约肌无痉挛的患者。方法:患者取坐位,身体前倾,屏气呼吸,增加腹压,向下用力做排便动作帮助尿液排出。

(5) 盆底肌锻炼:适用于骶髓水平以上损伤有尿失禁患者。方法:患者在不收缩下肢、腹部及臀部肌肉的情况下自主收缩盆底肌肉(会阴及肛门括约肌),每次收缩维持 5～10 秒,重复 10～20 次/组,每日 3 组。注意事项:训练前必须做好评估,以判断是否可以进行训练;训练前告知患者训练的目的,提高患者配合的积极性;训练要以患者不疲劳为宜;训练时要密切观察患者的反应及变化,有问题要停止训练;训练过程中要定时做好动态评估和相关记录。

(6) 电刺激法:需经外科手术将电极植入体内,通过电极直接刺激逼尿肌,诱导逼尿肌收缩。电刺激还可以对骶神经根(S_2～S_4)进行刺激,使骶神经兴奋,促使逼尿肌收缩,引起排尿。

（三）集尿器的使用

外部集尿器主要是男用阴茎套型集尿装置，女用集尿装置还很不理想，往往仍需使用尿垫。集尿器适用于各种类型的尿失禁患者。尚需解决的问题是不易固定而滑脱，使用不当可引起感染、溃疡、坏死及皮肤过敏等并发症。

（四）药物治疗

根据不同情况选用抗胆碱能药物、肾上腺素能药物、平滑肌松弛药和骨骼肌松弛药等。

（五）外科手术

经以上治疗无效者，可考虑外科手术治疗，如膀胱功能重建术、经尿道膀胱颈切开术、经尿道外括约肌切开术等。

四、康复宣传教育

通过对神经源性膀胱患者及其家属进行有目的、有计划的健康教育，促进患者对疾病知识、治疗训练方法的了解，提高患者的自我管理能力，减少并发症，最大限度地恢复身心、社会功能，提高生活质量。

1. 健康教育评估　对患者进行身心健康宣教及充分了解患者康复知识的学习需求。

2. 健康教育内容

（1）神经源性膀胱疾病知识。

（2）介绍膀胱训练的方法、残余尿量的测定方法及间歇性导尿的相关知识。

（3）指导患者自我管理膀胱的方法。

（4）教会膀胱自我管理技术：饮水计划，按时记录排尿日记。

（5）并发症的观察及预防：尿液颜色、气味、透亮度、尿量等的观察；正确执行间歇性导尿，控制饮水量，避免膀胱过度膨胀，及时发现、治疗并发症。

（6）患者功能训练必须医护、家属和患者三位一体，让家属介入的目的是为患者回归家庭创造条件。

3. 心理康复指导　心理护理贯穿整个病程，做好患者的心理疏导工作，帮助排解因排尿障碍带来的生活和社交困难，向患者说明膀胱训练的重要性，以取得患者合作。

第六节　神经源性肠道

教学 PPT

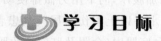

了解：神经源肠道的分类、特征及具体治疗方法。

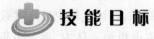

通过本节学习，具有对神经源性肠道患者在医院和社区进行康复指导的能力，能教会患者对神经源性肠道进行初步判断并进行早期的预防锻炼。

Note

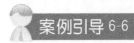

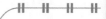

案例引导
6-6 答案

案例引导 6-6

患者，女，22岁，因重物砸伤头部后，患者短暂昏迷5分钟。苏醒后患者感头部疼痛、双下肢无感觉且不能活动、运动丧失，无记忆丧失，无发热、咳嗽、咳痰及咯血，无胸闷，无呼吸困难。遂急送至当地医院就诊，因患者不能自主排尿予留置导尿管持续引流尿液，因患者病情稳定，后转入康复科行康复治疗。后患者出现排便困难，排便次数减少且粪块较硬。

根据上述情况，思考：

（1）肠道功能的评估从哪些方面进行？

（2）神经源性肠道的分类有哪些？

（3）神经源性肠道的管理的具体方法有哪些？

一、概述

（一）定义

神经源性肠道（neurogenic bowel）是指与排便有关的神经损伤后，由于排便中枢与高级中枢的联系中断，缺乏胃结肠反射，肠蠕动减慢，肠内容物水分吸收过多，最终导致排便障碍，表现为便秘、大便失禁等肠道并发症。

（二）病因及临床表现

在康复医学中脊髓损伤、肌萎缩性脊髓侧索硬化症、多发性硬化、糖尿病等外源性神经通路病变导致的肠道功能异常较为普遍，其他神经疾病如脑卒中、脑外伤和脑肿瘤也可能继发肠道功能障碍，多表现为独立排便障碍、大便失禁、腹胀、便秘。

（三）机制

肠道运动、分泌、血流调节受胃-肠道的神经系统支配。该系统可分为内在神经系统（即肠源神经系统）和外在神经系统（即自主神经系统）。中枢神经系统通过外在神经系统来调控胃-肠道的内在神经系统。当肠道失去中枢控制时，其内在神经系统调节肠道运动、分泌及血流的作用就受到损害，最终引起大便失禁、排便困难等神经源性肠道的症状。

（四）分型

临床上根据骶髓反射是否存在而将排便障碍分为两种类型：上运动神经元病变导致的肠道功能障碍及下运动神经元病变导致的肠道功能障碍。具体如下。

1. 上运动神经元病变 多见于圆锥以上的脊髓损伤患者，脊髓与结肠之间的反射弧没有中断，保留了神经反射调节功能。主要表现：机械性刺激结肠或直肠可诱发脊髓排便反射，但患者感受便意的能力下降；肛门括约肌的静息张力增加，直肠肛门协调性运动受损，结肠通过时间延长，常导致患者便秘和腹胀，当病变发生在 $L_2 \sim L_4$ 节段，排便抑制受损，肛门内、外括约肌均舒张，由结肠集团运动产生排便即大便失禁。

2. 下运动神经元病变 由支配肛门括约肌的下运动神经元或外周神经病变引起。多见于圆锥或马尾神经病变、多发神经病、盆腔手术等。临床主要表现：脊髓排便反射消失，无便意；肛门括约肌静息张力降低，结肠运转时间显著延长，从而出现排便困难、直肠肛门协调运动受损，腹压增加时会出现"漏粪"现象。

二、康复评定

（一）病史资料

（1）了解是否有神经系统疾病、胃肠道疾病等影响胃直肠功能的疾病病史。

（2）了解发病前、后的肠道功能和排便模式，如完成排便所需时间、排便频率、大便的性状。

（3）了解有无使用直肠刺激、计划外排便、使用诱发排便的食物及影响肠道功能的药物史等。

（4）评估肠道症状对患者日常生活活动能力及社会参与能力的影响。

（二）体格检查

（1）精神状态：了解患者的神志及精神状态，评估患者的认知能力、语言表达能力等。

（2）运动、感觉功能：检查评估患者的肌力、肌张力及感觉，应确定运动和感觉受损的平面和程度。

（3）反射检查：最常用的是球海绵体反射、提睾反射、肛门皮肤反射，可以帮助确定损伤的平面。

（4）专项检查：检查肛门周围皮肤的触觉及针刺觉，通过直肠指检，评估肛门外括约肌的张力等。

（三）辅助检查

（1）腹部平片与结肠镜、肛镜等内镜检查等了解有无肠道结构性异常

（2）直肠动力学检查：肛管直肠测压了解肛管直肠内的压力及结肠运动；肛门外括约肌肌电图检查了解支配该肌肉的运动神经有无失神经现象；盐水灌肠实验了解直肠对液体控制的情况。

三、康复治疗

根据评定结果及早制订一个综合性的、个体化的肠道管理方案，目标是降低便秘或者大便失禁的发生率，降低对药物的依赖性，帮助患者建立胃结肠反射、直结肠反射、直肠肛门反射，使大部分患者在厕所、便器上利用重力和自然排便的机制独立完成排便。具体治疗方法如下。

1. 定时排便制度　参照患者既往的习惯安排排便时间，养成每日定时排便的习惯，通过训练逐步建立排便反射，也可每日早餐后进行排便，因为此时胃结肠反射最强。

2. 促进直结肠反射的建立　手指直肠刺激可缓解神经肌肉痉挛，诱发直肠肛门反射，促进结肠尤其是降结肠的蠕动。具体操作：示指或中指戴指套，涂润滑油，缓缓插入直肠，在不损伤直肠黏膜前提下，沿直肠壁做环形运动并缓慢牵伸肛管，诱导排便反射。刺激时间：持续 1 分/次，间隔 2 分钟可再次进行。

3. 腹部按摩　通过腹部按摩能增强直肠蠕动动力，缩短结肠通过时间，促进感觉反馈传入和传出，减轻腹胀，增加每周的大便次数。腹部按摩可从盲肠部位开始，顺着结肠的走行，沿顺时针方向走行，每天至少 15 分钟。

4. 排便体位　可采用使肛门直肠角增大的体位，即蹲位或者坐位，此时重力作用可使大便易于通过，也易于增加腹压，有益于提高患者自尊、减少护理工作量、减轻心脏负担；若不能取蹲、坐位，则以左侧卧位较好。脊髓损伤的患者可使用辅助装置协助排便，辅助装置包括站立台和改良马桶，而站立台可减轻脊髓损伤患者的便秘；如果使用具有视觉反馈装置的改良冲水马桶装置可以显著减少排便的护理时间。

5. 饮食管理　可通过摄入粗纤维饮食（如糙米、全麦食品、蔬菜等）改变粪团性状以降低

直肠排空阻力。不过,很多研究显示:高纤维饮食可引起脊髓损伤患者结肠通过时间延长,与健康人相比并不能改善直肠功能,单纯增加膳食纤维对提高直肠管理的疗效意义不大。饮食需避免刺激性食物,可适量摄入亲水性食物,从而增加粪便容积和流动次数,缩短结肠通过时间,也可摄入适量的液体(不含酒精、咖啡、利尿剂等)。

6. 灌肠 小剂量药物灌肠 15 分钟后即会出现肠蠕动,可减少自主神经反射的发生,但灌肠后痔的发生率较高,经常灌肠可导致灌肠依赖、肠穿孔、结肠炎、电解质紊乱等不良反应。Christensen 等发现利用具有节制功能的导管装置进行灌肠,可增强排便控制能力,提高生活质量。具体操作:将导管插入直肠,在给药时在肛门附近利用气囊固定导管使其不易脱出,给药结束后放气囊,将导管拔出。

7. Brindley 型骶神经前根($S_1 \sim S_4$)刺激 该刺激器除了诱发排尿反射外,尚可用于诱发排便。刺激时,直肠和括约肌同时收缩,停止刺激后肛门外括约肌立即舒张,而直肠则缓慢松弛,引起自发性排便。

8. 药物治疗 新斯的明主要作用于副交感神经,增加对结肠的副交感神经冲动的传入,能有效促进神经源性肠道患者肠道蠕动。西沙比利可减少神经源性肠道的便秘,缩短传输时间。口服缓泻剂可软化粪便,刺激肠蠕动,如车前子、硫酸镁、乳果糖、酚酞、番泻叶、麻仁丸等,但长期应用可诱发或加重便秘,并产生依赖。常用的直肠栓剂有甘油栓剂及开塞露等,可润滑直肠,刺激肠蠕动,引发直肠肛门反射促进排便。

9. 外科治疗 使患者肠道功能达到最佳的能力有限,选择何种术式取决于结肠运输试验,常用术式有结肠造口术及回肠造口术,造口术可出现改道性结肠炎、肠梗阻、造口局部缺血、造口回缩、造口脱垂等并发症。

10. 其他治疗措施 大便失禁需注意局部清洁卫生,加强盆底肌训练,可适当给予直肠收敛性药物、直肠动力控制药物,对于合并直肠炎症的患者需注意抗感染治疗。另外,康复期间需加强患者及陪护的肠道管理健康教育,帮助患者初步建立适宜的肠道管理方案,为其出院后的自我肠道管理提供支持,随访期需发现患者肠道管理的问题,为患者找到解决问题的最合理化方案。

四、康复宣传教育

(1)养成良好习惯:按时吃饭,定时排便,每天设在同一时间、同一地点进行排便,如厕所、卧床。

(2)每天摄取足量水分:肠道内食物的消化也是需要大量水分的,每天足量的水分摄入,不仅是肠道健康的保证,也是身体健康的需求。

(3)合理膳食:保持日常饮食中流质、纤维和刺激性食物的搭配均衡。

能 力 检 测

一、选择题

1. 下列关于失眠的说法,错误的是( )。

A. 偶尔失眠关系不大,长期失眠必须及时治疗

B. 失眠是正常的事情,无须理会

C. 长期失眠会影响身体健康

D. 失眠不可怕,只要采用科学方法治疗,一般都能改善或痊愈

E. 入睡困难、睡眠质量下降和睡眠时间减少是失眠的主要临床表现

2. 通过肌肉放松训练、沉思、瑜伽等方式的治疗方法为( )。

A. 睡眠限制疗法　　　　　　　B. 放松疗法　　　　　　　　C. 森田疗法

D. 精神分析法　　　　　　　　E. 音乐疗法

3. 认知-行为治疗的常用方法不包括（　　）。

A. 睡眠限制疗法　　　　　　　B. 放松疗法　　　　　　　　C. 森田疗法

D. 行为干预　　　　　　　　　E. 音乐疗法

4. 痉挛的临床表现不包括（　　）。

A. 影响肢体协调性　　　　　　B. 肌张力持续性增高

C. 出现剪刀步态　　　　　　　D. 通过反复缓慢的牵张可暂时缓解痉挛

E. 通过反复缓慢的牵张可持续缓解痉挛

5. 痉挛常用的物理治疗方法不包括（　　）。

A. 冷疗法　　B. 电刺激疗法　　C. 温热疗法　　D. 温水浴　　E. 行为疗法

6. 患者,男,33 岁,高处坠落,脊髓源性痉挛一般在发病后多久出现?（　　　）

A. 1~2 周　　　　　　　　　　B. 1 个月内　　　　　　　　C. 1~2 个月内

D. 2~3 个月内　　　　　　　　E. 3~6 个月内

7. 压疮形成的主要原因是（　　）。

A. 全身营养不良　　　　　　　B. 年老体弱　　　　　　　　C. 理化刺激

D. 局部长期受压　　　　　　　E. 皮肤局部弹性

8. 仰卧位最易发生压疮的部位是（　　）。

A. 肩胛部　　B. 骶尾部　　　C. 肘部　　　D. 足跟部　　　E. 枕部

9. 预防压疮不正确的措施是（　　）。

A. 患者不能直接卧于橡胶单上　　　　　　B. 温水擦背

C. 骨隆突处用棉圈,可免去翻身　　　　　　D. 翻身时间不超过 2 小时

E. 定时更换姿势

10. 下列属于耳石症发病机制的是（　　）。

A. 内耳血管阵发性痉挛学说　　　　　　　　B. 半规管结石学说

C. 颈部血管压迫学说　　　　　　　　　　　D. 内耳缺血学说

E. 颈部肌源性眩晕学说

11. 下列关于耳石症的病因表述错误的是（　　）。

A. 均继发于耳源性疾病　　　　B. 中耳乳突炎　　　　　　　C. 突发性耳聋

D. 梅尼埃病　　　　　　　　　E. 药物性耳聋

12. 良性位置性眩晕出现的眼震为（　　）。

A. 自发性眼震　　　　　　　　B. 位置性眼震　　　　　　　C. 变位性眼震

D. 视动性眼震　　　　　　　　E. 中枢性眩晕

13. 神经源性膀胱最常见的原因为（　　）。

A. 脊髓损伤　　　　　　　　　B. 脑卒中　　　　　　　　　C. 泌尿系统感染

D. 泌尿系统结石　　　　　　　E. 尿道外伤

14. 尿失禁的分类不包括（　　）。

A. 膀胱顺应性低　　　　　　　B. 膀胱无抑制性收缩　　　　C. 膀胱逼尿肌反射消失

D. 膀胱颈压下降　　　　　　　E. 膀胱外括约肌压下降

15. 脑卒中后排尿障碍时最重要的治疗措施是（　　）。

A. 留置导尿管　　　　　　　　B. 膀胱定时排空　　　　　　C. 膀胱按摩

D. 药物治疗　　　　　　　　　E. 控制入液量

16. 控制排便反射的中枢是（　　）。

A. 脊髓排便反射中枢   B. 大脑皮质   C. 丘脑

D. 延髓   E. 上行网状系统

17. 支配肠道的内在神经系统是(   )。

A. 肠源神经系统   B. 副神经   C. 感觉神经系统

D. 运动神经系统   E. 自主神经系统

18. 神经源性肠道不常见的原因有(   )。

A. 脑卒中   B. 脊髓损伤   C. 溃疡性结肠炎

D. 脑外伤   E. 糖尿病

19. 神经源性肠道常用的反射检查不包括(   )。

A. 提睾反射   B. 球海绵体反射   C. 腹部反射

D. 肛门皮肤反射   E. 肛门括约肌反射

20. 患者,女,32 岁,$L_2 \sim L_4$ 节段脊髓炎,不常见的表现有(   )。

A. 大便失禁   B. 排便抑制受损   C. 肛门内括约肌舒张

D. 肛门外括约肌舒张   E. 便秘

二、简答题

1. 失眠患者康复评定的内容。

2. 痉挛的局部肢体评估方法有哪些?

3. 压疮患者康复评定有哪些内容?

4. 试述 Lempert 手法的具体操作。

5. 试述膀胱训练的方法。

6. 神经源性肠道的管理的具体方法有哪些?

(龚正寿   梁 艳)

第六章
能力检测答案

Note

参考文献

CANKAOWENXIAN

[1] 张宏.康复医学[M].北京:中国中医药出版社,2017.

[2] 王玉龙,张秀花.康复评定技术[M].2版.北京:人民卫生出版社,2014.

[3] 南登崑.康复医学[M].4版.北京:人民卫生出版社,2013.

[4] 左天香,张建忠,李海峰.康复医学[M].武汉:华中科技大学出版社,2013.

[5] 励建安,黄晓琳.康复医学[M].北京:人民卫生出版社,2016.

[6] 张宏.康复医学[M].北京:中国中医药出版社,2017.

[7] 王玉龙.康复评定技术[M].北京:人民卫生出版社,2014.

[8] 缪鸿石,康复医学理论与实践[M].北京:人民卫生出版社,2000.

[9] 黄晓琳,燕铁斌.康复医学[M].北京:人民卫生出版社,2013.

[10] 章稼,王晓臣.运动治疗技术[M].北京:人民卫生出版社,2014.

[11] 何成奇.物理因子治疗技术[M].北京:人民卫生出版社,2010.

[12] 倪朝民.神经康复学[M].北京:人民卫生出版社,2013.

[13] 倪家骧,孙海燕.疼痛治疗技术[M].北京:北京大学医学出版社,2011.

[14] 吴毅,黄红,李宏为.住院医师规范化培训康复医学科示范案例[M].上海:上海交通大学出版社,2016.